放射性粒子组织间近距离治疗前列腺癌

（第二版）

名誉主编　吴沛宏　申文江
主　　编　王俊杰　张福君
副 主 编　黄　毅　冉维强　张红志

北京大学医学出版社

图书在版编目（CIP）数据

放射性粒子组织间近距离治疗前列腺癌/王俊杰　张福君　主编.
2 版. —北京：北京大学医学出版社，2007.9
　ISBN 978-7-81116-180-9

　Ⅰ. 放… 　Ⅱ. 王… 张… 　Ⅲ. 前列腺疾病：癌—放射治疗学
Ⅳ. R737.25

　中国版本图书馆 CIP 数据核字 (2007) 第 112030 号

放射性粒子组织间近距离治疗前列腺癌（第二版）

主　　编：	王俊杰　张福君
出版发行：	北京大学医学出版社（电话：010-82802230）
地　　址：	（100083）北京市海淀区学院路 38 号　北京大学医学部院内
网　　址：	http://www.pumpress.com.cn
E－mail：	booksale@bjmu.edu.cn
印　　刷：	北京佳信达艺术印刷有限公司
经　　销：	新华书店
责任编辑：暴海燕	责任校对：杜悦　责任印制：郭桂兰
开　　本：	787mm × 1092mm　1/16　印张：25.5　字数：626千字
版　　次：	2007 年 8 月第 2 版　2007 年 8 月第 1 次印刷　印数：1-3000册
书　　号：	ISBN 978-7-81116-180-9
定　　价：	169.00 元

版权所有，违者必究
（凡属质量问题请与本社发行部联系退换）

编 者

吴沛宏	中山大学肿瘤医院影像介入中心	教　　授
申文江	北京大学第一医院放射治疗科	教　　授
张红志	中国医学科学院肿瘤医院放疗科	教　　授
王文学	北京大学第三医院放射病科	教　　授
周付根	北京航空航天大学图像中心	教　　授
唐劲天	清华大学医学物理与工程研究所	教　　授
马力文	北京大学第三医院肿瘤化疗科	主任医师
黄　毅	北京大学第三医院泌尿外科	主任医师
王俊杰	北京大学第三医院放射治疗科	主任医师
张福君	中山大学肿瘤医院影像介入中心	副 教 授
梁　莉	北京大学第三医院肿瘤化疗科	副主任医师
冉维强	北京大学第三医院超声诊断科	副主任医师
黎　功	北京武警总医院放射治疗科	副主任医师
朱京丽	中日友好医院放射治疗科	副主任医师
康静波	中国人民解放军海军总医院放射治疗科	副主任医师
庄永志	大庆石油管理局总医院肿瘤科	副主任医师
王济东	北京万杰医院放射治疗科	副主任医师
穆晓峰	北京武警总医院放射治疗科	主治医师
廖安燕	北京大学第三医院放射治疗科	硕士研究生
庄洪卿	北京大学第三医院放射治疗科	硕士研究生
姜伟娟	北京大学第三医院放射治疗科	硕士研究生
田素青	北京大学第三医院放射治疗科	硕士研究生
刘　峰	北京大学第三医院放射治疗科	硕士研究生
江　萍	北京大学第三医院放射治疗科	硕士研究生
孟　娜	北京大学第三医院放射治疗科	硕士研究生
王　皓	北京大学第三医院放射治疗科	住院医师
刘江平	北京大学第三医院放射治疗科	住院医师

第二版序

放射性粒子组织间近距离治疗前列腺癌自2002年问世以来，受到国内肿瘤界的热烈欢迎，成为前列腺癌治疗的又一手段，很多泌尿外科、肿瘤外科的医生与放疗科医生、物理师和技术人员合作，为治疗前列腺癌开辟了新的领域。使得国内治疗前列腺癌，特别是早期前列腺癌有了新的进展。这项技术的使用，也使得肿瘤界在前列腺癌早期诊断，前列腺癌特异抗原（PSA）在监护前列腺癌中的作用有了进一步的提高与发展。为使这一治疗方法更好的运用和提高，泌尿外科与放射科更加亲切的合作，形成了有效的合作。北京大学第三医院肿瘤中心主任王俊杰教授与他的合作伙伴，泌尿外科副主任黄毅教授、超声诊断科冉维强教授，把他们近四年来的工作认真分析总结，与其他在这个专业上工作的专家、学者、医师共同编纂了这本书的第二版。我想作者的主要目的是总结自己的经验、认识，搜集国外进展，与国内同道进行交流，进一步提高放射性粒子治疗前列腺癌的水平。

放射性粒子植入治疗前列腺癌已经在国内广泛开展，而且深受广大医务工作者的重视，同样深受广大早期前列腺癌患者的欢迎。目前极待进行的工作仍然是建立治疗常规及操作规范，严格掌握适应证及操作规范，使这一治疗方法得到更好的应用。本书再版目的之一，希望与同道交流治疗经验，更好的作出术前计划，术中优化，术后质量验证。术后不仅得到患者治疗的剂量分布，还要长期随访治疗的疗效及毒副作用。王俊杰教授和他的团队在这4年中深切体会到治疗规范的作用。基于上述原因，本书再版中特别强调了上述内容，这些增加的内容也希望得到各位同道、读者的支持与评价。

近距离治疗在最近10年，又形成上升趋势。特别是放射性粒子植入，在我国前列腺癌、肺癌、盆腔复发肿瘤等等肿瘤治疗中突显优势。放射性粒子植入治疗恶性肿瘤实际上完全符合放射治疗专业的新进展。放射治疗射线外照射（EBRT）的进展已经进入精确放疗时代，3维适形照射（3D-CRT）已经在临床普遍使用，调强放疗（IMRT）及影像指引下的放疗（IGRT）都尽可能达到精确照射肿瘤组织，而保护了肿瘤周围的正常组织。这种治疗方法可以纠正普通/常规外照射的地理学错误和剂量学错误，而在放射生物学方面可进行单次大剂量照射，相应缩短治疗总时间，提高生物等效剂量（BED），可能提供了局部控制率和长期生存率。外照射的上述优点，放射性粒子植入治疗均可能达到。实际上放射性粒子植入时多数都是在影像（CT或超声）指引下进行的，相等于外照射的IGRT。放射性粒子植入的诸多优点，如能正确使用，肯定会得到公认，获得相应的地位。

本书再版经过将近两年的酝酿，编写人员认真总结自己的经验，争取深入浅出撰写实用的论著。因为作者有了一定的临床实践经验，提供了对疾病和治疗方法的认识水平，所以，本书再版内容提高了理论联系实践的水平，内容更丰富精彩。当然如有力所不及，欢迎批评指正与诚恳交流。

　　本书作者以年轻人为主，应当是医务界的"80后"一代。从本书的水平，可以预期这批年轻的学者前途无量。本书主编王俊杰教授在医、教、研上精心创新，治学严谨，思于改革，勤恳工作，荣获了北京市2006年百名中青优秀医师和2006年优秀医务工作者光荣称号。从本书编纂的内容可以看出，王俊杰教授不愧获此殊荣。

　　主编嘱我作序，我希望在序言中表达出本书编著宗旨、专业进展、对作者们的敬意等诸多内容。只能谢谢主编和他的团队给我的荣幸。但愿放射性粒子植入作为近距离治疗的一项，与前列腺癌外照射并驾齐驱。

申文江
2007年五一节

主编简介

王俊杰 男,1964年1月出生,肿瘤学博士,主任医师。北京大学第三医院肿瘤治疗中心主任,放射治疗科主任,硕士研究生导师。

1987年毕业于白求恩医科大学放射医学系,获学士学位。1990年于中国协和医科大学获医学硕士学位。1990年分配到北京大学第一医院放射治疗科工作,历任住院医师和主治医师。1995年至1997年在美国加州大学旧金山分校做访问学者,从事肿瘤分子生物学基础研究工作。1999年1月调到北京大学第三医院肿瘤科工作。2001年创建北京大学第三医院肿瘤治疗中心和放射治疗科。2002年应邀到美国纽约纪念医院、宾州大学医学院和内布拉斯加大学州立医院访问。2004年于北京大学临床肿瘤学院获肿瘤学博士学位。

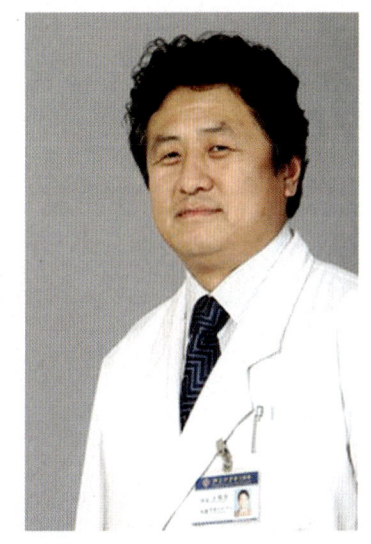

1999年在国内率先开展血管成形术后腔内放疗预防再狭窄的实验研究,获国家自然科学基金资助。2001年与泌尿外科、超声诊断科合作在国内率先开展了超声引导放射性粒子植入治疗前列腺癌,开创了我国粒子治疗的先河。2002年与头颈外科、普外科和放射科合作开展了超声引导放射性粒子治疗头颈部肿瘤、术中超声引导放射性粒子治疗胰腺癌、CT引导放射性粒子治疗复发直肠癌和椎体转移癌等。创造性地将影像学技术全面引入粒子植入治疗领域,极大地提高了粒子治疗的精度和疗效。自2001年始,先后举办全国性粒子治疗学习班6届,培养近千名医师。2005年《持续低剂量照射对前列腺癌抑制作用》再次获国家自然科学基金资助。目前还承担省部级合作课题2项。2005年应邀访问蒙古国国家肿瘤中心,并进行学术演讲,指导当地医生完成2例肿瘤患者粒子植入治疗,受到蒙古国领导人接见。2006年牵头组织国内专家撰写了我国放射性粒子治疗肿瘤的临床指南。

从业以来发表文章60多篇。主编《放射性粒子组织间近距离治疗肿瘤》,《放射性粒子组织间近距离治疗前列腺癌》和《放射性粒子组织间近距离治疗肿瘤——第二版》,参加10余部著作编写。2006年荣获北京市百名优秀中青医师和优秀医务工作者的光荣称号。

目前兼任中国抗癌协会肿瘤微创治疗专业委员会常委,中国老年学学会老年肿瘤专业委员会常委,中国医学影像技术研究会超声分会委员,北京放射肿瘤学分会副主任委员,北京医师协会放射肿瘤学专家委员会委员,北京抗癌协会理事。中华放射医学与防护杂志编委、中国微创外科杂志编委、国外医学放射学杂志编委和国际放射医学核医学杂志特约编委。

主编简介

张福君 1963年1月出生,医学博士,1987年毕业于内蒙古医学院医疗系,后在白求恩医科大学及第二军医大学攻读硕士和博士,现就职于中山大学附属肿瘤医院医学影像与介入中心,任副教授、副主任医师、硕士生导师。中国抗癌协会肿瘤微创治疗专业委员会常务委员兼秘书长,中国抗癌协会粒子治疗学组副组长,广东省抗癌协会肿瘤影像介入专业委员会委员兼秘书,广州抗癌协会肿瘤微创治疗专业委员会委员;《中国微创外科杂志》编委,《中国肿瘤影像与微创治疗杂志》常委编委。

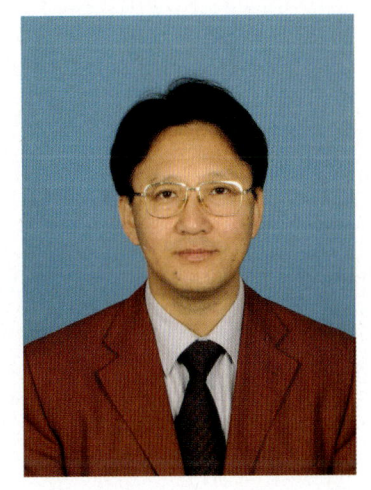

主要研究方向为肿瘤影像诊断与介入微创治疗。CT引导下的肿瘤放射性粒子植入治疗,肿瘤消融治疗,血管及非血管介入治疗。

发表论文40余篇;负责多项广东省科技厅、省卫生厅,广州市科技局的课题。如《生物可降解放射性粒子链及与之相匹配TPS的研制》。

著作:主编《肝癌微创治疗与综合治疗学》、《原发性肝癌中西结合诊断与治疗》、《肿瘤介入诊断与治疗学》,参与《全身螺旋CT诊断学》、《肺癌多学科综合治疗的理论与实践》的编写。

前 言

前列腺癌是美国最高发恶性肿瘤之一，平均每9人当中就有1人罹患此病，死亡率仅次于肺癌。在我国前列腺癌发病率虽低于西方国家，但随着生活水平的提高，前列腺癌的发病也呈增高的趋势。同时由于前列腺癌早期诊断技术的进展，早期诊断机会也得到明显的提高。前列腺癌治疗包括手术、外放疗、化学治疗、内分泌治疗和观察等等。

1866年 Kiicher 医生首先创立了经会阴前列腺癌根治性切除术，1904年 H.H.Young 医生将这一手术方式进行改进，并使其完善，成为实用可行的前列腺癌治疗方法。但是术后尿失禁发生率和阳痿发生率高达100%，使得外科手术在前列腺癌治疗中的地位受到挑战。普通外放疗与根治性切除术加内分泌治疗相比，5年和10年生存率相似，但阳痿发生率仍高达70%。三维适形放疗（3D-CRT）和三维适形调强放射治疗（IMRT），是通过CT模拟定位、计算机三维治疗计划系统和立体定向技术，进一步提高靶区剂量，真正实现了肿瘤靶区剂量更高，周围正常组织损伤更小，但是尿道等危险器官损伤尚需要进一步观察。

放射性粒子组织间近距离治疗前列腺癌始于1901年。早期使用的放射性核素为 ^{222}Re、^{60}Co 和 ^{192}Ir 等，由于这些核素释放中到高能γ射线、同时由于没有相应的辅助设备和三维治疗计划系统，临床应用对医生和患者造成了极大的伤害。80年代后期，新型低能放射性核素如 ^{198}Au、^{125}I 和 ^{103}Pd 粒子的研制成功，计算机三维计划系统的出现和CT、超声引导下精确定位系统的保证使放射性粒子组织间近距离治疗前列腺癌焕发了青春。临床应用具有肿瘤靶区剂量分布高度适形、均匀、周围正常组织损伤更小、操作简便，可在门诊进行和术后并发症发病率低等优点。近5年来这一技术在美国迅速普及推广，成为早期前列腺癌治疗标准手段之一。2000年亚洲的韩国和泰国相继开展了这一技术。

1998年在北京医科大学第三医院肿瘤治疗中心就捕捉到这一国际前沿课题，先后到美国加州大学旧金山分校、宾州大学医学院、纽约纪念医院等参观学习，历时3年多的精心准备和筹划，于2001年11月19日在美国西南前列腺研究所首席教授 Gordon Grado 教授指导下，在北京大学第三医院完成我国首例超声引导经会阴放射性 ^{125}I 粒子组织间永久植入治疗前列腺癌，术中共植入68颗 ^{125}I 粒子，术后3天患者安全出院，没有任何并发症，目前患者仍健在。2005年5月完成我国首例放射性 ^{103}Pd 粒子近距离治疗前列腺癌。截止目前，我院已经完成100多例前列腺癌患者的治疗。先后举办全国性学习班和研讨会10余次，培训学员1000多人，为这一技术在我国的开展奠定了坚实的基础。2005年中华医学会委托中华放射肿瘤学分会起草了我国《放射性粒子近距离治疗的临床指南》。

为将放射性粒子近距离治疗前列腺癌技术在我国顺利开展，我们在第一版放射性粒子近距离治疗前列腺癌基础上，特意邀请了北京地区泌尿外科、超声诊断科、放射治疗科和肿瘤

前 言

内科医师对前列腺癌的治疗现状和进展进行了系统的复习，并着重对国外前列腺癌的粒子近距离治疗的历史、现状和经验进行了较系统的介绍，同时辅助以我们自己的临床实际经验，结合我国的具体国情，对《放射性粒子近距离治疗前列腺癌》进行再版，旨在推进放射性粒子治疗前列腺癌在我国健康快速的发展，造福广大肿瘤患者。

粒子治疗技术推广和发展过程中，得到浙江宁波君安药业公司、核通亚太有限公司 (Nucletron Asia Pacific Ltd.)、北京原博新创医学科技有限公司、北京飞天兆业科技有限公司和新威科技发展（香港）有限公司大力支持和协助，在此衷心向他们表示的感谢。与此同时向给予这一技术推广的全体医护人员、领导、同道表示良好的祝愿。由于此书编写过程中参考了大量的国外经验，许多技术环节可能并不完全适应中国的具体情况，欢迎同道给予批评指正。谨以此书献给我成长过程中给予我力量、信心和勇气的前辈、师长和同道们。

王俊杰

2007 年春于北京

目 录

第一篇 总 论

第1章　我国放射性粒子组织间近距离治疗前列腺癌历史和现状—王俊杰 3
第2章　前列腺癌早期诊断—马力文 13
第3章　前列腺癌根治性切除术—黄毅 22
第4章　前列腺癌内科治疗—梁丽 30
第5章　前列腺癌外放疗—穆晓峰、黎功 44
第6章　前列腺癌高剂量率组织间近距离治疗—康静波 67
第7章　放射性粒子永久植入治疗的基本概念—王俊杰 80
第8章　前列腺癌基因治疗—庄永志 108
第9章　前列腺癌的免疫治疗—田素青 129

第二篇　放射性粒子组织间近距离治疗物理学和生物学基础

第1章　放射性粒子永久植入治疗物理学特点—张红志 139
第2章　放射性粒子组织间近距离治疗的物理学基础—王俊杰 147
第3章　放射性粒子组织间近距离治疗肿瘤的生物学基础—王俊杰 169
第4章　放射性粒子的研制与生产—唐劲天 189
第5章　国产放射性粒子组织间近距离治疗计划系统—周付根 200
第6章　进口放射性粒子组织间近距离治疗前列腺癌计划系统—王俊杰 212
第7章　放射性粒子组织间近距离治疗前列腺癌质量评估—王俊杰 218
第8章　前列腺超声体积研究—冉维强 227
第9章　放射性粒子组织间近距离治疗前列腺癌的辅助设备—王俊杰 233
第10章　放射性粒子组织间近距离治疗的辐射防护—王文学 244

第三篇　放射性粒子组织间近距离治疗前列腺癌临床应用

第1章　放射性粒子组织间近距离治疗前列腺癌的历史—王俊杰 257
第2章　^{198}Au粒子组织间近距离治疗前列腺癌—王俊杰 282

目 录

第3章　放射性 ^{103}Pd 粒子组织间近距离治疗前列腺癌—刘峰、姜伟娟 293
第4章　超声引导放射性 ^{125}I 粒子近距离治疗前列腺癌—王俊杰 298
第5章　CT 引导放射性粒子近距离治疗前列腺癌—张福君、王济东 312
第6章　MRI 引导放射性粒子近距离治疗前列腺癌—张福君、庄洪卿 319
第7章　放射性 ^{125}I 和 ^{103}Pd 粒子植入治疗前列腺癌的比较—刘峰、廖安燕 328
第8章　前列腺癌放射性粒子植入近距离治疗的并发症—申文江 333
第9章　放射性粒子组织间近距离治疗的丢失和迁移—朱京丽 346

附录 1　^{125}I 放射性密封源结构简介和质量控制—张红志 359
附录 2　放射性粒子组织间近距离治疗前列腺癌问答—刘江平、王俊杰 364
附录 3　放射性粒子植入治疗肿瘤临床指南—江萍 372

附表 1　物理剂量单位转换—廖安燕 380
附表 2　北京大学第三医院放射性粒子治疗知情同意书 381
附表 3　放射性粒子治疗计划—孟娜 382
附表 4　放射损伤分级标准—王皓 389

SECTION 1

第一篇

总 论

第 1 章 我国放射性粒子组织间近距离治疗前列腺癌历史和现状

第一节　放射性粒子组织间近距离治疗特点

放射性粒子组织间近距离治疗是多学科交叉和延伸的学科，需要外科、放疗、超声、影像介入和核医学科共同合作开展的临床治疗工作。美国近距离治疗协会对于开展放射性粒子近距离治疗工作的医院和医生均有严格的资质认证和上岗考试制度，同时又明确各相关学科的职责和任务。其它一些国家如日本等也相继出台法规和政策，规范这项技术。2005年我国卫生管理部门委托中华医学会放射肿瘤学分会起草了我国放射性粒子近距离治疗指南，并纳入放射肿瘤学上岗考试范畴。2006年北京市放射肿瘤专业委员会和北京医师协会专家委员会进行修订，增加了各系统肿瘤放射性粒子治疗的指南，并向全国征求意见。

第二节　放射性粒子近距离治疗肿瘤条件

一、工作人员

培训制度：根据国家环保总局放射性核素使用管理条例，从事放射性核素工作人员需要经过国家有关部门岗前培训和身体检查，取得合格证书后方能从事放射性粒子治疗临床工作。目前北京地区疾病控制中心下设放射防护部门，主持这方面培训和考试工作。中华放射肿瘤学会也将放射性粒子治疗纳入放射治疗上岗考试范围。

二、医院资质

从事放射性核素治疗的医院应具有国家有关行政管理部门发放的工作许可证，应该提供特殊的放射性核素储存地点、管理条例和专人负责。建立使用和管理登记制度。进出有明细。

三、放射性核素管理

放射性核素要有专门管理人员，对放射性核素订购、存放和使用实行登记管理制度。放射性核素存放场所符合国家规定标准。进行放射性核素治疗的区域符合放射防护规定标准。

四、放射性粒子治疗肿瘤需要五大基本条件

放射性粒子治疗肿瘤需要五大基本条件：①放射性粒子；②三维治疗计划系统；③质量

验证系统；④粒子治疗的相关辅助设备，如粒子植入引导系统、粒子装载设备、消毒设备、粒子植入针和一些固定架等；⑤影像引导技术，如超声、CT、MRI和PET等。

第三节　我国放射性粒子组织间近距离治疗肿瘤的历史

1998年12月云南省第二人民医院的谢大业教授是我国最早开展放射性粒子组织间近距离治疗临床工作，当时使用的放射性核素为英国进口^{125}I（6711型）粒子，由于没有治疗计划，只能采用术中直视下穿刺进行，根据平面原则植入粒子，治疗肿瘤包括乳腺癌、胃癌、软组织肿瘤等，后因粒子进口等问题而中断治疗工作。2000年上海金山医院金护申教授利用国产治疗计划系统，开始开展术中直视下放射性粒子植入治疗肿瘤，目前已经完成近300多例患者治疗。2003年云南省第二人民医院罗开元教授首次报道112例术中直视下^{125}I粒子治疗肿瘤结果。

第四节　现代放射性粒子组织间近距离治疗肿瘤

一、出版书籍

2001年北京大学第三医院肿瘤中心王俊杰主任牵头主编了放射性粒子近距离治疗肿瘤专著，由北京医科大学出版社出版。这是我国第一部全面系统介绍放射性粒子组织间近距离治疗肿瘤的专著，包括放射性粒子的物理学、生物学以及在各系统肿瘤治疗中的应用。2002年王俊杰教授又组织北京地区专家编写了放射性粒子种植治疗前列腺癌，该书全面系统的介绍了放射性粒子治疗前列腺癌的历史、现状、技术规范和美国一些医疗机构的应用经验和指南。其后7年时间由北京大学第三医院组织了6期全国放射性粒子近距离治疗肿瘤学习班，北京放射肿瘤学会与北京公安医院组织了4期全国性学习班，广州医学院附属医院陈平教授组织3期学习班，为放射性粒子治疗在我国的开展起到了积极的推动作用。到目前为止国内有近600家医院开展了放射性粒子治疗肿瘤工作。

二、学术研讨会

2001年11月北京大学第三医院举办第一届我国放射性粒子组织间近距离治疗肿瘤学术研讨会（见图6）。大会邀请到国际著名放射性粒子近距离治疗前列腺癌学家—美国西雅图前列腺研究所Gordon Grado教授来华讲学（见图7），并指导北京大学第三医院完成全国首例经会阴超声引导放射性粒子近距离治疗前列腺癌。

第五节　我们的一点体会

1. 放射性粒子治疗前列腺癌是多学科交叉的技术，需要外科、影像、超声等学科配合，发挥相关学科优势，是保证粒子治疗的关键。目前国内一些医院单独学科开展工作，使粒子治疗前列腺癌的质量大打折扣。

第1章 我国放射性粒子组织间近距离治疗前列腺癌历史和现状

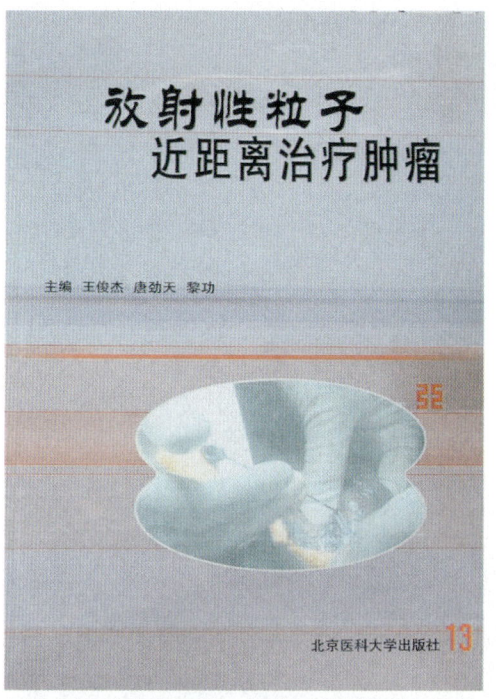

图1 2001年我国第一部关于放射性粒子治疗肿瘤的专著

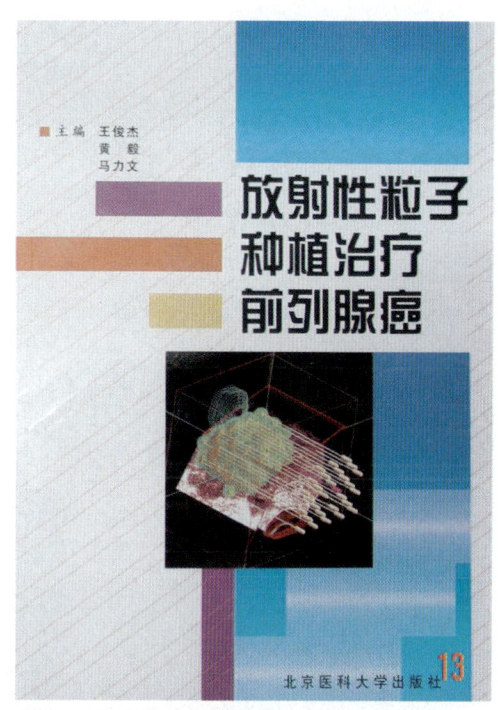

图2 2002年出版我国第一部关于放射性粒子近距离治疗前列腺癌的专著

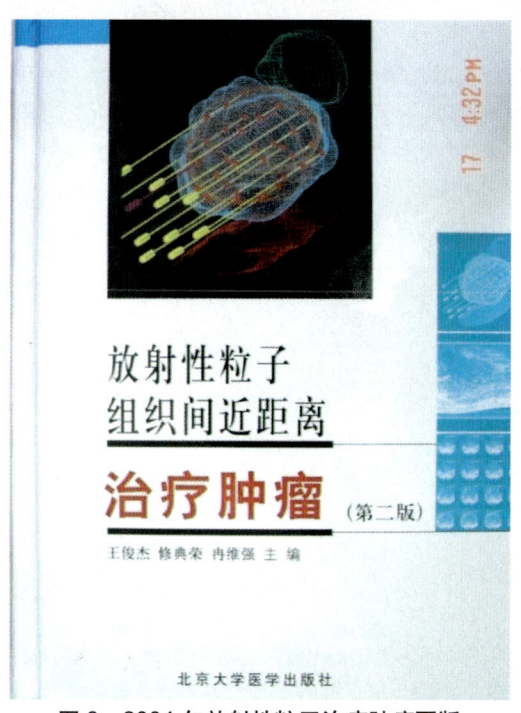

图3 2004年放射性粒子治疗肿瘤再版

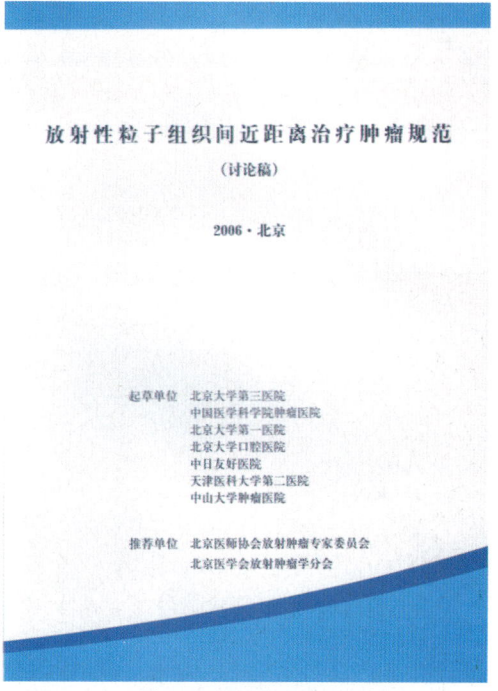

图4 我国第一次出版关于粒子治疗方面的临床应用指南

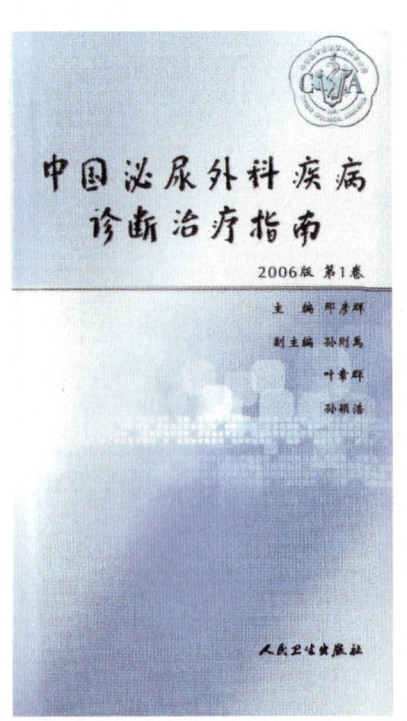

图5 中华医学会泌尿学分会出版中国泌尿外科疾病诊断治疗指南

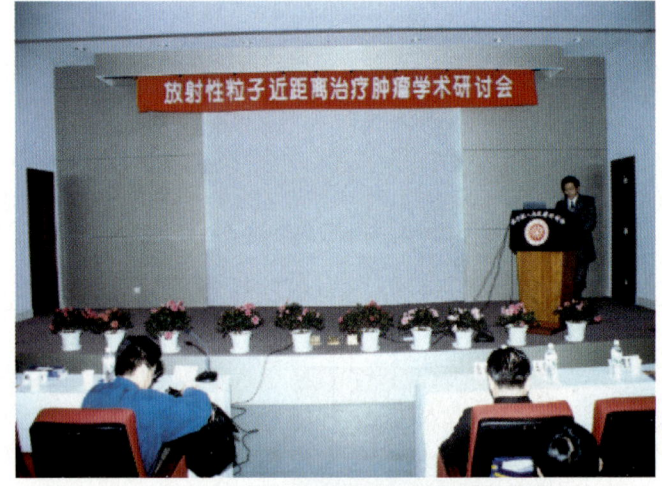

图6 2001年11月全国首届放射性粒子近距离治疗肿瘤学术研讨会在北京大学第三医院召开

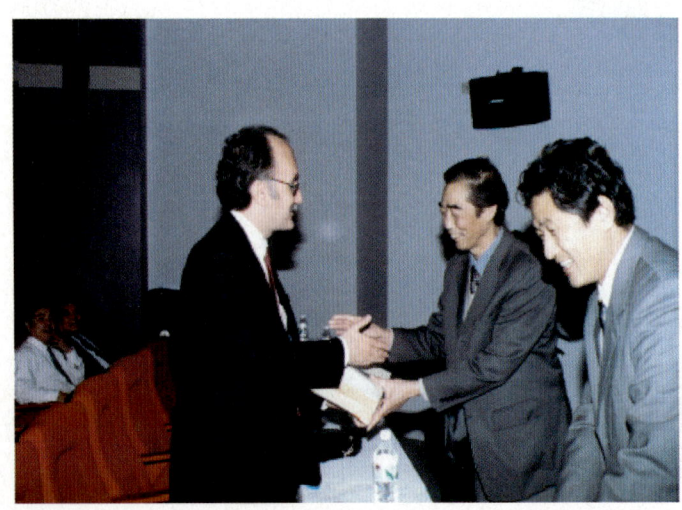

图7 美国西雅图前列腺研究所著名放射性粒子近距离治疗学家Gordon Grado教授（左一），左二北京大学第三医院前任党委书记贾建文教授，右一北京大学第三医院肿瘤治疗中心王俊杰教授

第1章 我国放射性粒子组织间近距离治疗前列腺癌历史和现状

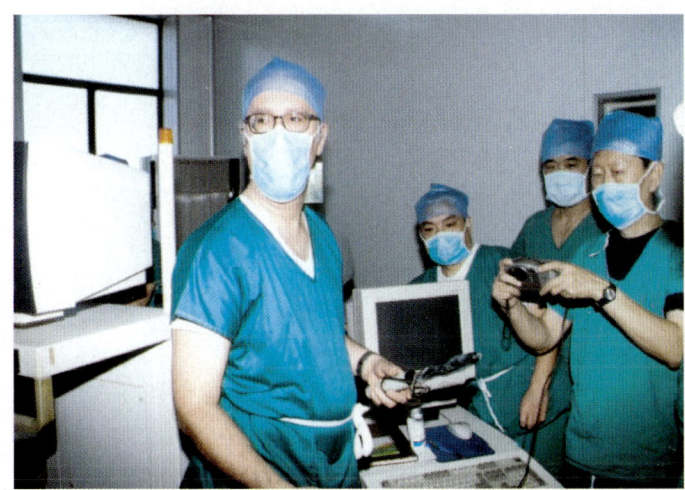

图8 Garden Grado 教授指导北京大学第三医院完成我国首例放射性粒子治疗前列腺癌（左一），我国著名超声专业专家张武教授（右一），冉维强教授（左二）

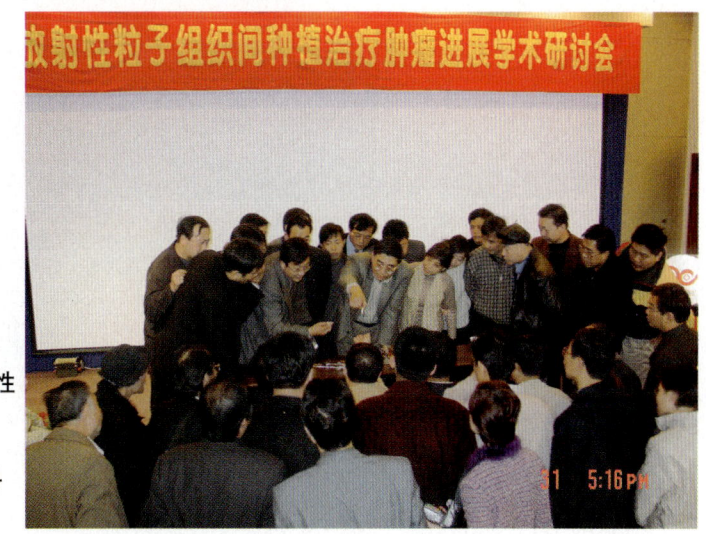

图9 2002年10月第二届放射性粒子近距离治疗学术研讨会在北京大学第三医院召开，美国明尼苏达州 St Cloud 医院放射肿瘤科王鑫教授现场指导学员操作

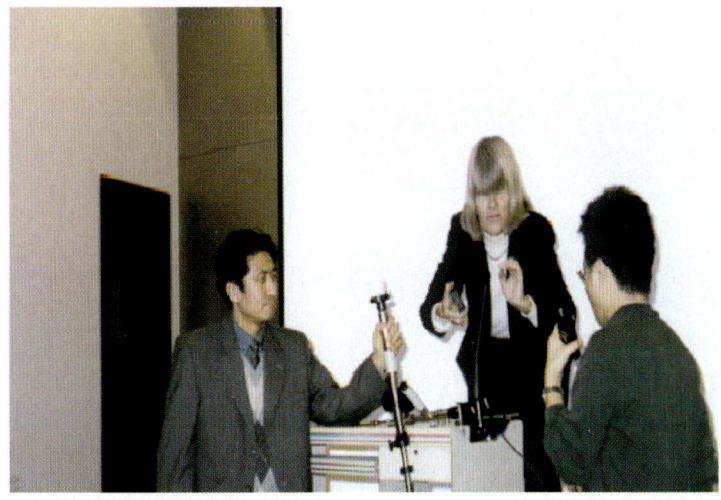

图10 右一和右二为美国西南医院肿瘤中心物理师张雨和 Marrian 博士，演示设备使用

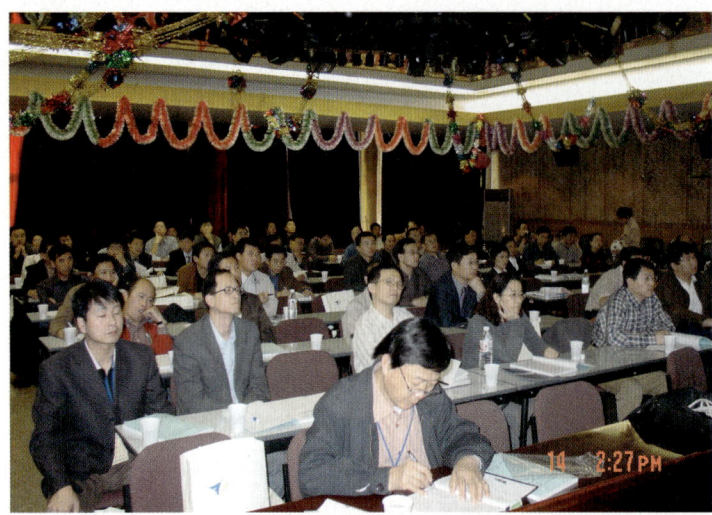

图11 第四届放射性粒子近距离治疗肿瘤学术研讨会会场（北京）

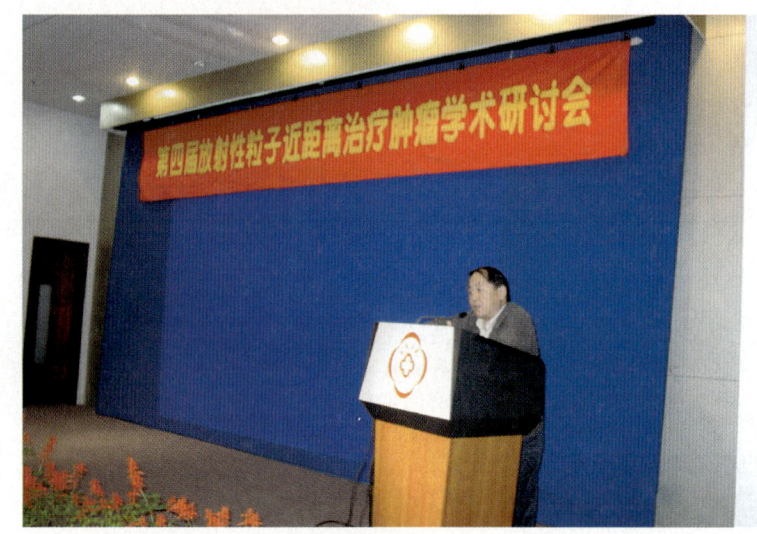

图12 我国著名放射物理学家张红志教授讲座（2004年，北京）

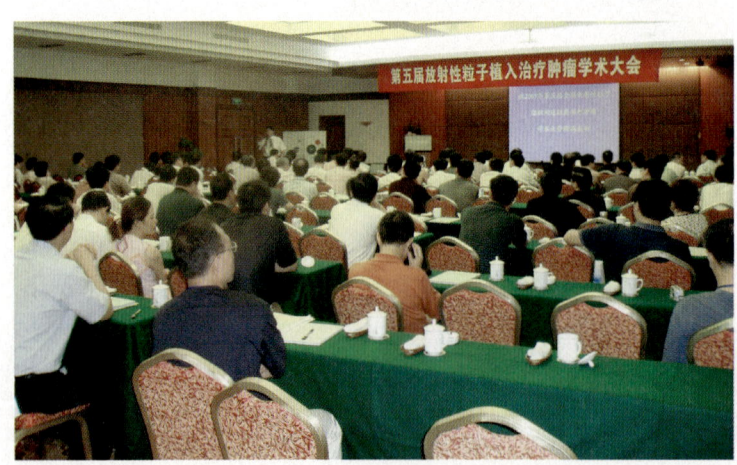

图13 2005年第五届全国放射性粒子近距离治疗学术研讨会（浙江，宁波）

第1章 我国放射性粒子组织间近距离治疗前列腺癌历史和现状

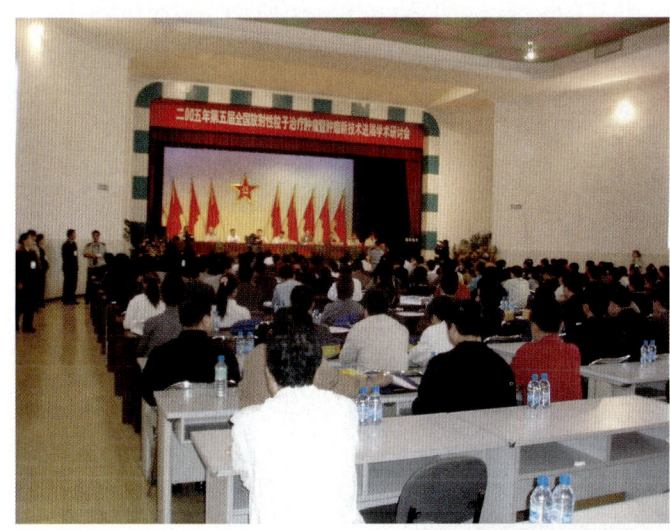

图14 2005年第五届全国放射性粒子近距离治疗学术研讨会（内蒙，赤峰）

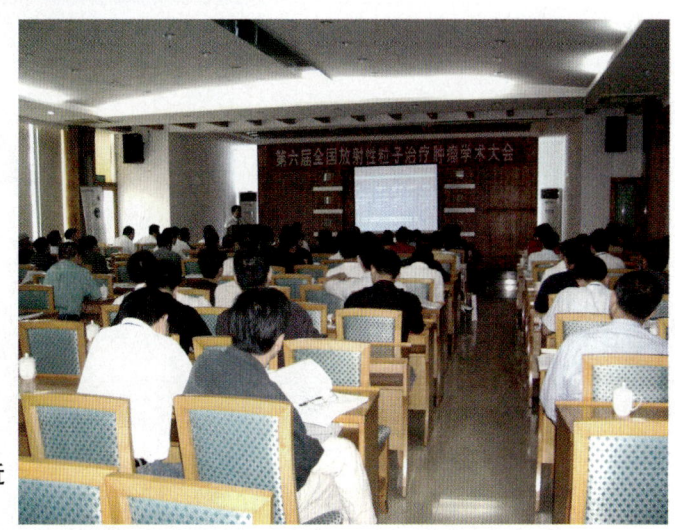

图15 2006年第六届全国放射性粒子近距离治疗学术研讨会（广西，北海）

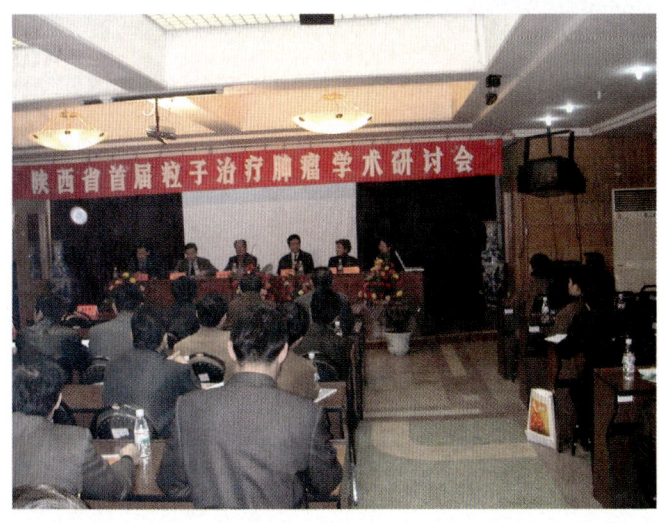

图16 2004年陕西省首届放射性粒子治疗肿瘤学术研讨会在陕西省肿瘤医院召开（陕西，西安）

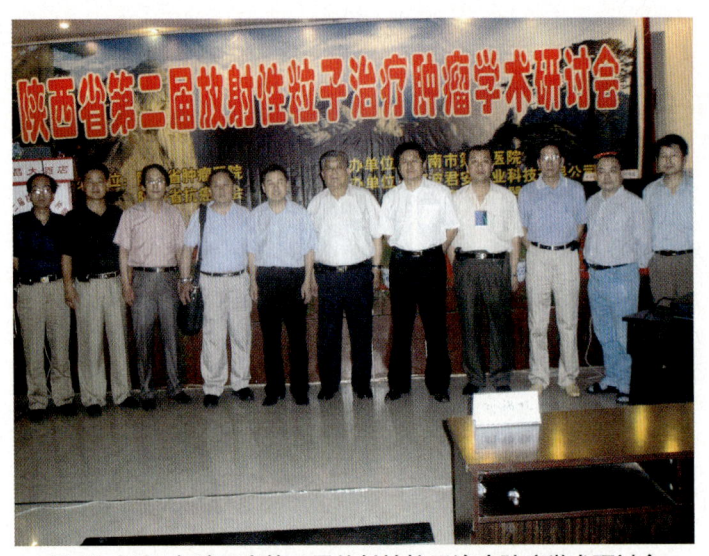

图17 2005年陕西省第二届放射性粒子治疗肿瘤学术研讨会在陕西省渭南市召开

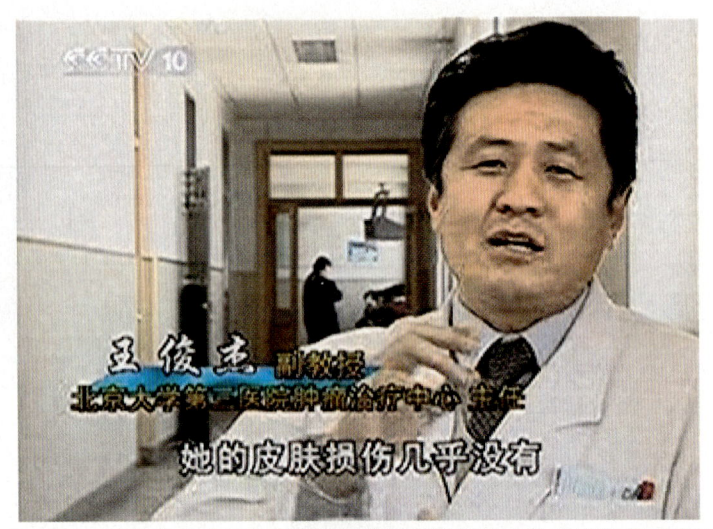

图18 2005年中央电视台走进科学栏目对粒子治疗肿瘤进行全面报道

2. 放射性粒子植入治疗上岗前培训十分必要。尤其是外科、影像科、超声科、核医学科医师，需要学习肿瘤学、放射物理学、剂量学知识，方能有效开展工作。放射防护知识需要培训。

3. 目前放射性粒子治疗前列腺癌无论临床操作、术中计划、剂量计算和相关并发症处理美国已经有一套相当成熟的经验，国人可借鉴。前列腺癌粒子治疗是近代放射性粒子近距离治疗的巅峰技术，术中超声、图像实时传送、三维重建、模板、实时计划和质量验证等均在前列腺癌治疗过程中得到淋漓尽致的体现，因此，学习前列腺癌粒子植入治疗对理解近代粒子近距离治疗具有很大裨益。

4. 放射性粒子组织间近距离治疗是最好的适形放疗，可达到调强效果，关键是需要借助超声或 CT 等影像学技术引导，完全符合目前外照射的图像引导潮流。

5. 放射性粒子治疗的适应证选择非常重要。掌握好适应证是保证放射性粒子治疗疗效的前提条件。放射性粒子治疗仍是局部治疗手段，是外科和外放疗的补充和延伸，因此，单纯放射性粒子治疗并不能解决所有肿瘤治疗问题，需要合理、科学地与外科、外放疗和化疗结合，最大限度发挥粒子治疗优势。

6. 国产设备与进口设备比较仍具有相当大差距，应加大研发力度。

7. 建立中国自己的放射性粒子治疗管理和技术操作规范，明确适应证。

（王俊杰）

参考文献

1. 王俊杰，唐劲天，黎功 主编．放射性粒子近距离治疗肿瘤．北京：北京医科大学出版社，2001
2. 苏鲁．消化道癌的组织间放疗法的现状．世界华人消化杂志，2002. 5. 15；10：497-498
3. 靳大勇，倪晓凌，等．碘-125 放射粒子植入术治疗晚期胰腺癌．外科理论与实践．2002，7；381-382
4. 邵庆华，罗开元，等．胃肠道恶性肿瘤根治术中碘-125 放射性粒子近距离治疗疗效观察．中国实用外科杂志．2002，9；541-542
5. 梁健新，陈萍．放射性粒子植入治疗头颈部恶性肿瘤．现代临床医学生物工程学杂志．2001，7；429-431
6. 王俊杰，黄毅，冉维强，等．放射性粒子植入治疗肿瘤近期疗效．中国微创外科杂志．2002，3：148-149
7. 王俊杰，冉维强，马福容，等．经颌下超声引导放射性 ^{125}I 粒子植入治疗舌癌 4 例．中国微创外科杂志．2003，3：437-438
8. 梁莉，马力文，王俊杰，等．放射性粒子组织间植入治疗对人体的影响．中国微创外科杂志．2003，3：219-220
9. 王俊杰，黄毅，冉维强，等．放射性粒子 ^{125}I 粒子植入治疗睾丸切除术后复发性前列腺癌．肿瘤防治杂志．2003，10；962-964
10. 王俊杰，修典荣，冉维强，等．术中超声引导放射性 ^{125}I 粒子植入治疗胰腺癌．消化外科杂志．2003，10：962-964
11. 王俊杰，黄毅，等．^{125}I 粒子植入治疗前列腺癌临床应用．中华放射医学与防护杂志．2004，24：148-149
12. 王俊杰，黄毅，等．放射性 ^{125}I 粒子植入治疗睾丸切除术后复发性前列腺癌．肿瘤防治杂志．2003，10：962-964
13. 王俊杰，修典容，等．术中超声引导放射性 ^{125}I 粒子植入治疗胰腺癌．中华放射医学与防护杂志．2005，25：441-443

14. 王俊杰. CT引导放射性^{125}I粒子组织间植入治疗复发直肠癌的疗效观察. 中华放射肿瘤学杂志. 2006, 15: 319-322

15. 朱丽红, 王俊杰. 转移及复发性骨肿瘤的放射性^{125}I粒子植入治疗初探. 中华放射肿瘤学杂志. 2006, 15: 407-410

16. 王俊杰. 放射性^{125}I粒子植入治疗头颈部癌. 中华放射医学与防护杂志. 2006, 1: 319-322

17. 王俊杰, 修典容, 等. 术中超声引导放射性^{125}I粒子组织间植入治疗胰腺癌. 中华放射肿瘤学杂志. 2007, 16: 34-36

18. 王俊杰. 超声引导放射性^{125}I粒子植入治疗头颈部癌. 中国微创外科杂志. 2007, 2: 319-322

19. 王俊杰, 田素青, 李金娜, 等. 放射性^{125}I粒子平面永久插植布源剂量分布研究. 中国微创外科杂志. 2005, 5: 1061-1062

第 2 章

前列腺癌早期诊断

前列腺癌是男性生殖系统常见的恶性肿瘤，在欧美占男性恶性肿瘤的第二位，其发病率在世界范围内差异很大，欧洲大多数国家为20/10万男性，美国约为30/10万男性，亚洲国家多低于10/10万男性。我国较少见，一般在10/10万男性以下，而且多数发现时已属晚期。近些年，前列腺癌的发病率随着人均寿命的延长而明显增加，以上海市为例，1973～1999年间标化率增加了231.25%，年均变化率达6.60%。据统计，如活到80岁以上，约40%的人存在潜伏性前列腺癌，70岁以上约25%，虽然尸体解剖组织学显示有前列腺癌，但是发展为临床癌者仅为极少数。

近年来，随着诊断方法的不断改进，如直肠指检，血清酸性磷酸酶、前列腺特异抗原测定和经直肠B超检查，使前列腺癌得以早期诊断。但大量潜伏性前列腺癌却难以检出，这就需要进一步寻找早期诊断更敏感、更可靠的方法。

第一节 前列腺癌发病相关因素

一、年龄

年龄是一个非常重要的因素，前列腺癌多发生在50岁以上。有文献报道，在尸解中发现60岁以上约1/3、70岁以上约1/2，80岁以上约3/4存在着潜伏性前列腺癌，这些老年人血循环中及前列腺内的雄性激素水平升高。

二、生活习惯

饭食：许多研究证明，进食高热量、富含类胡萝卜素的食品及大量食用牛肉和红色肉类可能与前列腺癌的发病有关。还有学者发现过量饮用咖啡和酒类与前列腺癌的发生亦有关。维生素E、蔬菜、水果、谷类等有防癌、减少前列腺癌发病的作用。

性活动：前列腺是受雄性激素调控的，研究发现前列腺癌病人的性活动高于对照组，青春期开始越早、失去性功能的年龄越大，患前列腺癌的危险性也越大。

输精管结扎：据美国统计分析并未发现输精管结扎与前列腺癌的发生有关。

三、人种

各类肤色人种之间，前列腺癌的发病率存在着明显差异，黑人发病率比白人明显增高，黄种人发病率最低。

四、遗传因素

有前列腺癌患者的兄弟比其它人发生前列腺癌的机会大三倍，而且容易早年发病，澳大利亚报告，遗传性前列腺癌50岁以下发病者达70%。

五、肝脏疾病

大量临床资料提示前列腺癌的发生与性激素有关。有肝脏疾病的患者，由于肝脏对雌激素的灭活能力下降。雌激素水平增高，前列腺癌的发病率下降。

六、前列腺增生（BPH）

前列腺癌的发病与前列腺增生（BPH）是否有关一直存在争议。据瑞典统计BPH不增加发生前列腺癌的危险性，虽然二者都见于老年人，但BPH发生于尿道周围腺体，而前列腺癌则发生于包膜下腺体，所以引起良性、恶性增生的启动因子可能并不相同。

七、肿瘤基因

肿瘤的发生与原癌基因与抑癌基因有关，前者如被激活、或后者丢失抑癌功能之后，都可能促进肿瘤的发生。某些物质可以损伤DNA，继而引起癌基因与抑癌基因的调控失衡，使细胞无限制增殖而形成癌瘤。

与前列腺癌发生有关的基因可能有HER-2/neu、Ras、C-met、RB、P53、RBCA-1基因。目前所得到的资料，癌基因异常表达，是致癌的主要病因，还是癌形成后的结果，尚无肯定的结论。

应用免疫组化LSAB法，检测15例BPH和35例PC组织中P53和Bcl-2蛋白表达水平。结果发现BPH组与PC组中P53，Bcl-2蛋白的阳性表达率分别为6.7%，13.3%和34.3%，42.9%，显示PC组P53，Bcl-2蛋白阳性率明显高于BPH组，且在分化差的肿瘤为高表达，在雄激素非依赖性PC中P53，Bcl-2蛋白表达水平高于雄激素依赖性PC，并且发现P53，Bcl-2两者的阳性程度有相关性，这些结果提示P53，Bcl-2蛋白的表达与前列腺癌的发生、发展、分期、分级及预后有关。另一研究显示Bcl-2蛋白在PC中的表达与细胞凋亡呈负相关。人们还发现抑癌基因P16在高分化的前列腺癌表达明显高于中，低分化的前列腺癌，随着前列腺癌恶性程度的增加，P16蛋白表达阳性率显著降低。表明P16蛋白表达缺失可能是前列腺癌恶性程度高或是中晚期的表现。

八、生长因子

前列腺受雄激素的调控，但需要多肽类生长因子的介导，生长因子的调控失衡，也可能促进前列腺癌。

多肽类生长因子是一种调节蛋白，介导细胞生长、分化及死亡，异位表达生长因子及受体，可影响细胞无限制的增殖，而导致恶性变。与前列腺癌的发生有关的生长因子主要是上皮样生长因子（EGF）、胰岛素样生长因子（IGF）、转移性生长因子（TGF-β）、纤维细胞生长因子（FGF）等，生长因子的作用均与雄性激素作用有关，但雄性激素在细胞与细胞间的作用还不太清楚，有人认为雄性激素在前列腺的作用是通过各种生长因子的作用而产生的。前列腺癌细胞可有雄性激素依赖性生长及非依赖性生长，临床经验表明，当癌细胞最初由正常细胞转变时，已经有一部分细胞变成不依赖于雄性激素而生长，即癌组织中同时含有雄性激素敏感及不敏感的细胞，而大多数前列腺癌都为混合性的，分析可能是有一部分前列腺癌患者对抗雄激素的治疗表现出不敏感的原因。

第二节　临床早期诊断

大多数前列腺癌都有一个相当长的潜伏时间，甚至终生不被发现。前列腺癌早期常无症状，采用直肠指检、血清前列腺特异抗原测定和经直肠 B 超检查作为筛选诊断，前列腺癌的检出率可明显提高，但是这些病人中相当一部分已非早期，预后不好，故急需进一步寻找早期诊断和估计预后的最佳方法。

一、临床表现

前列腺癌早期无任何症状，只有当增大到一定程度造成膀胱颈部梗阻时，可出现尿流缓慢、排尿困难、尿排不尽、尿流中断、尿急、尿频等，少见血尿。所以对有前列腺癌高发因素的人群应特别注意，50岁以上的男性应定期做相关检查。晚期前列腺癌发生周围组织浸润和远处转移时，则会出现相应的压迫症状，如双下肢肿、无尿、骨痛、截瘫、胸腔积液等。个别患者并无前列腺癌原发症状，而以其它部位的转移癌就诊。

二、直肠指检

直肠指检（DRE）是诊断前列腺癌的主要手段，对45岁以上的男性行直肠指检普查可发现早期前列腺癌。如果检查时发现前列腺有结节，应高度怀疑前列腺癌。有报道认为50岁以上的人如果在前列腺部位触及结节，癌的可能性为50%。但也有10%～20%的前列腺癌患者在DRE时无任何发现（假阴性）。做前列腺检查时应注意前列腺的大小、外形、硬度等。前列腺增生一般为表面平滑、中等硬度；而如果中央沟消失，结节坚硬，凹凸不平则为前列腺癌的可能性大。同时还应注意与前列腺结石、结核、炎症相鉴别。

三、实验室检查

1. 生化检查

目前对前列腺癌的诊断有意义的检测指标主要有：前列腺特异抗原（PSA）、血清酸性磷酸酶（ACP）、前列腺特异性膜抗原（PSMA）、精浆蛋白（r-Sm）、血清肌酸激酶（CK-BB）、癌胚抗原（CEA）等。其中以 PSA 敏感性最强、特异性最高。其它一些检查如碱性磷酸酶（ALP）、乳酸脱氢酶同工酶（LDH）、尿内多胺物质（Polyaraine）等主要对较晚期的前列腺癌（有骨转移者），可以反映肿瘤负荷，动态观察可以估计预后。

（1）PSA　是由前列腺上皮细胞产生的酶，分子量为34000的大分子糖蛋白，它可以水解精液的凝块，存在于前列腺内质网和前列腺上皮细胞及其分泌物中。血液及精液内可测出。PSA为一种特异性高、敏感性强的肿瘤标记物。目前认为PSA对前列腺癌诊断价值较其它指标均高。

近几年，对PSA做了大量的研究，希望能找出更敏感的方法，如PSA速度（PSAV）、PSA密度（PSAD）及游离PSA（free PSA，fPSA）、总PSA（Total PSA，tPSA）、游离PSA/总PSA（fPSA/tPSA），PSA前体（proPSA）等以求对前列腺癌的早期诊断有所帮助。tPSA作为早期发现前列腺癌的特异性指标已经广泛应用于临床。但由于tPSA在4.0～10.0ng/ml时前列腺癌的检出率仅为25.4%，在10.0～20.0ng/ml时检出率为37.7%，需寻找更敏感更特异的指标以避免不必要的活检。

（2）fPSA/tPSA　文献报道，在总PSA中等度增高的病人，测定游离的PSA与总的PSA之比（fPSA/tPSA）在不可触摸的前列腺癌病人的诊断上显示出优势。当tPSA水平在4.0～10.0ng/ml，直肠指检未发现异常时，如果fPSA/tPSA大于0.22，癌症的检出率很低，为1.66%，而当fPSA/tPSA小于0.10，癌症的检出率较高，为12.5%～23%，敏感性为90%。因此，fPSA/tPSA测定可以对tPSA在4～10ng/ml、直肠指检阴性的病人提高其诊断率，减少不必要的活检。

Morote等研究认为tPSA在10.0～20.0ng/ml时，fPSA/tPSA比值应用0.25为界值，可以避免17.6%的患者进行活检。

Taille A报道分析105个病人样本，在tPSA为4.0～10.0ng/ml时，其良性和恶性前列腺疾病的病人fPSA/tPSA明显不同。Morote J报道74名直肠指检正常，PSA水平在4.1～10ng/ml的病人，均做了前列腺活检，诊断前列腺增生（BPH）为52例，前列腺癌（PC）22例，而BPH平均PSA水平为6.7ng/ml，PC为7.0ng/ml（$P>0.05$），并无显著差异。平均前列腺体积分别为50cc、37cc（$P=0.04$）；平均PSA密度为0.14和0.19（$P=0.007$）；BPH平均fPSA是10.1ng/ml，PC为18.9ng/ml（$P=0.005$）。根据PSA密度对BPH及PC检出的敏感性分别为86.4和90.9%。而用fPSA其敏感性分别为77.3%和95.5%。

（3）PSA前体（proPSA）　proPSA是PSA的无活性前体，是与前列腺癌相关的fPSA的一种形式。研究发现proPSA在PSA为2～4ng/ml范围时血清中就特异地显著增加，以90%灵敏度为标准，proPSA特异性是25%，而fPSA为10%。因此，proPSA可以显著提高前列腺癌患者PSA＜4ng/ml的早期诊断。

（4）PSA密度（PSAD）　PSAD为另一项检测早期前列腺癌的方法，它是通过血清PSA与前列腺体积之比来测定的，即：

PSAD＝血清PSAng/ml/前列腺体积ml，表示血清PSA浓度与前列腺体积的关系。有报道认为PSAD对局限性的前列腺癌的早期诊断较有价值，特别是在直肠指检（DRE）和/或经直肠超声检查（TRUS）为阴性时，而PSAD＞0.15，多次活检可能发现早期前列腺癌。

以0.15作为前列腺活检的PSA密度界值特异性较高，敏感性低。以0.10作为界值敏感性高，特异性差，分别为80.5%和64.5%。

（5）PSA速度（PSAV）　Carter等建议应测量3次血清PSA值来计算PSAV，公式为：PSAV=[(PSA2-PSA1)/T1+(PSA3-PSA2)/T2]，单位（ng/mg.年）。其中PSA1、2、3分别代表测定PSA的时间顺序的测定值，间隔时间为一年，如果PSAV＞0.75ng/ml年，则前列腺癌诊断的特异性可达90%。

如果 PSA < 4ng/ml，DRE (-)，则活检阳性率仅 12% ~ 17%。不必活检。如果 PSA > 10ng/ml，前列腺体积越小则阳性率越高，如果 PSA 4 ~ 9.9ng/ml。DRE (-)，B 超 (-)，PSAD 0.15，如行活检测约 47% 漏诊。

PSA 与年龄的关系：PSA 正常值为 0 ~ 4ng/ml，但以此作为所有年龄组患者的前列腺癌危险因素的重要参考指标不够准确。对 50 岁以上的患者应有不同的正常值，可参考以下指标：40 ~ 49 岁：0 ~ 2.5ng/ml；50 ~ 59 岁：0 ~ 3.5ng/ml；60 ~ 69 岁：0 ~ 4.5ng/ml；70 ~ 79 岁：0 ~ 6.5ng/ml。

(6) PSMA　PSMA 是一种 II 型跨膜糖蛋白，含有 750 个氨基酸，分子量为 100KD，位于前列腺细胞膜内，在前列腺癌及其转移灶中呈现高表达，大部分非前列腺组织不含有 PSMA，只在脑、唾液腺、小肠中有少量表达。有研究发现 PSMA 的表达受到雄激素抑制，雄激素去除后的前列腺癌患者 PSMA 表达上升。因此对经去势治疗的患者进行 PSMA 检测，比进行 PSA 检测更有意义。在前列腺癌组织中，其表达水平与病情进展有明显的相关性。发生转移的，对激素治疗不敏感的，临床评分较高的病例表达水平明显高于病情稳定的病例，因此认为具有重要的临床意义。但是 PSMA 在血清中难以测出，可以通过测定外周血中 PSM mRNA 来反应 PSMA 的水平，阳性率约为 62.3%。检测 PSM mRNA 有助于判定前列腺癌是否转移和复发。

(7) 酸性磷酸酶（PAP）　前列腺细胞（正常的或异常的）、红细胞、肝、肾及骨骼均可产生 PAP，但是不同的组织可有不同的 PAP。现血清测定标本中共有 3 种 PAP：血清酸性磷酸酶（ACP）、血清总酸性磷酸酶（TACP）和前列腺血清酸性磷酸酶（PSAP）。PSAP 测定对诊断前列腺癌较为敏感，特别是有转移者。ACP 测定，有报道 A、B 期肿瘤中 5%、C 期中 50%、D 期中 85%ACP 值升高，有辅助诊断作用。另有报道认为 ACP 阳性率可达 73.7%。测定时应注意直肠检查、尿道内操作，前列腺内有无出血等，这可能会影响其测定值，出现 TACP、PSAP 暂时性升高。

(8) 精浆蛋白（r-Sm）　r-Sm 是近年来新发现的一种比 PAP 更敏感的前列腺癌特异性标志物。据报道它与 PSA 在免疫化学结构上非常类似，在血清反应中两者有交叉，也有人认为它们是同一物质。目前认为血清 r-Sm 对前列腺癌的早期诊断有较大价值，其阳性率可达 89%，如果 r-Sm 与 PAP 联合测定，阳性率可提高到 92%。用 r-Sm 建立的放射免疫显像诊断技术，对前列腺癌诊断有较高的敏感性，优于 B 超、CT 等其它影像学检查方法。r-Sm 具有较高的组织特异性，仅存在于正常或增生及前列腺癌组织中，对于鉴别来源不明的癌有一定价值。

(9) α-甲酰辅酶 A 消旋酶（AMACR，P504s）　AMACR 的基因定位于染色体 5p13，它编码 382 个氨基酸，存在于过氧化物酶体和线粒体上，在侧链脂肪酸的 β 氧化中发挥重要作用。Mubiru 等研究发现 AMACR 有多种变异体，其中有的在肿瘤组织中的表达为正常组织的 40 ~ 45 倍。Sreekumar 等应用蛋白芯片的方法测定前列腺癌组和对照组的 AMACR，发现两组在统计学上有明显差异，并发现 PSA 在 4 ~ 10ng/ml 时，其敏感性和特异性高于 PSA。因此，2003 年，AMACR 在美国被应用于临床。AMACR 的敏感性为 82% ~ 100%，特异性为 79% ~ 100%。因此，对 PSA 升高的患者的穿刺标本常规作 AMACR 检测有助于提高早期前列腺癌的诊断率。

（10）血清肌酸激酶（CK-BB） CK-BB是CK的主要类型，有人报告，在BPH时CK-BB仅8%阳性，而在前列腺癌可有89%的阳性，如治疗有效，血清CK-BB可消失，对前列腺癌的诊断可能较PAP有更多的优点。

（11）乳酸脱氢酶（LDH） LDH有5种同工酶，分别可反应心肌、骨骼肌、肝脏等不同脏器的损伤。正常的前列腺液中以LDH1为主，而前列腺癌时则以LDH5为主，定期检测LDH同工酶，如果有从LDH1向LDH5优势改变的倾向，则应密切注意前列腺癌的可能。前列腺癌患者LDH5/LDH1的比值升高80%，而在BPH者仅升高10%，如果LDH5/LDH1大于3有诊断价值。

（12）免疫蛋白分析 有研究发现补体C3、C4和转铁蛋白浓度在前列腺癌及其它前列腺疾病中有明显差别。前列腺癌患者的前列腺液中补体C3、C4和转铁蛋白水平明显升高，有助于前列腺癌的诊断。

二、前列腺液检查

采取前列腺液做涂片细胞学检查，其准确率较高，但按摩法可能引起肿瘤扩散，多不主张采用，可采用导管法检查，其阳性率可达83.3%。

三、尿液检查

由于前列腺的分泌物常可混入尿中一起排出，尿液涂片找癌细胞方法简单易做。但此法假阳性、假阴性的较多，只能作为辅助检查之一，不能代替其它检查。

四、穿刺活检

经会阴或经直肠穿刺活检术能提供细胞学的诊断依据，对于前列腺癌的早期诊断具有重要意义。比较两种方法其诊断准确率相同，此方法已应用数十年。近几年开展经直肠B超引导下穿刺活检，其准确率大为提高。

穿刺部位：以前列腺叶中部及外周带阳性率较高，外围区域的活检可使检出率较传统的方法提高14%～20%。每个低回声需要取3～4块活体，以免遗漏。

适应证：（1）DRE阳性的；（2）DRE阴性，PSA 4.1～10ng/ml，但年龄＞50岁；（3）PSA＞10ng/ml；（4）DRE或TRUS可疑阳性，PSA 4.1～10ng/ml者。

对于活检阴性结果的病人也不能完全除外癌症，因为13%～31%的病人最初检查阴性的，以后的活检都将发现肿瘤。

第三节 影像学检查

一、超声检查

采用高频探头和灰阶显像技术经直肠对前列腺做出回声图。由于前列腺癌大多数（约70%）发生于外周带，所以超声特征为外周带的低回声病灶，早期呈现形态不整的小山型、左右两侧腺体不对称，包膜中断或隆起，晚期则可见内部回声不均，呈块状，利用回声图像可以与前列腺增生相鉴别，记录其增大的程度和形态在早期诊断上有一定价值。

二、X 线检查

前列腺造影、精囊造影、淋巴造影、静脉肾盂造影等方法均为有创性检查，且多为较晚期的前列腺癌、肿块大于 1cm 或出现尿路梗阻、肾盂输尿管积水时方可检出，对早期前列腺癌的诊断意义不大。有些检查如淋巴造影等临床上已很少应用。

骨骼 X 线平片，前列腺癌出现骨转移时，当转移部位 40% 骨组织破坏后才能在 X 线片上显示出来。前列腺癌的骨转移多为成骨性的，有时不易发现，但仔细观察可发现皮质断裂、边缘模糊，骨转移的部位多为骨盆、脊柱、肋骨、肩胛骨、颅骨等，检查时应注意包括这些部位。

三、骨扫描

放射性核素扫描比 X 线平片能更早期的发现骨转移病灶。23%X 线片阴性的患者骨扫描可有阳性发现。全身骨扫描可以观察各部位的骨骼，了解转移灶的部位、多少。现多用放射性核素 Tc-99 通过 r 摄影可进行全身闪烁扫描，转移灶在图像上呈核素浓聚区，一般认为浓聚区大于 3 个点以上转移癌可能性较大。

血清 PSA 对新诊断的前列腺癌病人预测骨扫描的结果很有意义。在 852 例新病人，PSA＜10ng/ml 者占 66%，血清 PSA 水平分别为 10.1～15ng/ml 和 15.1～20ng/ml 的病人，因为转移而骨扫描阳性的可能性仅是 0.6% 和 2.6%。基于这些结果，对血清 PSA＜15ng/ml 的新病人可暂不做骨扫描。

另外，扫描结果需注意与其它骨骼良性疾病相鉴别，如骨外伤、退行性变等。

四、CT 和 MRI

CT 和 MRI 对早期前列腺癌的诊断无帮助。但可以了解前列腺癌的浸润程度、范围，除外淋巴结转移，对临床分期有参考价值，但最后仍需借助其它检查资料作出明确诊断。有一回顾性的文章报道 15 个研究中心 1354 例病人有 22% 的淋巴结转移，CT、MRI 的敏感性为 36%、特异性 97%。

五、放射性单克隆抗体

放射性单克隆抗体对前列腺特异膜抗原的检查已用在新病人的分期及确定治疗后复发的部位。铟-111 标记的鼠单克隆抗体已用于测定淋巴结及其它软组织转移，其敏感性和特异性分别为 75% 和 86%，如果这项检查与 PSA 联合使用将对淋巴结转移危险性的预测更有效。

目前，每年一次直肠指检及总的血清 PSA 测定对于 50 岁以上的男性及有前列腺癌高危因素的年轻男性都是必要的。所有 DRE 检查可疑的病例应行前列腺活检以做进一步评价。在年轻的男性中 PSA 大于 2.5ng/ml 应高度重视并进一步检查。对于大于 65 岁的老年男性，血清 PSA 在 4ng/ml 以上者应该考虑为异常，应行活检，并动态观察血清 PSA 的变化，对活检阴性者至少再重复一次活检，如果 PSA 每年上升超过 0.75ng/ml，PSAD 大于 0.10，或 fPSA

减少小于20%，更应密切观察。

(马力文)

参考文献

1. 郭应禄. 前列腺增生及前列腺癌, 北京：人民卫生出版社，1998
2. 张薇，项永兵，刘振伟，等. 上海市区老年人泌尿系统常见恶性肿瘤发病趋势分析. 癌症. 2004, 23（5）：555-558
3. 汤钊猷. 现代肿瘤学. 上海：医科大学出版，1993
4. Kolonel LN. Fat, meat, and prostate cancer. Epidemiol Rev. 2001, 23（1）：72-81
5. Morote J, Raventos CX, et al. Comparison of percent free prostate specific antigen and prostate specific antigen density as methods to enhance prostate specific antigen specificity in early prostate cancer detection in men with normal rectal examination and prostate specific antigen between 4.1 and 10ng/ml. J Urol. 1997, 158（2）：502-504
6. Morote J, Trilla E, Esquena S, et al. The percentage of free prostate-specific antigen is also useful in men with normal digital rectal examination and serum prostate-specific antigen between 10.1 and 20 ng/ml. Eur Urol. 2002, 42（4）：333-337
7. Martinez-Pineiro L, Tabernero A, Contreras T, et al. Determination of the percentage of free prostate-specific antigen helps to avoid unnecessary biopsies in men with normal rectal examinations and total prostate-specific antigen of 4-10ng/ml. Eur Urol. 2000, 37（3）：289-296
8. Anonymous. The early detection of prostate cancer. Can Oncol Nurs J. 1998, 8（4）：262-264
9. Abrahamsson PA, Lilja H, et al. Molecular forms of serum prostate-specific antigen. Urol Chin North Am. 1997, 24（2）：353-365
10. Arcangeli CG, Ornstein DK et al. Prostate—specific antigen as a screening test for prostate cancer. Urol Clin North Am. 1997, 24（2）：299-306
11. Tibblin G, Welin L, et al. The value of prostate specific antigen in early diagnosis of prostate cancer：the study of men born in 1913. J Urol. 1995, 154（4）：1386-1389
12. Mikolajczyk SD, Rittenhouse HG. ProPSA：a more cancer specific form of prostate specific antigen for the early detection of prostate cancer. Keio J Med. 2003, 52（2）：86-91
13. Aaronson S. Growth factor and cancer. Science，1991, 254（22）：1146-1153
14. Story M：Regulation of prostate growth by frbroblast growth factors. World J. Urol. 1995, （13）：297-305
15. Steiner M S. Peptide Growth Factor in Urology. World J Urol. 1995, 13（5）：263.
16. 李东，王益鑫，等. 前列腺癌中P_{53}和bc1-2蛋白的表达及意义. 中华泌尿外科杂志，1998, 19（9）：544-547
17. 邱启裕，胡礼泉，等. 抑癌基因P_{16}蛋白在人前列腺癌中的表达及意义. 临床泌尿外科杂志，1999, 14（7）：309-310

18. 陈勇，郑新民，等. 前列腺癌细胞凋亡与 Bcl-2 蛋白表达及其意义. 临床泌尿外科杂志，2000，15（5）：218-219
19. 张晓春. 前列腺特异抗原的浓度与密度在前列腺癌早期诊断中的比较. 中华泌尿外科杂志，1995，16（6）：378-379
20. Fowler JE Jr, Sanders J, Bigler SA, et al. Percent free prostate specific antigen and cancer detection in black and white men with total specific antigen 2.4 to 9.9 ng/ml. J Urol. 2000, 163 (15): 1467-1470
21. 郝晓柯，梁国栋，等. 精浆蛋白对前列腺癌诊断的意义. 中华泌尿外科杂志，1996，17（10）：615-617
22. Mubiru JN, Shen-Ong GL, Valente AJ, et al. Alternative spliced variant of the alpha-methylacyl-CoA racemase gene and their expression in prostate cancer. Gene. 2004, 327 (1): 89-98
23. Sreekumar A, Laxman B, Rhodes DR, et al. Humoral immune response to alpha-methylacyl-CoA racemase and prostate cancer. J Natl Cancer Inst. 2004, 96 (11): 834-843
24. Schroder FH. Screening, early detection, and treatment of prostate cancer: a European view. Urology. 1995, 46 (3 suppl A): 62-70
25. 山刚志，金杰，郭应禄. 不同前列腺穿刺活检方案检出前列腺癌的比较. 中华泌尿外科杂志. 2006, 27（1）：40-42
26. Gleave ME, Coupland D, Drachenberg D, et al. Ability of serum prostate-specific antigen levels to predict normal bone scans in patients with newly diagnosed prostate cancer. Urology. 1996, 47 (5): 708-712
27. Peter R. Carroll: Clinically Localized Prostate Cancer: A More Rational Approach to Selecting Therapy Based on Risk. ASCO 2001, Educational Book: 495-502

第 3 章 前列腺癌根治性切除术

前列腺癌是男性常见的恶性肿瘤，在美国前列腺癌发病率位居首位，死亡率仅次于肺癌，并且近10年来发病率迅速上升，成倍增长。其中，黑人的发病率最高、白人次之、亚洲移民最低。在我国，随着前列腺癌诊断水平的提高及人均寿命的增加，前列腺癌的发病率也呈逐年上升的趋势，因此，对于有关前列腺癌的基础及临床研究越来越受到世界各国医学界的重视，特别在欧美国家，投入大量的人力和物力。对于早期局限性前列腺癌，外科根治性的切除前列腺是最重要且有效的治疗手段之一，包括经会阴前列腺癌根治术，经耻骨后前列腺癌根治术及近10年发展起来的腹腔镜前列腺癌根治术，在手术方式及技巧方面均有一些突破。

第一节 根治性前列腺切除术的发展史

1866年Kiicher首先开展了经会阴前列腺根治性切除术，1904年HH.Young在美Johns Hopkins医院将这一术式进一步改进完善，使之成为实用可行的手术方法，1947年由Millin开展了首例经耻骨后前列腺根治术，使之更易于掌握，虽这两种术式均能有效治疗肿瘤，但手术可导致许多严重的并发症，如术中大量出血、术后阳痿、尿失禁，仅极少数的早期前列腺癌患者采纳手术治疗。直到20世纪70年代，一些学者为了解为什么该手术有如此多的并发症而进行了一系列有关前列腺及其邻近组织解剖学的研究，认识到了与手术相关的重要血管、神经的分布特征，使手术失血量减少、阳痿、尿失禁的发生率明显降低。1987年Walsh发展出保留性功能的经耻骨后前列腺根治性切除术，使绝大部分病人在术后可保留正常的性功能，从那以后前列腺根治性切除逐渐得到推广。两种术式相比较，经会阴途径手术不能行盆腔淋巴结清扫，不利于肿瘤的分期，手术视野小，操作较为困难，并且术后不能常规保留性功能，现在大多数泌尿外科医生普遍采用经耻骨后途径行前列腺根治性切除术。

1992年由Schuessler报告世界上第一例经腹腔镜的前列腺根治术。在当初，相对于开放手术，经腹腔镜手术耗时长，掌握较困难，对于这项新技术大家未给予足够的重视。最近几年，随着手术经验的积累，手术时间缩短，其优越性也逐渐显现，如手术视野放大10～15倍，较开放手术清晰，有利于解剖前列腺尖部及其周围的血管神经，手术创伤小，术后患者恢复快，因此越来越受到重视。

第二节 前列腺癌的临床分期与手术病例的选择

准确估计肿瘤病变的范围，有无周围组织浸润及转移性病变是前列腺癌分期的基本依据，这对于手术病例的选择，术后的疗效及进一步的治疗均有重要意义。前列腺根治术可将局限于前列腺的肿瘤组织彻底切除，因此只有那些肿瘤局限于前列腺的病人是手术治疗的最佳选择，同时还需结合病人的预期寿命、身体情况等因素。

前列腺癌的自然病程较为独特、变化多端、因人而异，不像其它肿瘤那样发展迅速，大多数患者肿瘤可以潜伏很长时间，甚至终生不被发现。早期前列腺癌常无症状，当肿瘤导致尿路梗阻时可出现尿频尿急、排尿困难等前列腺增生相似的症状，另外，还可出现血尿、会阴痛、腰腿疼、贫血等其它症状，一旦患者出现症状来院就诊时，多已发生转移，致使患者失去了治愈的机会，近年来运用前列腺特异抗原（PSA）作为前列腺癌的筛选瘤标，结合肛诊、直肠B超、活检来诊断前列腺癌，其检出率比未用PSA前提高了70%，对局限于前列腺内的早期前列腺癌的诊断提高了一倍，因此接受前列腺癌根治术的患者也大为增加，即使肛诊检查不到硬结，直肠B超也未发现肿瘤，若PSA超过4～10ng/ml采取系统活检于前列腺的6个不同部位，取材做病理检查，仍可能发现肿瘤，并且早期肿瘤的可能性较大。选择手术病例时首先要作细致的直肠指检，可以帮助了解前列腺大小、外形、有无不规则结节、肿块的大小、硬度以及肿瘤在前列腺中侵犯的范围，检测两侧盆壁肿瘤侵犯的程度和固定度，还可帮助了解精囊浸润的情况。经直肠B超是较准确的检查方法，多数肿瘤常表现为低回声，单发或多发病灶，目前临床上一般采用PSA、直肠指诊，经直肠B超检查，决定是否行经直肠前列腺系统活检以明确诊断，同时结合CT、MRI、全身骨扫描、盆腔淋巴活检等检查作出临床分期。

A期前列腺癌患者常无临床表现，经TURP偶然发现肿瘤，若肿瘤组织占手术切除标本5%或小于5%为A1期，大于5%为A2期，据统计在我国占良性前列腺增生手术的5%，临床上对于A1期病人的最佳治疗方法尚存争议，对未经治疗的A1期患者随访8年，发生肿瘤加重的仅占16%，另外，经尿道广泛的前列腺电切可增加根治手术的难度，因此对于预期寿命长，年龄小于55岁者，可考虑行根治性前列腺切除术。对A2及B期的患者，若全身状况较好，预期寿命大于10年者，是施行根治性前列腺切除的最佳适应证之一。对于年轻、身体条件好的C期患者，若采用内分泌治疗能降期，也可考虑行根治性的手术治疗，目前尚无资料证实根治性前列腺切除术能延长D期患者的寿命，因此不考虑根治性手术治疗。目前临床上多采用的前列腺癌临床分期法如表1。

第三节 前列腺根治术的手术解剖基础

20世纪80年代之前，前列腺根治术后，多数病人发生严重的并发症，如阳痿、尿失禁、术中大量出血、导致许多患者不愿接受手术治疗，而选择其它疗效不显著的治疗方法，致使这种手术未能推广普及。一些学者对此进行了深入的研究，认为手术出血量大是由于没有很好地处理阴茎背深静脉及耻后静脉丛，阳痿主要是损伤了支配阴茎海绵体勃起的盆腔神经丛

表 1 ■ 前列腺癌临床分期

美国分期体系	TNM 体系（UICC）		
偶发的（临床上不能检出）			
A_1- 局限、分化好	Tx（与手术标本种类有关）	Nx	Mo
A_2- 弥漫或分化差			
限制性的（在前列腺包膜内）			
B_1- 小于 1.5cm，侵犯一叶	T_1- 小于整个前列腺体积的一半	Nx	Mo
B_2- 大于 1.5cm 或不止侵犯一叶	T_2- 大于整个前列腺体积的一半		
局部性（包膜外侵犯）			
C_1- 小于 70g	T_3	Nx	Mo
C_2- 小于 70g 或侵犯膀胱颈、三角区或精囊	T_5	Nx	Mo
晚期（扩散或广泛播散）			
D_1- 侵犯膀胱、输尿管、直肠或髂总以下淋巴结	任何 T 或 T_4	N_{1-2}	Mo
D_2- 侵犯髂总或其上淋巴结或远处转移	任何 T	任何 N	M_1 或 N_{3-4}

所致，尿失禁是由于手术损伤了尿道外括约肌、耻骨前列腺韧带，因此使这一手术技术不断提高和完善，手术并发症明显减少。

支配外生殖器的植物神经来源于盆腔神经丛，由两种性质的神经纤维组成。交感神经由胸腰椎交感中枢（T11-L2）发出，经腹下神经进入盆腔，盆腔神经丛位于直肠旁的腹膜后间隙内，垂直形成一个矢状平面网络，膀胱下动脉和静脉穿过盆腔神经丛，其血管分支与神经丛的神经纤维伴行共同组成了一条神经血管束（NVB）。支配阴茎海绵体的神经血管束在前列腺包膜和 Denonvilliers 筋膜外侧，沿前列腺后外侧下行，于前列腺尖部水平上行，沿尿道外侧和后外侧穿过尿生殖膈，逐渐上行至尿道球部，其终末分支分布于阴茎螺旋动脉和海绵体勃起组织中。

Denonvilliers 筋膜是一层光滑，纤细的结缔组织层，与膀胱周围脂肪组织外层相延续，其延伸覆盖前列腺及精囊后表面。此外，还有一层筋膜覆盖着前列腺侧前方，叫盆侧筋膜，这层筋膜在前列腺的前方及侧前方与前列腺包膜连续，阴茎背静脉的大部分及 Santorini 静脉丛就在这层筋膜中行进。神经血管束正好位于靠近盆腔侧壁的盆侧筋膜与 Denonvillier 筋膜的交界处。经耻骨后前列腺根治术必须切开盆侧筋膜，易造成神经血管束的损伤，传统方法是先横断膜部尿道，后游离前列腺，而来自盆丛的海绵体神经正好位于尿道膜部的侧后方，距离膜部仅 3～4mm，术中前列腺尖部及与尿道交界处常常显露不清，在切断膜部尿道时，容易将神经血管同时切断。采用在神经血管束前内侧切开盆侧筋膜，沿前列腺包膜分离，从前列腺尖部至后侧精囊松解两侧的神经血管束，紧贴前列腺分离、结扎、切断前列腺血管蒂及韧带，于 Denonvillier 筋膜前后层之间的平面钝性将前列腺与直肠分开，在游离前列腺之后，再切断膜部尿道，这样不易损伤神经血管束。

术中保留海绵体神经血管束时，不要忽视对肿瘤的彻底切除，如果术中发现前列腺与神经血管束及周围筋膜粘连，怀疑肿瘤浸润神经血管束，应进行广泛的切除，保留一侧神经血管束，大部分患者仍有可能保存性功能。

在前列腺及尿道表面的盆侧筋膜内分布大量的静脉丛，包括阴茎背深静脉的大部分及Santorini静脉丛，而盆内筋膜很容易将这些静脉丛隐匿，在耻后前列腺尖部及尿道表面存在阴茎背静脉主干，先将此静脉主干精确地结扎、阻断，能很有效地控制术中出血，若对此解剖认识不清，损伤这些静脉丛容易导致大出血。

尿道外括约肌位于尿生殖膈内，伴随从前列腺来的肌肉环绕尿道膜部、终止于会阴部，因此在行前列腺根治时，应注意保留含外括约肌的尿道膜部断端，另外，在切开两侧盆内筋膜后，常规操作是游离出耻骨前列腺韧带，并予切断以显露阴茎背深静脉。Cadaveric研究发现，耻骨前列腺韧带正好位于耻骨后，并附着于尿道膜部及外括约肌，这对于保持括约肌的功能起着重要的作用，因此建议耻骨后前列腺根治术应保留耻骨前列腺韧带，这样可减少尿失禁的发生，并且排尿恢复快，手术出血少，Lowe和Poore分别报道耻骨前列腺韧带对术后控制排尿的影响，如表2。

表2 ■ 耻骨前列腺韧带对控制排尿的影响

拔除尿管	% 控制排尿			
	耻骨前列腺韧带切断		耻骨前列腺韧带保留	
	Lowe	Poore	Lowe	Poore
即刻	0	11	26	28
1月	15	15	49	39
3月	51	51	80	82
6月	79	75	96	94
12月	89	94	100	100

第四节 保留性功能的经耻骨后前列腺根治术

一、术前准备

对患者及家属成员做术前解释是重要的，包括手术的基本程序，可能的并发症，如尿失禁，性功能障碍，术中出血，潜在肿瘤转移可能及术后的常规治疗，术前一日服流食、术前服消炎药以控制尿路感染。

二、体位

前列腺在骨盆中的位置、与耻骨的关系及个体差异诸因素常影响对前列腺尖部的显露，将患者放置于一定的合适体位有助于手术，腰部过伸20°～30°，先腰部以上躯体略高，直到完成对前列腺尖部的解剖、分离，将手术台调整为垂头仰卧位，有利于膀胱颈的显露及操作。

三、基本步骤

1. 留置Foleg尿管，选择下腹正中切口，可采用圆盘自动拉钩，先行盆腔淋巴结清扫。
2. 在前列腺尖部两侧切开盆侧筋膜，可看到前列腺尖部两侧表面的肛提肌及位于盆侧筋膜内的Sautorini静脉丛，锐性分离肛提肌，显露耻骨前列腺韧带，并给予保留。

3. 用两把组织钳将前列腺表面的静脉丛集中成束，并予"8"字缝扎两针，牵动导尿管，触及尿道侧壁，在手指引导下将一直角钳在尿道及前列腺尖部与阴茎背深静脉后方之间的平面穿过，在结扎阴茎背深静脉远端之后，给予切断。

4. 沿前列腺两侧将包裹神经血管束的盆侧筋膜从前列腺包膜上剥离，显露两侧前列腺与直肠之间的旁沟，以此为标志，向前将前列腺尖及膜部尿道两侧之盆侧筋膜剥离分开，向后沿精囊的外侧及膀胱颈分离出神经血管束及其前列腺分支，尽量靠近前列腺结扎切断侧索，避免损伤神经血管束，如果发现前列腺已与盆侧筋膜及神经血管束有明显粘连，应尽可能彻底切除。

5. 沿两侧旁沟将前列腺与直肠之间的间隙钝性或锐性分开，使前列腺完全脱离直肠前表面，靠近前列腺尖部横断尿道，分别于尿道残端2、4、6、8、10点用3～0可吸收线缝合悬吊备作吻合用，并可防止尿道内缩。

6. 分离出膀胱颈后方与精囊之间的间隙，沿前列腺底部上方切开膀胱颈，将Foley尿管取出作为前列腺牵引悬吊用，注意保护膀胱颈肌纤维的完整性。在距双侧输尿管口远侧1.0～1.5cm处横断膀胱，向上牵开前列腺、游离精囊、结扎并切断双侧输精管，将前列腺及精囊完整切除。

7. 如果膀胱颈口过大，应予成形，使之与尿道口相适应，将预缝的尿道吻合线与膀胱颈口对应位置缝合结扎，再留置Foley尿管通过重建的膀胱颈，留作术后观察及引流尿液。

第五节　腹腔镜前列腺癌根治术

腹腔镜前列腺癌根治术是近十余年发展起来的一项新技术，随着腹腔镜技术及器械的发展，这项技术得到不断完善，与传统的开放手术相比，手术视野更清晰，并发症发生率低，手术出血少，术后恢复快，有较好的发展前景。腹腔镜前列腺癌根治术包括经腹腔及腹膜外两种途径，1992年，Schuessler首先报告了经腹腔途径前列腺癌根治术，1997年Raboy报道了首例经腹膜外途径前列腺癌根治术，一般认为经腹膜外的途径更捷径，容易寻找输精管及精囊，减少输尿管、膀胱及直肠的损伤机会，对腹腔干扰小，术后恢复快，如果发生术后漏尿，避免尿液漏入腹腔。下面就两种途径的腹腔镜前列腺癌根治术作一简要介绍。

一、适应证

同开放手术，即临床分期为A2、B1及B2的患者。

二、术前准备

除常规开放手术的术前准备外，另外还需充分准备相应的腹腔镜器械，配备超声刀，双极电凝，初期开展此类手术，应作肠道准备。

三、手术步骤

1. 经腹腔途径

（1）全麻。仰卧位，臀部略垫高，头低脚高位30°。

(2) 选择套管针穿刺点：一般穿刺5点，第一点为脐下缘，先于脐下缘第一点处作一个2cm的弧形切口，置入气腹针入腹腔，注入气体使腹腔有一定的压力后，穿刺置入直径12mm的套管针，放入腹腔镜，在腔镜直视下分别于左右麦氏点及左右腹直肌旁脐下3cm分别置入另外四个Trocar连接气腹机，建立持续气腹。

(3) 于Douglas窝处剪开两侧精囊及输精管表面的腹膜，将输精管及精囊充分游离，在精囊底部分离Denonvillier筋膜的前层，沿直肠前列腺间隙游离，使前列腺后侧面与直肠分离，操作过程中应注意避免损伤直肠。

(4) 膀胱内注入一定量的生理盐水，使之适度充盈，便于操作。于两侧脐动脉之间切开前腹膜，进入膀胱前间隙，充分显露膀胱前壁及两侧盆内筋膜，直达耻骨后间隙，于前列腺尖部两侧切开盆内筋膜及肛提肌，充分显露前列腺前侧面及尿道的两侧面，分离阴茎背静脉与尿道前表面的间隙，缝扎切断阴茎背静脉。

(5) 剪开膀胱颈部与前列腺交界处的膀胱前壁，提出留置的尿管，并切断膀胱两侧壁及后壁，使前列腺与膀胱完全分离，提起已游离的精囊及切断的输精管，游离前列腺与直肠之间的间隙、紧贴前列腺游离切断两侧的血管蒂及筋膜，注意保护两侧筋膜内的神经血管束，游离显露前列腺尖部尿道，完全切断尿道，从而将前列腺完整切除。

(6) 若膀胱颈口过大，可缝合膀胱颈后壁使颈口适合尿道内口大小。用3-0可吸收线全层缝合膀胱颈及尿道内口对应的2、4、6、8、11点，使膀胱颈与尿道内口吻合。留置Foley尿管，适当加压牵引。

(7) 略扩大脐部切口，将放入塑料袋中的标本取出，冲洗创面，检查有无活动性出血，于耻后留置一引流管，拔除各导管针，尽量排尽腹腔内的气体，减少CO_2的吸收，缝合各穿刺切口。

2．经腹膜外途径

(1) 全麻。仰卧位，臀部略垫高，头低脚高位30°。

(2) 于脐下缘作2.5cm弧形切口，依次切开各层组织至腹膜外间隙，手指推开扩大腹膜外间隙，用自制的水囊注射500ml扩张此间隙5min，置入10mmTrocar，在腹腔镜直视下分别于左右麦氏点及左右腹直肌旁脐下3cm分别置入另外四个Trocar。

(3) 用超声刀分离膀胱前壁及两侧，沿返折线充分切开两侧盆筋膜，分离两侧肛提肌至前列腺尖部，解剖出前列腺悬韧带，3.0薇乔线缝扎阴茎背静脉复合体。

(4) 牵拉导尿管，辨别膀胱颈部，超声刀切开膀胱颈部尿道的前壁，拉出导尿管，并切开尿道后壁，向后分离出双侧输精管和精囊，切断输精管，向上提起双侧输精管和精囊。切开狄氏筋膜，于前后膜之间分离直肠与前列腺之间的间隙至前列腺的尖部。

(5) 超声刀切断前列腺侧韧带，注意保护血管神经束。于阴茎背静脉复合体缝扎处的近侧切开，显露前列腺尖部的尿道，切开前列腺尖部的尿道前壁，并拉出导尿管，切断尿道后壁，完整切除前列腺。

(6) 用3-0薇乔线间断缝合膀胱颈和后尿道2、4、6、8、11点，吻合膀胱颈与后尿道，缝合11点前置入F_{22}三腔导尿管，注意尿管一定要在膀胱腔内，缝合完毕后，气囊注水30ml，并适当牵拉，固定导尿管。

(7) 将标本装入取物袋，从脐下缘切口取出，留置一引流管，缝合伤口。

第六节 手术并发症

一、出血

在处理前列腺尖部阴茎背部静脉复合体时容易大出血,有效的缝扎能预防出血,双极电凝的凝血效果较好,能减少术中的出血。

二、脏器损伤

术中常见损伤直肠及输尿管,要沿狄氏间隙紧贴前列腺分离直肠与前列腺之间的间隙,避免过度使用超声刀或者双极电凝在直肠前壁止血,如果术中发现直肠损伤,可一期修补。紧贴前列腺底部横断膀胱颈,在吻合时注意不要缝上输尿管口,能防止输尿管的损伤。

三、尿失禁

这是该手术最常见的并发症,术中注意保护神经血管束、尿道外括约肌复合体及膀胱颈能减少尿失禁的发生。

第七节 术后处理

1. 应用抗菌药物预防和控制感染,保留麻醉止痛泵以缓解膀胱痉挛及伤口疼痛。
2. Foley 尿管保留 10~14 天后拔除,耻后引流管在无漏尿的情况下,5 天后拔除。
3. 术后2周测定前列腺特异抗原(PSA),并结合病理情况以决定是否需要进一步的辅助治疗。

第八节 前列腺癌根治术的辅助治疗

内分泌治疗常作为根治性前列腺切除术,术前术后的辅助治疗,对于肿瘤已超出前列腺的C期病人,可先采用药物或手术去势使肿瘤的分期降低,以后再行根治性手术效果较好。前列腺特异抗原(PSA)可作为根治术疗效的指标,一般术后一周后PSA不能检出,若检出PSA,提示病灶未能根治切除,或术后病理报告手术标本切缘阳性及术中发现盆腔淋巴结有转移,在此情况下,可以辅以术后内分泌治疗或放射治疗。

(黄 毅)

参考文献

1. 郭应禄. 前列腺增生及前列腺癌. 北京:人民卫生出版社,1998
2. Steiner MS. The puboprostatic ligament and male urethral suspensory mechanism; an anatomic study. Urology. 1994,44:530-534
3. Lowe BA. Preservation of the anterior urethral ligamentous attachments in maintaining post-

prostatectomy urinary continence: a comparative study
4. Poore RE. Puboprostatic ligament sparing improves urinary continence after radical retropubic prostatectomy. Urology.1998, 51: 67-72
5. Ruckle HC, Zincke H. Potency-Sparing radical retropubic prostatectomy: a simplified anatomical approach. J Urol. 1995, 153: 1875
6. Klein EA. Early Continence after radical prostatectomy. J Urol. 1992, 148: 92-95
7. Lowe BA. Comparison of bladder neck preservation to bladder neck resection in maintaining post-prostatectomy urinary continence. Urology. 1996, 48: 889-893
8. Schuessler WW. Schulam PG. Laparoscopic radical prostatectomy: initial short-term experience. Urology.1997, 50: 854-857
9. Raboy A, Ferzli G. Initial experience with retraperitoneal endoscopic radical retropubic prostectomy. Urology. 1997, 50: 849-856
10. Guillonneau B, Vallancien G.Laparoscopic radical prostatectomy: the montsouris experience. J Urol. 2000, 163: 418-422

第 4 章

前列腺癌内科治疗

近10年来随着对前列腺癌的病因学、早期诊断、预后评估等方面认识的增加，国内外学者虽然对前列腺癌的各种治疗手段仍有分歧，但已逐步达成共识，根据以下因素选择治疗方法：

1. 分期：直肠指诊、血清PSA、经直肠超声扫描、骨扫描、CT、MRI和盆腔淋巴结活检以确定分期。
2. 年龄：实际年龄与生理年龄往往有相当大的差距，需要按健康状况及有无长寿家族史，估计其预期寿命，以选择治疗方法。
3. 全身情况：注意有无重要的全身性疾病，如高血压、心脏病、糖尿病及神经系统疾病等。
4. 影响肿瘤的预后因素：如血清PSA值及PSA增长速度、Gleason分级，化学标记物及病理类型等。
5. 医生的经验和患者的意愿。

第一节 前列腺癌的分期

分期可分为临床检查为基础的临床分期（Clinical Staging）和根据手术病理学检查为基础的病理分期（Pathologic Staging）。由于手术不是中晚期前列腺癌治疗的首选治疗方法，因此前列腺癌的分期以临床分期为主。前列腺癌的临床分期检查至少要包括：常规体格检查、常规实验室检查、胸部X线检查、经直肠B超检查（TRUS）、盆腔CT和/或MRI、全身核素骨骼扫描（PSA＞20ng/ml或PSA＞10ng/ml并伴有骨骼疼痛）。

第二节 组织学分级

前列腺癌的组织学分级对预后非常重要，目前认为Gleason评分是评估前列腺癌分级的最佳方法，克服了外科切除标本中形态学异质性问题。Gleason评分分为主要方式和次要方式。每一方式评分为1～5分，主要方式与次要方式加在一起为总分。

Gleason 评分：

GX　　分级无法评估

G1　　高分化（轻度间变）　　　　　（Gleason 评分 2～4）
G2　　中分化（中度间变）　　　　　（Gleason 评分 5～6）
G3　　低分化/未分化（重度间变）　（Gleason 评分 7～10）

第三节　前列腺癌的内科治疗

前列腺癌的内科治疗包括内分泌治疗、化学治疗和免疫治疗，是前列腺癌综合治疗的重要组成部分。

一、内分泌治疗

前列腺是一种雄激素依赖性器官，其功能和生长受激素的调节（图1）。雄激素睾酮在前列腺的生长中起重要作用，90%～95%的睾酮由睾丸产生，其余5%～10%由肾上腺产生，睾酮在外周组织及前列腺中经5-α还原酶的作用转化成活性更强的双氢睾酮（DHT），DHT与细胞核内特异性雄激素受体结合而发挥作用。

由于大多数前列腺癌生长依赖雄激素刺激，所以通过降低体内雄激素的水平，达到抑制或控制前列腺癌细胞生长的目的。去势等内分泌治疗已成为晚期前列腺癌的标准治疗方法，也用于早期肿瘤行根治性治疗如根治性切除术或根治性放疗等的辅助性治疗手段。

前列腺癌的内分泌治疗方法包括：①去势（手术去势及药物去势）；②抗雄激素药物；③ 5-α 还原酶抑制剂；④雌激素；⑤酮康唑。

二、去势治疗

1. 手术去势

即切除睾丸。虽然是一种外科治疗方法，但睾丸切除术被认为是内分泌治疗的一种，因为切除双侧睾丸可去除机体内雄激素的来源，阻断前列腺对雄激素的依赖，抑制前列腺癌的发展。手术后血清睾酮迅速下降到术前的1/10水平，可在12小时内降到50ng/ml以下。术后循环中的睾酮主要来自肾上腺，睾丸切除后可引起继发性的肾上腺皮质网状带增殖，使肾上腺雄激素分泌亢进。由于肾上腺切除手术复杂，对病人损伤大，副作用多，效果不肯定，所以不采用肾上腺切除术。睾丸切除与其它治疗方法联合应用，可以取得较好的治疗效果，是目前较多采用的方法。

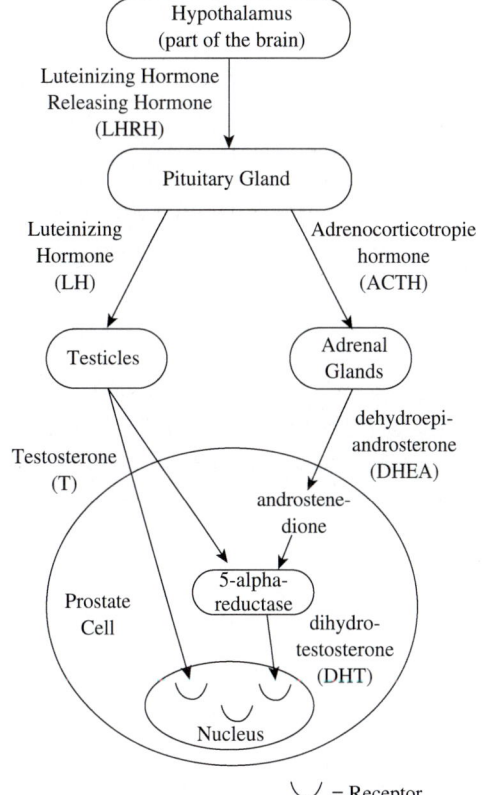

图 1　激素对前列腺细胞生长的调节

2. 药物去势

促黄体激素释放激素激动剂与垂体亲和力强，LH的释放量可比正常情况增加15～20倍，大量长期给予促黄体激素释放激素激动剂可造成垂体促性腺激素耗竭，是LHRH受体调节功能降低，致使血清睾酮降至去势水平，与双侧睾丸切除术（手术去势）效果相同，称为药物去势，其优点是作用持久（见图2）。临床常应用的药物有：①利普安（醋酸亮丙瑞林和抑那通）：每次3.75mg，每四周皮下注射一次；②诺雷德（戈舍瑞林）：每次3.75mg，每四周腹部皮下注射一次；③达菲林（曲普瑞林）：最初7日每日1次0.5mg，以后每日1次0.1mg。同时给予钙拮抗剂。所有药物是等效的。应用此类药物后1～3天，血清睾酮水平有一过性上升，使少数患者病情在短期内恶化（"闪烁"现象），3周后降低至去势水平。在注射此类药物之前几周

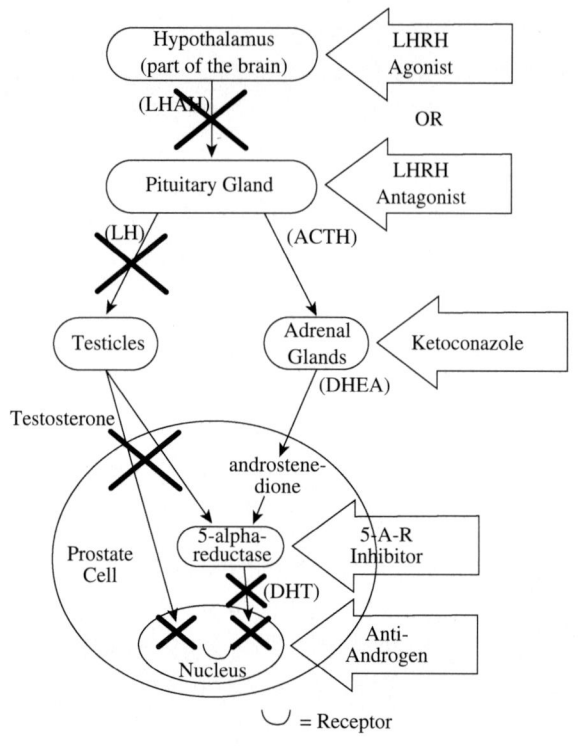

图2 前列腺癌内分泌治疗

应用抗雄激素药物可抵消睾酮一过性上升的副反应，避免症状加剧。促黄体激素释放激素拮抗药物竞争性地与垂体中的LHRH受体结合，LH及睾酮的水平迅速降低，没有"闪烁"现象出现。目前临床上应用的此类药物仅有普来纳西（阿巴瑞克），由于与该药使用相关的严重的和潜在性威胁生命的过敏反应的风险增加，在治疗的第一个月，普来纳西作为注射剂每两周一次注入臀部肌肉；此后，每四周注射一次。临床最常见的副作用是：热潮红、睡眠失调、疼痛（包括背痛、胸部增大或疼痛）以及便秘。degarelix和teverelix是两个新研发的LHRH拮抗剂，正在进行临床安全性与疗效的试验。1年研究，接受degarelix治疗的患者有187例，大多数患者睾酮水平快速平稳的降低（≤50ng/dl），没有发现全身过敏的反应，主要的副作用为雄激素阻断后的表现。在teverelix的Ⅱ期临床试验中，14例患者接受治疗，取得令人鼓舞的疗效及安全性。这些药物可能是前列腺癌治疗的有效药物，但需要更多的资料证实。

3. 抗雄激素类药物

抗雄激素类药物可与内源性雄激素在靶器官上竞争受体结合，在胞浆内通过与双氢睾酮进入细胞核，从而阻断雄激素对前列腺细胞的作用，达到治疗的目的。抗雄激素药物可根据结构分为甾体类和非甾体类。

(1) 甾体类抗雄激素药物 功能上有孕激素的效应，通过对下丘脑的反馈抑制LH和睾酮的产生。此种药物口服和肌注都可以。最常用的药物有：①甲地孕酮：40mg 口服，2～4次/日，或160mg，1次/日，3月后改为维持量40mg，2次/日；②甲孕酮：0.5mg，口

服，2～4次/日，3月后改为维持量0.5mg，1次/日。服药6～12月后，血清睾酮水平又逐渐回升，通过给予小剂量的己烯雌酚（0.1mg/d），可以防止这种现象。此类药物可引起性欲低下和勃起障碍，也有一定的心血管毒性，能使血栓形成，所以有心血管疾病的人应慎用。

（2）非甾体类抗雄激素药物　与雄激素受体结合只有抗雄激素作用而不引起循环睾酮的减少，许多病人的雄激素水平反而增高，因此它会保持一定的性欲。最重要的非甾体抗雄激素药物有：①氟他胺（福至尔，缓退瘤）：250mg，口服，3次/日；②尼鲁米特：诱导剂量每日300mg，连服4周；维持剂量每日150mg，可1次或分多次服；③比卡鲁胺（康士得）：50mg，口服，1次/日，可增至每次200～300mg。这类药物有一定程度的肝毒性，应定期复查肝功能。

4. 5-α还原酶抑制剂

阻断正常的睾酮转化为活性更高的DHT，有效剂量的睾酮被减少，类似于肾上腺切除作用。这类药物有：①保列治（非那雄胺）：每次5mg，1次/日，口服，3个月为一疗程。②Avodart（度他雄胺）：每次5mg（1粒），每天1次。

5. 雌激素

其抑制下丘脑产生促性腺激素释放激素，使垂体分泌黄体生成素和促卵泡素减少，从而减少了雄激素分泌，达到治疗的目的。由于己烯雌酚对前列腺抑制作用较强，目前常用于二线治疗，研究显示每天口服己烯雌酚1mg与5mg的疗效相似，且能明显减少胃肠反应及心血管并发症，因此主张己烯雌酚每日1mg口服作为标准治疗模式，但也有人认为己烯雌酚1mg/d虽然有效，但不能将睾酮降至去势水平，采用3mg/d较为适合。己烯雌酚有引起血栓的危险，尤其是导致深静脉血栓，因此需要同时服用抗凝药物来预防血栓的形成。

6. 酮康唑

其可以抑制肾上腺对睾酮前体DHEA（脱氢表雄酮）的产生，也可以抑制睾丸产生睾酮。给药24小时内，血中睾酮就会下降至去势水平，可以持续几个月到两年不等。对脊髓压迫症可取得迅速缓解，但停药后激素水平又迅速恢复至治疗前水平，因此许多专家认为其应与LHRH激动剂/拮抗剂同时应用。酮康唑为一种抗真菌药物，商品名为里素芬，1200mg/d（分3次口服），同时服用可的松30mg/d（分次服用），每日进一些酸性食物如橘子汁、番茄等，帮助药物吸收。酮康唑有肝毒性，要监测肝功能。如果应用上述提及的高剂量时出现肝毒性，将剂量减少至一半有时也能取得疗效。

第四节　前列腺癌内分泌治疗方式

按给药的时间分为：持续性阻断雄激素治疗（包括单药阻断雄激素治疗和联合阻断雄激素治疗）和间歇性阻断雄激素治疗。

一、持续性阻断治疗

单药阻断雄激素治疗

1. 药物去势

双侧睾丸切除术能快速有效地减少睾酮水平，但外科去势有许多不利因素，尤其手术是不可逆的，对患者心理的负面影响较大。由于LHRH激动剂的治疗是可逆的、非外科的睾丸切除术，所以成为前列腺癌治疗的主要方法。前列腺癌治疗中，研究最多的LHRH激动剂为诺雷得，在临床上应用已有20年。诺雷得单药治疗对睾酮的抑制作用与睾丸切除术相似，有人报道接受LHRH激动剂治疗的患者生活质量和心理状态好于接受睾丸切除术者。

2. 抗雄激素药物单药治疗

LHRH激动剂治疗本身仍然存在外科去势后的副作用，对生活方式活跃的患者来说尤为担心。与LHRH激动剂单药治疗或双侧睾丸切除相比，非甾体类抗雄激素药物单独治疗可以减少骨量丢失及骨质疏松。接受150mg康士得治疗的转移性前列腺癌患者性生活及体评分力高于药物或外科去势治疗，但生存时间明显减少。而在局部进展期患者中，与单纯标准的治疗（放疗、根治性前列腺切除术或观察等待）相比，150mg的康士得作为放疗的辅助治疗可以明显延长生存时间（$P = 0.03$）；作为根治术的辅助治疗可以明显延长无进展生存时间（$P = 0.004$）；单独应用有提高总生存期的优势（$P = 0.06$）。作为根治术的辅助治疗，氟他胺750mg/d也能延长无进展生存时间。

联合阻断雄激素（combined androgen blockade，CAB）治疗

90%～95%的睾酮由睾丸产生，其余5%～10%由肾上腺产生，而65岁以上的男性，60%的睾酮来源于睾丸，另外40%来源于肾上腺。故单纯的手术或药物去势不能完全去除前列腺中的活性雄激素。因此在去势的基础上加用一种抗雄激素药物治疗才能达到完全阻断雄激素的目的，亦称为完全阻断治疗。主要应用于晚期前列腺癌，复发性前列腺癌，根治术前新辅助内分泌治疗及配合放射性治疗的辅助内分泌治疗。为明确CAB比单独去势治疗是否有生存优势，the Prostate Cancer Trialists' Collaborative Group（PCTCG）总结荟萃分析了所有随机比较CAB和药物或外科去势的试验（包括27项研究及8275例患者）。荟萃分析结果显示，CAB 5年总生存率略高于单纯去势治疗（分别为25.4%与23.6%），没有明显差异。然而，与去势比较，使用非甾体类抗雄激素药物（氟他胺或尼鲁米特）的CAB方案可以减少8%的死亡率（$P = 0.005$）；而使用甾体类抗雄激素药物的CAB方案可以增加13%的死亡率（$P = 0.04$）。因此，在CAB方案中有非甾体类抗雄激素药物时，才能比外科或药物去势有明显生存优势。

一项Ⅲ期随机临床试验显示，含康士得（50mg）的CAB方案的生存率比含氟他胺的CAB方案高13%，但没有统计学差异（$P = 0.15$）。而康士得的耐受性好于氟他胺，其中腹泻发生率及不良反应停药率明显低于氟他胺。最新的欧洲泌尿科学会前列腺癌治疗规范中认为康士得的耐受性比其它的抗雄激素药物好。Klotz等用统计学方法分析比较了含康士得50mg的CAB治疗与单纯外科去势治疗的疗效。结果显示，含康士得50mg的CAB治疗与单纯去势相比，可使死亡风险降低20%（危险比为0.80；95%可信区间为0.66～0.98）。

总之，和单纯药物或外科去势治疗相比，含非甾体类抗雄激素药物的CAB可以提高进展期前列腺癌的总生存率。非甾体类抗雄激素药物中，康士得50mg的耐受性最好，含康士得50mg的CAB治疗比单纯去势治疗减少20%的死亡率。因此，推荐高危患者接受诺雷得和康士得50mg的联合阻断雄激素的治疗。

二、间歇性阻断雄激素治疗（intermittent hormone therapy，IHT）

雄激素阻断疗法是一种有效的治疗晚期前列腺癌的方法，但无论何种激素治疗，大多数患者会进展为非激素依赖性肿瘤。因此保持肿瘤细胞对激素敏感性极其重要。人们提出了前列腺癌内分泌治疗的新策略，接受内分泌治疗（LHRH激动剂）的患者在血清睾酮降至去势水平且PSA降到正常水平以下时停止治疗，监测病情变化（包括血清睾酮及PSA的改变），如出现复发征象，开始下一个治疗周期，如此反复，亦称为间歇性阻断雄激素治疗（IHT）。此方案中患者生活质量起重要作用，在治疗间歇期性功能可能恢复和全身状况得到改善，延长肿瘤雄激素依赖状态，减少治疗费用。适合临床局限性前列腺癌（T1～T3期）和局部治疗后无症状但PSA复发者以及部分晚期转移患者，但症状明显、病变发展迅速以及出现雄激素非依赖性的患者不能应用此种治疗方式。通常首次治疗时间持续6～9个月，其后间隙6～9个月。对首次内分泌治疗有效的患者中56%～100%对再次治疗有效。

Pether等报道102名前列腺癌患者接受了间断性雄激素治疗，其中28%的患者在3.7年中进展为非雄激素依赖性肿瘤，19%的患者在5年内死亡。与同期持续性治疗的资料相比，延长了生存期及进展至非雄激素依赖性肿瘤的时间。

一项Ⅲ期RCT试验进行了LHRH激动剂+甾体类抗雄激素药物间歇治疗与持续治疗的比较。诱导治疗3个月后，有626例患者PSA＜4ng/ml或低于初始值的80%。除了性功能有差异外，两组没有明显不同，接受IHT治疗的患者性生活更多，作者认为在临床实践中IHT可以作为所选患者的标准治疗。

三、根治术后PSA复发的患者接受LHRH激动剂+非甾体类抗雄激素药物治疗

在PSA＜4ng/ml时，停止治疗；当PSA＞20ng/ml，疼痛或尿道综合征再次出现，或PSA连续升高3个月且每月超过5ng/ml时，重新开始治疗。中位治疗周期（开始/结束）从开始的24个月降低至第五周期的10个月，第六、七个周期仍保持治疗10个月，3例（2.9%）患者死于前列腺癌。因此，在所选的患者中，IHT足以控制疾病进展。

间歇性雄激素阻断疗法是一种可行的治疗策略，但与持续性雄激素治疗相比是否可以提高生存率，延缓非雄激素依赖性的发生有待大样本临床随机对照的结论来说明。

四、按内分泌治疗与其它治疗的顺序分为

根治术前新辅助治疗、辅助治疗及姑息治疗。

（1）前新辅助内分泌治疗（NHT） 指对前列腺癌患者在根治性前列腺切除术前进行一定时间的内分泌治疗。文献报道42%～50%患者术前分期被低估，根治性前列腺切除后，手术切缘阳性率及包膜外受侵率高达25%，而切缘阳性患者术后复发率高达65%。目前对肿瘤复发危险的预测基于3个指标：临床分期、穿刺组织Gleason评分及血清PSA，其中每一项都被证实能独立预测病理分期及预后。10年随访的结果显示，生化复发危险在低危病例（cT1c～T2a，PSA≤10ng/ml，Gleason评分≤6）为17%；中危病例（cT2b，PSA11～20ng/ml，Gleason评分为7）为54%，高危病例（cT2c，PSA＞20ng/ml，Gleason评分≥8）为71%。高危病例往往是局部晚期，其中大部分已有隐性转移灶，需要全身治疗来弥补局部治疗的不足。大多数前列腺癌细胞为雄激素依赖性细胞，因此根治术前首选新辅助内分泌治

疗。NHT包括：去势（手术去势和药物去势）、抗雄激素治疗和全雄激素阻断治疗。前瞻性随机的比较研究显示，与直接行根治性切除术比较，应用NHT后的手术时间、术中出血量、住院时间、手术并发症、手术难易程度等无明显区别，提示NHT是安全可行的，未增加手术并发症；3个月NHT可使PSA水平降低、前列腺及肿瘤体积减小、切缘阳性率降低（T2期明显，T3期无差异）、淋巴结转移率低，但对5年无PSA复发的生存率没有明显影响。

3个月NHT效果不佳的原因可能和治疗时间不足、尚未充分发挥作用有关。有学者提出延长新辅助治疗时间。前瞻性随机性研究显示，547例患者NHT治疗后3个月、5个月、8个月，血清PSA水平分别降至22%、42%、84%；NHT治疗3个月与8个月后手术切缘阳性率分别为23%与12%，淋巴结转移率分别为3.1%与0.4%；前列腺体积减小分别为68%与80%。Meyer等前瞻性地比较了240例新辅助治疗3个月或5个月的两组患者，5个月组从第3年开始，PSA的复发开始低于3个月组（13%与30%），且维持至第8年。Bono等前瞻性地比较了意大利的经验（303例），6个月的新辅助治疗降低临床分期和降低切缘阳性率（19%）略优于3个月的治疗（24%），但无统计学意义。提示长于3个月的治疗可以获得更好的结果，但应用多长时间为最佳尚有待进一步确定。

（2）辅助放疗内分泌治疗 指对局限性前列腺癌，在放射治疗（放疗）之前、期间或之后进行的内分泌治疗，适合于：① T1a期、Gleason评分>7且预期寿命小于10年患者；② T1b、T1c、T2期且预期寿命小于10年的患者；③ T3、T4、N1期的患者。

LHRH激动剂作为放疗的辅助治疗：977例患者行RTOG85-31方案（放疗最后1周开始辅助治疗，LHRH激动剂持续应用至复发）治疗，平均随访5.6年，无进展生存率53%优于单独放疗20%；随访10年，总生存率为49%优于单独放疗39%（P=0.002）；173例D1期患者行RTOG85-31方案治疗，平均随访6.5年，无进展生存率54%优于单独放疗33%，总生存率72%也优于单独放疗50%；415例患者行EORTC22863方案治疗（内分泌治疗持续3年），平均随访5.5年，无进展生存率为74%优于单独放疗40%，总生存率为78%也优于单独放疗62%（P=0.0002）。

非甾体类抗雄激素药物作为放疗的辅助治疗 150mg的康士得作为放疗的辅助治疗可以明显延长生存时间（P=0.03）LHRH激动剂+非甾体类抗雄激素药物进行辅助治疗：471例患者行RTOG86-10方案（放疗前2个月开始辅助治疗，LHRH激动剂+氟他胺持续应用4个月）治疗，平均随访6.7年，无进展生存率为33%优于单独放疗21%，总生存率70%也优于单独放疗52%

（3）根治术后辅助内分泌治疗 根治性前列腺切除术后，针对特定患者进行的即刻内分泌治疗，以延缓根治性前列腺切除术后高危患者的局部复发和远处转移。文献报道，术后组织学检查证实淋巴结转移及局限性进展的患者给予去势治疗和/或抗雄激素治疗，可以降低局部复发和远处转移的危险、延长无PSA复发生存期和总生存期。Messing等报道98例淋巴结阳性患者进行11.4年的随访显示，术后立即给予内分泌治疗者生存率为64%，而延迟治疗的患者生存率为45%。提示术后组织学检查证实淋巴结转移及局限性进展的患者应立即给予内分泌治疗，可以提高疾病控制率和总生存率。

前列腺癌的新辅助内分泌治疗和辅助内分泌治疗的疗效存在争议，也是目前研究的热点之一，目前仍没有成为标准治疗。

五、初次治疗失败后的内分泌治疗

很难确定初次治疗失败后雄激素是否对肿瘤完全不起作用，因此维持或调整激素治疗仍然具有非常重要的地位。美国东部癌症研究协作组的研究结果表明：维持体内雄激素处于去势水平能在一定程度上延长患者的生存期。进行二线内分泌治疗：

（1）单纯去势的患者，在病情进展之后，可以加用抗雄激素药物，按雄激素最大限度阻断方法进行治疗。

（2）对于切除睾丸或应用黄体生成素释放激素类似物进行药物去势的患者，可以加用AR阻断剂，由于手术或药物去势只能去除睾丸来源的雄激素，AR阻断剂可以消除来自肾上腺分泌的睾酮作用，小剂量肾上腺皮质激素通过负反馈抑制肾上腺中雄激素的合成。

（3）氨基导眠能通过抑制胆固醇转变为孕烯醇酮，使各种有激素活性的类固醇的合成都减低。

（4）酮康唑能够抑制胆固醇的侧链分裂进而抑制肾上腺皮质的类固醇合成，通常作为二线内分泌治疗使用。

（5）停用现有的内分泌治疗　对于应用包括抗雄激素药物在内的内分泌治疗的前列腺癌患者，在停用抗雄激素药物治疗后，出现主观和客观的改善，即抗雄激素撤除综合征。前列腺癌患者在最初应用氟他胺治疗时反应良好，但长期应用后，症状复发并加重，PSA升高，但是停用氟他胺后，症状迅速好转，PSA也明显下降，这种现象称之为"氟他胺撤除综合征"。该综合征的发生被认为与AR突变有关，一般多在用药后3年发生，停用氟他胺后,病情可再改善半年以上。其它抗雄激素药物，如比卡鲁胺、甲地孕酮和尼鲁米特，也有同样的撤药综合征。

（6）更换抗雄激素药物　当雄激素最大限度被阻断时，在病情进展后将不同抗雄激素药物进行替换。因为不同抗雄激素药物与AR的位点不完全一致，例如：部分前列腺癌细胞对福至尔耐受或抵抗，将氟他胺片（Fugerel，福至尔）替换为比鲁卡胺片（Casodex，康士得），福至尔刺激蛋白选择性地刺激突变型AR受体，由于康士得和福至尔与AR结合的位点不完全一致，康士得可抑制福至尔所刺激的前列腺癌细胞生长。

（7）孕激素、大剂量雌激素对A IPC均有抑制作用　血栓形成危险性限制了口服雌激素在A IPC治疗中的应用，但是雌二醇＋左炔诺孕酮（TDE）耐受性好，有较好的治疗反应率，并不增加临床血栓形成风险。磷酸雌二醇氮芥是17βα磷酸雌二醇氮芥衍生物，其作用一方面通过雌激素负反馈作用抑制雄激素分泌，另一方面通过氮芥烷化构成细胞骨架的微管，抑制肿瘤细胞分裂。

二线内分泌治疗药物可降低PSA，但尚无生存期延长的报道。应用时需评估可能的不良反应与预期疗效之间的关系。另外，二线激素治疗完全没有反应时必须考虑化疗药物治疗。

目前广泛认为对于晚期前列腺癌在诊断明确后就应开始内分泌治疗，而对于局限期患者有选择性的早期内分泌治疗是合理的。

第五节　前列腺癌化疗

对内分泌治疗无效的前列腺癌可选择化疗。2004年美国ASCO会议报道了2个大规模

Ⅲ期临床研究（SWOG99-16研究和Tax237研究）结果，泰索蒂为基础的化疗对非雄激素依赖性前列腺癌患者显示出明显的生存优势（总生存期延长2~2.5个月），PSA反应率为45%~50%。因此，除参加临床试验外，多西他赛为基础的方案是激素无效的前列腺癌患者的首选方案。米妥蒽醌/泼尼松在控制激素无效前列腺患者的痛性骨转移方面有较好的姑息性效果，但是，能否作为继多西他赛后的二线方案还有待研究。

化疗在前列腺癌治疗中的地位越来越受到重视。评价辅助化疗及新辅助化疗的大规模随机对照试验正在进行中。

目前临床上主要应用的化疗方案有：

(1) 阿霉素＋顺铂

阿霉素　50~60mg/m² ivgtt d1

顺铂　50~60mg/m² ivgtt d3（需要水化）

每3~4周重复，3~4周期，有效率为43%

(2) 阿霉素＋丝裂霉素＋5-氟尿嘧啶

阿霉素　50mg/m² ivgtt d1

丝裂霉素　10mg/m² ivgtt d1

5-氟尿嘧啶　750mg/m² ivgtt d3，4

每3~4周重复，3周期，有效率为50%

(3) 雌二醇氮芥　本品具有抗促性腺激素作用，其主要代谢产物雌二醇和雌酮氮芥对前列腺具有特殊的亲和力，既能通过下丘脑抑制LHRH释放，降低睾酮分泌，又有直接细胞毒作用。用法：雌二醇氮芥600mg/（m²·d）。如服药3~4周无效，即应停止治疗。本品的主要副作用是胃肠道反应，少数患者有轻度骨髓抑制、肝损伤，减药或停药后可以完全恢复。极少数人出现过敏性皮疹。同常规雌二醇治疗一样，可能出现血栓栓塞性疾病、男性乳房增大及性欲减退。

(4) 泰索蒂＋雌二醇氮芥

泰索蒂　60 mg/m² ivgtt d2

雌二醇氮芥　280 mg tid po d1~5

21天1周期，有效率17%，中位生存期18个月

(5) 泰索蒂＋泼尼松

泰索蒂　75 mg/m²，ivgtt d1 每3周重复

泼尼松　10 mg qd po

中位生存期18.9个月

(6) 泰素＋雌二醇氮芥

泰素 120mg/m² civ96h d1~4

雌二醇氮芥 600mg/（m²/d） po d1~21

每3周重复，3周期，有效率为43%

(7) 米托蒽醌＋泼尼松

米托蒽醌　12mg/m² ivgtt d1

泼尼松　5mg bid po d1~2

每3周重复，3周期，有效率为43%

第六节 其它治疗

一、内皮素受体抑制剂

内皮素1（ET-1）和它的受体ETA在前列腺癌细胞上过表达，在疾病的进展和成骨性骨转移中起重要作用。ET-1与ETA结合导致肿瘤细胞繁殖，抗凋亡因子产生。阿曲生坦（atrasentan）是一种口服的生物活性药物，能够抑制ET-1与ETA结合，已经在难治性前列腺癌治疗中取得一定疗效。荟萃分析显示，1002例男性随机接受阿曲生坦10mg或安慰剂治疗，治疗组的疾病进展时间明显延长（log-rank $P=0.045$）。另一个内皮素受体抑制剂ZD4054正在进行Ⅱ期临床试验，与阿曲生坦相比，其对ETA有更高的亲和力和选择性，试验入组已经完成，结果尚未公布。

二、微管蛋白抑制剂

Ixabepilone为一种微管蛋白抑制剂，不同于紫杉类的新一类化疗药物，称为埃坡霉素。Ixabepilone单药治疗的难治性前列腺癌患者中，约有1/3出现PSA降低，与雌二醇氮芥合用PSA反应率达到69%。

三、免疫治疗

两种免疫治疗方法（sipuleucel-T和GVAX）在去势失败转移的前列腺癌治疗中均显示出安全有效，尤其随机研究显示，接受sipuleucel-T治疗的患者比应用安慰剂治疗者有较长的生存期。令人期待的Ⅲ期临床研究症在进行中。如果研究成功而且这些药物被批准使用，为去势失败转移的前列腺癌患者提供疗效好、副作用小的治疗方法，有可能成为这类患者的一线治疗。目前主要的临床兴趣在于这些细胞免疫与其它免疫调节剂联合应用，如抗CTLA-4单克隆抗体与贝伐单抗联合应用。临床前和临床研究显示封闭CTLA-4，尤其与疫苗联合使用时，可以增强抗肿瘤免疫反应。理论上讲，疫苗治疗最宜用在早期肿瘤体积较小时以及患者没有受到肿瘤和/或其治疗的免疫抑制时。这样，有效的细胞免疫治疗在早期患者的应用可以发挥它们最大的效益。评价这些药物在疾病其它阶段的疗效，将需要更周密的临床试验设计，尤其在病史较长的患者中。

第七节 观察随访

1. 期待治疗指动态监测疾病过程，如果癌症出现进展或出现危急症状即开始治疗。
2. 临床局限期患者如果适合具体的治疗但选择期待治疗者应规律随访。DRE和PSA每6个月>1次。如果初始活检10个穿刺点或评估不一致（如一侧触及肿瘤而对侧活检），应在6个月内重复针吸活检。如果初始活检大于10个穿刺点，应在18个月内重复活检，之后定期重复。
3. 检查或标志物发现疾病进展的任何征象都应重复活检。

4. 期待疗法的优点　避免了治疗的副作用；保证了生活质量／正常活动；避免对较小的惰性肿瘤进行不必要的治疗。

5. 期待疗法的缺点　有进展和／或转移的风险；后续治疗可能强度更大，副作用也更严重；增加对疾病的焦虑；需要频繁的医学检查和定期活检；长期自然病史的不确定性；影像学检查的频度和价值尚不明确。

6. 对于晚期癌症患者，如果治疗的风险和并发症大于延长生存期或提高生活质量的受益程度，则推荐给予期待治疗。

（梁　丽）

参考文献

1. 梅骅．前列腺肿瘤．见张天泽，徐光炜主编《肿瘤学》第二版．天津：天津科学技术出版社＆辽宁科学技术出版社．2005.3
2. 王振林，苏东明，毕新刚译．前列腺．见毛伟征，苏东明，李雪萍，等主译．《AJCC癌症分期手册》第六版．沈阳：辽宁科学技术出版社，2005.8
3. 王金万．前列腺癌．见孙燕，周际昌主编临床肿瘤内科手册．第四版，北京：人民卫生出版社．2003.2
4. Van Poppel H, de la Rosette J, Persson BE, et al. A one-year, multicentre, randomized study of Degarelix, a gonadotropin-releasing hormone (GnRH) receptor blocker, in prostate cancer patients. Eur Urol Suppl. 2006, 5：251 (abstract no. 915)
5. Maclean C, Ulys A, Jankevicius F, et al. Efficacy and safety of Teverelix, a new gonadotropin releasing hormone antagonist in patients with advanced prostate cancer. Results from a phase 2 multicentre, open-label, pilot study investigating an initial intramuscular loading dose regimen of Teverelix. Eur Urol Suppl. 2006, 5：251 (abstract no. 916)
6. Klotz L, Akakura K, Gillatt D, et al. Advanced Prostate Cancer：Hormones and Beyond. European Urology Supplements. 2007, 6：354-364
7. Potosky AL, Knopf K, Clegg LX, et al. Quality-of-life outcomes after primary androgen deprivation therapy：results from the prostate cancer outcomes study. J Clin Oncol. 2001, 19：3750-3757
8. Tyrrell CJ, Kaisary AV, Iversen P, et al. A randomized comparison of 'Casodex' 1 (bicalutamide) 150 mg monotherapy versus castration in the treatment of metastatic and locally advanced prostate cancer. Eur Urol. 1998, 33：447-456
9. McLeod DG, Iversen P, See WA, et al. Bicalutamide 150 mg plus standard care versus standard care alone for early prostate cancer. BJU Int. 2006, 97：247-254
10. Wirth MP, Weissbach L, Marx F-J, et al. Prospective randomized trial comparing flutamide as adjuvant treatment versus observation after radical prostatectomy for locally advanced, lymph node-negative prostate cancer. Eur Urol. 2004, 45：267-270
11. Prostate Cancer Trialists' Collaborative Group. Maximum androgen blockade in advanced

prostate cancer: an overview of the randomised trials. Lancet. 2000, 355: 1491-1498

12. Schellhammer P, Sharifi R, Block N, et al. Maximal androgen blockade for patients with metastatic prostate cancer: outcome of a controlled trial of bicalutamide versus flutamide, each in combination with luteinizing hormone releasing hormone analogue therapy. Urology. 1996, 47 (suppl 1A): 54-60

13. Schellhammer PF, Sharifi R, Block NL, et al. Clinical benefits of bicalutamide compared with flutamide in combined androgen blockade for patients with advanced prostatic carcinoma: final results of a multicenter, double-blind, randomized trial. Br J Urol. 1997, 80 (suppl 2): 278 (abstract no. 1092A)

14. European Association of Urology. Guidelines on Prostate Cancer. Available at http://www.uroweb.nl/files/uploaded_files/2005Prostate%20Cancer.pdf. Accessed 16 September 2005.

15. Klotz L, Schellhammer P, Carroll K. A re-assessment of the role of combined androgen blockade for advanced prostate cancer. BJU Int. 2004, 93: 1177-1182

16. Van Cangh PJ, Tombal B, Gala JL. Intermittent endocrine treatment. World J Urol. 2000, 18: 183-189

16a. Bales GT, Sinner MD, Kim JH, et al. Impact of intermittent androgen deprivation on quality of life. J Urol. 1996, 155: 1069

17. Pether M, Goldenberg SL, Bhagirath K, et al. Intermittent androgen suppression in prostate cancer: an update of the Vancouver experience. Can J Urol. 2003, 10 (2): 1809-1141

18. Da Silva FC, Bono A, Whelan P, et al. Phase III study of intermittent MAB versus continuous MAB-an international cooperative study—quality of life. Eur Urol Suppl. 2006, 5: 289 (abstract no. 1066)

19. Prapotnich D, Mombet A, Cathala N, et al. Intermittent hormone therapy for biological recurrence after radical prostatectomy. Eur Urol Suppl. 2006, 5: 289 (abstract no. 1067)

20. 朱耀, 叶定伟. 局部高危前列腺癌的新辅助化疗. 中华泌尿外科杂志, 2006, 27 (9): 641-643

21. Pendleton J, Pisters LL, Nakamura K, et al. Neoadjuvant therapy before radical prostatectomy: Where have we been? Where are we going? Urologic Oncology: Seminars and Original Investigations. 2007, 25 (1): 11-18

22. Gleave ME, Goldenberg SL, Chin JL, et al. Canadian Uro-Oncology Group. Randomized comparative study of 3 versus 8-month neoadjuvant hormonal therapy before radical prostatectomy: Biochemical and pathological effects. J Urol. 2001, 166: 500-506

23. Meyer F, Bairati I, Bedard C, et al. Duration of neoadjuvant androgen deprivation therapy before radical prostatectomy and disease-free survival in men with prostate cancer. Urology. 2001, 58: 71-77

24. Bono AV, Pagano F, Montironi R, et al. Effect of complete androgen blockade on pathologic stage and resection margin status of prostate cancer: progress pathology report of the Italian PROSIT study. Urology. 2001, 57 (1): 117-121

25. 高江平，洪宝发. 前列腺癌内分泌治疗的进展. 中华外科杂志，2006，44（6）：393-395

26. Lawton CA, Winter K, Murray K, et al. Updated results of the phase III Radiation Therapy Oncology Group (RTOG) trial 85-31 evaluating the potential benefit of androgen suppression following standard radiation therapy for unfavorable prognosis carcinoma of the prostate. Int J Radiat Oncol Biol Phys. 2001, 49: 937-946

27. Pilepich MV, Winter K, Lawton CA, et al. Androgen suppression adjuvant to definitive radiotherapy in prostate carcinoma-long-term results of phase III RTOG 85-31. Int J Radiat Oncol Biol Phys. 2005, 61: 1285-1290

28. Lawton CA, Winter K, Grignon D, et al. Androgen suppression plus radiation versus radiation alone for patients with stage D1/pathologic node-positive adenocarcinoma of the prostate: updated results based on national prospective randomized trial Radiation Therapy Oncology Group 85-31. J Clin Oncol. 2005, 23: 800-807

29. Bolla M, Collette L, Blank L, et al. Long-term results with immediate androgen suppression and external irradiation in patients with locally advanced prostate cancer (an EORTC study): a phase III randomised trial. Lancet. 2002, 360: 103-108

30. McLeod DG, Iversen P, See WA, et al. Bicalutamide 150 mg plus standard care versus standard care alone for early prostate cancer. BJU Int. 2006, 97: 247-54

31. Pilepich MV, Winter K, John M J, et al. Phase III radiation therapy oncology group (RTOG) trial 86-10 of androgen deprivation adjuvant to definitive radiotherapy in locally advanced carcinoma of the prostate. Int J Radiat Oncol Biol Phys. 2001, 50: 1243-1252

32. Iversen P, Johansson JE, Lodding P, et al. Bicalutamide (150 mg) versus placebo as immediate therapy alone or as adjuvant to therapy with curative intent for early nonmetastatic prostate cancer: 5. 3-year median follow-up from the Scandinavian Prostate Cancer Group Study Number 6. J Urol. 2004, 172: 1871-1876

33. Messing EM, Manola J, Sarosdy M, et al. Immediate hormonal therapy compared with observation after radical prostatectomy and pelvic lymphadenectomy in men with node-positive prostate cancer. N Engl J Med. 1999, 341 (24): 1781-1788

34. Zincke H, Lau W, Bergstralh E, et al. Role of early adjuvant hormonal therapy after radical prostatectomy for p rostate cancer. J Urol. 2001, 166: 2208-2215

35. Messing EM, Manola J, Yao J, et al. Immediate versus deferred androgen deprivation treatment in patients with node-positive prostate cancer after radical prostatectomy and pelvic lymphadenectomy. Lancet Oncol. 2006, 7: 472-479

36. Petrylak DP, Tangen CM, Hussain MH, et al. Docetaxel and estramustine compared with mitoxantrone and prednisone for advanced refractory prostate cancer. N Engl J Med. 2004, 351: 1513-1520

37. Tannock IF, de Wit R, Berry WR, et al. Docetaxel plus prednisone or mitoxantrone plus prednisone for advanced prostate cancer. N Engl J Med. 2004, 351: 1502-1512

38. William KO. High-Risk Localized Prostate Cancer: Integrating Chemotherapy. Oncologist.

2005, 10 (suppl 2): 18-22

39. Dawson NA. New molecular targets in advanced prostate cancer. Expert Rev Anticancer Ther. 2006, 6: 993-1002

40. Vogelzang N, Nelson J, Schulman C. Meta-analysis of clinical trials of atrasentan 10mg in metastatic hormone refractory prostate cancer. Proc Am Soc Clin Oncol. 2005, 23 (16S): 393 (abstract no. 4563)

41. Lee D. Activity of epothilone B analogues ixabepilone and patupilone in hormone-refractory prostate cancer. Clin Prostate Cancer. 2004, 3: 80-82

42. Galsky MD, Small EJ, Oh WK, et al. Multi-institutional randomized phase II trial of the epothilone B analog ixabepilone (BMS-247550) with or without estramustine phosphate in patients with progressive castrate metastatic prostate cancer. J Clin Oncol. 2005, 23: 1439-1446

第 5 章

前列腺癌外放疗

传统外照射从20世纪50年代开始就已经成为局限性前列腺癌的一种可治愈性方法,具有疗效高、适应证广和并发症发生率低等优点,适应于各期肿瘤患者治疗。早期患者T1-2行根治性放疗局部控制率和10年无病生存率与前列腺癌根治术相似。随着CT在治疗计划中的应用、计算机技术的发展,三维适形放疗和适形调强放疗有效克服了传统放疗的缺点,有效、准确地高剂量聚焦在肿瘤靶区,减少肿瘤组织遗漏,在不增加周围正常组织损伤条件下提高剂量。外照射已由原来二维照射向三维、四维方向发展,显示了良好的应用前景。

第一节 PSA (prostate-specific antigen) 检测的临床意义

PSA是由前列腺上皮特异性分泌的一种蛋白酶,1971年由Grim首先从精浆中提出。1979年Wang等采用免疫沉淀法成功地从前列腺组织中将其分离,并认识到它在前列腺癌中的重要性。1988年PSA广泛应用于临床,对前列腺癌的诊断及治疗产生了巨大影响。早期前列腺癌诊断率、手术切除率均明显提高。同时PSA作为前列腺癌诊断、疗效观察及预后的一项观察指标也取得了公认。

一、PSA对根治性前列腺癌手术切除后复发的监测

术后PSA检测是判断肿瘤残留或复发的重要依据。手术后生化复发是指手术后PSA持续升高,或从手术后未检测到PSA到可以测到PSA。大多数前列腺癌根治术后复发或转移的第一证据即表现为生化复发。文献中手术后生化复发PSA值的标准不同,在早期常用较高的阈值如0.6ng/ml。最近10年随着检测方法的改进,提高了PSA检出的敏感性。目前往往采用PSA水平≥0.2ng/ml或由术后未检测到PSA到可以测到PSA作为术后生化复发的依据。

二、PSA对根治性放射治疗后复发的监测

与根治性手术不同,放疗后PSA水平下降缓慢,并且可能达不到不能检测的水平。PSA下降的程度还与手术前PSA水平相关。目前运用PSA速率和放疗后PSA最低水平来说明放疗成功的意义存在很大争论,因为PSA最低点的分割值(cutoff values)在0.5~4ng/ml之间。1997年美国放射肿瘤学协会(ASTRO)的一个专门委员会确定关于放疗后生化复发的标准,提出放疗后生化复发的合理定义为:PSA在放射治疗达到最低值后,PSA水平连续

3次升高。PSA检测时间需要间隔6个月。关于临床中治疗失败的时间应该是放疗后PSA降到最低点和连续3次升高中首次升高这一时间段的中点。但是对于没有规定PSA最低值，临床中多数研究者认为PSA最低值＜1ng/ml是放射治疗后无PSA复发生存率的独立预后因素。

三、PSA 倍增时间（PSA doubling time，PSADT）

对于前列腺癌术后还是放疗后有无复发的判断方法为连续PSA测定。患者根治性治疗后复发不仅与PSA数值有关，而且与其速率有关。有资料显示手术后PSA水平较长时间检测不出而后逐渐升高的患者，通常认为有较高的局限性复发风险。临床中放疗后运用PSA速率和放疗后PSA最低点来说明放疗成功的意义目前存在争议。因而PSA倍增时间的概念被引用，也就是PSA升高至两倍所需要的时间。由于肿瘤增殖表现为指数增殖，PSA呈现一个连续释放的过程，因而PSA倍增时间的计算也呈线性升高，其计算公式为：$PSADT = (0.693 \times t) / [\ln(PSA_2) - \ln(PSA_1)]$。也可以采用以下图形估算（图1）。经过多年临床资料证实PSADT比术前PSA水平，分期及病理学Gleason评分更好地预测前列腺癌复发的危险和速度，2006年欧洲泌尿协会已经将PSADT作为判断临床预后的重要因素。

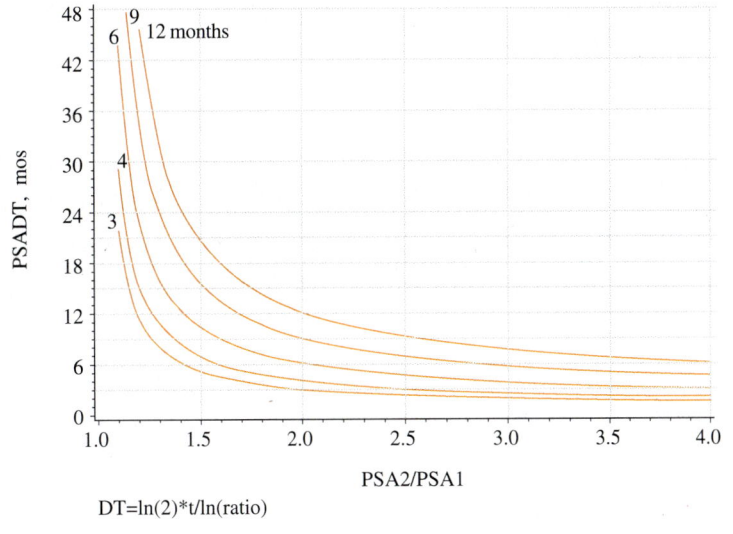

图1　PSADT 评估图

第二节　前列腺癌的预后因素

越来越多的分子标记物（DNA倍体测定、P53及Bcl-2）对肿瘤诊断及治疗后的作用均有预测作用。但RTOG对1500名患者进行前瞻性研究后指出，Gleason（GS）评分是唯一能预测前列腺癌特异死亡的指标。RTOG进一步研究还发现，如果治疗前血清PSA大于20ng/ml，则放疗很可能失败，发生远处转移。前列腺特异性抗原、肿瘤分级和临床分期仍然是公认的前列腺癌重要的预后因素。

对于活检阳性针点数/存在周围神经浸润对于判断有无精囊及前列腺被膜受侵，也能提供较为重要的信息。然而这些因素作为前列腺癌生存的独立预后因素尚未得到长期的多中心研究证实。

NCCN 对于预后因素的评估：

低危患者：T1-2a 并且 G2-6 并 PSA 小于 10 ng/ml。

中度危险：T2b-2c 或 G7 或 PSA10～20 ng/ml。

高危：T3a 或 G8-10 或 PSA 大于 20 ng/ml。

局部进展非常高危：T3b-T4。

第三节 前列腺癌的治疗指南

一、NCCN前列腺癌治疗规范

1. 低危患者

T1-2a、G2-6、PSA 小于 10 ng/ml；预计生存小于 10 年建议监测等待或三维适形放疗（3D-CRT）或内照射；预计生存大于10年建议监测等待或三维适形放疗（3D-CRT）或内照射或根治性切除加减盆腔淋巴结活检。

2. 中度危险

T2b-2c 或 G7 或 PSA10～20 ng/ml（如果含有多个预后不良因素纳入高危），预计生存小于10年，建议监测等待或3D-CRT加减内照射；或根治性切除加盆腔淋巴结活检（淋巴结转移机会小于3%）；预计生存大于10年建议根治性切除加盆腔淋巴结活检（淋巴结转移机会小于3%）或3D-CRT加减内照射。如果根治性前列腺切除并且伴有切缘阴性阳性难以判断，临床监测或放疗；如果根治性前列腺切除伴有淋巴结转移，临床监测或者雄激素抑制。

3. 高危

T3a 或 G8-10 或 PSA 大于 20 ng/ml。雄激素阻断 2～3 年联合放疗（3D-CRT）或放疗（3D-CRT）加减短期雄激素阻断（含有单一预后不良因素）或根治性切除加盆腔淋巴结活检（低体积单一预后不良患者）。如果根治性前列腺切除伴有阳性切缘：临床监测或放疗。如果根治性前列腺切除伴有淋巴结转移：雄激素阻断或临床监测。如果不可检测到PSA，建议临床观察看随诊。如果可检测到 PSA 持续升高给予拯救治疗。

4. 局部进展非常高危：T3b-T4。

雄激素阻断 2～3 年或雄激素阻断联合放疗（3D-CRT）。

5. 欧洲前列腺癌治疗规范

临床治疗的适应证

手术切除适应证　T1b-T2 局限期前列腺癌，预期寿命超过 10 年，整体状况可以耐受手术。

放射治疗　对于不具备上述标准任何一项应该考虑放射治疗。年龄和身体状况成为采用放射治疗还是手术治疗的标准。

观察和等待　没有临床症状，局限性肿瘤，预期寿命小于 10 年。

放射治疗联合内分泌治疗 对于局部进展前列腺癌T3-T4，已成为标准治疗方法。

临床PSA监测指标的意义 EUA（欧洲泌尿协会）治疗规范规定：PSA≥0.2ng/ml作为根治性前列腺癌切除术后的复发标准。放射治疗后生化复发标准为：治疗后PSA降到最低值，连续三次PSA升高，PSA监测间隔时间为三个月。

局部复发的诊断标准 PSA升高距手术时间超过三年，PSA倍增时间大于11个月。对于局部复发患者应该在PSA升高＜1.5ng/ml接受拯挽救性手术和放射治疗。

提示远处转移的标准 对于PSA升高距离手术不到一年，PSA倍增时间为4～6个月，往往提示存在远处转移。

二、国内前列腺癌治疗规范

1．根治性手术切除适应证：T1c-T2局限期前列腺癌，预期寿命超过十年，整体状况可以耐受手术。年龄和身体状况成为采用放射治疗还是手术治疗的标准。对于PSA＞20ng/ml或者GS＞8的局限性前列腺癌患者符合上述分期和预期寿命条件的，根治术后可以给予其它辅助治疗。

2．外照射可应用于临床不同阶段。

3．对于局部进展期前列腺癌外照射联合内分泌治疗成为标准治疗模式。

三、手术与放疗比较

对于以上治疗规范中，矛盾的焦点主要集中在手术和放疗的适应证选择上。早期前列腺癌如何治疗，目前存在争论。治疗方法包括等待与观察、根治性手术治疗、常规外照射和三维适形治疗等。由于早期预后较好，临床中尚缺少大样本的随机对照研究比较。临床观察中应该以总生存期、无复发生存期作为研究的终点，需要长时间观察与随访。评价一个治疗方法不仅需要观察疗效，尚需要权衡治疗所带来的短期和长期毒副作用。

回顾性资料显示，选择根治性前列腺癌切除病人相对年轻，身体状况好，肿瘤体积小，而行放疗大多数为不能手术的病人，且放射治疗患者不能进行外科分期，因而两者的比较存在一定的困难。随着PSA在临床的广泛使用，结合临床分期及GS评分等才使得二者有了一定的可比性。Kupelian等分析了551例T1-T2前列腺癌患者示：PSA小于10ng/ml或GS＜6分的患者，两种治疗方法的5年生化无瘤生存无显著性差异。

1988年NIH发表研究报告，对于局限性前列腺癌，外照射与手术具有相同的长期生存率。2006年作为临床中的第一个随机临床研究，再一次验证了上述结论。临床随访67个月总生存期、无复发生存期均未见显著性差异。在外照射组胃肠道反应大于手术，而手术治疗组泌尿生殖并发症大于外照射治疗。但回顾性资料还显示：虽然放疗和根治性手术的效果在10年里是可比的，但超过这个时间段放疗组患者生存率有所下降。

对于局部晚期T3-T4前列腺癌患者如何治疗为争论焦点。尽管前列腺癌根治性切除术对T1和T2患者有较好的疗效，但对于局部进展期，尤其是T3手术治疗和放射治疗仍然存了很大争议，手术失败的主要原因是不能完全将肿瘤切除，局部复发率较高。对于pT3a期患者部分外科专家仍然认为手术是较好的选择，但术后56%的患者需要其它辅助综合治疗。

由于放疗技术的提高，三维适形放疗已经成为放疗的主导趋势，适形放疗可以更好的屏蔽周围正常器官，提高肿瘤照射剂量，使前列腺癌的治疗较传统治疗再次获得提高。因而对于目前局部晚期 T3-T4 前列腺癌患者外照射联合内分泌治疗成为标准治疗模式。

第四节　传统外照射治疗前列腺癌的疗效及副作用

一、传统外照射

1．照射野的确定

对于前列腺癌的传统外照射往往采用平行前后野附和会阴野，或者前后野加双侧野；或者旋转野前列腺补量照射。

目前临床前后野加双侧野（盒式照射）应用最多。照射野下界应该低于前列腺与尿道膜部的结合部 1.5～2cm（通常位于或低于坐骨粗隆底部）：两侧的边界应该在真骨盆外 1～2cm。最初侧野的照射体积应该与前后野的体积相似。前界应该在耻骨联合前部骨皮质投影后的 0.5～1.0cm 处，后界应该包括盆腔和 S3 以上骶前淋巴结。下界直肠后壁置于照射野之外。

前列腺的缩小野：上界应设在耻骨或髋臼以上 3～5cm，在侧野前界应在耻骨前缘后方 1.5cm 照射野下界应在或低于坐骨粗隆的底部，后界应该位于直肠前壁后方 2cm。图 2 为侧野，图 3 为前后野。

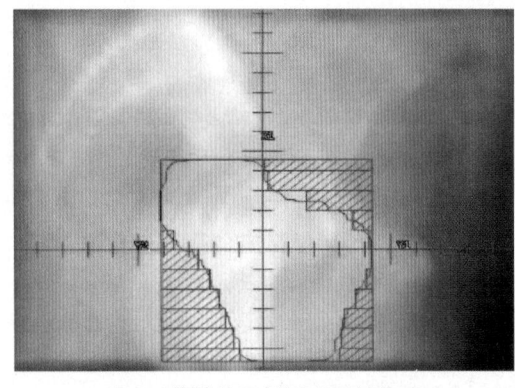

图2　传统外照射侧野照射范围

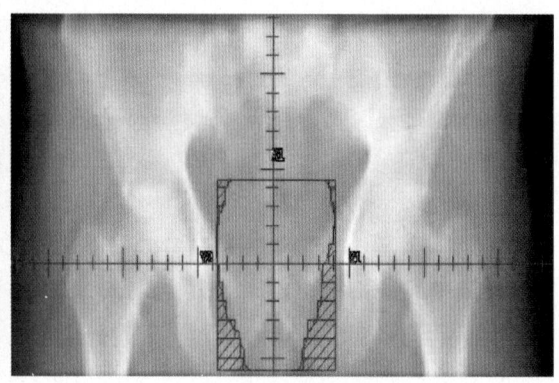

图3　传统外照射前后野照射范围

2．射线选择

当高能 X 线在 18MV 以下时，前后野之外加用侧野是必要的。如果前后野采用 18MV 以上高能 X 线，除非前后野直径在 20cm 以上，可以不用加用两侧野。

3．照射剂量

在采用箱式照射技术时，盆腔和主动脉旁淋巴结常用剂量为 45Gy，然后缩野，前列腺局部加量 22～26Gy，或给予腹主动脉周围淋巴结加量 50Gy。

二、治疗疗效

外照射治疗前列腺癌已有 50 年的历史。直线加速器的使用使前列腺癌的治疗效果得到很大程度改善，但传统外照射根据TNM分期GS评分、PSA水平、年龄、照射野大小及剂量不同，其副作用、疗效等也各不相同。20世纪70~80年代，大量研究报道放疗对早期前列腺癌局部控制率达到70%~80%。美国泌尿协会前列腺癌指导小组汇总了同期进行的一系列研究，对于局限于前列腺内的T1，T1b，T1C，T2a，T2b患者一般采用根治切除，放射治疗，有些病例则采用观察等待或延期治疗。美国泌尿协会前列腺癌指导小组认为没有明确证据表明任何一种治疗存在明显优势。

对局部晚期前列腺癌，临床证明传统外照射局部失败率高达50%以上，标准常规放疗对晚期前列腺癌局部控制率只有20%~25%。在一项早期研究中，841名患者接受传统外照射对于临床B期患者10年和15年无复发生存率分别为58%和36%。而对于临床C期的患者10年和15年无复发生存率分别下降至35%和22%。究其原因，可能与局部照射剂量偏低有关。传统外照射标准剂量为65~70Gy，65~70Gy放疗对于局部体积较小的肿瘤是适宜的，但是对于局部晚期肿瘤的控制作用有限。而传统外照射很难将剂量提高到70Gy以上。

三、毒副作用

1．前列腺癌放疗并发症的分类及分级

急性并发症是指放疗开始后6个月之内发生的并发症。慢性并发症是指持续存在或治疗后6个月以上的并发症。

2．RTOG并发症的分级标准

1级：症状很轻，无需治疗；2级：症状较轻，但需要治疗；3级：症状需要最基本的外科处理，如膀胱镜检、尿道扩张等；4级：症状需要外科处理如结肠造口、尿流改道等；5级：死亡。

3．前列腺癌放疗的并发症

前列腺的特殊解剖位置，其底部毗邻膀胱颈，前壁紧贴耻骨，后壁依托于直肠壶腹部，使其夹在膀胱和直肠之间，因此采用常规放射治疗技术，不论是前后对穿野或加两侧野的四野照射技术均不可避免地使大部分膀胱和直肠包括在射野内，因而靶区照射剂量的提高，受到膀胱和直肠耐受剂量的限制。

4．肠道副反应

主要是直肠的副反应，包括肠道功能紊乱、直肠炎、直肠溃疡、出血等。表现为大便习惯改变、里急后重感、腹泻、便血等。直肠并发症的发生率与直肠所接受的放射剂量有关，且与受到高剂量照射的肠壁长度有关。有报道显示：直肠壁接受处方剂量的85%以上时，直肠并发症发生率较高。在传统外照射中60%患者将出现直肠2级或2级以上急性并发症，Sandler等报道照射剂量大于68Gy，3年时3~4级直肠毒性为9%。

5．泌尿系并发症

由于尿道从前列腺的中间穿过，因而不可避免要受到射线的照射，且接受照剂量比较高。尿道副反应较直肠副反应更为常见。几乎所有患者接受放疗时都有一个最初的急性反应，包括尿频、尿急、尿痛、排尿困难，其中最常见的是尿痛。有的症状可持续数周到数月。常规照射剂量70Gy，大于30%的患者出现3级远期泌尿毒副作用（膀胱炎、尿道狭窄/

膀胱挛缩）。

6．勃起功能障碍

一项RTOG研究结果显示，526例接受传统外照射放疗后最初的1～1.5年内73%～82%保留性功能，但勃起能力逐渐降低，放疗后5年或更长时间仅30%～61%患者能维持性交能力。对于其原因可能与患者年龄、既往病史、尤其是心血管疾病和糖尿病等有关。对于成因可能与放疗所致阴茎周围神经血管损伤有关。

第五节 三维适形放射治疗及适形调强放疗

近年来随着放疗设备的更新，放射物理与医学影像学与肿瘤放疗领域的紧密结合以及计算机辅助技术的融合，以三维适形放疗技术为代表的精确放疗技术为局限性前列腺癌的根治性放疗提供了有效的治疗手段。同时对正常组织的保护作用，大大提高了患者治疗的顺应性，剂量分布见图4。与传统常规放疗相比，三维适形放疗技术由于靶区更精确、适形度高、多野照射，可以在增加靶区放疗剂量的同时有效的保护邻近正常组织，特别是直肠，提高局部控制率和生存率。两项随机研究表明这种放疗技术可以显著降低毒副作用。精囊75～81Gy照射时，放疗反应相当于常规放疗70Gy的照射。适形调强照射与适形放疗相比又可进一步降低直肠及膀胱照射体积，减少并发症，剂量分布见图5。

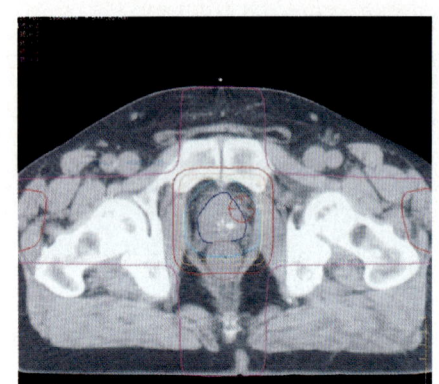

图4 适形放疗剂量分布

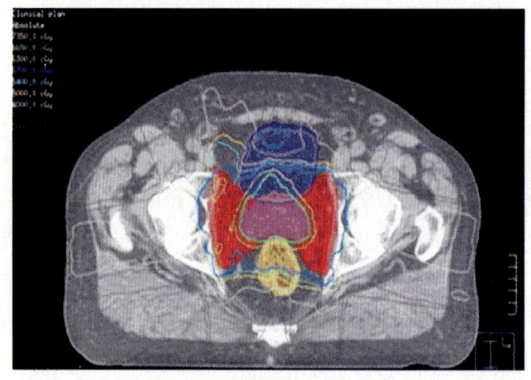

图5 调强放疗剂量分布

一、治疗剂量与肿瘤控制

回顾性资料显示：常规放疗T1b-T2期肿瘤10年局部控制率为85%～96%，PSA无复发生存率为65%。局部进展期前列腺癌，由于手术的难度及手术后并发症使得放射治疗成为适宜的治疗方法。采用标准的外照射治疗效果不佳，10年存活率为15%～20%，Zagars报道T3期患者小于68Gy的放射治疗基本无效。

Hanks等回顾报道分析了624例C期前列腺癌患者，照射剂量分别为60～64.9Gy、65～69.9Gy和70Gy以上，7年局部复发率分别为24%、32%和36%。随剂量增加复发率降低。Zelefsky等从组织活检结果显示，增加放疗靶区的吸收剂量可以显著提高前列腺癌的局部控制率。肿瘤照射剂量从64.8Gy增加到81Gy，活检阴性率从48%增加到94%。随着照射剂量增加，局部控制率增高，前列腺癌放射治疗的疗效与靶区吸收剂量之间的线性关系目前已成为学者们的共识。

目前至少4个随机临床研究证实对于临床局限期前列腺癌，治疗剂量小于70Gy为一个不充分的治疗剂量，同时四个随机研究证实应用各种射线包括高能X线、质子、放射性粒子采用高治疗剂量均可以较传统外照射小于70Gy有较好的无生化复发率。

对于局限期前列腺癌照射标准剂量尚不清楚。临床研究显示：如果治疗剂量提高到78Gy或79Gy，可以获得较好的无生化复发率。主要对于中度或者高危患者，但未延长总生存率。适形调强（IMRT）技术可以使治疗剂量达到81Gy以上，但临床结果显示与常规其它方法应用大于72Gy的治疗剂量相仿。

Pollack等报道了一个随机对照分组实验研究：疗前PSA水平大于10ng/ml的局限期前列腺癌患者给予78Gy放疗不仅可以提高无PSA复发生存率，5年无复发生存率分别为48%和75%（70Gy和78Gy），而且能够提高无远处转移生存率，5年无远处转移生存率分别为87%和98%（70Gy和78Gy），但是未发现对总生存率有显著影响。

对于PSA小于10ng/ml的局限期前列腺癌未发现提高剂量与疗效间的相关性。提高照射剂量对于生存期的影响尚未得出结论。回顾性资料证实，部分患者对于较高剂量可以提高10年生存率，但由于对照组照射剂量小于66Gy，因而结论难以令人信服，尚需要进一步研究。

二、临床靶区勾画

1. 肿瘤靶区（GTV）根据ICRU50号报告

肿瘤靶区（GTV）指在通过临床检查，CT或其它影像学检查发现的大体肿瘤。

有资料显示　由于前列腺癌往往呈现多灶性、容易侵犯两叶，侵犯包膜和临床分期及PSA值及Gleason评分密切相关。如果存在以下条件：T2b、GS > 4、PSA > 25ng/ml，前列腺特异性抗原密度 > 0.6，超过2/3数量的活检标本呈现阳性中的任意两个因素，手术时包膜受侵阳性预测值为94%。因而GTV需要包括整个前列腺。

2. 临床靶区（CTV）

临床靶区定义为在一定时间剂量模式下接受一定剂量照射的区域包括肿瘤临床灶、亚临床灶及肿瘤可能侵及的范围。往往为GTV加上可能受侵的亚临床病灶。

3. 高危因素

临床中CTV的勾画除与术前PSA，Gleason评分密切相关外，还与临床T分期有关。对于临床检查提示有包膜侵犯的患者往往提示精囊受侵、盆腔淋巴结转移。Wheeler对688名前列腺癌患者进行前列腺根治手术，结果发现138名没有前列腺包膜受侵的患者无论肿瘤体积还是Gleason评分，均未出现精囊受侵和淋巴结转移。因而如果有包膜受侵，至少因该考虑将精囊纳入CTV。但对于临床诊断为T2期患者如何判断包膜存在受侵，可以综合以下几个因素考虑：①前列腺周围神经有无受侵。有资料显示前列腺外周神经受侵犯与前列腺胞膜受侵密切相关。因而前列腺外周神经受侵应该将精囊包括在CTV之中，如有其它预后不良因素，应考虑到周围区域淋巴结包括在CTV。②前列腺穿刺活检阳性率。Amico评价了低危患者和中危患者前列腺穿刺活检阳性率与临床预后的关系，对于穿刺活检阳性率≥50%

的前列腺癌患者,相关死亡率明显高于穿刺活检阳性率<50%者。在一个1728名患者参与的临床试验中,前列腺穿刺活检阳性率>34%已经成为PSA治疗失败的独立预后因素。Lieberfarb临床研究显示,对于低危者穿刺活检阳性率<50%;中危患者穿刺活检阳性率≤17%;具有较低的精囊受侵、前列腺被膜受侵的风险,5年无生化复发率≥90%。因而建议将上述患者的前列腺作为CTV进行放疗。

在低危患者中(PSA < 10ng/ml、Gleason ≤ 6、T ≤ T2a),仅有不到2%的患者前列腺胞膜受侵和精囊受侵。如果不存在其它高危因素可以考虑仅将前列腺作为CTV。高危因素包括周围神经受侵,穿刺活检阳性率≥50%。其临床CTV靶区勾画可以参考下图6:

如果患者前列腺包膜受侵,其侵犯程度及超出包膜外的程度成为勾画靶区的重要因素。

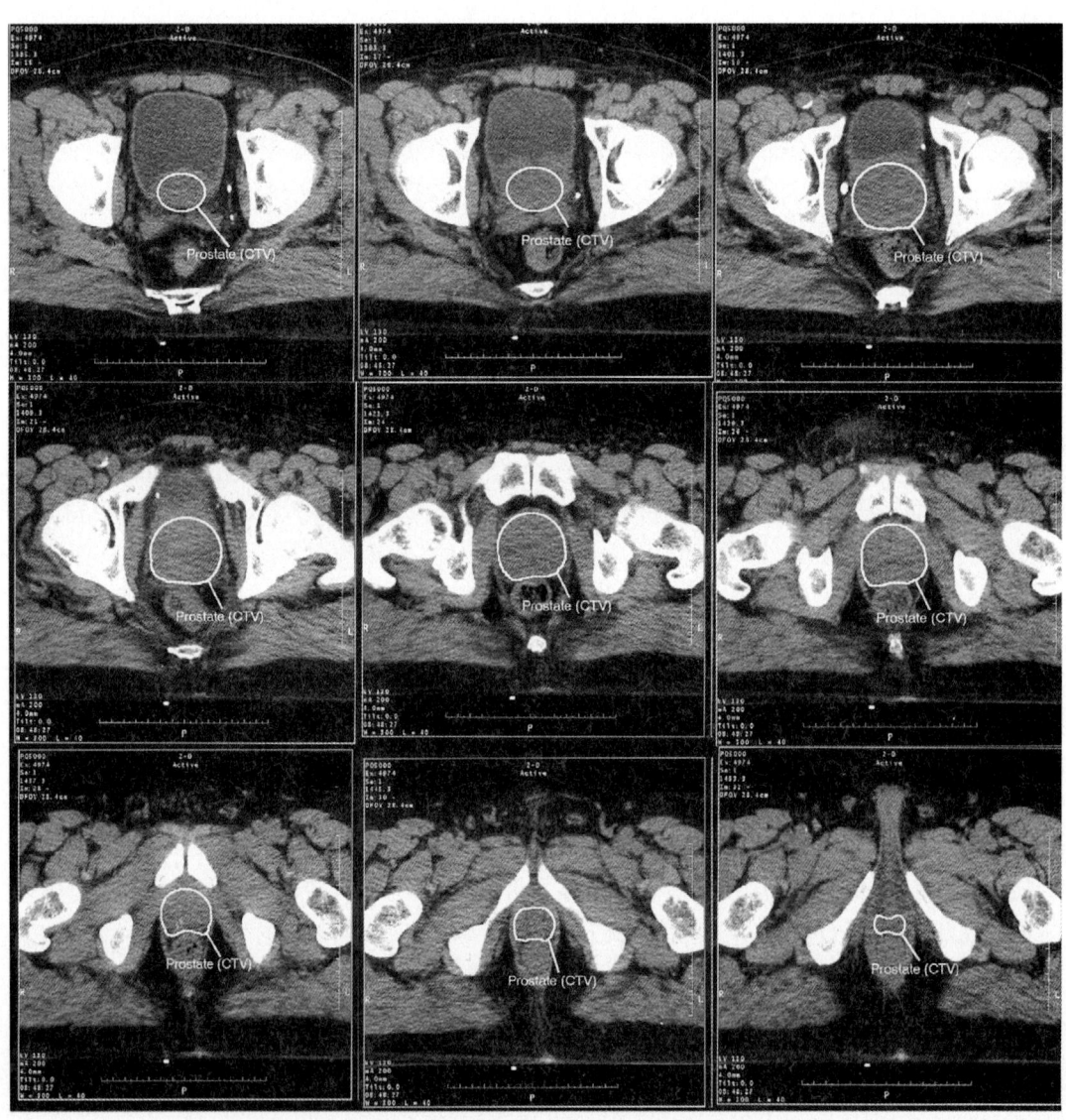

图6 对于低危患者临床CTV勾画

有资料显示对于712名患者局灶性包膜侵犯、＜2mm、＜2～5mm和＞5mm比例分别为38.1%、19.1%、36.1%和6.7%。因而对于中危患者和高危患者，前列腺边缘外扩5mm确定为临床CTV。其临床CTV勾画可参考图7。

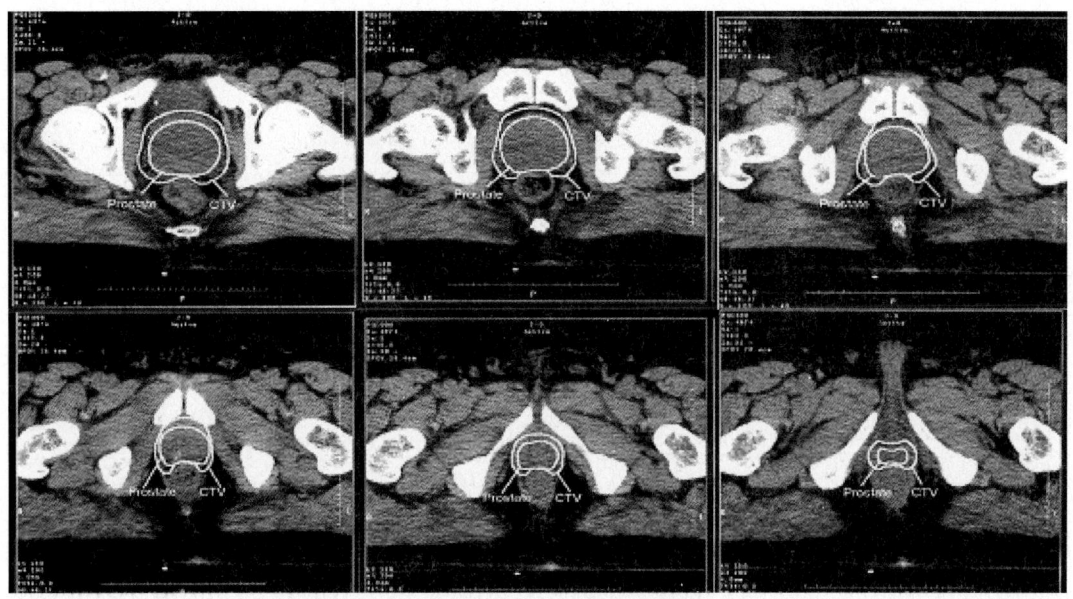

图7　对于中高危患者CTV勾画图

对于高危患者（PSA＞10ng/ml，Gleason≥7、T≥T2b）精囊应该包括在CTV之中。高危组患者27%侵犯精囊，而且随高危因素增多而机会增大。如果存在一个高危因素精囊受侵机会为15%，存在3个高危因素受侵机会增加至58%。因而对于高危因素患者CTV靶区应该包括精囊。临床CTV勾画可参考图8。如果临床综合考虑精囊受侵，仅有1%的患者其活动度超过2cm，因而对于高危患者应该在精囊边缘外扩2cm，而对于中危患者，精囊边缘可以外扩1cm作为CTV。

4．盆腔淋巴结

对于是否进行全盆腔照射目前存在争论。多个回顾性临床研究显示全盆腔放疗未见临床获益。前瞻性临床研究也未见优势。Bagshaw研究了57例手术病理证实淋巴结阴性的前列腺癌患者，随机分成全盆照射和前列腺单纯照射组，结果显示两组间的无病生存率无显著影响。组间存在不平衡，且病例数较少，难以得出有效结论。

RTOG77-06是在PSA检测尚未应用于临床的前瞻性随机研究。449名患者经过手术或淋巴管造影证实无淋巴结转移，临床分期较早，患者随访12年，未看到盆腔放疗的优势。

但在最近RTOG94-13前瞻性随机对照研究结果，全盆照射可以提高淋巴结转移可能性大于15%的局限期前列腺癌的无生化复发生存率。该研究证实：病理证实局限期前列腺癌患者，未进行手术分期，PSA＜100ng/ml，淋巴结转移可能性大于15%（计算公式为（2/3）PSA+[(Gleason-6)×10]）或者淋巴结转移小于15%，但T2c-T4患者和Gleason评分≥6，共1292例入组，结果显示，全盆照射和单纯前列腺照射相比可以明显提高4年bNED，

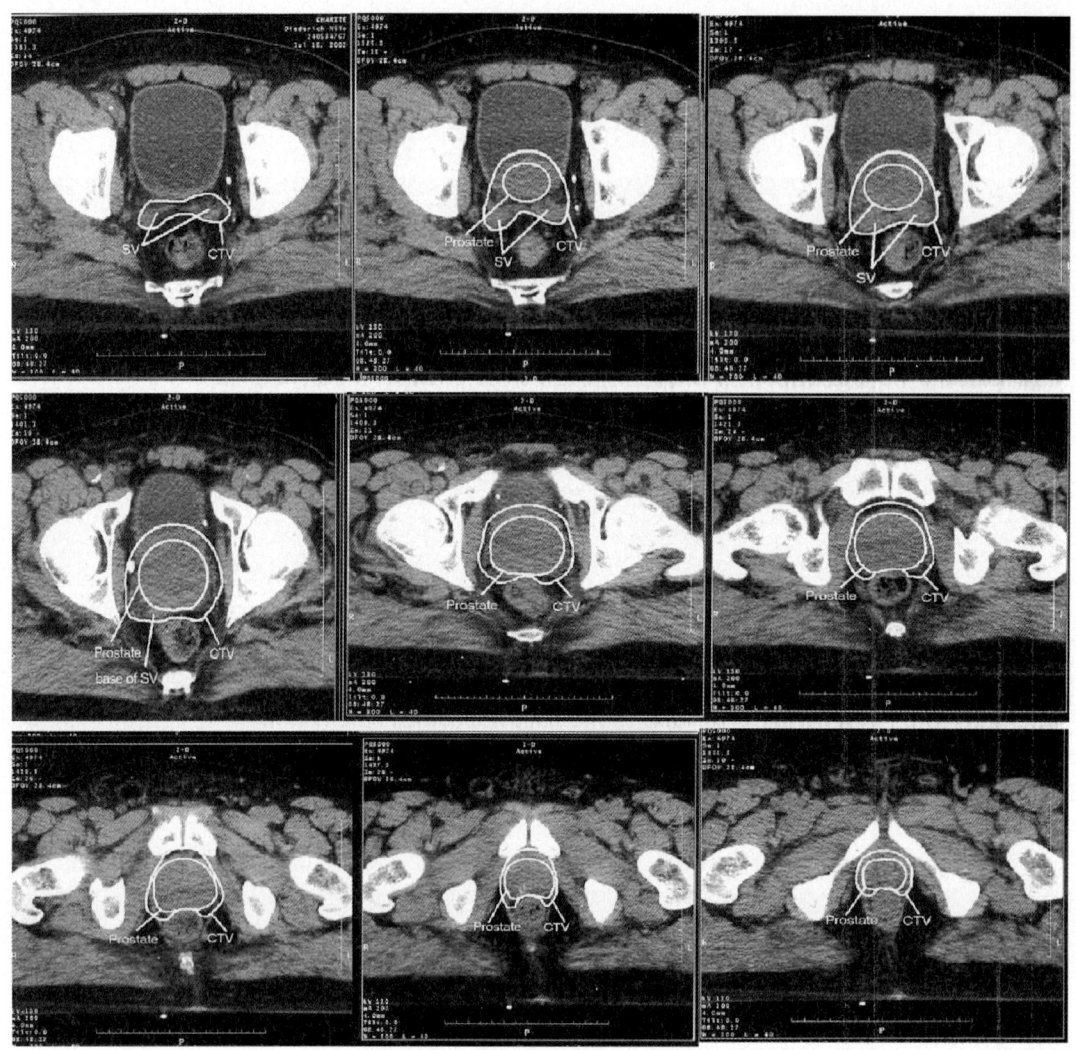

图 8　高危患者的 CTV 勾画

(54% 和 47% $P=0.02$)，但未改善总生存率。消化道及泌尿系毒性未见明显增加。因而对于淋巴结转移可能性大于 15% 或者淋巴结转移小于 15%、T2c-T4 患者和 Gleason 评分 ≥ 6 患者 CTV 包括盆腔淋巴结，可以提高无生化失败生存率。

5．内靶区（ITV）

指由于呼吸或器官运动或照射中 CTV 体积和形状的变化所引起的 CTV 外界运动的范围成为内边界，内边界的范围定义为内靶区。

6．前列腺的运动

其中前列腺的运动受到直肠和膀胱的充盈状态，呼吸运动和不同体位的影响。其运动距离的标准差范围：前后为 1.5～4.1mm，上下为 1.7～4.5mm，左右为 0.7～1.9mm。

7．精囊的运动

精囊运动要大于前列腺，其运动距离的标准差范围：前后为 3.8～7.3mm，上下为 3.5～

5.5mm，左右为 1.7 ~ 3.2mm。

8. 直肠对前列腺及精囊运动的影响

多数临床研究提示 直肠的充盈度明显影响前列腺及精囊运动幅度。Zelefsky 等对 50 名前列腺癌患者俯卧位时，膀胱处于排空状态，而直肠保持不同充盈状态的情况下，观察前列腺及精囊的运动。

结果提示 直肠体积影响前列腺及精囊的前后运动，如果直肠体积 $>60cm^3$，前列腺和精囊运动幅度超过3mm的预测指标。同时在前列腺前后运动方向上，直肠充盈度的影响要大于膀胱。

但在临床研究中，直肠充盈度对前列腺及精囊运动方向的影响至今尚存在争议。Roeske 首次提出，前列腺的运动方向主要是前后及上下两个方向发生变化。Van Herk提出前列腺及精囊在前后及左右运动方向上与直肠的充盈度有很大关系。

前列腺癌患者在接受放疗时出现的胃肠道反应，不仅与照射体积、照射剂量密切相关，而且与直肠的充盈有密切关系。有资料显示在定位时充盈的直肠容易造成治疗过程中肿瘤靶体积的丢失，导致前列腺癌生化复发。在治疗中充盈的直肠难以保持相同的体积，造成盆腔内器官运动变化，影响照射计划的实施。同时排空直肠减少直肠充盈可以减少直肠的运动，较少系统误差。因而在患者定位及治疗前尽可能的排空直肠。

排空的直肠不仅可以减少前列腺及精囊运动，还可以较少直肠受照射体积。Michele等对 10 名患者排空直肠，口服 500ml 液体后，60 分钟开始 CT 扫描，并每周进行扫描一次，比较治疗中直肠DVH的变化。结果显示在治疗过程中，直肠整体体积出现增加，平均增加 8cm3。原因目前尚不清楚。考虑可能与照射期间直肠壁出现水肿充血有关。但患者在治疗中直肠受照体积减小，V70 下降 3.6%，V50 下降 5.5%。

9. 膀胱对前列腺及精囊运动的影响

膀胱充盈度对于前列腺及精囊运动的影响，临床研究中存在很大争议。一部分人认为，患者的感觉与膀胱充盈度存在一定差距，不具有相关性。多数临床研究已经证实充盈的膀胱影响前列腺及精囊的位置变化。Villeivs 等研究提示：如果膀胱充盈度超过300毫升，前列腺上下运动的标准差将由 2.8mm 提高到 5.3mm，左右运动的标准差将由 2.6mm 提高到 4.2mm。究其原因，作者考虑可能与膀胱保持充盈、盆腔的肌肉紧张度会改变前列腺的位置有关。

膀胱属于非实体脏器，尿液不断产生，膀胱体积难以维持恒定体积。O'Doherty等对41名患者定位时，饮用水后休息 1 ~ 1.5 小时，尽量保持膀胱充盈进行 CT 及彩超检查评价膀胱体积，每周患者治疗前均重复以上检查。结果显示：定位时膀胱体积为 362ml ± 229ml，而在治疗中膀胱体积降至为 251ml ± 171ml。

另一部分学者认为，膀胱排空与充盈状态对前列腺及精囊运动未产生影响。同时对临床靶区影响也较小。在最近的一个随机临床研究中证实，膀胱的充盈状态对前列腺及精囊运动未长生影响。共入组30患者，随机进入膀胱充盈组和膀胱排空组，其研究结果显示：

		膀胱排空状态	膀胱充盈状态
左右方向	M ± SD	0.1 ± 1.1（mm）	0.1 ± 1.1（mm）
	移位 > 3mm	0%	0%
前后方向	M ± SD	−1.5 ± 4.0（mm）	−1.8 ± 4.1（mm）
	移位 > 3mm	44%	41%
上下方向	M ± SD	−0.3 ± 3.7（mm）	0.1 ± 3.0（mm）
	移位 > 3mm	33%	33%

研究中发现如果直肠体积大于 $100cm^3$，有30%的患者前列腺前后移动超过5mm。而小于 $100cm^3$，仅有10%的患者前列腺前后移动超过5mm。在研究中如果膀胱排空将有较多的膀胱体积及小肠体积处于照射范围之内。Wu等的研究结果再次提示膀胱充盈与排空对于GTV（前列腺加精囊）未产生明显影响。

充盈的膀胱不仅可以减少膀胱受照射体积，还可以减少小肠进入PTV的体积，因而减少胃肠道及泌尿系统毒副作用。PinkawaM等对80名患者行适形放疗，DT70.2Gy/39f。对膀胱的充盈度进行观察，并比较对临床各器官DVH的变化，并采用治疗前、治疗结束时、治疗后2个月，治疗后16个月为观察时间，比较胃肠道及泌尿系毒副反应。结果显示膀胱的充盈度明显影响各器官的DVH变化，并与急性及晚期泌尿系统毒副作用密切相关。早期泌尿系症状主要为排尿疼痛感，如果膀胱充盈度小于180ml，治疗结束时、治疗结束后2个月、治疗结束后16个月，排尿伴有疼痛感超过一次的机会分别为62%、24%和8%；相反充盈度大于180ml，发生比例为43%、0%和0%。同时晚期泌尿系症状如排尿无力，行走排尿尿液淋漓不尽均出现在膀胱充盈度小于180ml组。随着膀胱充盈的减少，小肠的照射体积进行性增大，出现明显消化道症状。临床比较有显著性差异。因而有作者建议在实行三维适形照射中，膀胱充盈至少应该在180ml，可以有效降低泌尿系及胃肠道毒副反应。

10．危及器官（OAR）：指可能卷入照射野内的重要器官或组织

由于解剖位置的特殊性，放射治疗后引发肠道出血以及肛门直肠功能不全，严重影响患者生活治疗。多因素分析直肠反应不仅与照射体积，而且与剂量呈密切相关，与靶区体积密切相关。对于直肠OAR勾画，不同研究单位差异较大。对于直肠下界，往往为肛门边缘，或者距远端3cm，对于上界，或位于乙状结肠下缘，或位于骶髂关节下方。在临床研究中，如果直肠及肛门暴露在≥90%总照射剂量下成为直肠晚期发生1级以上晚期毒副反应的独立预后因素。另一项研究显示：对于直肠照射体积由原来的70%降至30%，将有效降低直肠出血发生率。肛门应该排除在PTV之外。由于直肠解剖结构的特殊性，DVH难以评价治疗中产生的热点进行分析，如果将直肠壶腹部分为两个OAR，IMRT调强计划比较，结果显示，将直肠分成两个OAR（见图9），可以减少直肠照射体积约15%（见图10）。

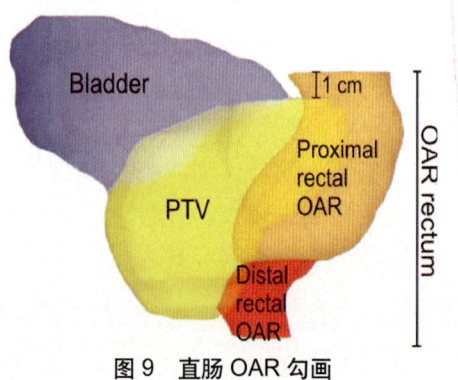

图9 直肠OAR勾画

为保持治疗与摆位体积的一致性，在CT扫描前以及治疗前均需要排空直肠。膀胱应该在治疗过程中不能看成实体结构，在适形治疗中需要保持体积的一惯性，目前的研究显示似乎有一定量膀胱充盈，可以减少照射体积。多数临床资料对于正常组织耐受剂量可以考虑为：50%的膀胱＜60Gy，50%的直肠＜60Gy，25%的直肠＜70Gy，5%的股骨颈＜50Gy。

11．计划靶区（PTV）

是在考虑到治疗摆位过程中，患者体位重复性的误差对剂量分布的影响，也就是患者在治疗摆位过程中由于摆位误差或系统误差所致。ITV的变化范围称为摆位边界，摆位边界的范围称为计划靶区。

各肿瘤中心需要分别测量自己的摆位误差，为减少摆位误差及系统误差，体位固定技术已为绝大多数放射学专家认为。多数中心往往在CTV基础上外扩10mm，向后外扩5mm。

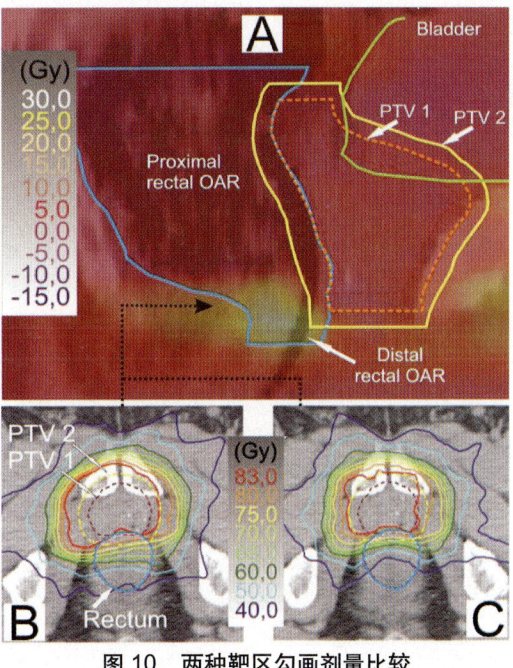

图10 两种靶区勾画剂量比较

三、治疗体位

对于前列腺癌放疗中治疗体位之争有来已久，但最近的临床随机研究证实，在仰卧位可以更好的减少呼吸动度对前列腺运动的影响。同时患者有较理想的舒适度。同时发现与仰卧位相比俯卧位会有更多的小肠体积，直肠和膀胱体积包括在95%、80%和50%曲线内。因而对于前列腺癌放射治疗患者因该采用仰卧位。

四、治疗效果

Horwitz等对160例体检无法触及而PSA阳性的前列腺癌患者进行3D-CRT治疗，剂量76～78Gy，平均剂量为73Gy，判断标准为（biochemical-free survival，bNED）控制率，结果5年bNED实际控制率为86%，PSA水平0～9.9ng/ml、10～19.9ng/ml、大于20ng/ml，5年bNED分别为97%、83%、56%，5年实际控制率、总的无病生存率和肿瘤特异生存率分别为99%、98%和100%，其中3例出现2～3级泌尿生殖系统毒性反应，3例出现3～4级胃肠道毒性反应。

Leibel等报道48例前列腺癌患者3D-CRT的治疗结果，3年无瘤缓解率为93%。Zagars等报道47例前列腺癌常规放疗后4年无瘤缓解率为77%，3D-CRT治疗体检无法触及而PSA阳性的前列腺癌患者毒副作用小，与其它治疗比较疗效相似，明显优于常规放疗。

Zelefsky等报道743例局限期前列腺癌患者3D-CRT治疗结果：肿瘤靶区从64.8Gy增加到81Gy，结果75.6Gy或81.0Gy组PSA最低值小于或等与1.0ng/ml者占90%，而70.2Gy和64.8Gy组分别为76%和56%，预后良好组5年PSA无复发生存率为85%，预后中等组

65%，预后较差组为35%，在预后中等组及较差组应用剂量大于75.6Gy后，PSA无复发生存率明显提高。81Gy、75.6Gy、70.2Gy和64.8Gy 3D-CRT治疗后2.5年针吸活检阳性率分别为7%，48%、45%和57%。

Zietman等证实对393名cT1b-T2 b及PSA＜15ng/ml前列腺癌患者进行比较分析，其中75.3% GS＜6，常规低剂量照射组70.2GyE（50.4Gy+19.8GyE），而高剂量组79.2 GyE（50.4Gy+28.8Gy），两组5年无生化复发率为61.4%：80.4%（$P<0.05$），对于低危组（T1b-T2a，PSA＜10ng/m，Gleason＜6）及中危组高剂量治疗均改善5年无PSA失败生存率。

最近Peeters等669例多中心随机临床研究T1b-T4期，比较68Gy与78Gy疗效，结果5年无生化复发率为54%，64% $P<0.05$，但总生存率及无临床复发生存率均未见差异。

五、临床毒副作用表现

1．适形放射治疗的毒副作用

3D-CRT及IMRT最大优势为更好的保护正常组织，提高剂量的耐受性从而提高靶区剂量。目前从现有资料来看，应用3D-CRT比常规放疗能有效降低胃肠道的毒副作用，对泌尿道毒性无显著改善。如果提高照射剂量，膀胱毒性未见增加，但直肠毒性随照射剂量增加而增加，而IMRT治疗膀胱和直肠毒性均没有显著增加。

两个随机对照试验证实在相同条件下应用3D-CRT治疗，可以比常规放疗显著降低胃肠道的毒副反应，对泌尿系统症状未见改善。Dearnaley等报道225例T1-T4随机分成两组，一组常规放疗，一组3D-CRT治疗，等中心剂量为64Gy/32f。两组膀胱反应无明显差异，而3D-CRT组可以有效降低1度以上的直肠炎的发生率，降低1度以上的直肠出血的发生率，降低大于2度的直肠出血的发生率。Koper报道随机研究显示：266例患者T1-T4前列腺癌患者，照射剂量为66Gy/33f，常规照射组134例患者，3D-CRT治疗组129例患者，适形治疗组明显降低2度以上的急性胃肠道毒副作用，发生率分别为19%和32%。对于急性泌尿系毒性两组未见差异，但对于晚期胃肠道毒性。Koper认为在66Gy治疗剂量下3D-CRT组对直肠肛门膀胱2年毒副作用均未见显著降低。

适形放疗增加靶区剂量研究中，适形放疗随剂量加大晚期并发症逐渐升高。Peeter等采用三维适形技术随机分为68Gy及78Gy治疗组，结果两组急性反应未见有统计学学意义的升高，但晚期直肠出血及夜尿增多症状在高剂量组显著增加。Zelefsky回顾分析显示使用3D-CRT放射治疗剂量大于75.6Gy后2度以上直肠出血发生率为17%，显著高于72.2Gy。

2．IMRT与3D-CRT

调强放疗比适形放疗更好的降低直肠受照射体积，减少毒副作用的发生。Zelefsky等比较了171例接受IMRT治疗的前列腺癌患者与61例接受3D-CRT治疗的前列腺癌患者在接受81Gy治疗后的毒副反应，IMRT组降低了直肠与膀胱的照射体积，提高靶区适形度，可以明显降低2度以下直肠副作用。而且可以降低2年2度以上晚期直肠毒副作用。但对于泌尿系统无论晚期还是急性期均未见统计学差异。Zelefsky等还比较了IMRT治疗中如果治疗剂量提高到86.4Gy与81GY相比较，结果显示两组晚期胃肠道及泌尿系毒副作用均未见统计学意义。

3. 性功能障碍

对于前列腺癌接受外照射后出现性功能障碍的文章在20世纪80年代以前很少有人报道。在70和80年代由于前列腺癌的主要治疗方法为手术治疗，放射治疗仅作为辅助方法，多数文章报道性功能障碍出现的比例较高，可达到41%以上。其很难判定发生性功能障碍与放疗的相关性。

20世纪90年代以后，随着PSA检测技术的应用和三维适形放疗的开展，外照射所引发的性功能障碍也逐渐引起人们的注意，各家文章报道不一，发生率在0～60%之间。究其原因，考虑不同的特征人群以及放疗剂量放射方法不同有关。对于临床中由于外照射所引发的性功能障碍产生的原因，可能与放疗所致血管损伤有关。Zelefsky评价了98位前列腺癌患者外照射后出现性功能障碍进行分析，结果显示63%的患者是由于动脉血流减少，32%患者是由于阴茎海绵窦的功能改变，3%系视神经源性。对于放疗所致性功能障碍不仅与患者年龄有关，还与患者阴茎球部接受照射的剂量和体积有密切关系（传统外照射阴茎受照射部位见图11）。有资料显示在阴茎球部接受70Gy以上照射后容易诱发性功能不全。尽管上述情况尚需要大样本的临床资料证实，但减少阴茎球部及体部的照射似乎可以减少性功能不全的发生。Zelefsky回顾性的资料证实，采用三维适形放射治疗如果患者接受76Gy以上剂量照射，5年发生性功能障碍的比例为68%，而低于70Gy以下剂量照射，五年性功能障碍的发生比例为52%，两者具有统计学差异。由于解剖位置的特殊性，阴茎往往处于高剂量区，三维适形放疗与常规放疗相性功能障碍发生比例并未降低。但同时进一步提示阴茎接受照射的体积和剂量与性功能障碍密切相关。至今尚无减少阴茎照射体积与前列腺癌局部控制率的临床研究报道。

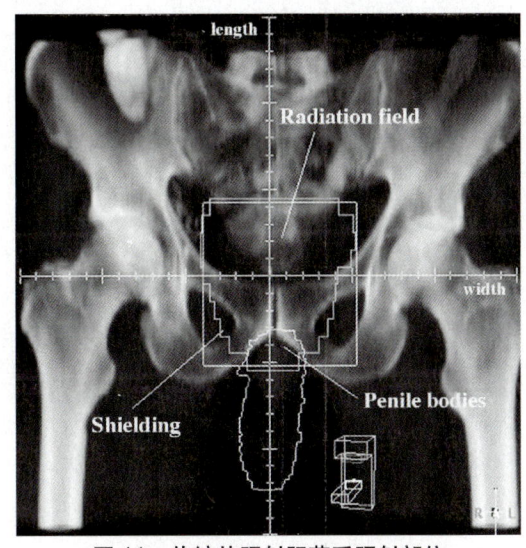

图11 传统外照射阴茎受照射部位

最近资料显示，调强技术与三维适形治疗计划相比可以更好的减少阴茎的照射体积和剂量。

第六节 外照射联合激素治疗

对于局部晚期患者进行雄激素抑制联合放射治疗已经成为局部进展期前列腺癌患者的标准治疗模式。新辅助激素治疗可以有效降低前列腺癌治疗体积，改善靶区剂量，不增加正常组织剂量。

对于内分泌治疗的应用可以分为新辅助内分泌治疗，辅助内分泌治疗，同步辅助内分泌治疗。目前阶段对于内分泌治疗持续时间.新辅助内分泌治疗的价值，受益人群均存在较大争论。

一、新辅助内分泌治疗联合放射治疗

早期随机临床研究RTOG86-10对比了新辅助内分泌治疗的作用，局部晚期患者T2bT3T4。230名患者接受单纯放射治疗，226名患者放射治疗前接受2个月的新辅助内分泌治疗或放疗中联合应用内分泌治疗，结果联合治疗组明显改善局部控制率和无进展生存期，改善总生存率。

二、辅助内分泌治疗联合放射治疗

RTOG85-31随机治疗977例患者，肿瘤分期T1-2N1M0、T3N0-1M0或PT3N0-1M0。患者接受放射治疗DT65~70Gy，内分泌治疗在放疗结束前1周应用。结果联合治疗组在降低局部复发率及远处转移率无生化复发生存率均明显高于单纯放射治疗组，但两组总生存期未见差异。亚组分析Gleason评分8~10分的患者未接受手术治疗而单纯接受放射治疗的患者，联合治疗组明显提高了无病生存率和总生存率。

三、放疗内分泌同时应用

EORTC22863比较了内分泌治疗从放疗开始直至放疗结束三年与单纯放疗比较，总共415名患者入组，大部分为晚期患者T3-T4占91%，结果联合治疗组较单纯放疗组局部控制率、无病生存率及总生存率均有明显改善。

四、治疗时间

RTOG92-02比较了长期激素治疗组联合放射治疗与短期激素治疗组联合放射治疗的随机对比研究，结果显示：对于局部控制率总生存率均长期激素治疗组明显高于对照组。

尽管目前存在许多争论，但基于以下几点基本取得共识。对于中危患者新辅助内分泌治疗可以临床获益。对于高危患者如果短期的内分泌治疗往往不够充分。最佳的新辅助内分泌治疗时间为3~4个月，对于高危患者短期内分泌治疗临床未获益。对于高危患者主张采用新辅助内分泌治疗并长时间雄激素抑制最少两年。

第七节 术后辅助放疗

一、对于术后辅助放疗的适合人群

1. 广泛包膜侵犯，特别是GS≥8分或切缘阳性的患者，或者前列腺癌根治性切除术后持续性PSA可以检测到。
2. 对于精囊受侵，或者T3精囊无法切除干净的患者。
3. T3或T4 PSA倍增时间小于10个月。

二、放射技术及剂量

传统的外照射采用10cm×10cm的照射野，主要集中在前列腺。临床研究中是否应该包括盆腔淋巴结，目前存在较大争论，缺少临床随机研究。RTOG 94-13尽管显示在全盆腔照射联合短期雄激素阻断较其它组改善了无复发生存率，但相应的增加了胃肠道的毒副反应。临床中上无法推荐常规应用。

三维适形放疗及适形调强放疗已经开始在临床中应用，临床靶区勾画尚存在争论，基本一致的是GTV应该包括前列腺瘤床及精囊区，对于区域性淋巴结有无必要照射尚值得进一步探讨。由于技术的进步，三维适形放疗及适形调强放疗可以有效保护正常组织，初步研究显示可以减轻胃肠道毒副作用。我们有理由相信，三维适形放疗及调强放疗将比传统照射更好的提高生活质量。

放疗剂量：目前对于照射剂量尚无循证医学1类推荐资料。多数回顾性的资料显示靶区剂量集中在64~68Gy之间，有回顾性的资料显示如果剂量大于68Gy可以有效改善预后。而ASTRO推荐剂量为64Gy。

三、预后因素

预后不良因素：GS＞7，较高的放疗前PSA值（＞1ng/ml），较短的PSA倍增时间，阳性切缘，触诊前列腺残留结节，术后PSA未降至正常未治疗，放疗剂量＜65Gy。

四、治疗结果

根治性前列腺癌切除术后病理T3-T4患者术后辅助性放射治疗和单纯手术比较，辅助性放射治疗改善了局部控制率，单纯手术患者的5年局部失败率为7%~30%，放射治疗后为0~5%。前列腺包膜受侵根治术后5年无生化失败率仅为40%。所有回顾性分析证明高危患者接受辅助性放射治疗改善了无病生存期和总生存率，但因患者病例数较少，未达到统计学差异。从整体看临床预后较差，各家报道不一，5年无生化复发率10%~60%不等。可能与患者临床资料不同有关。

五、术后辅助放疗 vs 挽救性放疗

一部分学者准备采用等待和观察的方式，其理由有：①其中仍有1/2患者没有必要治疗。②挽救性治疗疗效尚可，特别是放疗前PSA较低者≤1.0ng/ml。③从生化复发到远处转移尚需要一段时间。

但在回顾性资料显示术后辅助放疗可以有效控制T3患者局部复发率，而不能对无复发生存期产生影响。

目前两个随机研究EORTC及SWOG均提示，对于pT3患者术后给予术后辅助放疗较等待和观察组明显改善无生化进展生存期，对于总生存期尚需要进一步观察。

第八节 结 语

外照射作为前列腺癌重要的治疗手段，已经从简单传统的二维照射向精确放疗发展，治疗的目的就是增加肿瘤剂量减少正常组织剂量。在目前肿瘤治疗领域综合治疗是发展趋势，在前列腺癌的治疗中，如何将临床中各种治疗手段包括手术治疗，外照射，内照射，内分泌治疗，化疗，免疫治疗等合理搭配做到最佳综合治疗，成为临床研究中的重要内容。随着分子生物学的研究进展，尤其是分子靶向治疗在多种实体肿瘤的成功应用，提示在分子水平作

到前列腺癌的诊断，判断预后，以及靶向治疗都将成为发展趋势。随着科技的进步，有理由相信随着多学科综合治疗的进步，前列腺癌的治疗必将走向一条新的综合治疗之路。

(穆晓峰　黎　功)

参考文献

1. 殷蔚伯等. 肿瘤放射治疗学. 协和医科大学出版社，2002，第三版
2. 房辉，李晔雄. 前列腺癌的适形和调强适形放疗，癌症进展杂志. 2005，3（5）：449.
3. Boehmera D, Maingonb P, Poortmansc P, et al. Guidelines for primary radiotherapy of patients with prostate cancer. Radioth Oncol. 2006, 79: 259-269
4. Koper PC, Jansen P, van Putten W, et al. Gastro-intestinal and genito-urinary morbidity after 3D conformal radiotherapy of prostate cancer: observations of a randomized trial. Radioth Oncol. 2004, 73: 1-9
5. Smitsmans MH, de Bois J, Sonke JJ, et al. Automatic prostate localization on cone-beam CT scans for high precision image guided radiotherapy. Int J Radiat Oncol Biol Phys. 2005, 63: 975-984
6. Lieberfarb ME, Schultz D, Whittington R, et al. Using PSA, biopsy Gleason score, clinical stage, and the percentage of positive biopsies to identify optimal candidates for prostateonly radiation therapy. Int J Radiat Oncol Biol Phys. 2002, 53: 898-903
7. Hoogeman MS, van Herk M, de Bois J, Lebesque JV. Strategies to reduce the systematic error due to tumor and rectum motion in radiotherapy of prostate cancer. Radioth Oncol. 2005, 74: 177-185
8. Heemsbergen WD, Hoogeman MS, Hart GA, Lebesque JV, Koper PC. Gastrointestinal toxicity and its relation to dose distributions in the anorectal region of prostate cancer patients treated with radiotherapy. Int J Radiat Oncol Biol Phys. 2005, 61: 1011-1018
9. Amico AV, Whittington R, Kaplan I, et al. Equivalent 5-year bNED in select prostate cancer patients managed with surgery or radiation therapy despite exclusion of the seminal vesicles from the CTV. Int J Radiat Oncol Biol Phys. 1997, 39: 335-340
10. International Commission on Radiation Units and Measurements. Prescribing, recording, and reporting photon beam therapy. ICRU Report 50. Bethesda, MD: ICRU; 1993
11. Beard CJ, Chen MH, Cote K, et al. Perineural invasion is associated with increased relapse after external beam radiotherapy for men with low-risk prostate cancer and may be a marker for occult, high-grade cancer. Int J Radiat Oncol Biol Phys. 2004, 58: 19-24
12. Bayley AJ, Catton CN, Haycocks T, et al. A randomized trial of supine vs. prone positioning in patients undergoing escalated dose conformal radiotherapy for prostate cancer. Radioth Oncol. 2004, 70: 37-44
13. Ataman F, Zurlo A, Artignan X, et al. Late toxicity following conventional radiotherapy for prostate cancer: analysis of the EORTC trial 22863. Eur J Cancer. 2004, 40: 1674-1681

14. International Commission on Radiation Units and Measurements. Prescribing, recording, and reporting photon beam therapy. ICRU Report 62. Bethesda, MD: ICRU; 1999
15. Collette L, van Poppel H, Bolla M, van Cangh P, et al, Patients at high risk of progression after radical prostatectomy: Do they all benefit from immediate post-operative irradiation? (EORTC trial 22911). Eur J Cancer.2005, 41: 2662-2672
16. Jani AB, Su A, Milano MT, Intensity-modulated versus conventional pelvic radiotherapy for prostate cancer: Analysis of acute toxicity. Urol Oncol.2006, 24: 373-378
17. Howard D. Thames, D, Deborah A. Kubban, M. Increasing External Beam Dose for T1-T2 Prostate Cancer: Effect on risk group Int J Radiat Oncol Biol. Phys.2006, 65, 975-981
18. Brabbins, D., Martinez A,, DI Yan, Lockman D, et al, A Dose-escalation trail with the adaptive radiotherapy process as a delivery system in localized prostate cancer: analysis of chronic toxicity. Int J Radiat Oncol Biol Phys. 2005, 61: 400-408
19. Horwitz E, Hanlon A, Pinover W, et al. Defining the optimal radiation dose with three-dimensional conformal radiation therapy for patients with non-metastatic prostate carcinoma by using recursive partitioning techniques. Cancer. 2001, 92: 1281-1287
20. Beard CJ, Kijewski P, Bussiere M, et al. Analysis of prostate and seminal vesicle motion: Implications for treatment planning. Int J Radiat Oncol Biol Phys. 1996, 34: 451-458
21. Michalski JM, Winter K, Perez CA, et al. Toxicity following 3D radiation therapy for prostate cancer on RTOG 9406 dose level IV. Int J Radiat Oncol Biol Phys. 2002, 54 (Suppl.): 107
22. Martinez AA, Yan D, Lockman D, et al. Improvement in dose escalation using the process of adaptive radiation therapy combined with three dimensional conformal or intensity-modulated beams for prostate cancer. Int J Radiat Oncol Biol Phys. 2001, 51: 1111-1119
23. Fokdala L, Honore' bH, Høyera M, Dose-volume histograms associated to long-term colorectal functions in patients receiving pelvic radiotherapy. Radioth Oncol. 2005, 74: 203-210
24. Fiorinoa C, Foppianob F, Franzonec P, ct al. Rectal and bladder motion during conformal radiotherapy after radical prostatectomy. Radiother Oncol. 2005, 74: 187-195
25. Pinkawa, B. Asadpour, B. Gagel, Piroth, R et al.. Prostate Position Variability and Dose-Volume-Histograms in Radiotherapy for Prostate Cancer with Full and Empty Bladder. Int J Radiat Oncol Biol Phys. 2005, 63 (Suppl.): s306
26. Peeters STH, Heemsbergen WD, van Putten WLJ, et al. Acute and late complications after radiotherapy for prostate cancer: Results of a multicenter randomized trial comparing 68 Gy to 78 Gy. Int J Radiat Oncol Biol Phys. 2005, 61: 1019-1034
27. Skwarchuk MW, Jackson A, Zelefsky MJ, et al. Late rectal toxicity after conformal radio-therapy of prostate cancer (I): Multivariate analysis and dose-response. Int J Radiat Oncol Biol Phys.2000, 47: 103-113
28. Gual-Arnaua, M. Iba'ñez-Guala, F. Llisob, S. Rolda'nb. Organ contouring for prostate

cancer: Interobserver and internal organ motion variability Computerized Medical Imaging and Graphics.2005, 29: 639-647

29. Jani. A B, Y Su, Milano.M T Intensity-modulated versus conventional pelvic radiotherapy for prostate cancer: analysis of acute toxicity. Urology. 2006, 67: 147-151

30. Pinkawa M, Fischedick K, Asadpour B, et al.Low-grade toxicity after conformal radiation therapy for prostate cancer-impact of bladder volume Int J Radiat Oncol Biol Phys.2006, 64: 835-841

31. O' Dohertya U M, McNaira H A, Norman A R. Radiotherapy and Oncology 66 (2003) 263-270, Variability of bladder filling in patients receiving radical radiotherapy to the prostate. Radioth Oncol. 2006, 79: 335-340

32. Stasia, M, MunozbF, FiorinocC, et al. Emptying the rectum before treatment delivery limits the variations of rectal dose-volume parameters during 3DCRT of prostate cancer. Radioth Oncol.2006, 80: 363-370

33. Price JR., Hannolin L, Horwit ZE Impact of pelvic nodal irradiation with intensity-modulated radiotherapy on treatment of prostate cancer. Int J Radiat Oncol Biol Phys. 2006, 66: 583-592

34. Harris SJ. Buchanan RB. An audit and evaluation of bladder movements during radical radiotherapy. Clin Oncol. 1998, 10: 262-264

35. Langenk M, Jones DT.Organ motion and its management. Int J Radiat Oncol Biol Phys. 2001, 50: 265-278

36. Happersetta L, Magerasa GS,. Zelefsky M J et al.A study of the effects of internal organ motion on dose escalation in conformal prostate treatment. Radioth Oncol. 2003, 66: 263-270

37. Kopera P C, Jansena P, Puttena W, et al. Gastro-intestinal and genito-urinary morbidity after 3D conformalradiotherapy of prostate cancer: observations of a randomized trial. Radioth Oncol. 2004, 73: 1-9

38. Alcaraz A,, Teillac P.Hormone Therapy for Prostate Cancer: Guidelines versus Clinical Practice. European urology supplements.2006, 5 : 362-368

39. Bolla M, Collette L, Blank L, et al. Long-term results with immediate androgen suppression and external irradiation in patients with locally advanced prostate cancer (an EORTC study) : a phase III randomised trial. Lancet .2002, 360: 103-108

40. Zelefsky MJ, Leibel SA, Gaudin PB, et al. Dose escalation with three-dimensional conformal radiation therapyaffects the outcome in prostate cancer. Int J Radiat Oncol Biol Phys.1998, 41: 491-500

41. Zapatero A, Rı' os P, Marı' n A, et al. Dose Escalation with three-dimensional conformal radiotherapy for prostate cancer. Is more dose really better in high-risk patients treated with androgen deprivation? Clinical Oncol. 2006, 18: 600-607

42. Zietman AL, DeSilvio M, Slater JD, et al. A randomized trial comparing conventional dose (70.2 GyE) and high-dose (79.2GyE) conformal radiation in early stage adenocarcinoma of the prostate: results of an interim analysis of PROG 95-09 (Abstract). Int J Radiat Oncol Biol

Phys.2004, 60: 131

43. Pollack A, Zagars GK, Starkschall G, et al. Prostate cancer radiation dose response: results of the M.D. Anderson phase III randomized trial. Int J Radiat Oncol Biol Phys. 2002, 53: 1097-1105

44. Roach M. DeSilvio M., Thoma C. R. progression free survival (PFS) after whole-pelvic (WP) vs. mini-pelvic (MP) or prostate only (PO) radiotherapy (RT): A Subset analysis of RTOG 9413, A Phase III prospective randomized trial using neoadjuvant and concurrent. (N&CHT). Int J Radiat Oncol Biol Phys. 2004, 60 Suppl: s264

45. Pilepich MV, Winter K, Lawton CA, et al.Androgen suppression adjuvant to definitive radiotherapy in prostate carcinoma-Long-term results of phase III RTOG 85-31.Int J Radiat Oncol Biol Phys. 2005, 61: 1285-1290

46. Loberg RD, Fielhauer J R, Pienta BA, et al Prostate-specific antigen doubling time and survival in patients with advanced metastatic prostatecancer .Urology. 2003, 62 (Suppl 6B): 128-133

47. Lee A K, LevylbLB, Kuban D, Prostate-specific antigen doubling time predicts clinical outcome and survival in prostate cancer patients treated with combined radiation and hormone therapy Int. J. Radiat Oncol Biol. Phys. 2005, 63, 456-462

48. Klotz L, Active surveillance with selective delayed intervention for favorablerisk prostate cancer. Urol Oncol. 2006, 24: 46-50

49. Sengupta S, Jeffrey M. MICHAEL L. et al.Simple graphic method for estimation of prostate - specific antigen doubling time.Urology.2006, 67: 408-409

50. Alexandre R. Abrahamsson ZP, Tombal B, Hormone therapy: Improving therapy decisions and monitoring european urology supplements.2006, 5: 369-376

51. Tefilli MV, Gheiler EL, Tiguert R, et al. Salvage surgery or salvage radiotherapy for locally recurrent prostate cancer. Urology. 1998, 52: 224-229

52. D'Amico A, Renshaw A, Sussman B, et al. Pretreatment PSA velocity and risk of death from prostate cancer following external beam radiation therapy. JAMA. 2005, 294: 440

53. Hanlon AL, Diratzoian H, Hanks GE. Posttreatment prostatespecific antigen nadir highly predictive of distant failure and death from prostate cancer. Int J Radiat Oncol Biol Phys. 2002, 53: 297

54. D'Amico AV, Cote K, Loffredo M, et al. Determinants of prostate cancer specific survival following radiation therapy for patients with clinically localized prostate cancer. J Clin Oncol. 2005, 20: 4567-4573

55. Putta S. Andreyev H. J. N. Faecal Incontinence: A Late Side-effect of Pelvic Radiotherapy. Clinical Oncology. 2005, 17: 469-477

56. Khoo V. S. Radiotherapeutic techniques for prostate cancer, dose escalation and brachytherapy. Clinical Oncology. 2005, 17: 560-571

57. Collette a L, Poppel H, BollaMi.Patients at high risk of progression after radical prostatectomy:

Do they all benefit from immediate post-operativeirradiation?（EORTC trial 22911）. European J of Cancer. 2005, 41: 2662-2672

58. Klotz L.Optimising HormoneTherapy in Localised and Early Disease.European Urology Suppls. 2005, 4: 12-20
59. Milesa E A. Clarkb CH. UrbanoaTG.The impact of introducing intensity modulated radiotherapy into routine clinical practice.Radioth and Oncol. 2005, 77: 241-246
60. Goldnera, G, ZimmermannbF, Feldmannd H, et al.3-D conformal radiotherapy of localized prostate cancer: A subgroup analysis of rectoscopic findings prior toradiotherapy and acute/late rectal side effects .Radioth Oncol.2006, 78: 36-40
61. Incrocci L.Sexual function after external-beam radiotherapy for prostate cancer: What do we know? Critical Reviews in Oncology/Hematology.2006, 57: 165-173
62. Jackson A. S. N, Sohaiby S. A., Staffurthz J. N, et al.Distribution of Lymph Nodes in Men with Prostatic Adenocarcinoma and Lymphadenopathy at Presentation: A retrospective radiological review and implications for prostate and pelvis radiotherapy. Clin Oncol. 2006, 18: 109-116
63. Gastelblum P, Roelandts M, Houtte PlV. External radiotherapy and prostate cancer. European Urology.2006, 5: 487-490
64. Dirixa P, HaustermansaK, Juniusa S, et al.The role of whole pelvic radiotherapy in locally advanced prostate cancer.Radiotherapy and Oncology. 2006, 79: 1-14
65. Henry A. M, Price P., Logue J. et al. Controversies in the radiotherapeutic management of poor prognosis locally advanced prostate cancer. Clin Oncol. 2004, 16: 87-94
66. GuckenbergerM, PohlF, Baier K, et al. Adverse effect of a distended rectum in intensity-modulated radiotherapy（IMRT）treatment planning of prostate cancer. Radioth Oncol. 2006, 79: 59-64
67. Ghilezan M, Yan D, Liang J, et al.Online image-guided intensity-modulated radiotherapy forprostate cancer: how much improvement can we expect? A theoretical assessment of clinical benefits and potential dose escalation by improving precision and accuracy of radiation delivery. Int J Radiat Oncol Biol Phys. 2004, 60: 1602-1610
68. 那彦群等.中国泌尿外科疾病诊断治疗指南.北京：人民卫生出版社，2006，1

第 6 章

前列腺癌高剂量率组织间近距离治疗

前列腺癌（Prostate Cancer）的治疗方法主要有手术、放疗、激素、化疗和冷冻治疗等。一般仅有10%左右的病人适合根治性手术治疗。大量资料表明外放疗和根治性手术的5年生存率无明显差异，但根治剂量的外放疗常易引起周围正常组织和结构的放射性损伤。近距离治疗的特点是放射源置入肿瘤组织或与之非常贴近，其剂量分布遵循剂量平方反比定律，即放射源附近的剂量很高，然后剂量陡然下降，肿瘤周围的正常组织受量很低。通常适合于较小体积的肿瘤；而远距离放射治疗射线必须穿过正常组织才能达到肿瘤部位，因此正常组织不可避免地要受到一定剂量的照射，但其剂量分布比较均匀，适合大范围的靶区治疗。所以近距离放疗（Brachytherapy）与外放疗（external beam radiation）配合应用，作为一种剂量提升，可使肿瘤局部受到高剂量照射而不致损伤邻近正常组织和结构。因此近距离治疗方法逐渐受到人们的重视。

第一节 高剂量率（HDR）近距离放射治疗的基本概念

近距离治疗是指将放射源置于肿瘤组织间或肿瘤表面的照射治疗。主要包括两种形式，即短暂性置入（放射源经施源管置入肿瘤部位，疗后拔出。高剂量率近距离治疗属于此类）与永久性植入（放射性粒子植入肿瘤部位，在体内自然衰减。低剂量率近距离治疗属于此类）。

后装治疗机按剂量率分类可分为低剂量率（0.4～2Gy/h）、中剂量率（2～12Gy/h）和高剂量率（大于12Gy/h）三种。高剂量率（HDR）后装机治疗时间短、单次剂量高、疗程短和患者可以在门诊治疗而无需住院。

现代高剂量率后装近距离治疗主要应用于恶性肿瘤的腔内治疗（如鼻咽癌）、管内治疗（如食管癌、支气管肺癌）、组织间插植治疗（如前列腺癌、舌癌）、术中置管术后治疗、敷贴治疗（如皮肤癌）共5种形式。

在技术方面最重要的进展包括后装技术和计算机辅助治疗计划系统的应用。20世纪80年代以高剂量率微型源后装技术为核心的现代近距离治疗技术逐渐取代了传统的手工置源的低剂量率近距离治疗。所谓后装技术就是先将施源器或导源管、针插植到合适的部位，经拍X线片核实位置，再经治疗计划系统计算剂量分布，获得满意结果后，利用机器将放射源自动送到预置的施源器或导源管、针内进行治疗。后装近距离放射治疗的优点是病人可得到精确的治疗，且医务人员隔室遥控操作，非常安全。

第二节 高剂量率近距离放射治疗的特点

一、局部剂量很高，然后剂量陡然下降

近源处的剂量随距离变化比远源处变化大得多。近距离治疗的剂量曲线特征是一个陡降的峰值剂量曲线，剂量参考点不宜过大。否则会出现近源处的剂量很高，临床无法耐受。

二、照射范围内剂量分布非常不均匀

放射性核素源的放射剂量基本遵循平方反比规律递减，所以在照射范围内剂量是不可能均匀的。无论采用哪种规则布源，采用何种方式优化治疗计划，其治疗区内都不能达到像外放疗那样均匀的剂量分布。

三、近距离治疗的剂量率效应

肿瘤组织和晚反应组织对剂量率的反应不同。在总剂量一定时，剂量率增大，正常组织的晚期效应的增加幅度大于肿瘤的控制率的增加幅度；反之亦然。即治疗增益系数随剂量率的增大而降低。近年来，随着近距离后装治疗机的发展及普遍使用，高剂量率近距离治疗日渐普及。当前高剂量率近距离治疗一般采用分次照射模式，其剂量水平的确定主要依赖线性二次模式计算，使其与相应的低剂量率近距离治疗的放射生物效应相近。临床中采用高剂量率近距离治疗，应该注意在一定范围内充分加大放射源和正常组织之间的距离或加屏蔽；另外要注意在临床许可的范围内增加分次照射次数。

第三节 高剂量率近距离放射治疗常用的放射源

治疗前列腺癌组织间插植的核素有 ^{226}Ra、^{198}Au、^{125}I、^{192}Ir、^{103}Pa、^{60}Co 等。

一、^{192}铱源（^{192}Ir）

^{192}铱是一种人工放射性核素，半衰期 74 天。能谱复杂，γ射线平均能量为 350 keV。^{192}铱的γ射线能量范围使其在水中的指数衰减恰好被散射建成效应所补偿，在距源 5cm 的范围内任意点的剂量率与距离的平方的乘积近似不变，遵循平方反比规律；加之其放射源可做得很小，使其点源的等效性好，便于剂量计算，又由于其半衰期适当，所以目前 ^{192}铱已经成为高剂量率后装近距离治疗中普遍看好的一种放射源。

二、^{198}金（^{198}Au）

^{198}Au 是最早用于前列腺癌治疗的核素。半衰期较短，为 2.7 天，最大能量为 1.2MV，临床应用的不利因素为操作人员需要特殊防护。由于这一原因，^{198}Au 治疗前列腺癌没有得到普及。

三、^{60}钴源（^{60}Co）

^{60}钴源是一种人工放射性核素，是由普通的 ^{59}钴在原子反应堆中经热中子轰击而生成的

放射性核素。半衰期5.27年。γ射线能量为1.17MeV和1.33MeV两种射线，平均能量1.25MeV。其放出的β线能量低，易被源容器吸收，所以可用做γ源，进行近距离治疗。由于源体积不能做得太小及能量较高，所以应用不太普遍。

第四节 高剂量率后装治疗机简介

高剂量率后装治疗机需安装在有屏蔽的房间，通常屏蔽要求4cm厚的铅板或35cm厚的混凝土墙壁。体积小的后装机也可安装在医院原有的钴-60或加速器机房内；由于高剂量率后装机治疗时间较短，一般为1~30分钟（治疗时间随放射源活度衰减而延长），因此不用后装机时可方便地将其推至角落，不影响原有的钴-60或加速器治疗。

高剂量率后装治疗机具有质量控制和保证系统。放射源到位及重复到位精度可达±1mm。驻留时间控制精度可达1/1000秒。操作中若出现故障，放射源能自动退回到安全位置。此外，后装机还具有自动打印和绘图功能，便于整理和分析资料。

治疗计划系统软件采用人机对话和菜单形式，通俗易学。可根据患者的情况，因人而异地选择治疗参数，应用数字化仪将正侧位X线片上的影像通过正交、半正交、变角等方式进行三维影像重建，借以显示解剖结构和剂量分布。可自动修正放射源的衰减，根据源位、病灶大小及形态计算出等剂量分布曲线，该曲线可在任意三维轴向上显示，以便获得最佳治疗计划。

后装治疗机主要由专用控制微机系统、步进电机、放射源、储源器（钨镍合金）、真假源传输结构、紧急回源结构、计时器和治疗通道等组成。放射源采用高活度微型源^{192}铱（6~10Ci，物理尺寸Φ1.1×7.5mm，活性尺寸Φ1.1×3.5mm），一般有18条治疗通道，可任意组合。由步进电机送源，步进数为48步，步长2.5~5.0mm，治疗长度最大为24cm。治疗机也设有多种安全保护措施。随着高新技术的飞速发展，后装治疗机也在不断更新和完善。

第五节 近距离放射治疗布源规则

为了在肿瘤组织插植治疗中获得临床可接受的剂量分布，达到既能对肿瘤给予足够的放射量，又可防止正常组织坏死，许多放射物理学家和放射治疗学家经过不懈努力和实践，建立了一些旨在确定放射源排列方式和剂量计算模式的剂量学系统，现简要介绍如下：

一、巴黎系统

巴黎系统是1965年由Pirquin及Detrex创立并发展的一个剂量学系统。

1. 布源规则

要求植入的放射源均为直线源，相互平行，各源等分中心接近同一平面，各源等间距，排列呈正方形或三角形，源的线性活度均匀等值，线源与过中心点的平面垂直。

2. 源尺寸与布局

对于直线源要求线源两端比靶区长度放宽敞20%，靶区宽度比两外缘之间的宽度各宽出0.37倍，源间距在保证平行的情况下最小允许间距0.5cm，最大不超过2cm。对于发针型铱源要求：治疗长度 = 0.85 × L/2，其中 L 为发针活性长度；治疗厚度 = 两最外侧发针距离加上 0.5 倍 S 值，S 为针间距；治疗宽度 = 1.55 倍 S 值。

二、曼彻斯特系统

曼彻斯特系统是 20 世纪 30 年代为 ^{226} 镭源设计的平面插植剂量系统。其插植规则为：

1．典型的单平面插植要求放射源必须相互平行，之间的距离不能大于 1cm。在相互平行的放射源的端点，有与其相垂直的直线源与之相交，交叉点距放射源活性区不大于 1cm，形成封闭的平面。

2．如受临床条件限制，放射源不能形成封闭的照射平面，则治疗面积会减小，一般单侧无交叉，面积减少 10%。双侧无交叉，面积减小 20%。

3．平面插植时，周边源与中心源的强度之比由照射平面的面积所决定。面积小于 25cm²，周边源为总剂量的 2/3；面积为 25～100cm² 时，周边源剂量为总剂量的 1/2；面积大于 100cm² 时，周边为总剂量的 1/3。

4．双平面插植时，两平面应该相互平行，并且应该按以上规则进行插植。

三、步进源剂量学系统

目前大多使用的近距离后装治疗机是采用一个微型放射源，由微机控制，以步进方式模拟以往的线源，其剂量计算使用的是一种对步进源在每一驻留位的停留时间经优化处理的步进源剂量学系统。该系统基于巴黎系统又有所发展。所以一般情况下，应该按照巴黎系统的布源规则布源，根据靶体积的形状大小确定放射源的排列方式和间距，仅在选择放射源的长度方面有所不同，即步进源系统放射源的长度要略短于靶体积的长度；其次巴黎系统的参考剂量等于 85% 插植中心平面基准剂量的平均值，而步进源系统的参考剂量等于 85% 整个靶体积内所有规定点剂量的平均值。由于采用了步进源在不同驻留位驻留时间的优化处理，使得沿相邻治疗管之间规定点的剂量相等。

第六节　高剂量率近距离放射治疗的靶区剂量分布模式

一、靶区

包括 CT、MRI 可见的病灶和潜在的可能受肿瘤侵犯的亚临床病灶。

二、治疗区

近距离放射治疗的治疗区是由放疗医生所指定的剂量等值面所包含的范围，一般采用绝对吸收剂量值表示，而不用百分相对剂量率来定义。原因是放射源周围剂量梯度变化大，肿瘤位置、大小、形状不一，很难选择普遍认可的剂量归一点。但宫颈癌腔内后装治疗是一个例外，剂量学系统中的 A 点是大多数放疗单位认可并采纳的计量参考点。

三、参考体积（参考点）

对腔内后装近距离治疗有必要确定参考区的大小，参考体积定义为由参考剂量值面所包括的范围。参考剂量是为便于各放疗单位之间相互比较所根据参考体积的大小而给定的剂量值。治疗区对应的处方剂量值与上述参考剂量值可以相同，也可不同。

四、危及器官

指临近和位于靶区内的敏感器官，它们对射线的耐受程度将直接影响治疗方案及处方剂量的选择。

第七节 前列腺癌近距离放射治疗的适应证和禁忌证

一、前列腺癌近距离放射治疗的适应证

1．早期病例可单独应用近距离放射治疗。
2．外放疗后肿瘤病灶残存，采用近距离治疗适当补量。
3．计划性外放疗和近距离放射治疗结合应用。
4．肿瘤经外放疗后复发的小病灶，有时可单独行近距离放射治疗。
5．对晚期病变有时可采用近距离放射治疗进行姑息减症治疗。

二、禁忌证

1．肿瘤侵犯广泛。
2．外放疗后已有严重的放射并发症。
3．有严重的背景性疾病不能耐受插植手术。

第八节 前列腺癌近距离放射治疗方法

随着技术的发展，放射源的置放已经从过去的切开耻骨或膀胱对前列腺癌组织进行组织间插值改为目前被广泛使用的经直肠超声或CT引导下，通过会阴的模板系统进行插植。近年采用MRI引导进行HDR近距离治疗逐渐增多。施源器的置放方法：

一、通过手术置管

该方法二十几年前应用较多，目前很少应用。采用耻骨前途径或会阴途径置管。病人取截石位，先做双合诊检查或膀胱镜检查，明确病灶范围及是否可行近距离插植治疗。若肿瘤向膀胱颈或三角区侵犯，向精阜扩展，则不做近距离插植治疗。若病灶限局，无区域淋巴结转移，则可行近距离插植治疗。置管过程为先经下腹部切口做盆腔淋巴结清扫术，切开盆内筋膜，游离前列腺外侧，测量前列腺三维长度，然后用手指在直肠指引，经耻骨后从前往后逐次插入施源器导针，至直肠内的食指感觉到直肠外的针尖为止。施源器导针的置放亦可经会阴途径。所用放射源一般为^{192}Ir和^{125}I等。置管数一般为2～6根。

二、通过经直肠或尿道B超置管

近年来已经广泛采用通过直肠或尿道超声指引、经会阴皮肤插植置管方法。经直肠B超

置管方法为：插植前要排空直肠，必要时清洁灌肠，以减少肠内容物的干扰；插植置管时，病人取截石位，将套有橡皮囊的经直肠超声探头插入肛门，囊中注入无气泡温水50～100ml，插入直肠适当深度（一般6～10cm），探头与直肠紧密接触，可清晰显示前列腺及大小、形态；测量其各径线后，消毒会阴皮肤及铺消毒洞巾，放置会阴部模板，根据经直肠B超显示的肿瘤大小及形态利用模板依次插入施源器导针，根据经直肠超声显示的施源器导针的位置，调整进针深度等。所用放射源及置管数基本同手术置管。

三、近距离治疗的实施

1. 后装近距离治疗过程

前列腺癌置管完成后，于模拟机上拍盆腔X线片复核施源器导针位置。如果导针位置无误，则参考经直肠B超、CT片和或MRI片，根据肿瘤大小、形态，设计参考点、源驻留位及参考点剂量。

参考点、源驻留位置及参考点剂量等参数选定后，将其输入计算机治疗计划系统。治疗计划系统会根据输入的参数计算等剂量曲线，放疗医师通过计划系统中三维坐标图各轴面上所显示的等剂量曲线验证各临床参数是否恰当，必要时予以修正，从而优化治疗计划。

治疗计划完成后，将数据传给后装治疗机，开始进行后装近距离治疗。

2. 后装治疗中各项参数的选择

①置管数及参考点的选择　置管数及参考点的设计应随肿瘤的大小而不同，一般以包含肿瘤边缘（影像学所见）为度，也有人认为可将参考点设置到肿瘤边缘外5mm。我们认为如果病灶很局限，不准备配合外放疗，可将参考点设计到肿瘤边缘外5mm，如果肿瘤较大，准备配合外放疗，则可将参考点设计到包含肿瘤边缘即可。要根据巴黎系统的布源原则及剂量学要求选择置管数及参考点的大小，由于计算机治疗计划系统的应用，使得优选参考点相当方便。

对于恶性肿瘤来说，参考点以内的剂量均高于参考点剂量，这对肿瘤杀伤作用较大；参考点外的较近区域虽然影像学见不到肿瘤，但可能会有一些亚临床灶存在，参考点以外剂量低于参考点剂量，对于治疗这些亚临床灶非常适合。根据距离平方反比定律，参考点稍远区域的剂量即已很小，对正常组织的损伤已经很小。

②源驻留位的选择　对于源驻留位应根据前列腺肿瘤的大小选择，以包含肿瘤边缘为度，不宜过大。

③参考点放射剂量的选择　关于参考点放射剂量目前尚没有定论。章青等采用B超直肠法引导经会阴部模板插植治疗方法为近距离治疗剂量5～8Gy/次，1次/周，共2次，近距离间隙期进行外放疗40Gy，插植当天不进行外放疗，近距离放疗一般从接受外放疗2周后开始。Soumarova等采用经直肠超声指引插植治疗前列腺癌：高剂量率近距离放疗剂量为每次8Gy，共2次。外放疗可在高剂量率后装近距离插植治疗前或插植治疗间期或在插植治疗后，外放疗剂量为45～50Gy。Steven等进行高剂量率近距离放疗的方法为：先进行高剂量率后装插植近距离放疗，剂量18～24Gy/4次，之后休息2～3周行外放疗，总剂量36～39.6Gy。

第九节 前列腺癌高剂量率近距离放疗的疗效

组织间近距离放射治疗主要应用于早期局限性前列腺癌，或少数应用于局部晚期病例。Merrick GS 等报道138例前列腺癌$T_{1a} \sim T_{2b}$，Gleason 评分少于6分，经组织间近距离治疗，97%病人PSA下降到1ng/ml以下，5年无瘤生存率93%；以PSA为指标的10年随访显示，在低危病人中，组织间近距离治疗与外放疗及根治性手术基本相同，在中、高危病人中组织间近距离治疗有更持久地疗效。严重的不良反应发生率很低，性功能障碍发生率5年为50%。Ghilezan等报道了早期前列腺癌以高剂量率（HDR）后装治疗与低剂量率（LDR）粒子治疗临床比较研究的结果。所有病例均为$T \leqslant T_{2B}$、治疗前PSA $\leqslant 10$ 且Gleason 评分$\leqslant 6$。根据患者意愿进行分组，其中^{192}Ir HDR治疗95例，^{103}Pd治疗206例；HDR的剂量为38Gy/4f；低剂量率治疗的剂量为120Gy，两组中共有31%的病例接受了新辅助内分泌治疗以降低腺体的体积，结果表明：HDR和LDR治疗的5年无复发生存率、肿瘤特异生存率和总生存率分别为98%比85%、100%比100%和100%比91%，两组的5年无任何失败生存率分别为98%和92%；LDR组中有3例临床失败，HDR组则无；两组均无死亡病例；结果表明早期前列腺癌HDR单纯近距离放疗的疗效极佳，与LDR相似。Vagas等报道了197例中高危病例（PSA > 10 ng/ml，Gleason 评分$\geqslant 7$）的研究结果，体外照射剂量均为46Gy，近距离治疗剂量分为两组：生物学剂量低剂量（BED=88.2Gy，67例）和高剂量组（BED=116.8Gy，130例）。结果表明高剂量组的5年临床失败率、无临床事件生存率和总生存率均优于低剂量组；多因素分析提示只有放射剂量和Gleason评分两个预后因素与临床失败显著相关；研究证实外放疗配合经距离组织间治疗提高治疗剂量对于中、高危前列腺癌病例可改善临床疗效。章青等采用外放疗结合^{192}Ir模板插植后装近距离治疗前列腺癌15例，结果显示即期疗效显著，80%的患者排尿症状改善，5例于治疗后5个月活检，3例显示癌细胞退化，从正常组织的早期放射反应看，所有病例均能耐受治疗，治疗4年来，无一例发生尿道狭窄，认为外放疗结合^{192}Ir模板插植后装近距离治疗前列腺癌是一种患者能够耐受的新治疗方法，能够提高一定的治疗效果。Hsu等对64例前列腺癌病人在盆腔外照射45Gy后给予HDR近距离治疗追加18Gy/3次，并同时采用激素治疗，随访25～68个月，中位随访50个月，结果4年总的生存率及无病生存率分别为98%和92%；仅1例出现迟发4级胃肠道毒性反应，作者认为HDR近距离治疗前列腺癌是一种有效的补充放射剂量的方法，并且可应用于盆腔外照射及激素治疗后。Kovacs等分析高剂量近距离治疗配合外照射治疗144例局限期前列腺癌，中位年龄68岁，29例T_{1b}-T_{2a} 115例T_{2b}-T_3，外照射治疗剂量40Gy，经超声引导近距离治疗剂量给予15Gy/次，共2次，随访8年（60～171个月），结果显示总的五年生存率71.5%，无病生存率82.6%。

Deger 等1992年12月～2001年3月对444例前列腺癌病人进行^{192}Ir HDR近距离治疗配合三维适形外放疗，$T_1 \sim T_2$病例，外放疗45Gy，T_3病例外放疗50.4Gy。放疗结束后，给予^{192}Ir HDR近距离治疗，近距离剂量为1992年12月～1993年12月每次10Gy，1993年12月之后每次9Gy；共2次；治疗结果显示平均PSA值在治疗后的12个月里从12.8 ng/ml降至0.93ng/ml；24个月降至0.47ng/ml；36个月降至0.30ng/ml；60个月降至0.18ng/ml；

在治疗后24个月活检阴性达到68%；5年生存率93%；Kovacs G等采用高剂量率近距离放疗结合外放疗（HDR-BT）对174例限局性前列腺癌进行治疗，按AJCC/UICC肿瘤分期标准 T_{1b} 2例、T_2 113例、T_3 59例，病人年龄为44～84岁，平均年龄为68.2岁，高分化癌27例，中分化癌87例分化差癌60例中位随访期51.7个月，平均随访期47.1个月，治疗方法为小骨盆外放疗剂量50Gy，之后采用高剂量近距离放疗追加剂量至70Gy，结果显示总的5年生存率为83%，专用生存率为94%，10例病人死亡肿瘤本身，18例死于间发病，21例显示病情进展，其中14例全身转移，5例局部复发，对 T_3 期肿瘤5年无生物化学进展的生存率为79%，无临床进展的5年生存率为73%；副作用为27例出现结肠直肠炎20例出现排尿困难和膀胱炎；他们认为高剂量率近距离放疗和外放疗配合应用是一种较好的治疗前列腺癌的方法，尤其适合治疗局部晚期（T_3）前列腺癌。Rodriguez等采用高剂量率后装近距离放射治疗前列腺癌的研究证实，HDR近距离放疗对前列腺癌具有较高的局部控制率，且并发症的发生率较低，较轻，病人可以接受。Hiratsuka等自1997年10月至2001年7月采用外放疗（EBRT）配合HDR近距离治疗局限期前列腺癌，病人年龄58～81岁，平均71.5岁，12，41，and 18 had Stage T1c，T2，and T3，12例 T_{1c}，41例 T_2，18例 T_3 平均24.2 ng/mL，31例接受新辅助激素治疗，治疗分两阶段，第1阶段进行外放疗，剂量45 Gy/25次，第2阶段HDR近距离治疗，5.5 Gy/次，共3次；随访24至65个月；结果显示随访期内71例病人中69例存活，2例于治疗后3年及4年死于肝癌及胃癌；66例病人PSA在随访期内呈下降趋势；5年控制率为93%。

近年来，计算机技术的飞速发展，使得HDR近距离治疗计划系统不断完善，在原软件基础上创新成三维适形近距离治疗计划软件，从而使前列腺癌的HDR近距离治疗更优；Martin等1997年1月～1999年9月收治102例 $T_{1～3}N_0M_0$ 前列腺癌病人，$T_{1～2}$ 71例，T_3 31例；平均PSA15.3 ng/ml，4个后装针经超声引导，采用基于CT的三维近距离治疗计划，每次5或7Gy，间隔14天后再进行一次HDR近距离治疗；之后给予外放疗39.6～45.0 Gy。在近距离治疗后的2～19个月给予短暂的雄激素抑制疗法；随访2～4年。结果显示，实际2年和3年的生化控制率分别为87%和82%，总的3年生存率90%；急性3级反应4%，迟发3级反应5%，1例病人发生迟发4级反应；作者认为三维HDR近距离治疗结合外放疗是治疗前列腺癌的有效治疗方法；且毒性低，多数病人能够耐受。

第十节 前列腺癌近距离治疗的副反应及并发症

前列腺癌近距离治疗的主要副反应为尿频、尿急、尿痛、排尿困难等症状，一般较轻，病人能够耐受。部分病人可能出现排便困难和性功能障碍，较轻微，据报道近距离治疗发生性功能障碍者约占15%，而外放疗患者发生性功能障碍者高达35%～40%。Soumarova等评价HDR近距离治疗配合外照射治疗的毒性及耐受性，自2004年8月～2005年6月治疗40例 T_{1c}-T_{3a} 前列腺癌，所有病人均给予经超声引导HDR近距离放疗，8Gy/次，共2次，并进行45～50.4Gy的外照射治疗，结果显示对HDR近距离治疗配合外照射治疗前列腺癌病例有很好的耐受性，毒性较低。Wahlgren等分析2000年4月～2003年6月经HDR近距离治疗和去势治疗的525例局部晚期前列腺病人的毒副作用，在治疗前及近距离治疗后的

2～34个月随访中询问的问题包括尿、便及性功能情况；在随访中发现在放疗前给予去势治疗的病人性功能会逐渐发生障碍；在放疗中，尿、便及性功能问题增加，在治疗后的34个月这些问题一直处于高水平，虽然有逐渐减少的趋势，而在外科手术这类问题不会发生。作者认为尽管给予高剂量照射，但HDR近距离治疗产生的毒性反应和其它方法比较是可接受的，随着时间的延长（5～10年），这些症状可以减轻。

前列腺癌近距离治疗的并发症主要与剂量过高有关。最常见的并发症为直肠溃疡，一般发病率1%～2%。泌尿生殖系统并发症约为19%左右，其中包括尿道狭窄或梗阻、尿道坏死、尿失禁、膀胱炎、尿道炎。有人比较近距离放疗和外放疗并发症的发生率，结果为局部控制率和生存率基本相同，但并发症的发生率有一定差异，近距离治疗组为8.5%，外放疗组为14%。

Grills等比较了HDR近距离治疗和LDR近距离治疗前列腺癌的毒性；他们于1999～2001年，采用 ^{192}IrHDR治疗65例，采用 ^{103}PdLDR治疗84例；病人均为临床II起，T_{1c} 或 T_{2a}；PSA小于10 ng/ml，Gleason 6分，HDR剂量38Gy/4次，2次/天，2天内完成；LDR剂量120Gy；结果显示LDR和HDR在随访期的生化控制率分别为97%和98%；尿道狭窄率分别为HDR近距离治疗8%，LDR近距离治疗3%；3年实际阳痿率分别为LDR45%，HDR仅16%；HDR近距离治疗可降低花费16%；两组中均主要是1级并发症，无4级并发症；作者认为单独应用近距离在生化控制率相同的情况下HDR的毒性更小；HDR近距离治疗是一种可接受的、方便的、成本较少的治疗前列腺癌的方法。

第十一节　前列腺癌近距离放疗应注意的问题

前列腺癌高剂量率近距离放疗已经取得一定的疗效。目前主要应注意的问题：

第一，如何更好地提高近距离治疗的局部剂量。肿瘤一般大多为不规则形状，如何更好地适形，是应该解决的一个问题。目前采用插植施源器后，行CT扫描，根据CT进行治疗计划设计，可较好地适应肿瘤的形状，降低正常组织受量，提高肿瘤的组织剂量。但在设计参考点时，应注意该点和直肠等周围正常组织的距离及关系，尽量兼顾直肠等周围正常组织的受量，以减少并发症的发生率。插植时前列腺肿瘤的穿刺技术要求颇高，可采用经会阴部局麻下进针较为安全和准确，不提倡经直肠内穿刺和经膀胱入路。但在操作时应注意。从注射麻药开始就必须将手指插入直肠内作进针的指引或预先插导尿管于膀胱内，防止针刺误穿尿道、膀胱和直肠，引起不必要的并发症。要避免前列腺区一次性过高剂量。

第二，应注意和其它治疗方法的配合。目前近距离放疗和外放疗配合应用较多，但在剂量的分配上，各医院相差较大。我们认为应根据病灶的恶性程度及大小分配外放疗和近距离放疗的剂量大小。为更好地提高局部控制率及降低远处转移率，也可配合其它方法，如化疗、雄激素抑制剂、加温等。目前，有人采用新辅助治疗，取得一定效果，其方法为在放疗前，先给一种药物，使肿瘤缩小，之后再放疗，那么，给予相同的放射剂量就可提高前列腺癌治疗的增益比。

第十二节 前列腺癌近距离放疗的展望

大量资料显示外放疗和根治性手术的5年生存率没有明显的差异，但外放疗所导致的放射并发症限制了外放疗的广泛应用，且外放疗后仍有17%～26%的复发率。所以探讨前列腺癌的较有效治疗方法是非常有意义的。前列腺癌高剂量率近距离插植放疗，所用时间短，单次剂量高，经济实用，从以往的资料看治疗效果并不低于低剂量率近距离放疗，所以受到患者的欢迎。但应注意高剂量率近距离治疗所造成的晚期组织损伤可能稍大于低剂量率近距离放疗。所以应注意探讨有关参考点大小、剂量、源驻留点等参数的选择问题，最大限度提高肿瘤局部剂量，降低周围正常组织受量，以最大限度减轻正常组织的放射损伤。近年来将CT或MRI扫描作为引导置入放射源，更为准确，更便于治疗计划设计及优化，是一种较好的方法应值得推广及借鉴。治疗计划系统发展使得三维适形HDR近距离治疗成为可能，为HDR治疗的完善奠定了很好的基础。还应进一步探讨高剂量率近距离治疗和其它治疗方法的结合方式，序贯次序等，以期望获得疗效的进一步提高。

（康静波）

参考文献

1. Rush JB, Thomas MD. Quality assurance of HDR prostate plans: program implementation at a community hospital. Med Dosim. 2005, 30 (4): 243-248
2. Rush JB, Thomas MD. Quality assurance of HDR prostate plans: program implementation at a community hospital. Med Dosim. 2005, 30 (4): 243-8
3. Kim Y, Hsu IC, Lessard E, et al. Dosimetric impact of prostate volume change between CT-based HDR brachytherapy fractions. Int J Radiat Oncol Biol Phys. 2004, 59 (4): 1208-1216
4. Menard C, Susil RC, Choyke P, et al. MRI-guided HDR prostate brachytherapy in standard 1.5T scanner. Int J Radiat Oncol Biol Phys. 2004, 59 (5): 1414-1423
5. Citrin D, Ning H, Guion P, et al. Inverse treatment planning based on MRI for HDR prostate brachytherapy. Int J Radiat Oncol Biol Phys. 2005, 61 (4): 1267-1275
6. Hsu IC, Cabrera AR, Weinberg V, et al. Combined modality treatment with high-dose-rate brachytherapy boost for locally advanced prostate cancer. Brachytherapy. 2005, 4 (3): 202-206
7. Devic S, Vuong T, Moftah B. Advantages of inflatable multichannel endorectal applicator in the neo-adjuvant treatment of patients with locally advanced rectal cancer with HDR brachytherapy. J Appl Clin Med Phys. 2005, 6 (2): 44-49
8. Merrick GS, Butler WM, Lief JH, et al. Brachytherapy comparable with radical prostatectomy and external-beam radiation for clinically localized prostate cancer. Tech Urol. 2001, 7 (1):12-19

9. Ghilezan M, VargasC, Gustafson G, et al. Similar 5 year clinical outcome for high dose rate (HDR) brachytherapy (BT) for early prostate patients. Int J Radiat Oncol Biol Phys.2005, 63 (Suppl): S37

10. Soumarova R, Homola L, Stursa M, et al. Acute adverse effects of high dose brachytherapy in combination with external radiotherapy in localized prostate cancer. Cas Lek Cesk. 2006, 145 (1): 43-49

11. Vargas C, Martinez AA, Boike T, et al. Long term survival benefit of a prospective dose escalation trial using high dose rate (HDR) brachytherapy.Int J Radiat Oncol Biol Phys.2005, 63 (Suppl): S37-38

12. Wang JZ, Li XA. Evaluation of external beam radiotherapy and brachytherapy for localized prostate cancer using equivalent uniform dose. Med Phys. 2003, 30 (1): 34-40

13. Niehoff P, Loch T, Nurnberg N, et al. Feasibility and preliminary outcome of salvage combined HDR brachytherapy and external beam radiotherapy (EBRT) for local recurrences after radical prostatectomy. Brachytherapy. 2005, 4 (2): 141-145

14. Pinkawa M, Fischedick K, Treusacher P, et al. Dose-volume impact in high-dose-rate Iridium-192 brachytherapy as a boost to external beam radiotherapy for localized prostate cancer-a phase II study. Radiother Oncol. 2006, 78 (1): 414-416

15. 章青,徐钧,姜瑞瑶,等.外照射结合Ir-192模板插植后装治疗前列腺癌.中国癌症杂志, 1999, 9 (4): 315-316

16. 陈炜,郑克立,梅骅,等.经直肠超声诊断前列腺及精囊疾病863例.实用医学杂志, 1999, 15 (8): 603-604.

17. Vicini FA, Vargas C, Edmundson G, et al. The role of high-dose rate brachytherapy in locally advanced prostate cancer.Semin Radiat Oncol. 2003, 13 (2): 98-108

18. Kovacs G, Galalae R. Fractionated perineal high-dose-rate temporary brachytherapy combined with external beam radiation in the treatment of localized prostate cancer: is lymph node sampling necessary? Cancer Radiother. 2003, 7 (2): 100-106

19. Pellizzon AC, Salvajoli JV, et al. Needle displacement during high-dose-rate afterloading brachytherapy boost and conventional external beam radiation therapy for initial and local advanced prostate cancer. Urol Int. 2003, 70 (3): 200-204

20. Prada Gomez PJ, de la Rua Calderon A, et al. High dose brachytherapy (real time) in patients with intermediate- or high-risk prostate cancer: technical description and preliminary experience. Clin Transl Oncol. 2005, 7 (9): 389-397

21. Duchesne GM, Das R, Toye W, et al. Dose distribution and morbidity after high dose rate brachytherapy for prostate cancer: influence of V150 and V200 parameters. Australas Radiol. 2002, 46 (4): 384-389

22. Deger S, Boehmer D, Turk I, et al. High dose rate brachytherapy of localized prostate cancer. Eur Urol. 2002, 41 (4): 420-426

23. Deger S, Boehmer D, Roigas J. High dose rate (HDR) brachytherapy with conformal radiation therapy for localized prostate cancer. Eur Urol. 2005, 47 (4): 441-448
24. Hiratsuka J, Jo Y Yoshida K, et al. Clinical results of combined treatment conformal high-dose-rate iridium-192 brachytherapy and external beam radiotherapy using staging lymphadenectomy for localized prostate cancer. Int J Radiat Oncol Biol Phys. 2004, 59 (3): 684-690
25. Wahlgren T, Nilsson S, Ryberg M, et al. Combined curative radiotherapy including HDR brachytherapy and androgen deprivation in localized prostate cancer: a prospective assessment of acute and late treatment toxicity. Acta Oncol. 2005, 44 (6): 633-643
26. Astrom L, Pedersen D, Mercke C, et al. Long-term outcome of high dose rate brachytherapy in radiotherapy of localised prostate cancer. Radiother Oncol. 2005, 74 (2): 157-161
27. Ghilezan M, Vargas C, Gustafson G, et al. Similar 5 year clinical outcome for high dose rate (HDR) brachytherapy (BT) for early prostate patients. Int J Radiat Oncol Biol Phys, 2005, 63 (Suppl): S37
28. Cosset JM, Haie MC. Brachytherapy for prostate cancer: high dose rate or low-dose rate? Cancer Radiother. 2005, 9 (8): 610-619
29. Jo Y, Junichi H, Tomohiro F, et al. Radical prostatectomy versus high-dose rate brachytherapy for prostate cancer: effects on health-related quality of life. BJU Int. 2005, 96 (1): 43-47
30. Kovacs G, Galalae R, Loch T, et al. High dosage brachytherapy and external irradiation of localized prostate carcinoma-results at the Kiel University Clinic. Sch weiz Rundsch Med Prax, 2001, 90 (38): 1617-1622
31. Nickers P, Thissen B, Jansen N, et al. ^{192}Ir or ^{125}I prostate brachytherapy as a boost to external beam radiotherapy in locally advanced prostatic cancer: a dosimetric point of view. Radiother Oncol. 2006, 78 (1): 47-52
32. Martinez AA, Gustafson G, Gonzalez J, et al. Dose escalation using conformal high-dose-rate brachytherapy improves outcome in unfavorable prostate cancer. Int J Radiat Oncol Biol Phys. 2002, 53 (2): 316-327
33. Wahlgren T, Nilsson S, Ryberg M, et al. Combined curative radiotherapy including HDR brachytherapy and androgen deprivation in localized prostate cancer: a prospective assessment of acute and late treatment toxicity. Acta Oncol. 2005, 44 (6): 633-643
34. Wahlgren T, Brandberg Y, Haggarth L, et al. Health-related quality of life in men after treatment of localized prostate cancer with external beam radiotherapy combined with (192) Ir brachytherapy: a prospective study of 93 cases using the EORTC questionnaires QLQ-C30 and QLQ-PR25. Int J Radiat Oncol Biol Phys. 2004, 60 (1): 51-59
35. Lev EL, Eller LS, Gejerman G, et al. Quality of life of men treated with brachytherapies for prostate cancer. Health Qual Life Outcomes. 2004, 2 (1): 28
36. Martin T, Roddiger S, Kurek R, et al. 3D conformal HDR brachytherapy and external beam irradiation combined with temporary androgen deprivation in the treatment of localized prostate cancer. Radiother Oncol. 2004, 71 (1): 35-41

37. Pellizzon AC, Salvajoli JV, Maia MA, et al. Late urinary morbidity with high dose prostate brachytherapy as a boost to conventional external beam radiation therapy for local and locally advanced prostate cancer. J Urol. 2004, 171 (3): 1105-1108
38. Grills IS, Martinez AA, Hollander M, et al. High dose rate brachytherapy as prostate cancer monotherapy reduces toxicity compared to low dose rate palladium seeds. J Urol. 2004, 171 (3): 1098-1104
39. Akimoto T, Katoh H, Noda SE, et al. Acute genitourinary toxicity after high dose rate (HDR) brachytherapy combined with hypofractionated external-beam radiation therapy for localized prostate cancer: Second analysis to determine the correlation between the urethral dose in HDR brachytherapy and the severity of acute genitourinary toxicity. Int J Radiat Oncol Biol Phys. 2005, 63 (2): 472-478
40. Morton GC. The emerging role of high-dose-rate brachytherapy for prostate cancer. Clin Oncol (R Coll Radiol). 2005, 17 (4): 219-27
41. Akimoto T, Katoh H, Kitamoto Y. Anatomy-based inverse optimization in high-dose-rate brachytherapy combined with hypofractionated external beam radiotherapy for localized prostate cancer: comparison of incidence of acute genitourinary toxicity between anatomy-based inverse optimization and geometric optimization. Int J Radiat Oncol Biol Phys. 2006, 64 (5): 1360-1366
42. Mahmoudieh A, Tremblay C, Beaulieu L, et al. Anatomy-based inverse planning dose optimization in HDR prostate implant: a toxicity study. Radiother Oncol. 2005, 75 (3): 318-324
43. Yorozu A, Toya K, Ohashi T, et al. Brachytherapy for prostate cancer. Gan To Kagaku Ryoho. 2006, 33 (4): 424-427

第 7 章

放射性粒子永久植入治疗的基本概念

第一节 简 介

放射性粒子近距离治疗前列腺癌是放射治疗的一种形式。近距离治疗是指利用特殊的设备，在CT和/或B超引导下，通过特殊的引导系统将放射源直接放入前列腺体内，通过放射性核素持续释放射线达到对肿瘤细胞的杀伤目的。前列腺癌近距离治疗包括短暂插植治疗和永久植入治疗两种。前列腺癌近距离治疗的主要优势在于提高了前列腺靶区的局部剂量，减轻周围正常组织的损伤。对于男性早期前列腺癌，超声和模板引导放射性粒子植入治疗是一种非常有效和合理的治疗手段。

第二节 放射性粒子近距离治疗的合理性

放射治疗的原则是提高肿瘤局部剂量，降低周围正常组织的照射剂量。前列腺癌外照射的局部控制率与受照射剂量呈线性关系。理论上已经证明，与常规外放疗相比，适形外放疗和近距离治疗能够提高前列腺癌的局部控制率。预测前列腺癌预后的两个重要参数PSA和针吸活检均证实70Gy以上剂量照射，具有较理想的预后。Leibel报道81Gy三维适形放疗，只有12%针吸活检阳性。由于前列腺周围正常组织对射线的耐受性较差，常规外照射剂量被限制在66～70Gy之间。因此，人们试图努力通过更复杂和更精密的放疗技术来提高前列腺的局部剂量，而同时减少直肠和膀胱的照射剂量。如适形放疗、调强放疗、质子和粒子治疗等无不都是向这一目标努力。

对于早期前列腺癌，经会阴穿刺粒子植入治疗与外放疗、根治手术和既往的插植技术相比，具有很大的优势。这些优势包括：①治疗前有三维治疗计划系统指导；②粒子精确植入技术的应用，包括超声和CT或MRI影像学引导；③较高的等效生物剂量，粒子治疗剂量一般>120Gy；④前列腺靶区高剂量适形，局部剂量高，而同时周围又能植入粒子；⑤操作简便，门诊治疗；⑥低并发症和 ⑦PSA无进展生存率与外放疗和根治性手术比较相当或占优。不利的条件是：①前列腺癌近距离治疗需要一支技术全面和精湛的队伍，包括泌尿外科、超声诊断科、放射治疗科等技术人员；②目前国际尚没有统一的剂量标准；③患者没有统一严格的选择标准；④与其它治疗手段相比，缺少严格多中心随机对比研究。

第三节 放射性粒子近距离治疗前列腺癌的历史

1903年Alexander Graham Bell提出将放射性粒子植入肿瘤可能是一种有效控制肿瘤的手段，而保证控制肿瘤和周围正常组织损伤的关键取决于粒子放置的位置精确与否。20世纪70年代美国纽约Memorial Sloan Kettering医院创立的早期耻骨后开放剖腹术不能保证近距离治疗学家在手术过程中很清楚地看到或根据计划放置粒子针或粒子。另外，当时没有计算机三维治疗计划系统，只是根据列解图决定粒子植入的位置和数量。因此，利用开放剖腹术和列解图法进行的前列腺粒子植入治疗无法保证粒子在前列腺内空间分布均匀性。这样，只有那些受到适量照射和早期患者能够取得较好的疗效。

影响粒子近距离治疗疗效的技术是关键。由于开放剖腹粒子植入技术的疗效不如外放疗，因此，20世纪80年代，这一技术曾一度被摒弃。80年代后，经直肠超声和计算机三维治疗计划系统的出现，使前列腺粒子永久植入技术焕发了青春、治疗质量和疗效得到了明显的提高。

第四节 放射性粒子植入治疗前列腺癌的技术改进

一、经直肠超声检查

与开放剖腹术相比，经直肠超声检查可使近距离治疗医生在粒子植入之前就能够利用CT或MRI构建出前列腺的三维立体图像，创建理想的治疗计划模型。治疗时配合模板引导系统，这样就保证了术中粒子植入针的准确插植和植入粒子位置的精确。

二、治疗计划系统

计算机剂量计划系统已经进入临床，这套软件专为前列腺癌粒子植入治疗特殊设计。随着这些技术的出现，粒子植入可以术前模拟计划、治疗，而且可以根据前列腺的大小和形状进行调整。治疗前的计划保证了治疗医生在治疗前即可明确植入的粒子数、粒子强度、靶区和周围重要脏器的剂量。

三、粒子植入治疗的核素

目前常用的粒子植入治疗核素为^{125}I（碘-125）和^{103}Pd（钯-103）。这些放射性核素均释放低能γ射线，穿透距离较短，衰减迅速，膀胱、直肠和尿道可避免高剂量的照射。由于它们释放射线的能量较低，医护人员的防护变得相对容易。20世纪60年代美国研制生产出^{125}I粒子，直径为0.45cm，长度0.8cm，镍钛合金包鞘。图1为6711型^{125}I粒子模式图。80年代生产出了^{103}Pd粒子，见图2。

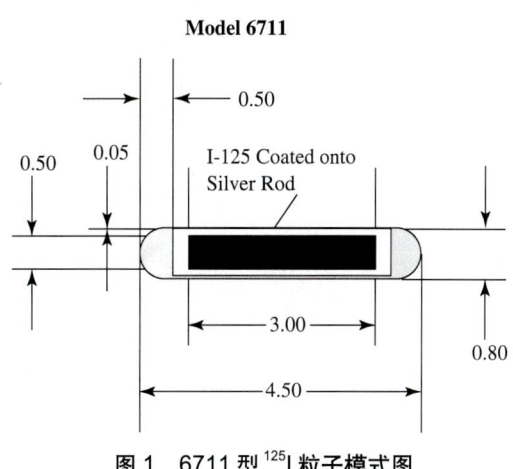

图1 6711型^{125}I粒子模式图

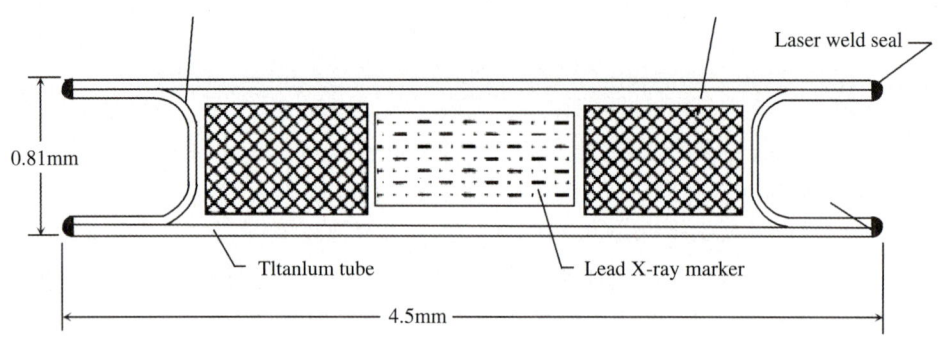

图2 ¹⁰³Pd粒子模式图

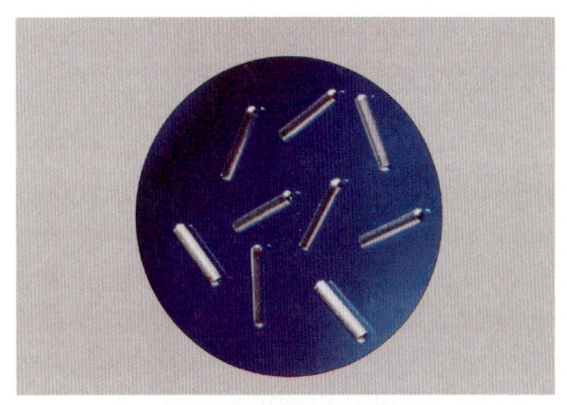

图3 浙江宁波君安公司生产的 ¹²⁵I 粒子

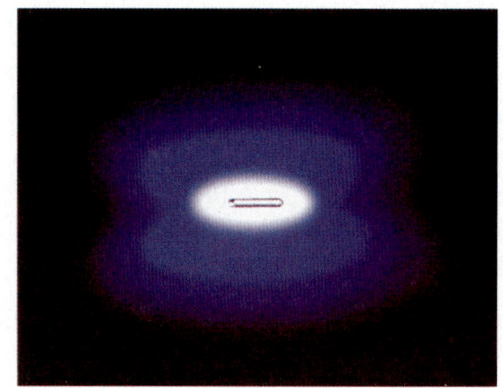

图4 ¹²⁵I 粒子剂量分布

1998年10月我国正式启动放射性¹²⁵I粒子研制开发工作，2000年中国原子能科学研究院成功研制出我国具有独立知识产权的6711型放射性¹²⁵I粒子，进入临床实验，2001年通过我国药品监督管理局批准正式进入临床使用，为我国开展这项这项临床工作奠定了坚实的基础。2002年浙江君安公司也生产出放射性¹²⁵I粒子，获得审批。2003年中国原子能科学研究院又成功研制出¹⁰³Pd粒子，目前已经完成临床实验。图4示我国原子能研究院生产的6711型¹²⁵I粒子剂量分布图。但是目前我国关于单个粒子各种物理学和剂量参数测定工作尚没有开展。

¹²⁵I粒子和¹⁰³Pd粒子的主要差异是初始剂量率的不同。¹²⁵I粒子释放低能光子（27keV），剂量率为8～10cGy/h，半衰期60天。¹⁰³Pd粒子也释放低能光子，剂量率较高为20～24cGy，半衰期17天。关于两种核素剂量率的明显差异尚有争议。Ling等根据实验数据提出的数学模型，认为¹²⁵I粒子适于增殖较慢肿瘤的治疗，如前列腺癌；而¹⁰³Pd粒子适于增殖较快肿瘤的治疗，但临床研究应用并没有证实以上的推论。因此建立在肿瘤分级基础上的核素选择规则是无效的。因为，根据临床肿瘤局部控制率，两种核素治疗的疗效是没有区别的。目前，在大多数治疗中心，¹²⁵I粒子主要用于分化好到中等度分化肿瘤的治疗（Gleason 2～7级），¹⁰³Pd粒子用于分化较差肿瘤的治疗（Gleason 6～10级）。未来的临床研究希望能够明确是否根据不同的肿瘤分级，选用不同的核素。粒子近距离治疗的核素特征见表1。

表1 近距离治疗核素的特征

	^{125}I	^{103}Pd	^{192}Ir
半衰期	60.2d	17d	74d
平均能量	27.4keV	21keV	380keV
源长	4.5mm	4.5mm	
直径	0.8mm	0.8mm	
标记物长度	3mmAg	1mmPb	
初始剂量率	7.7cGy/h	18cGy/h	40cGy/h
半价层	0.025mmPb	0.008mmPb	6.3cm 组织

四、短暂插植治疗使用的核素

短暂粒子插植治疗是指利用特殊的设备将放射源放置到指定肿瘤靶区,经过一定时间照射后取出放射源。短暂插植治疗一般要求放射源能量较高,如^{192}Ir等。^{192}Ir主要释放高能γ射线,平均能量400keV,半衰期72天,适用于短暂插植粒子治疗。操作过程主要是利用后装导管插入前列腺,计算机控制将^{192}Ir放射源输送到前列腺内的指定位置,经过一定时间照射达到处方剂量后,通过计算机控制将放射源取出。高剂量的^{192}Ir放射源可焊接在导丝上,也可以精确地分布在聚乙烯导管内,制成串源。由于^{192}Ir粒子源含有高能量γ射线成分,短暂插植治疗需要非常复杂的防护空间和设备,因此临床开展遇到诸多困难。前列腺癌短暂插植放射性粒子治疗与永久植入治疗比较见表2。

表2 前列腺癌短暂插植和永久植入比较

	短暂低剂量率植入	短暂低剂量率植入	永久植入
核素	^{192}Ir	^{192}Ir	^{125}I, ^{103}Pd
术前计划	需要	需要	需要
施源器数量	单个	多个	单个
住院	必需	可选择	不必需
剂量优化	针植入后剂量优化受限	针植入后可调整剂量	粒子植入后不能调整
工作人员安全	主要考虑	不必考虑	不必考虑
适应证	T_{2b}-T_3	T_{2b}-T_3	T_{1c}-T_3
外放疗	必需	必需	早期,预后佳者不必加

早期临床使用的放射性粒子主要是^{226}Ra、^{222}Rn和^{192}Ir等。这些核素均释放中到高能γ射线,防护颇难处理。前两种核素目前已经停止使用,^{192}Ir仍用于短暂插植治疗和后装治疗。目前临床常用的永久性植入粒子主要包括^{125}I和^{103}Pd。^{226}Ra、^{192}Ir和^{125}I粒子特性比较见表3。

表3 ^{226}Ra、^{192}Ir 和 ^{125}I 粒子源比较

	^{226}Ra	^{192}Ir	^{125}I
植入类型	短暂	短暂	永久
半衰期	1600 年	74 天	60.2 天
平均光子能量	780keV	350keV	28keV
每颗粒子临床平均活度	0.5mg	0.5mg Ra eq	0.5mCi
肿瘤周边剂量	6000cGy/w	6000cGy/w	1200cGy/a
初始剂量率	50mR/h	30mR/h	<1mR/h
半价层（铅）	7cm	1.5cm	0.5cm

五、放射性粒子植入治疗的剂量学描述

1. 匹配周边剂量（Matched Peripheral Dose，MPD）

由于描述射线是由单个源或粒子发出，因此，短暂或永久粒子植入治疗都存在着剂量不均匀性。为了统一处方剂量标准，将处方剂量作为MPD。MPD是指与前列腺大小平均一样的一个椭圆体积相等的体积剂量。大多数实践者认为处方剂量是包括了靶体积的剂量。典型的前列腺癌靶体积包括整个前列腺和一小部分周围正常组织。

2. 处方剂量（Prescription Dose，PD）

^{125}I 粒子永久植入治疗的标准处方剂量为 145Gy，^{103}Pd 粒子是 115Gy。目前剂量—生存曲线尚不能得到，但是一系列的研究提示，当 90% 前列腺体积接受 ^{125}I 粒子低于 100～140Gy 照射时，局部复发率最高。

^{103}Pd 粒子 115Gy 的处方剂量和 ^{125}I 粒子 145Gy 的处方剂量是不同的，因为它们的剂量率不同，但是这一剂量是生物等效的。与外照射比较，生物等效剂量为 120Gy。见表4。

表4 不同放疗技术剂量与生物等效剂量

治疗	剂量	RBE
常规外放疗	66～70Gy	66～70Gy
适形外放疗	75～80Gy	75～80Gy
调强外放疗	72～78Gy	72～78Gy
质子	74～75Gy	74～75Gy
短暂粒子治疗	60～64Gy	71～72Gy
永久粒子治疗	145Gy	120Gy

3. 外照射与放射性粒子植入治疗的结合

如果粒子治疗需要配合外放疗，那么，外照射剂量为 45Gy，之后 ^{125}I 粒子的处方剂量为 110Gy，^{103}Pd 粒子的处方剂量为 90Gy。常用 ^{125}I 粒子每个源源强为 0.28～0.37mCi，但是有些作者通常使用较高源强的粒子，每个粒子 0.4～0.6mCi。^{103}Pd 粒子常用的源强

为 1.0～1.4mCi。根据我们的经验，^{125}I 粒子活度最好不要超过 0.4 mCi，粒子活度过高可能导致并发症的发生率升高和增加了治疗难度。

4. 剂量

MPD和处方剂量只是描述了周边或靶体积的剂量。腺体和肿瘤中心实际剂量可能较高（^{125}I粒子是200～300Gy）。中心剂量往往由于源活度和粒子植入的差异而产生较大的变异。目前使用的剂量标准是在Manchester（周边布源）和Quimby（均匀分布）系统上改进而成。需要强调的是，在粒子植入治疗前列腺癌时一定要牢记以下4个关键结构：膀胱、尿道、直肠和神经。

5. 布源原则

根据粒子能量和腺体中心接受足够剂量照射的要求，周边布源是将大多数粒子放置在腺体的周边。这一技术的优点是避免了中心高剂量，尤其是中心尿道。然而这一技术有可能造成周边直肠和神经的高剂量。因为植入粒子较少，因此每一个粒子植入位置都变得十分关键。

6. 均一布源原则

均一布源的原则强调的是放射源分布的均一性，以一个厘米间隔植入粒子，涵盖整个前列腺。根据前列腺的解剖结构再进行周边和中心粒子植入位置的调整。改进均一布源技术的优点在于它比周边布源技术需要更多的粒子，同时任何一点的剂量较少依赖邻近粒子剂量的贡献。因此与依赖较少粒子和较高源强的周边布源法相比，更容易忽略不计。然而，如果严格遵循均一布源规则，将导致尿道区高剂量，尤其体积较大的前列腺。实际工作中，放射性粒子植入和计划是一门艺术，需要经常考虑两方面的因素以降低关键解剖结构的照射剂量。临床研究需要证实哪种布源方式更好。因为这些治疗计划和粒子植入原则的差别对肿瘤局部控制率和并发症的发生均具有潜在的影响。

第五节　三维治疗计划系统

一、确定靶体积和危险器官

利用超声从前列腺底到顶，以5mm层厚扫描，每个层面上勾画出靶区轮廓，这一过程称为体积研究。通常前列腺的底和顶部图像，靶体积略微大于前列腺的实际大小。有一些治疗中心勾勒体积较大。但是是否较大的靶体积能够增加并发症或改善疗效尚不清楚。美国西雅图前列腺研究所决定靶体积的操作原则如下：

1. 精囊

为了保证前列腺底部接受足够剂量照射，精囊可能包括在靶体积内，但是并不提倡将所有的精囊均包括在靶体积内。

2. 前列腺底

为了包括前列腺底部，可以适当放大靶体积。通常在这一层面的靶体积与下一层的体积一致。

3. 前列腺中部

前列腺中部的靶体积与前列腺的体积一致。前界不能超出图像上最前部的边界。侧界根据医生和肿瘤位置决定。后界无边界。

4. 前列腺顶

为了使浸出前列腺的部分也能得到适当剂量照射，在前列腺顶部也要勾画出较大的前界、侧界和后界。

5. 尿道

尿道通常偏离腺体中心。通过注射空气对比剂可以在体积研究时清楚的显示。放置导尿管可能扭曲这些解剖结构。

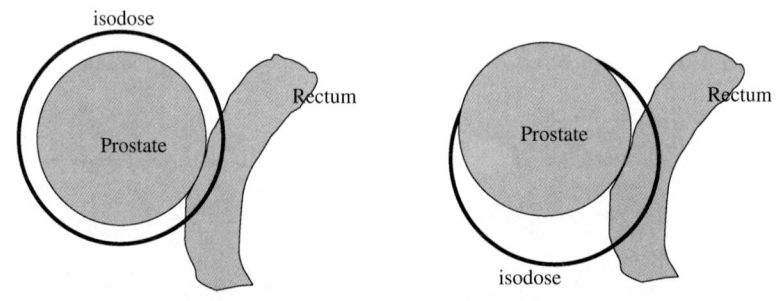

图 5　前列腺与直肠关系

二、前计划（pre-plan）

超声体积研究和明确靶体积后，利用计算机计划系统计划、模拟针的位置和粒子分布。与早期和列解图方法相比，这些治疗前计划系统能够真正地构建前列腺和周围解剖结构。通过调整粒子空间分布和源活度使前列腺得到最佳剂量照射，同时降低尿道、膀胱和直肠的受照剂量。之后决定放射源的类型、活度和植入粒子数，个体化定购。利用计划好的植入针和粒子空间分布图作为精确的指导，这里主要描述的是前装粒子植入的计划和要求，而术中适时计划指导可以节省这些工作。

三、术中计划

一些治疗中心提倡术中计划。这一方法有时指"real time"剂量，但是这个术语有误导作用。有些治疗中心利用列解图在粒子植入之前进行治疗计划，决定植入粒子数，但是由于没有根据粒子空间分布要求进行计划，而且在预知腺体大小和形状之前已经定购了粒子，因此源活度不能得到保证。倡导者指出这一系统可以根据因激素治疗引起前列腺大小的变化而进行了调整，但是没有临床研究证明这一主张是有效的或提高了疗效。我们推荐使用术中计划，主要考虑术前计划与术中实际操作中存在误差，术中计划应该是最接近肿瘤的实际情况，包括尿道、膀胱和直肠等重要危险器官。目前的问题是只有进口计划可以实现术中适时计划指导粒子植入，而国产计划尚在许多技术环节上不能达到这一要求。

四、经直肠超声引导放射性粒子植入治疗

目前大多数治疗中心使用经会阴模板指导和经直肠超声引导技术进行放射性粒子植入治疗前列腺癌（见图6）。CT或MRI指导方法也在一些中心使用。泌尿学家、放疗学家和物

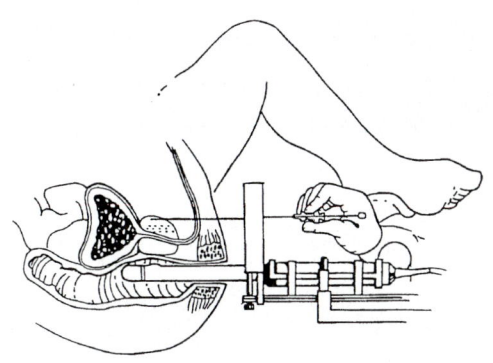

图6　经直肠超声引导粒子植入治疗模式图

理师可以成功掌握并实施经会阴引导治疗前列腺癌技术。

粒子植入之前，可以将粒子放在植入针中或放在Mick枪的粒子仓内。尽管可以根据不同的需要选择这两种技术当中的一种，但是尚没有研究比较它们的剂量差异。植入针携带粒子的优点是适用于强直的粒子链，而Mick技术只适用于单个粒子。Tapen研究发现，使用粒子链可以显著降低粒子的迁徙。

第六节　放射性粒子植入治疗适应证

患者需要进行粒子植入治疗时，首先必须满足一定的技术要求。如果患者满足了这些条件，那么就可以根据临床指征决定是否行单纯粒子植入治疗，还是与外放疗结合。

一、技术指征

患者腺体＞60gms和较大TURP缺陷时不适合粒子植入治疗（大的腺体通常可以通过激素阻断疗法使其体积缩小到适于粒子治疗）。大的TURP缺陷会影响粒子的插植和分布。在西雅图的系列研究中，TURP缺陷的患者发生尿失禁的风险较大。

二、临床指征

三维适形外放疗或粒子植入治疗，适于肿瘤局限在腺体内的患者，而对于那些肿瘤超出腺体者，通常需要进行外放疗与粒子植入联合应用。问题的关键是如何判定哪些患者适于局部治疗，哪些患者适于联合治疗。

三、超出局部治疗范围的肿瘤

Partin等建立了一个临床判定肿瘤是否浸出前列腺的标准，即分期、分级和PSA。同时将前列腺癌外侵（extraprostatic，EPE）分为淋巴结侵犯、精囊侵犯和包膜侵犯（seminal vesicle and capsular penetration，ECP）。整个（Total ECP）ECP高危因素包括：淋巴结受累、精囊受累加上ECP。由于穿透包膜距离很短（1～7mm），因此手术和粒子植入治疗完全可以包括整个体积。Epstein等阐明，患者病理诊断ECP，淋巴结和精囊未受累，Gleason分级≤6者，RP后7年失败的危险为25%。对这些患者，低局部失败率是由于ECP的距离短。很矛盾的是Gleason分级≥7，淋巴结和精囊均未受累的患者局部失败率为50%。因此，肿瘤超出局部治疗（手术或植入）范围可以表现为ECP加上淋巴和精囊受累的百分比。将这些危险因素相加，25%（Gleason≤6）或50%（Gleason≥7）和淋巴结、精囊受累，临床医生就可预测超出局部治疗的危险。这一预测可以帮助医生决定是否加外放疗。

1. 低危组

根据Partin的原则和近来临床研究结果，可将前列腺癌患者分为低危和高危两组，低危组适于粒子植入治疗，高危组适于外放疗与粒子联合治疗。

一般来讲，低危组患者包括：T1、T2a、PSA＜10ng/ml和Gleason分级为2~6，这些患者适于单独粒子植入治疗。尽管这些指标对指导临床粒子治疗是有帮助的，但是其它的临床因素也需要考虑。过去认为外膜侵犯和多点针吸活检阳性是肿瘤穿透包膜的危险因素。进一步研究需要明确这些因素在患者选择中的作用。有些学者提倡对所有患者都给予外放疗与粒子植入治疗结合，但是根据目前的资料似乎是不合理。外放疗与粒子植入治疗联合应用的适应证是肿瘤侵及包膜，在这种条件下外放疗是必须的。这一原则没有鉴别出超过1~5mm、预后好的ECP患者。很明显对于肿瘤局限在前列腺内的、预后好的患者，单纯粒子即可达到非常好的疗效。

2. 高危组

T2b-T2c或PSA＞10ng/ml、或Gleason分级7~10，这些患者需要粒子植入配合外放疗。正确的外放疗射野大小尚没有一致的意见。考虑淋巴结受累的危险和权衡盆腔放疗的得失，对于决定盆腔局部野或前列腺和精囊野是非常有帮助的。

3. 不适于永久粒子植入治疗的患者

T3、N^+和M^+患者不适于永久粒子植入治疗。一部分T3患者可进行短暂^{192}Ir治疗。年龄不是一个决定因素。

4. 粒子植入治疗与外放疗间隔的时间

大多数治疗中心，外放疗先于永久粒子植入治疗。而对于短暂粒子植入治疗，外放疗在粒子治疗之后。间隔时间一般1个月。

第七节 放射性粒子植入治疗的操作流程

一、麻醉

在国外，放射性粒子植入治疗通常在门诊腰麻既可治疗，而在国内我们仍然建议在手术室中进行。麻醉可以全身也可以硬膜外麻醉。

二、超声引导粒子植入

超声引导下，植入针通过特殊的模板插入会阴，达到预先选定好的位置。粒子可通过预先放置的针植入，也可通过Mick施源器植入。通常粒子植入治疗需要80~120个粒子，时间为60分钟。我们的治疗时间与国外报道基本一致。治疗后患者需短期应用抗生素、抗炎和抗痉挛药物。为了判定术中粒子的空间分布，可进行X线检查和超声检查。

三、粒子植入术后的评估

1. 术后评估 (Post-implant assessment)

术后判定粒子的空间分布通常使用X光片、CT或MRI。大多数情况下，CT取代了X光片。CT剂量验证方法可以保证了前列腺的位置准确，等效剂量曲线更加精确显示。但是，CT剂量验证法对于区分前列腺的前缘和周围血管时受到一定程度的限制。另外，术后前列腺的肿胀使得勾勒前列腺的轮廓十分困难。3～4周后进行CT扫描，水肿可充分消退，剂量验证效果得以改善。最近，有人利用MRI进行剂量验证，MRI可以更清晰的勾勒前列腺的轮廓，但是将粒子与组织区分开来也是十分困难的。

2. 剂量一体积直方图 (Dose Volume Histograms, DVH)

目前一个共同认可的、适合的描述粒子植入治疗的定义尚没有。尽管以CT为基础的剂量验证法可以更精确的定量分析粒子植入的质量，但是有许多因素如近距离治疗经验、治疗计划经验、剂量测定原则、粒子植入技术和前列腺体积定义等均可以影响植入治疗的疗效。

DVH计算是近距离治疗学家提出的，是对植入治疗质量进行统一评估的一种尝试。作为一种新的治疗计划的计算方法，DVH是一个剂量与前列腺体积的比较。D_{90}指的是90%前列腺体积所接受的剂量。D_{90}为135Gy的意思是指90%的前列腺体积接受了135Gy的剂量照射。这一术语可以认为是对粒子植入治疗较合适的描述。V_{100}是指前列腺接受100%处方剂量的体积，而且也能反映了粒子植入治疗的质量。例如，V_{100}是95%，意味着有95%的前列腺接受了145Gy的照射。预测并发症发生的指标是V_{150}，指接受150%处方剂量的前列腺体积。理想的D_{90}、V_{100}或V_{150}数值目前尚不清楚，但是有经验的中心应该对每一位患者计算这些数值。建议多一些关于剂量体积直方图方面的临床研究报道。另外，对前列腺癌粒子植入治疗后体积的研究需要提出一个理想的标准。

3. 治疗后临床评估 (Post-Treatment Clinical Assessment)

粒子植入治疗后临床预后的评估是根据PSA和直肠指检，每3个月一次。利用针吸活检评估疗效尚没有统一的结论。1996年ASTRO前列腺癌年会上，学者们普遍认为放疗后针吸活检判定疗效不可取，而且患者难以接受，而PSA测定患者易于接受，非常客观和非常敏感。因此，学者们达成共识，只有当PSA升高、临床怀疑复发和局部治疗不理想时方可行针吸活检。

第八节 经会阴短暂放射性核素插植治疗

^{192}Ir是短暂插植治疗的主要放射源。^{192}Ir既可用于低剂量率核素使用，也可用作为高剂量率核素使用。^{192}Ir短暂插植治疗的优点是可以精确地使理想的剂量适形于前列腺。大多数短暂插植治疗是作为剂量提升，与外放疗结合。目前正进行多种治疗手段联合应用的研究。

短暂插植治疗是在手术或超声模板的直接引导下，将粒子植入针插入前列腺。之后将^{192}Ir粒子放入针内，对指定部位进行短暂治疗。低剂量率^{192}Ir可以留置几天，高剂量率^{192}Ir可以分次给予4～6Gy，每次2～3.5个小时。外照射在插植前或插植后给予，剂量为45～50Gy。高剂量率插植的优点是可以调整每个放射源的留置时间，这样可以使近距离治疗医生克服任何由于不对称插植针或不对称前列腺轮廓引起的剂量不均匀分布。术后利用CT扫描评估插植针与前列腺的体积关系，这样可以更精确的判定靶区和周围正常组织接受的照射剂量。后装系统可以保证放射源留置在人体内，而工作人员必须离开操作房间，尽可能免于射线照射。

第九节　放射性粒子治疗的临床结果

尽管前列腺癌的研究和治疗水平得到很大程度提高，但是目前尚没有评价不同治疗方法的统一标准。同时由于不确切的分期、缺少临床随机分组研究和周期较长的原因，妨碍了外科手术与放疗疗效的比较。例如，许多手术报道是根据病理分期，而这一点对于外放疗几乎是不可能的。即使是同样的分期，放疗研究也不可能排除淋巴结受累或前列腺外侵的患者。另外一个不利因素是外放疗患者通常初始PSA值较高。因此，有必要改进研究设计、患者分组和评价标准，这样才能使每个治疗手段评判和它们之间的比较更趋合理可信。

无论那种治疗手段，医生都要明白即使10年或更长的时间都有可能发生局部失败。判断预后的因素包括：分期、分级和PSA。

一、分期

对于早期前列腺癌分期是治疗前判断其预后的最重要因素。然而根据分期直接比较手术与外放疗的疗效具有欺骗性，因为放疗患者往往具有较高的PSA值和分级。

二、分级

分级也是一个重要的预后判断因素。例如，Zietman最近报道，高分级或治疗前PSA 15ng/ml以上者预示外放疗后具有较高的局部失败几率。治疗前PSA高于30ng/ml，可单独预示失败。

三、PSA

近来一系列外科和放疗研究报道，PSA是一个重要治疗前判定预后的因素。Zagar等比较了治疗前和治疗后PSA结果，对于外放疗患者，治疗前PSA是反映肿瘤局部控制情况的有效预测指标。

分期和分级是预测前列腺癌局部控制情况的不敏感指标，然而却是判定转移的主要因素。由于分期、分级和PSA是影响前列腺癌外侵预后的主要因素，因此，根据期别、级别和PSA水平对患者进行分组，这对评估治疗手段是非常重要的。

第十节　放射性粒子治疗的疗效判定

一、直肠指检（Digital Rectal Exam）

近来，前列腺癌的疗效分析变得越来越复杂。既往是根据直肠指检判断局部控制情况。然而，直肠指检诊断局部复发往往需要花费10年或更长的时间，因此临床需要更敏感的疗效判定指标，如针吸、绝对PSA和动态PSA检测。

二、针吸活检

外放疗后或近距离治疗后针吸活检（Biopsy）结果具有很大的矛盾性。外放疗后残存癌针吸活检的阳性几率是25%～90%。单纯外放疗后，针吸活检阳性患者中有14%～80%为临床进展。Abadir等报道外放疗与^{125}I粒子联合治疗后针吸活检阳性患者没有明显的疾病进展。外放疗后针吸阳性和它们的预后有时并不完全相关，提示病理学解释具有内在的偏差。由于放疗可以破坏正常细胞的结构，所以分析放疗后的前列腺针吸结果是相当困难的。不增殖的细胞和没有活性细胞常常很容易与癌细胞相混淆。另外那些注定进入增殖死亡的肿瘤细胞，可以存活几个月，甚至2年后针吸活检时才转变为阴性。

有些病理学家认识到这一问题的艰巨性，提出了一个独立的不确定分类（indeterminate category）。然而许多研究报道无法分清是否将这一不确定分类归纳为阳性组。这一不确定分类的预后也不清楚。美国西雅图的研究证实这些针吸不确定患者中有85%随着时间的推移而转变为阴性。

由于缺少病理学统计分析和分类、加之阳性组的标准不确定，使得针吸活检结果比较十分困难。作为疗效判定指标，针吸活检具有一定的局限性。对一部分患者针吸活检标本进行增殖核细胞抗原（PCNA）染色，可以从那些无法确定的细胞中，区分出真正的阳性细胞。在作出疗效判定之前，应该由一个有经验的放射病理学家阅读粒子植入之后针吸活检病理标本。

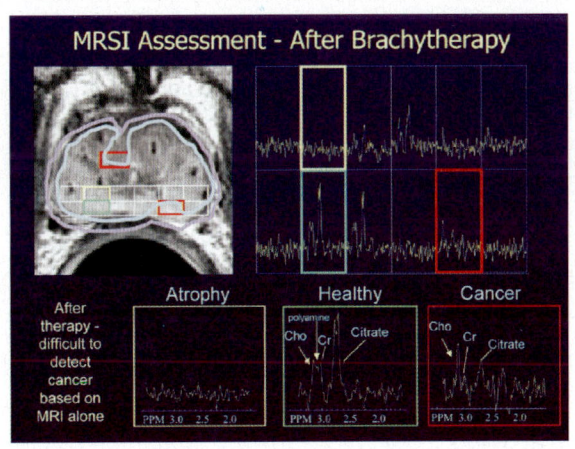

图7　腔内MRI显示粒子植入后D100和70%等剂量曲线分布

三、PSA标准

1. PSA绝对值（Absolute PSA）

近来，大多数前列腺癌根治术和放疗研究支持治疗后PSA生物化学失败作为最早的和最敏感的决定局部控制因素，而且可以作为临床失败的有意义预测因素。术后PSA绝对值应该接近零，然而，大多数手术研究使用0.3～0.6ng/ml的小数表示。对于外放疗和粒子植入治疗，PSA绝对值评定标准为：正常PSA＜4.0ng/ml，PSA＜1.5ng/ml，PSA＜1.0ng/ml或PSA＜0.5ng/ml。PSA绝对值的局限性在于，一部分放疗患者在进行临床分析时并没有达到最低值,因此,作为一个严格的评价标准有低估失败的潜在可能。

2. 无进展 PSA (PSA Progression Free)

1996 年 ASTRO 讨论一致认为将无 PSA 升高或无 PSA 进展生存定义为生物化学控制(Biochemical control)。无PSA进展生存是指连续三次检测无PSA值升高。虽然无进展生存是最敏感的评价指标,但是它的局限在于错误地低估了那些病情稳定,而 PSA 升高最后结局是失败者。

3. PSA 最低值 (Nadir PSA)

外放疗后PSA最低值小于1.0是一个重要的局部控制预后因素。PSA最低值低于0.5ng/ml 与无病生存率提高相关。而 PSA 绝对值在 0.5、1.0 或 4.0 以上时与无病生存相关。因此,这一指标在选择治疗方法或/和术后患者的疗效评价上尚没有明确结论。

第十一节 短暂粒子插植治疗疗效

对于早期和高分期(B2-C)前列腺癌,短暂粒子插植治疗通常在中等剂量外放疗之前或之后作为剂量提升。短暂粒子插植治疗的评价主要是根据组织学的控制情况,见表 5。

表5 ■ 短暂粒子植入治疗:^{192}Ir 治疗后针吸活检结果

作者	病例数	分期	针吸活检(-)
Marinelli	81	A-C	78%
Martinez	18	B2-C	80%
Porter	51	B2-C	84%
Bosch	29	B2-C	50%

短暂粒子插植治疗的组织学局部控制率非常高,而过去低剂量率^{192}Ir插植治疗的并发症也非常明显。七组研究报道,严重的并发症发病率为 10%~20%。近来,一系列报道表明 RTOG 急性Ⅲ~Ⅳ级并发症很少发生。Donnely 报道,使用计算机计划、剂量率 70Gy/h 和低剂量肝素可以明显降低短暂高剂量率^{192}Ir 近距离治疗并发症的发生率。Stromberg 报道了外放疗配合高剂量率^{192}Ir 治疗 T2b、T2c 和 T3 患者,针吸活检结果非常令人鼓舞,局部控制率为 90%,88% 患者 PSA 接近正常。但是有 12% 患者出现持续轻度腹痛。Mate 报道了 103 例 iPSA 低于 10ng/ml 的患者,5 年无 PSA 进展为 90%,而且并发症发生率较低(直肠狭窄 7% 和直肠炎 2%),与永久粒子植入治疗相似。

第十二节 放射性粒子植入治疗的疗效

一、放射性粒子治疗、外放疗和手术

超声引导永久粒子植入治疗前列癌是一种新的技术,目前可得到的结果随访时间均较短,见表 6。许多治疗结果是根据局部控制率、无病生存率、针吸、绝对 PSA 和 PSA 无进

展生存等描述治疗疗效。而每一个指标都有其自身的局限性。由于已经证明PSA升高在临床复发前2～5年即可预测治疗失败，因此，1996年ASTRO前列腺癌研讨会一致推荐无进展生存作为最早的疗效评价标准和指标。后来的随访时间较长的粒子治疗与外科和外放疗疗效的比较均使用了这一标准。但是，应该明白这种比较存在的问题。最好粒子治疗与外科和外放疗患者在同一分期、同一分级之间进行比较。如果可能，也可以根据分期和治疗前PSA水平进行评价。

表6 ■ 放射性粒子植入治疗早期前列腺癌后PSA结果

作者	病例数	分期	治疗	PSA	F/U (a)
Wallner	62	T1, T2	^{125}I	83%	3
Kaye	45	T2a	^{125}I	98%	2
Beyer	465	T1/T2	^{125}I/^{103}Pd	67%	3
Grado	241	T2	^{125}I/^{103}Pd	87%	3
Kaye	31	T2b	XRT+^{125}I	95%	2
Dattoli	72	T2/T3	XRT+^{103}Pd	78%	3

二、手术和粒子植入治疗：PSA-绝对值

术后和放疗后利用PSA绝对值评估疗效的报道不多。大多数外科研究报道认为PSA绝对值小于0.5ng/ml是治疗成功的标准，而近距离治疗的标准是低于4.0ng/ml、1.5ng/ml和1.0ng/ml。表4和表5列举了近来UCLA、Wash大学和John Hopkins医院与Seattle粒子近距离治疗的比较。手术绝对PSA标准为低于0.5ng/ml，永久粒子植入治疗为低于1.0ng/ml结果。近距离治疗与外科疗效5年相似，见表7和表8。

表7 ■ 同期手术与粒子治疗的比较（肿瘤局限）

	作者	病例数	Gleason ≥ 7	初始PSA < 10	> 10
手术	Wash	925	13%	67%	33%
	UCLA	425	--	56%	44%
	Hopkins	955	20%	78%	22%
近距离治疗	Seattle	320	7%	76%	24%

表8 ■ 同期手术与粒子治疗PSA 5年结果比较

	作者	PSA绝对值 < 0.5	PSA < 1.0	无进展
手术	Wash	78%		
	UCLA	80%		
	Hopkins	83%		
近距离治疗	Seattle		83%	91%

三、手术与粒子治疗：PSA – 无进展生存

将 John Hopkins 根治性切除的 T1-2 患者与 Seattle 或 Memorial Sloan Kettering 粒子植入治疗比较，见表9。

表9 ■ 手术与粒子治疗（PSA 无进展）

治疗前 PSA	手术（JHU）	^{125}I（Seattle）	^{125}I（MSKCC）
0～4	92%	98%	100%
4～10	83%	90%	81%
10～20	56%	89%	78%
20+	45%	80%	80%

四、外放疗与粒子治疗：针吸活检结果

前文已经提到，外放疗后针吸活检阳性的结果和几率变化很大。有许多因素影响治疗后针吸活检的结果。表10比较了外放疗与粒子治疗针吸活检的结果。最大的一组前瞻性外放疗针吸活检研究是 Ottawa 报道的 100 例 T1-T3 期研究。

表10 ■ 常规外放疗与粒子治疗针吸活检结果

分期	近距离治疗（Seattle）			外放疗（Ottawa）		
	阳性	阳性和不确定			阳性和不确定	
T1a	0%	0/6	0%	0/6	0%	
T1b/T1c	2%	1/45	26%	12/45	21%	4/19
T2a	2%	3/125	20%	26/125	29%	7/24
T2b	10%	2/22	10%	2/22	28%	10/36
总	3%	6/198	21%	40/192	34%	21/61

在 Seattle 研究中，没有患者接受激素治疗，而 Ottawa 组中有38%的患者接受了激素治疗。Seattle 组中有201例患者进行了粒子植入治疗，6例（3%）针吸阳性，而34例（17%）不确定。如果将 Seattle 的阳性组与不确定组合并，与同样的 Ottawa 结果比较，各期之间相似。

在这些研究当中，什么是影响粒子治疗后或外放疗后针吸活检阳性的重要因素？根据严格针吸活检阳性定义，Seattle 研究组中有5/6或80%针吸活检阳性患者局部复发或远处转移。在 Eastern Virginia 医学院（EVMS）研究组中，81%针吸阳性患者生物化学失败。Ottawa 研究将不确定组包括在阳性组中，结果只有8/26（26%）的生物化学和临床失败。因此不确定组与阳性组的鉴别是最重要的影响因素。在 Seattle 研究组中，有33例患者初始针吸活检属于不确定组，再活检后有28/33（85%）不确定组患者转变为阴性。Seattle 和 Ottawa 的研究提示不确定组最后很有可能转变为阴性，而将这些不确定患者归入阳性组可能高估了临床失败率。未来，寄希望于前列腺核细胞抗原染色来帮助区分是否真正的活检阳性细胞。有必

要进一步研究建立针吸活检结果作为预后的评价指标。

五、外放疗与放射性粒子治疗：PSA – 绝对值

表 11 是 Massachusetts General Hospital（MGH）和 EVMS 外放疗与 Seattle 粒子相同时期治疗结果的比较。外放疗组中 T1 期患者较多，粒子治疗组中低 Gleason 分级者较多。

表 11 ■ 常规放疗与粒子治疗 PSA 绝对值的比较

	MGH	EVMS	Seattle
病例数	307	200	310
随访时间	n/s	3 个月	24 个月
中位随访	49 个月	78 个月	38 个月
T1	35%	28%	17%
Gleason > 6	26%	29%	16%

表 12 比较了两组 PSA 的绝对值。在粒子治疗组中，有 83% 患者 5 年 PSA 小于 1.0ng/ml，而外照射组是 60% ~ 72%。

表 12 ■ 常规外放疗与粒子治疗绝对 PSA 比较

	作者	病例数	分期	PSA < 1.0	PSA > 1.0
外放疗	MGH	307	T1-2	66%	
	EVMS	57	A2		72%
		39	B1		63%
		114	B2		60%
粒子治疗	Seattle	310	T1-2	83%	

六、外放疗与放射性粒子治疗：PSA —无进展生存

由于治疗前分期、分级和 PSA 有明显的差异，因此，难以发现粒子治疗或外放疗相同的 T1 和 T2 期患者。表 11 和表 12 列举了一部分比较研究结果。Zagards 等认为对于外放疗患者，治疗前 PSA 和分级是较分期更具有说服力的独立预后指标。当对治疗前的 PSA 进行等级分组比较时，粒子治疗的 5 年疗效比外放疗好。MDA 研究包括了较高比例 Gleason 7 的患者，大部分病例与 MGH 外放疗组比较具有相似的不良预后。利用无进展 PSA 生存率作为预后指标，近距离治疗似乎疗效占优，有必要进行详细的治疗前 PSA 分级和病理分级的研究，以明确粒子治疗的有效性。

七、外放疗和放射性粒子治疗：PSA 最低值

粒子治疗比常规外放疗可以产生更低的 PSA 最低值。早期前列腺癌粒子治疗加外放疗没有改善预后，见表 13。

表 13 ■ 常规外放疗与粒子治疗后 PSA 进展几率

作者	XRT MGH	XRT MDA	Brachy Seattle
病例数	57	707	310
F/U 最小时间	24 个月	6 个月	24 个月
F/U 平均时间	32 个月	30 个月	38 个月
T1 期	12%	32%	17%
Gleason7+	19%	29%	16%
初始 PSA			
< 10ng/ml	33%	25%	27%
4 ~ 10ng/ml	42%	41%	48%
10 ~ 20ng/ml	25%	34%	25%

表 14 ■ 常规外放疗与粒子治疗 5 年无进展 PSA 生存率

治疗前 PSA	近距离治疗 ^{125}I/^{103}Pd	外放疗 MGH	MDA
0 ~ 4ng/ml	98%	89%	82%
4 ~ 10ng/ml	90%	55%	43%
10 ~ 20ng/ml	84%	52%	32%
20+	68%	22%	12%

MDA：M.D.Anderson Hospital 随访 4 年，包括部分 T3 和 T4 期患者

表 15 ■ PSA 最低值和持续时间（T1c-T2b）

作者	治疗	平均 iPSA	平均 F.U	最低值 < 0.5 的几率 %	最低值 < 1.0 的几率 %
Blasko	粒子	7.0	6 年	75%	81%
Critz	粒子 + XRT	8.1	6 年	80%	89%
D'A mico	XRT	8.1	3 年	38%	65%
Roach	EBRT	8.0	3 年	44%	73%

八、单纯外放疗与外放疗 + 放射性粒子治疗：PSA 绝对值和 PSA 无进展生存率

前列腺癌外放疗后加粒子治疗是否能够提高疗效？作为剂量提升，粒子治疗较外放疗可以明显提高肿瘤局部剂量。一般外放疗 25 ~ 30Gy 后需要加 110Gy 的 ^{125}I 粒子治疗。Seattle 外放疗加粒子治疗与 MDA 和 MGH 结果比较见表 14。

以 PSA 绝对值 < 1.0 和 PSA 无进展生存率作为判定标准，外放疗加粒子治疗剂量提升疗效最好。根据术前 PSA 水平，加粒子治疗提高了所有组别的疗效。结果见表 16 和表 17。

表 16 ■ 外放疗与外放疗 + 放射性粒子治疗

T1 和 T2	单位	病例数	Gleason ≥ 7	初始 PSA < 10	> 10
EBRT	M.D.Anderson	269	21%	64%	36%
	Mass General	85	19%	53%	47%
EBRT+ 近距离	Seattle	177	34%	48%	52%

表 17 ■ 常规外放疗与外放疗 + 放射性粒子治疗 5 年 PSA < 1.9ng/ml 绝对值

分期	外放疗+近距离治疗	外放疗
	Seattle	MGH
T1-2	75%	41%

表 18 ■ 常规外放疗与外放疗 + 放射性粒子治疗 5 年无进展生存率

治疗前 PSA	外放疗加粒子治疗	外放疗
	Seattle	MDA
0 ~ 10ng/ml	82%	
4 ~ 10ng/ml		57%
10 ~ 20ng/ml	76%	
20+ng/ml	65%	22%

另外，有必要根据PSA、分期和分级进行正规的分组研究，以进一步明确外放疗加粒子治疗的疗效。

Zletman等提出术前PSA大于10ng/ml的患者外放疗后容易复发。将这些高危组患者与Seattle治疗进行比较，结果84%患者3年PSA最低值小于1.0ng/ml，而单纯外放疗为14%。

对PSA大于20ng/ml的患者，无论手术还是放疗预后均较差。Kuban等研究发现，PSA大于20ng/ml患者外放疗后有80%生物化学失败。Seattle报道，PSA大于20ng/ml患者，外放疗和粒子治疗之后，5年无进展生存率为65%。PSA 大于15ng/ml和Gleason 分级小于7的患者，5年无进展生存率为45%。因此，对于不同PSA水平组，组织学分级和治疗前PSA可能是影响预后的重要因素。

第十三节　前列腺癌三维适形外放疗

业已证明适形和调强外放疗可以提高前列腺局部照射剂量，同时减少直肠受照剂量。由于使用多叶光栅或射线动态调强，剂量可以提升到 75 ~ 80Gy，并发症可以接受和 PSA 反应提高。但是要想获得前列腺高剂量分布理想的剂量体积直方图，Hanks认为对于中危和高危组患者，根据前列腺影像、每天定位、边缘大小和并发症曲线来获得 74～80Gy 的照射剂量是非常困难的。

第十四节　前列腺癌激素治疗和粒子治疗

完全激素阻断（complete hormonal blockade，CHB）可以减少前列腺的大小和肿瘤体积。Wayne State 研究证实，CBH 与外放疗结合可以降低针吸活检的阳性率（81Gy 外放疗后吸活检的阳性率为 5%）。长期应用激素阻断治疗可以提高外放疗的疗效。Lavadiere 报道，患者 10.5 个月的 CBH 治疗针吸活检阳性为 6%，3 个月 CBH 治疗为 20% 和未经 CBH 治疗者为 69%。

根据目前粒子治疗剂量和结果是否加用 CBH 对预后较好患者的疗效尚不肯定。对于中危患者，粒子治疗加 CBH，理论上分析配合外放疗，盆腔剂量限定在 45Gy，可能有较好的预后和疗效。前列腺粒子治疗研究组目前正进行外放疗加粒子与 CBH 加外放疗加粒子治疗的比较研究。

第十五节　粒子植入治疗的长期结果

美国报道了 Seattle 9～10 年随访治疗后研究结果，表 17 为低危组前列腺癌不同治疗手段 5 年 PSA 预后比较。

表 9　cT1-T2/GS2-6/iPSA＜10 粒子治疗结果

	作者	n	失败定义	F/U	bNED	荟萃分析
EBRT	D'Amico	197	3 次升高	5 年	89%	79%
	Keyser	179	最低点高 1.0	5 年	81%	
	Pollack	206	2 次升高	4 年	82%	
	Zagars	276	2 次升高	5 年	70%	
	Zietman	47	＞1.0 或升高	4 年	73%	
适形	Johnson	133	2 次生高	5 年	75%	80%
	Hanks	198	＞1.5	4 年	83%	
手术	Catalona	511	＞0.6	5 年	93%	
	Walsh	521	＞0.2	5 年	87%	87%
	D'Amico	322	＞0.2	5 年	84%	
	Kupelian	281	＞0.2	5 年	81%	
粒子	Blasko	276	＞1.0	5 年	88%	
	Stock	34	＞1.0	5 年	89%	83%
	Beyer	320	＞4.0	5 年	79%	
	Wallner	50	＞1.0	4 年	83%	
XRT+ 粒子	Blasko	73	＞1.0	5 年	84%	
	Dattoli	41	＞1.0	3 年	85%	83%
	Critz	210	最低值高 2 或 3	5 年	82%	

第7章 放射性粒子永久植入治疗的基本概念

表20为中危组前列腺癌5年预后。表21为634例前列腺癌粒子治疗后的并发症。表22为403例前列腺癌粒子治疗后U.I并发症。表23为231例前列腺癌外放疗+粒子治疗后U.I并发症。表22为粒子治疗+外放疗后直肠和性生活能力结果。

表20 ■ 中危组5年预后：cT1-T2/GS2-6/iPSA10-20

	作者	n	失败定义	F/U	bNED
EBRT	Zagars	140	2次生高	4年	45%
手术	Walsh	105	>2.0	5年	56%
	Catalona	253	>0.6	5年	70%
	Kupelian	73	>0.2	5年	56%
粒子	Blasko	77	>1.0	5年	78%
	Wallner	29	>1.0	4年	45%
	Beyer		>4.0	5年	45%
EBRT+	Blasko	71	>1.0	5年	75%
粒子	Dattoli	21	>1.0	5年	82%

表21 ■ 粒子治疗后G.U并发症

	n	RTOG 1~2	RTOG 3	RTOG 4	失禁
没有TURP	489	6%	4%	1pt	<1%
既往TURP	114	17%	19%	7%	25%
术后TURP	16	0	84%	16%	42%
术前或后	15	0	50%	50%	78%

表22 ■ 403例前列腺癌粒子治疗后的U.I并发症

	n	RTOG 1~2	RTOG 3	RTOG 4	失禁
没有TURP	317	8%	4%	0	2pts
既往TURP	73	24%	19%	6	25%
术后TURP	8	0	100%	0	0
术前或后TURP	5	0	14%	86%	86%

表23 ■ 231例前列腺癌外放疗+粒子治疗后U.I并发症

	n	RTOG 1~2	RTOG 3	RTOG 4	失禁
没有TURP	172	5%	3%	1pt	1pt
既往TURP	41	12%	20%	8%	25%
术后TURP	8	0	67%	33%	89%
术前或后TURP	10	0	73%	27%	73%

表 24 ■ 粒子治疗＋外放疗后直肠和性生活能力

	直肠		性生活能力
	1～2	3～4	
单一治疗	2%	0	80%
联合治疗	6%	1%	69%

第十六节　前列腺癌 PSA 无进展生存率：低、中和高危组标准

一、低危组

低危组标准为：初始 PSA 小于或等于 10ng/ml，Gleason 分级小于或等于 6，T1-T2 期肿瘤。单纯粒子植入治疗 9 年生物化学无进展生存率为 92%，而外放疗加粒子治疗为 85%。

二、中危组

中危组患者包括：cT3 或 GS＞6 或 iPSA＞10ng/ml。外放疗加粒子植入治疗或单纯粒子植入治疗 9～10 年 PFS 为 85%。

三、高危组

高危组包括：cT3 或 GS＞6 或 iPSA＞10ng/ml。外放疗加粒子植入治疗 8 年生物化学 PFS 为 62%，而单纯粒子植入治疗为 54%。临床实际中，高危组患者较少。

低危组患者外放疗与手术治疗疗效相似，外放疗加粒子植入治疗可能是提高了疗效。表 25 和表 26 为低危和中危组的疗效。

表 25 ■ 低危患者不同治疗方法 5 年 PSA 的 bNED

作者	病例数	治疗	F/U	bNED	
D'Amico（97）	197	外放疗	5 年	89%	79%
Keyser（97）	179	外放疗	5 年	81%	
Pollack（97）	206	外放疗	5 年	82%	
Zagars（95）	276	外放疗	5 年	70%	
Zietman（94）	47	外放疗	4 年	73%	
Johnson（97）	133	适形放疗	5 年	75%	80%
Hanks（95）	198	适形放疗	4 年	83%	
Catalona（94）	511	手术	5 年	93%	87%
Walsh（93）	521	手术	5 年	87%	
D'Amico（97）	322	手术	5 年	84%	
Kupelian（97）	281	手术	5 年	81%	
Blasko（98）	276	粒子	5 年	88%	83%
Stock（97）	34	粒子	5 年	89%	
Beyer（97）	320	粒子	5 年	79%	
Wallner（96）	50	粒子	4 年	83%	
Blasko（98）	73	外放疗＋粒子	5 年	84%	83%
Dattoli（96）	41	外放疗＋粒子	3 年	85%	
Critz（95）	210	外放疗＋粒子	5 年	82%	

表 26 ■ 中危组不同治疗方法 5 年 PSA 的 bNED

作者	病例数	治疗	F/U	bNED
Zagars (94)	140	外放疗	4 年	45%
Walsh (93)	105	手术	5 年	56%
Catalona (94)	253	手术	5 年	70%
Kupelian (96)	73	手术	5 年	56%
Blasko (98)	77	粒子	5 年	78%
Wallner (96)	29	粒子	5 年	45%
Beyer (97)			5 年	45%
Blasko (98)	71	外放疗+粒子	5 年	75%
Dattoli (98)	21	外放疗+粒子	5 年	82%

第十七节 放射性粒子植入治疗并发症

一、术中并发症

粒子植入治疗的术中并发症可以忽略不计，目前尚没有关于术中并发症的报道。

二、术后早期并发症

1. 尿道阻塞：尿道完全阻塞发生率为10%。急性梗阻可能是由于膀胱内凝块形成或前列腺肿胀引起。一般可短期使用导尿管。

2. 尿道炎/前列腺炎：大多数患者粒子植入治疗后有一定程度的早期症状（RTOG1～2级），表现为尿频、尿急、夜尿和在放射性核素作用的半衰期内（4～8个月），有不同程度的尿路阻塞症状。

三、晚期并发症

1. 直肠炎 直肠并发症发病率2%～12%。根据标准处方剂量进行的治疗，一般症状局限在1～2级。直肠瘘非常少（0.5%）。

2. 尿失禁 晚期泌尿系统并发症常表现为慢性放射性膀胱炎、尿失禁或梗阻。膀胱颈和尿道位于粒子植入治疗的高剂量区，通常接受较大剂量照射。无TURP患者发生泌尿系统并发症的发病率并不一样。放射源的分布原则、前列腺的大小和危险因素的存在，如治疗前TURP缺陷等均是影响并发症发生的因素。没有TURP和中等大小前列腺患者，尿失禁和慢性膀胱炎的发病率低于3%。在Seattle的系列报道中，TURP缺陷患者6年后有40%发生尿失禁。其它研究也证明TURP患者较非TURP患者具有较高危险（6%）。TURP患者使用外周布源技术可明显降低这一风险。单纯粒子治疗和外放疗联合粒子治疗的并发症发病率相似。

没有RTOG 5级的并发症，可接受的4级并发症为1%和3级7%。理想的粒子植入治疗患者为前列腺完整和体积小于60cm^3。这些患者粒子植入治疗后，一般没有任何直肠或泌尿系统并发症。表27为不同作者报道的粒子治疗并发症发病情况。

表27 放射性粒子治疗前列腺癌的并发症

作者	治疗	梗阻 %	尿失禁 %	膀胱炎/尿道炎 %	狭窄 %	直肠炎 %
Beyer	^{125}I	-	1	4	-	1
Seattle	^{125}I	7	6	7	3	2
Stock	^{125}I/^{103}Pd	6	7	3	-	1.7
Wallner	^{125}I	0	0	-	-	12
Seattle	^{125}I+XRT	4	4	1	0	6
Dattolli	^{103}Pd+XRT	7	1	-	-	-

TURP 患者尿失禁发病率 17%。非 TURP 患者 0

表28 634 例 ^{125}I/^{103}Pd 粒子治疗 + 外放疗 G.U 并发症

	病例数	RTPG 分级				尿失禁 %
		1~2	3	4		
非 TURP	489	6%	4%	1 例		< 1%
TURP 前	114	17%	19%	7%		25%
TURP 后	16	0	84%	16%		42%
TURP 前或后	15	0	50%	50%		78%

表29 403 例 ^{125}I/^{103}Pd 粒子单纯治疗后 G.U 的并发症

	病例数	RTPG 分级			尿失禁 %
		1~2	3	4	
非 TURP	317	8%	4%	0	< 1%
TURP 前	73	24%	19%	6%	25%
TUPR 后	8	0	100%	0	0
TURP 前或后	5	0	14%	86%	85%

表30 231 例外放疗 + ^{125}I/^{103}Pd 粒子治疗后 G.U 并发症

	病例数	RTPG 分级			尿失禁 %
		1~2	3	4	
非 TURP	172	5%	3%	1 例	1 例
TURP 前	41	12%	20%	8%	25%
TURP 后	8	0	67%	33%	89%
TURP 前或后	10	0	73%	27%	73%

3. 性生活能力

大约有 50% 患者粒子植入治疗后几个月，性高潮时伴有疼痛。偶尔精液中有血，通常短期内可自行消失。大多数患者精液量减少。粒子治疗的阳痿资料并不多见。Wallner 等报道 38 例初步分析，3 年时有 81% 患者有性生活能力。Seattle 报道外放疗联合粒子植入治疗，69% 患者维持性生活能力。Kaye 报道 44 例患者粒子治疗 1 年后，75% 患者具有性生活能力。Seattle 前列腺癌治疗协作组报道完全阳痿发病率为 25%～30%，部分阳痿 30%。表 29 和 30 列举了部分研究的阳痿发病率报道。

表 31 ■ 粒子植入治疗后性生活能力

作者	病例数	治疗	性生活能力	F/U
MSKCC	56	植入治疗	81%	5 年
Seattle	320		75%	n/s
Dattolli	73		77%	3 年
Seattle	188	外放疗+粒子	69%	8 年
Dattolli	73		77%	3 年
Stanford	434	外放疗	50%	1～7 年
Mallincrodt	210		61%	3～16 年
Catalona	145	手术	58%	0～6 年
Eggleston	60		70%	1～3 年

表 32 ■ 634 例前列腺癌放射性粒子治疗后直肠/性生活并发症

	直肠		性生活
	Gr1～2	Gr3～4	
单纯治疗	2%	0	80%
联合治疗	6%	1%	69%

第十七节 小　结

　　近距离治疗前列腺癌的作用是什么？放射治疗的目的是肿瘤高度适形剂量，而保护周围正常组织。与外放疗比较，现代经皮穿刺永久粒子植入治疗能够使前列腺和肿瘤接受 1.5～2 倍的放射生物等效剂量照射。经直肠超声、计算机剂量计算和模板为基础的经会阴穿刺技术进步大大地提高了近距离治疗学家将放射性粒子直接植入前列腺的精确性和连续性。另外，粒子治疗可以在手术之前精确地勾画出前列腺的轮廓和计划出粒子的空间分布。放射性核素 ^{125}I、^{103}Pd 和 ^{192}Ir 的出现，可根据肿瘤的生物学特性和分期选择相匹配的核素。

　　近距离治疗、外科和外放疗的比较需要进行严格的随机分组实验研究。由于早期前列腺癌异质性的差异阻碍了目前回顾性研究之间的比较。分期、分级、初始 PSA 水平、前列腺外疾患和患者的身体状况的差异使得直接比较变得十分困难。目前粒子植入治疗的长期随访资料大都来自同一机构，因此这些结果需要在其它单位以同样的方式进行重复试验。由于单位与单位之间的技术差异，粒子永久植入治疗的结果也需要根据技术和其它治疗前不同因素进行仔细评估。

　　选择患者进行单纯粒子植入治疗或联合外放疗和永久或短暂粒子植入治疗是相当困难的。治疗前 PSA 和分级似乎是粒子入植治疗成功的最强有力的预测指标。外放疗加粒子植入治疗对于那些初始 PSA 大于 10g/ml 或 Gleason 分级大于 7 的患者有益处。PSA 大于 20ng/ml 或 PSA 大于 15ng/ml 和 Gleason 分级大于 7 虽经外放疗加粒子植入治疗，但 PSA 进展和失败的几率较高。对于这些预后较差的患者，外放疗、LH-RH拮抗剂、抗雄激素药物和粒子植入治疗联合应用可以提高单纯粒子植入治疗或单纯外放疗的疗效。

治疗前PSA和分级是放射治疗后预测失败较分期更为敏感的指标，由于更多的患者诊断时往往处于相对早期阶段和不可触及，未来的研究将根据这些治疗前的因素对患者进行分组。具有肿瘤外侵危险的早期患者，需要强化治疗。

根据针吸活检判定治疗结果是不可靠的。由于缺少统一的真正针吸活检阳性标准，所以这一评估需要进一步研究。针吸活检阳性作为判断预后指标仍不明确。前列腺增殖核细胞抗原染色可能帮助澄清这一困惑。

根据PSA绝对值比较治疗疗效也很困难，因为患者需要相当长的时间PSA绝对值才能达到最低值。Seattle前列腺医院系列报道提示对于早期PSA小于10ng/ml的患者，根据PSA绝对值判定疗效，粒子植入治疗与外放疗的疗效是相似的。当PSA大于10ng/ml时，外放疗后失败的几率也明显升高，而对于那些较晚期的患者，单纯粒子植入治疗或外放疗后加粒子植入治疗具有一定的优势。

大多数作者赞同无进展生存率是最敏感的治疗疗效判定指标。到目前为止，关于无进展生存率评价疗效的研究较少。然而根据已经得到的5年无进展生存率研究资料，对于PSA非常低的患者，粒子治疗优于外放疗，与根治手术疗效相当。而PSA大于4.0ng/ml的患者，粒子治疗优于手术。

对于患者来说，永久粒子植入是一种非常有吸引力的替代手术和外放疗的治疗。在大多数情况下，可单独门诊治疗，几天后患者即可恢复到正常生活。没有TURP的患者，尿失禁的风险非常低，而且患者可以保留性生活能力。对于放射治疗学家，粒子治疗较适形外放疗或质子治疗可以提供前列腺更高的剂量。对于泌尿学家，粒子治疗为那些不希望手术治疗或不适于根治性手术切除的患者提供了一个非常良好的替代治疗手段。

（王俊杰）

参考文献

1. Abadir R et al. Carcinoma of the prostate irradiated by combined I-125 and external irradiation, analysis of failure and significance of positive biopsy one year or more after therapy. Int J Radiat Onc Biol Phys. 1983, 9 (2): 305
2. Blasko JC et al. Brachytherapy and organ preservation in the management of carcinoma of the prostate. Sem Rad Onc. 1993, 3 (4): 240
3. Blasko JC et al. Transperineal ultrasound guided implantation of the prostate morbidity and complication. Scand J Urol. Nephrol. Suppl. 1991, 137: 113
4. Blasko J. Prostate specific antigen based disease control following ultrasound guided I-125 implantation for stage T1/T2 prostatic carcinoma. J Urol. 1995, 154: 1096
5. Blasko J et al. 6 and 7 years results of permanent seed implantation. In abstracts and Proceedings. Transperineal Brachytherapy. Into the mainstream 6th Annual Symposium. Seattle, June 23, 1995

6. Beyer D. C et al. Biochemical disease free survival following I-125 prostate implantation. In programs and abstracts. ASTRO meeting Miami Beach, Oct. 1995
7. Bosch P et al. Preliminary observations on the results combined temporary 192 iridium implantation and external beam irradiation for carcinoma of the prostate. J Urol. 1994, 152: 1837
8. Catalona W. J et al. 5 year tumor recurrence rates after anatomical radical retropubic prostatectomy for prostate canser. J Urol. 1994, 152: 1837
9. Corn B et al. Conformal treatment of prostate cancer with improved targeting: superior prostate specific antigen response compared to standard treatment. Int J Radiat Oncol Biol. Phys. 1995, 32 (2): 325
10. Crook J. et al. Proliferative cell nuclear antigen in post radiation biopsies. Int J Rad Oncol Biol Phys. 1994, 30 (2): 303
11. Crook J et al. Clinical relevance of trans-rectal ultrasound biopsy. Int J Radiat Oncol Biol Phys. 1993, 27: 31
12. Dattoli MJ, Wasserman MS. Conformal brachytherapy boost to external beam irradiation for localized high risk prostate cancer. J Int Radiat Oncol Biol Phys. 1995, 32 (Suppl): 251
13. DeLaney T, Shipley W, O'Leary, et al. Preoperative irradiation, lymphadenectomy and I-125 Iodine implantation for patients with localized carcinoma of the prostate. Int J Radiat Oncol Biol Phys. 1986, 12: 1779-1785
14. Donnely B, Pederson J, Porter A. Iridium 192 brachytherapy in the treatment of cancer of the prostate. Clin Urol. 1991, 18: 478
15. Dugan T, Shipley W, Young R. Biopsy after external beam radiation therapy for adenocarcinoma of the prostate: correlation with original histological grade and current prostate specific antigen levels. J Urol. 1991, 146: 1315-1316
16. Forman J, Kumar R, Haas G, et al. Neoadjuvant hormonal downsizing of localized carcinoma of the prostate: Effect on the volume of normal tissue. Cancer Investigation. 1995, 13: 8-15
17. Fuks Z, Leibel SA, Wallner KE, et al. The effect of local control on metastatic dissemination in carcinoma of the prostate long term results in patients treated with I-125 implantation. Int J Radiat Oncol Biol Phys. 1991, 21: 537-547
18. Grimm PD, Blasko JC, Ragde H. Ultrasound guided transperineal implantation of Iodine-125 and Palladium 103 for the treatment of early stage prostate cancer. Atlas Urol Clin N Am, 2001, 51: 31-40.
19. Kabalin G, Diamond J, Krall J, et al. A ten year follow up of 682 patients treated for prostate cancer with radiation therapy in the United States. Int J Rad Onc Biol Phy. 1987, 13: 499-505
20. Kabalin J, Hodge K, McNeal J, et al. Identification of residual cancer in prostate following radiation therapy. Role of transrectal ultrasound guided biopsy and prostate specific antigen. J Urol. 1989, 142: 326-331

21. Kaplan ID, Cox RS, Bagshaw MA. Prostatic specific antigen after external beam radiotherapy for prostate cancer: follow-up. J Urol. 1933, 149: 519-522
22. Kaye K, Olson D, Payne JT. Detailed preliminary analysis of 125 iodine implantation for localized prostate cancer using percutaneous approach. 1995, 153: 1020-1025
23. Koprowski C, Berkenstock K, Borofski A, et al. External beam irradiation versus iodine 125 implant in the definitive treatment of prostate cancer. Int J Radiat Oncol Biol Phys. 1991, 21: 955-960
24. Kuban D, El-Mahdi A, Schellhammer P. Prostate specific antigen for pretreatment prediction and post treatment evaluation of outcome after definitive irradiation for prostate cancer. Int J Radiat Oncol Biol Phys. 1992, 32: 307-316
25. Kuban D, El-Mahdi A, Schellhammer P. The significance of post irradiation prostate biopsy with long term follow up. Int J Rad Oncol Biol Phys. 1992, 24: 409-414
26. Lange P, Ercole C, Lightner D, et al. The value of serum prostate specific antigen determination before and after radical prostatectomy. J Urol. 1989, 141: 873-879
27. Leach G, Cooper J, Kagan A, et al. Radiotherapy for prostatic carcinoma: post irradiation prostatic biopsy and recurrence patterns with long term follow-up. J Urol. 1982, 128: 505-509
28. Ling C, Li WX, Anderson LL. The relative biological effectiveness of I-125 and Pd-103. Int J Radia Oncol Biol Phys. 1995, 32: 373-378
29. Martinez A, Benson R, Edmundsen G, et al. Pelvic lymphadenectomy combined with transperineal interstitial implantation of iridium 192 and external beam radiotherapy for locally advanced prostate cancer. Int J Radiat Oncol Biol Phys. 1985, 11: 391-398
30. Martinez A, Edmundsen G, Cox R. Combination of external beam irradiation and mutiple site perineal applicator (MUPIT) for the treatment of locally advanced or recurrent prostatic, anorectal and gynecological malignancies. Int J Radiat Oncol Biol Phys. 1985, 11: 391-398
31. Mate T, Kovacs G, Martinez A. High dose rate brachytherapy of the prostate. In Suhir N High Dose Rate Brachytherapy: A Textbook. Armonk NY, Futura. 1994, 355-371
32. Mettlin CJ, Murphy GP, McGinnis AS, et al. The national date base report on prostate cancer. Int J Radiat Oncol Biol Phys. 1988, 76: 1104-1112
33. Blasko J. Should brachytherapy be considered a therapeutic option in localized prostate cancer? Urol Clinics N Am. 1996, 23: 633-650
34. Stock R, Stone N. Dose response for iodine-125 implants. Int J Radiat Oncol Biol Phys. 1997, 39 (Suppl): 221
35. Tapen E. Reduction of radioactive seed embolization to the lung following prostate brachytherapy. Int J Radiat Oncol Biol Phys. 1998, 42: 1063-1067
36. Waterman FM. Effect of edema on the postimplant dosimetry of an I-125 prostate implant: A case study. Int J Radiat Oncol Biol Phys. 1997, 38: 335-339
37. Grado. Actuarial disease free survival after prostate cancer brachytherapy. Int J Radiat Oncol Biol Phys. 1998, 42: 289-298

38. Critz, et al. The PSA nadir indicates potential cure after radiotherapy for prostate cancer. Urology. 1997, 49: 322-326
39. Zeitman AL, Tibbs MK, et al. Use of PSA nadir to predict subsequent biochemical outcome following external beam radiation therapy for T1-2 adenocarcinoma of the prostate. Radiother Oncol. 1996, 40: 159-162
40. Hanks GE, Schultheiss TE, et al. Optimization of conformal radiation treatment of prostate cancer: Report of a dose escalation study. Int J Radiat Oncol Biol Phys. 1997, 37: 543-550
41. Grignon D. Histolotic effects of radiation therapy and total androgen blockade on prostate cancer. Cancer. 1995, 75: 1837-1841
42. Zelefsky MJ. Predictors of improved outcome for patients with localized prostate cancer treated with neoadjuvant androgen ablation therapy and three-dimensional conformal radiotherapy. J Clin Oncol. 1998, 16: 3380-3385

第 8 章

前列腺癌基因治疗

在美国，前列腺癌已经成为男性恶性肿瘤第二大致死原因，发病率约为 30/10 万男性，亚洲国家发病率相对较低，多低于 10/10 万男性。我国较少见，一般在 10/10 万男性以下，而且大多数发现时已属晚期。近年来，随人均寿命延长，前列腺癌发病率明显增高。目前，前列腺癌局部治疗的标准方法是放疗和手术治疗，在某些情况下，联合一些新辅助治疗和内分泌治疗。但这些治疗只能在短期内对部分患者起作用。病理分期发现前列腺根治性切除后，至少有 1/3 患者肿瘤已经扩散，而且 35%～61% 接受根治性放疗的患者放疗后前列腺活检仍呈阳性。这些患者最终会从局限性病变发展为转移性病变。近 60 年来，对转移性病变的主要疗法为激素治疗，虽然这种方法可起到杀灭肿瘤细胞和姑息治疗作用，但一般经过 14～40 个月后患者对激素治疗开始出现抵抗，演变为激素抵抗性病变，而且一旦出现激素抵抗，患者通常只能存活 2～3 年。在过去 10 年，人们对激素非依赖性进展期前列腺癌采用化疗进行了大量的临床试验。遗憾的是，在 2004 年 Dniel Petrylak 医生发表的多西他赛化疗研究报告之前，其它化疗方案均未能给患者生存期带来益处。正是由于前列腺癌局部和全身治疗方法存在明显的局限性，使人们产生了寻找其它治疗手段的想法。基因治疗的出现给前列腺癌局部和全身治疗带来新的希望。

广义地说，基因治疗是将遗传物质导入人类细胞，通过这些物质表达产物所发挥的作用达到治疗目的。对癌症来说，基因治疗的目的就是应用 DNA 序列中编码治疗信息的部分来阻止疾病进展或对疾病起到治疗作用。前列腺是应用基因疗法的一个理想器官，首先它是一个附属器官，能够表达特异性抗原（前列腺特异性抗原，前列腺特异性细胞膜抗原，及人类腺性微血管渗透酶 2 等），其次从解剖角度看，它易于接近，适合原位治疗。临床上应用基因治疗前列腺癌的临床试验正在增加。本文将就人类在探索前列腺癌基因治疗过程中所遇到的问题进行回顾和总结。

第一节 前列腺癌与基因治疗相关的特性

基因治疗的优势在于它的选择性。为了实现这个目标，肿瘤基因治疗的策略就是针对每种特定肿瘤采用独特生物学方法。人们已经建立了前列腺基因表达情况的数据库，并有了在线服务。这为人们制定前列腺癌特异性基因治疗方案提供了便利。为了制定有效的基因治疗策略，不仅要考虑到前列腺癌的遗传学特性，还要考虑到其临床特性。

表1 ■ 前列腺癌特性及相应的基因治疗策略

	前列腺癌独有的特异性表现	与基因治疗的关系
解剖	肿瘤局限时易于操作,为治疗如近距离放疗提供了方便	易于进行局部基因治疗,可经尿道和直肠进行治疗
	附属器官	把整个器官破坏,在临床上也不会造成有害后果
自然病程	潜伏期长	有理由进行预防性基因治疗
	易于发生淋巴和骨转移	对进展期病人的基因靶向治疗必须能够到达骨和淋巴转移灶中的靶点
目前治疗方法的疗效	即使局限性病变也会治疗失败	支持我们应用新的治疗手段提高病变的局部控制率
	对进展期病变无效	迫切需要寻找新的治疗方法
生物学	有丝分裂率低	用于体内基因治疗的载体对有分裂能力的细胞和处于分裂静止期的细胞均有转染能力 肿瘤对S期依赖性细胞毒性药物抵抗
	临床/生物学转换 前列腺上皮内瘤→癌 激素依赖性→激素非依赖性肿瘤生长	基因治疗靶点包括抑癌基因,原癌基因等,可以针对肿瘤发展的不同阶段进行治疗
前列腺特异性基因和抗原	除目前大家熟知的PSA和PSMA外,还有超过500种以上的前列腺特有的表达序列	使人们易于寻找到治疗靶点,同时为监测疗效提供方便

第二节 基因运送系统

基因治疗的限制因素之一就是建立一种安全有效的载体,这种载体能将目标基因插入靶点中。载体被加工成DNA或RNA片段,治疗基因可插入这个片段中。治疗基因通常位于与RNA多聚酶启动子序列相邻区域,治疗基因的信使RNA可从这个位置在细胞内表达。启动子序列可调节下游基因表达,因此可作为调节基因功能的重要的药理学靶点。事实上,大多数病毒启动子序列都是内源性的长末端重复序列。载体片段将目标基因转导入靶细胞的能力称为基因转染效率。例如,如果三个被转染的细胞中有一个转染成功,则转染率为33%。目前载体的种类越来越多,范围越来越广。在挑选载体的过程中,要考虑以下因素:载体的最大转运能力,病毒能达到的最大滴度,有无引起炎症和免疫反应的可能,基因表达的持续性,对处于分裂静止期细胞的转染能力,载体本身基因组对疗效的影响,靶细胞的特异性及转染效率。目前所用的方法可以分为物理/化学方法、病毒载体及二者相结合的方法。这些载体的优缺点见表2。

表 2 　基因治疗载体的优缺点

载体	优点	缺点
反转录病毒	易于生产，片段小，生物学特性已被充分了解，对宿主细胞无毒性，整合效率高，表达稳定	只能整合处于分裂期的细胞，只能携带小分子DNA片段，转染效率低，整合后有低度潜在致癌性，有存在复制的危险
腺病毒	转染效率高，对宿主细胞无毒性，可整合未处于分裂期的细胞，具有免疫原性	可能引发宿主免疫反应，存在复制危险，只能携带小片段DNA序列，顺时表达，非整合，有低度潜在致癌性
腺相关病毒	产生免疫反应的可能性较低，可整合处于分裂静止期的细胞	容量小，具有免疫原性，其特性尚未了解清楚，存在复制危险
天花病毒	滴定度高，可插入较大片段	可发生抗载体免疫反应，有一定毒性
单纯疱疹病毒	可插入较大片段	有一定毒性
质粒DNA	对插入片段的大小没有限制	转染效率低
脂质体	易于生产，安全性好，引起免疫反应的可能性小，对插入片段的大小和核苷酸类型无限制	转染效率低

一、病毒载体

在大多数基因治疗实验中使用的是病毒载体，这是因为与合成载体相比，病毒载体基因转染效率更高。作为载体的病毒，既可是 RNA 病毒，也可是 DNA 病毒。RNA 病毒包括反转录病毒，如鼠白血病病毒和鼠乳腺肿瘤病毒。DNA 病毒包括腺病毒，腺相关病毒，天花病毒及疱疹病毒。为了保证载体的安全性，对这些病毒载体进行加工，使其发生复制缺陷，即在感染靶细胞后失去进一步繁殖能力。这些病毒载体系统各有优缺点，其中以反转录病毒和腺病毒在基因治疗中应用最广。

1. 腺病毒载体

腺病毒（adenovirus，AV）是一种双链DNA病毒，正常情况下寄生于人体上呼吸道的腺病毒与靶细胞结合及进入靶细胞要依赖于腺病毒受体及 $α_v β_3$、$α_v β_5$ 整合素的存在。腺病毒颗粒和腺病毒受体的相互作用是由腺病毒纤维球蛋白特殊结构部分所介导的。这些纤维蛋白在加工后可以与细胞表面多种分子结合。纤维蛋白经修饰与前列腺特异性启动子结合后，使腺病毒载体与前列腺特异性细胞表面分子如前列腺特异性膜抗原靶相结合，从而使转运基因的复制和表达限定在前列腺细胞内。腺病毒进入细胞后其外壳在胞浆内被降解，基因组则转运到细胞核，在核内形成独立于染色体的自主复制体系。所以，与反转录病毒相比，腺病毒不整合，安全性好。

腺病毒约有 50 个血清型，作为基因治疗的载体多来源于第 2 和第 5 血清型，其病毒基因组上的 E1A 和 E1B 基因已被目的基因所取代，因而在普通细胞缺乏复制能力，只有在染色体已整合的包装细胞中，复制缺陷型的重组腺病毒才能包装成完整的腺病毒颗粒。腺病毒在包装细胞内大量繁殖，可以使细胞破裂死亡。因此，制备重组腺病毒颗粒时，最好在细胞破裂前就收集。腺病毒对实体瘤细胞，不管是对分裂期还是处于分裂静止期的细胞都具有很高的感染能力。腺病毒载体的缺陷在于其不整合到染色体上，因而随着细胞分裂可以将其丢失。另一主要缺陷是腺病毒编码蛋白可以激发机体的免疫反应，使病毒载体很快被清除。在腺病毒载体的临床和动物实验中，一个值得注意的问题是给药的体积和给药的频率。Nielsen等发现给药体积在 0.2～1ml 范围内，获得了同等的效果，而如果体积小于 0.1ml 或多于 1.5ml 则效果明显降低。

2. 腺相关病毒

腺相关病毒（adenovirus-associated virus，AAV）是一种广泛寄生于人体的非致病性病毒（约80%的人群可检测到AAV抗体）。其基因组为4.68kb的单链DNA，左半基因组编码与病毒复制及整合相关的蛋白Rep78、Rep68、Rep52和Rep40，右半基因组编码病毒外壳蛋白VP1、VP2和VP3。腺相关病毒的复制依赖于其它辅助病毒的存在，如腺病毒、痘苗病毒和疱疹病毒等。在没有辅助病毒存在的情况下，AAV病毒基因表达受到限制，基因组定点整合到人体细胞19号染色体短臂上，形成潜隐感染。有些因素如γ射线和紫外线照射能起到类似辅助病毒的作用，诱使病毒基因表达，导致病毒复制。

AAV的优点在于：1）安全性好，尚无致病报道，且野生型病毒是定点整合；2）基因组小，易于操作，大部分基因可被替代而保留感染能力；3）感染谱广，能感染分裂期和处于分裂静止期的细胞，包括上皮类细胞和血液系统细胞；4）利用包装细胞，在体外能够制备高滴度病毒，可达 1×10^{12}PFU/ml；5）射线照射可以使病毒从潜隐感染进入复制状态，为基因治疗结合放疗创造条件。缺点是装载容量有限（不超过4.9kb），由于病毒蛋白的免疫原性可能导致的免疫排斥反应也值得重视。

3. 反转录病毒载体

迄今为止人类基因治疗的载体应用最多的是反转录病毒载体。其中最广泛使用的又是Moloney鼠白血病病毒（moloney murine lukemia virus，MoMuLV）。MoMuLV为双链RNA病毒，利用其外壳蛋白和细胞膜上相应受体，可高效率感染细胞。在病毒颗粒进入细胞后，释放出病毒核内RNA，经由反转录病毒的作用产生双链DNA拷贝，其两端为具有调节功能的长末端重复系列，中间含有包装信号及 gag、pol 和 env 三个基因，分别编码核蛋白、反转录酶和膜蛋白。双链DNA可整合到细胞基因组，随细胞染色体复制而稳定传代，并且可利用细胞的转录和翻译机器再制造出完整的病毒颗粒。

作为基因治疗的载体，MoMuLV的 gag、pol 和 env 三个基因已被目的基因所取代。由于重组病毒缺少gag、pol和env，不能在细胞内自主复制，所以称为复制缺陷型病毒，但它仍具有转染细胞的能力。野生型病毒感染细胞称之为"感染"，而复制缺陷型病毒感染细胞称之为"转染"以示区别。制备复制缺陷型重组MoMuLV时，需要包装细胞。常用的为鼠源PA317细胞。在PA317细胞的染色体中已整合了gag、pol和env三个基因，当载有目的基因的复制缺陷型病毒转导入PA317细胞时，就可产生完整的病毒颗粒，并分泌于PA317细胞培养上清。收集并浓缩上清，即可获得适宜于转导的复制缺陷型重组MoMuLV。由于MoMuLV属RNA病毒，对环境因素比较敏感，体外制备高滴度的重组MoMuLV比较困难，一般只能达到 $1\times 10^6\sim 1\times 10^7$PFU/ml，而人体估计有 5×10^{13}PFU/ml。也就是说，即使按100%感染效率计算，也至少需要100ml病毒载体才能感染1g的肿瘤细胞，这使MoMuLV更适合于进行离体基因治疗。

MoMuLV主要优点是其受体分布广泛，存在于几乎所有的人类细胞，因而对细胞的感染谱广，特别是对分裂期细胞感染效率更高。当然，这也带来了选择性不高的问题。MoMuLV能够稳定地整合到细胞染色体上，并长期表达目的基因。缺点是MoMuLV对染色体的整合缺乏特异性，因而这种随意整合有可能灭活细胞的抑癌基因或激活癌基因。因此其安全性应予高度重视，特别是生产过程中的质量控制。

MoMuLV载体值得考虑的另一个问题是如何避免对人体免疫系统的破坏。鼠源包装细胞所生产的重组病毒糖蛋白上有一些特异糖基，可激活人补体系统。为此，可采用人源的包装细胞ProPak来制备重组MoMuLV，并且把ProPak细胞株中的gag-pol基因和env基因组装在不同的DNA构件上，以进一步减少发生同源重组的可能性。

尽管MoMuLV对分裂期细胞的选择性感染对某些基因治疗方法来说是一大优势，但因为实体瘤细胞在任何时相中处于分裂活跃期的细胞不超过20%，许多情况下又成为MoMuLV载体的不足之处。同属于反转录病毒的人类艾滋病病毒具有感染处于分裂静止期细胞的能力，但作为基因治疗的载体尚需考虑其安全性。有人将22%的HIV非致病基因组装到重组逆转率病毒载体中，使其具有同时感染分裂期和分裂静止期细胞的能力。这种杂合病毒结合了多种优点，是基因治疗载体研究的一个重要发展方向。

4. 单纯疱疹病毒载体

单纯疱疹病毒（herpes simplex virus，HSV）HSV包括Ⅰ型和Ⅱ型两个亚型，作为基因治疗的载体多用HSV-1。HSV-1是一种基因组约为150kb的双链DNA病毒，可感染神经细胞和上皮类细胞。病毒感染细胞后可复制产生大量病毒而使细胞破裂，也可整合入基因组成为潜隐型感染。重组HSV-1病毒可以用目的基因cDNA取代病毒早期基因IE3。重组病毒必须在整合有IE3的包装细胞株中进行组装和生产。HSV的优点包括体外容易制备高滴度病毒（可达$1\times10^{11}\sim10^{12}$PFU/ml），装载外源基因的容量可以达到30kb，并且除了作为载体表达目的基因杀伤肿瘤细胞外，病毒本身的复制繁殖也可裂解肿瘤细胞而达到抑制肿瘤生长的目的。其缺点在于载体构建时难以完全除去与裂解细胞相关的病毒基因，这些基因的表达导致明显的细胞毒性，影响了目的基因的稳定表达。

5. EB病毒

EB病毒也属于疱疹病毒类，具有在细胞核内独立于染色体自主复制的能力。正常情况下以无症状的携带状态寄生于约90%的成年人群，在一定条件下具有致瘤性，如Burkitt淋巴瘤、鼻咽癌、霍奇金病、胃癌及一些乳腺癌都与EB病毒密切相关。在Burkitt淋巴瘤和鼻咽癌的肿瘤细胞中，能检测到EB病毒的÷抗原，如EBNA-1和LMP-1等。据此可以构建具有细胞特异性的重组EB病毒基因治疗载体，如Jude和Kenney等构建的载体就是利用EB病毒的复制启动序列oriP。oriP可以在EBNA-1阳性的细胞中与EBNA-1相结合，启动载体自主复制。同时oriP还兼有谜底基因胞苷脱氨酶增强子的作用。这种载体兼有病毒对组织感染的特异性和目的基因在细胞内表达的选择性，具有良好的应用前景。

二、物理/化学方法

这种方法包括裸露DNA直接注射、羟基磷灰石共转化、多价阳离子-DNA复合物转化、电转化、脂质体共转化和受体介导的转化等。这些方法的一个特点是安全性好，没有其它可能致癌的生物体的介入。这些方法中有的也可使目的基因整合到细胞染色体上，但这种整合的稳定性并不好，而且整合效率低，受细胞/组织类型影响大。在这些方法中，比较有实践价值的是DNA直接注射、脂质体介导的共转化和受体介导的基因导入。

1. 裸露DNA直接注射

将目的基因导入靶细胞中最简单的方法当推直接注射。早期的做法是用注射器直接将裸露的DNA注射到肿瘤组织中，通过肿瘤细胞将DNA摄入使基因得以表达。但目前实际工作中，不管是动物实验还是临床实验，多常用肿瘤局部多点直接注射给药。这种方法获得的肿瘤细胞转化率很低，而且能够接触到DNA的肿瘤细胞也很有限。所以后来发展到将DNA分子包裹到微细的金粒子上做成粒子散弹，高速多点的注射到肿瘤组织中，即所谓的基因枪。基因枪的粒子加速系统有两种：一种是氦气正压加速系统；另一种是电极加速系统。两种基因枪所获得的效果没有明显区别，都能获得比较高的转化效率，同时受组织/细胞类型的影响也较小。

2. 脂质体共转化

本法最常用于体外细胞转化，也可用于DNA直接注射到肿瘤。脂质体可以与DNA形成复合物，而且这种复合物由于脂质体上的阳离子而能与带阴离子的细胞结合，并进而形成内含小体。DNA在胞浆被释放后再进入细胞核。与其它的物理/化学转化法相比，脂质体转化法的转化效率更高，特别是对上皮类细胞，可获得高达40%的转化率。目前已有利用脂质体作为载体的基因治疗进入临床I期和II期试验。脂质体制备容易、成本较低，在体内可降解，因此对机体无毒性，也无免疫原性，不会导致炎症反应，是基因治疗载体研究中一个新的发展方向。目前许多公司和研发机构正在致力于开发转染效率更高、组织/细胞特异性更强的脂质体复合物。

3. 受体介导的基因导入

到目前为止，就目的基因导入细胞的效率和组织/细胞特异性而言，病毒载体当推首位。但病毒载体又有其本身固有的不足之处，如病毒制备困难、装载外源DNA大小受限、诱导宿主免疫反应及潜在的致瘤性。因此，基因治疗载体的另一发展方向就是模仿病毒感染细胞的机制，人工合成一些多肽-DNA复合物，或称之为合成病毒，使其具有病毒载体的优点，而没有病毒载体的缺点。最简单的多肽-DNA复合物由多价阳离子聚合氨基酸、配体和目的基因DNA组成。配体是其中决定组织/细胞特异性的关键因素。这种方法的特点是组织的针对性强，特异性比较高。而且有报道发现细胞膜上的转移因子受体数量与细胞的增殖能力呈正相关，亦即肿瘤细胞表达更多的转移因子受体，这对基因治疗显然有益。

这种方法的不足之处是需要合成和纯化配体蛋白，而且完整的配体蛋白又有潜在的免疫原性。最近又有以CD3和Integrin的配体开发多肽-DNA复合物的报道，尤其是对于Integrin配体的设计更为巧妙，仅仅只是一个含3个氨基酸的寡肽，既避开了完整的蛋白配体的缺点，又起到了特异性介导基因转移作用。本方法的另一个缺陷在于细胞对多肽-DNA复合物的摄入是通过形成吞噬小体而进行的。这种吞噬小体在细胞内会被转运到溶酶体处理，而复合物可以在溶酶体内被降解掉，这已经通过氯奎抑制溶酶体能提高基因转移效率这一事实所证明。为了克服这一问题，可以利用病毒所具有的与细胞溶酶体膜融合的能力，将灭活的腺病毒掺入复合物共同感染细胞，腺病毒的病毒体可以与吞噬小体膜相互融合而破坏吞噬小体，释放出DNA，使其免遭溶酶体的破坏。

三、前列腺特异性靶点

无论我们采取何种载体，采用什么方法进行基因治疗，在整个治疗过程中，一个必须达到的目标就是把细胞杀伤效应限制在我们要对准的靶点中。为了实现这个目标，我们可以利用组织或肿瘤特异性抗原或增强子。肿瘤相关抗原（TAA）是指人类肿瘤细胞上存在的抗原，而仅有很少一部分正常细胞存在这些抗原。现在人们已经清楚的知道，肿瘤异常表达的自体蛋白可激活细胞毒性T淋巴细胞（Cyotoxicity T Lymphocyte，CTL）。大多数TAA都是在黑色素瘤细胞中发现的，人们正在前列腺癌细胞中寻找他们。在转移性前列腺癌细胞系LNCaP中存在GAGE7和PAGE基因的表达。最近发现PAGE1（一种主要在正常前列腺、输卵管、睾丸、子宫和胎盘中表达的基因）在前列腺癌、睾丸癌、子宫癌中也有表达，而且MAGE、BAGE和GAGE抗原都有可能在前列腺癌中存在，但是这些肿瘤相关抗原能否成为前列腺癌免疫治疗靶点，取决于表达这类抗原的肿瘤细胞所占的比例。TAA的另一类群组包括组织特异性蛋白，如在黑色素瘤中存在的Mart1、gp100、酪氨酸酶和gp75。PSA和前列腺膜特异性抗原（PSMA）也属于这个范畴。目前还不清楚，肿瘤中CTL细胞对这种自身蛋白免疫耐受程度如何。如果对这些抗原的免疫耐受能够被打破，那么就意味着在前列腺癌中可以进行疫苗治疗，因为几乎所有的前列腺癌患者都有PSA和PSMA的表达。PSMA是一个特别有吸引力的治疗靶点，因为与良性细胞相比，它在前列腺癌细胞中发生过表达。人们发现T细胞群中有一部分T细胞能够被PSA和PSMA中的特定肽链序列（PSA49-63、PSA64-78、PSA141-150和PSA154-163）所激活。这个发现非常重要，这些抗原表达都是组织相容性复合体-I（Major Histocompability Complex-I，MHC-I）限制性的。幸运的是，对生育后的男性来说，前列腺几乎没有什么生理功能，任何针对正常前列腺细胞的自身免疫治疗都不可能对机体造成损伤。其它一些可能作为肿瘤抗原的物质已经被报道过，如TAG-72（一种癌胚抗原，80%的前列腺癌中都有表达）、前列腺癌相关性糖蛋白复合物（PAC）和致瘤性抗原519。

在许多肿瘤的免疫治疗中，人们正在将粘蛋白如MUC-I作为治疗的靶分子。这是因为MCU-I在一些肿瘤中表达水平上调，而且发生了异常糖基化，所以肿瘤相关粘蛋白与正常粘蛋白具有不同的抗原性。它的另一个优势为递呈到T细胞的抗原不具有HLA限制性。这种优势在前列腺癌中表现得更为明显，因为前列腺癌中MHC-I类抗原表达经常发生异常和下调。Beckett等人报道了一种抗原对前列腺癌和前列腺上皮内肿瘤具有特异性，它具有粘蛋白结构，因此被称为"前列腺粘蛋白抗原"，但其作为免疫治疗靶点的作用尚未得到评估。迄今为止，最全面的研究是在11例原发性前列腺癌和9例转移性前列腺癌标本中，对30种不同抗原表达所进行的检测，结果发现不同标本间存在很大异质性。在转移性肿瘤中，最常表达的抗原为GM2、KSA和MUC-II；而在原发肿瘤中为PSMA、hhG、Thompxon-Friedenreich抗原（TF）、Tn和sTn。在这些抗原中，只有PSMA在正常组织中无表达。

四、前列腺癌患者遗传性改变

肿瘤形成是一个包括癌发生、增殖、接触抑制缺失、浸润及转移的多步骤过程。癌症发生机制非常复杂，在这个过程中，细胞周期调控、血管生成、免疫反应，以及细胞粘附分子多有不同程度的参与。事实上，没有一种基因缺陷能在所有类型的肿瘤中都发挥作用，肿瘤发生过程中会有许多不同类型的基因突变参与。

前列腺癌中，许多遗传性变化已经得到报道，包括等位基因缺失、点突变以及DNA甲基化形式的改变。其中最常见的是等位基因缺失，在大多数肿瘤中至少有一条染色体存在等位基因缺失。在雄激素依赖性病变中，常出现基因结构和功能改变。去势治疗通过细胞凋亡使前列腺癌细胞死亡。激素治疗后大概有70%～80%的患者肿瘤有部分消退，但是治疗失败和肿瘤复发几乎不可避免。经过几个月或几年的治疗，前列腺癌组中发展为激素抗拒性。人们对激素抗拒性疾病几种可能发生的机制进行了探讨：包括表皮生长因子、成纤维细胞生长因子，以及其它细胞生长因子通路的变化；基因改变，如 ras 突变，Bcl-2 蛋白过表达，c-myc 扩增，抑癌基因 Rb 和 p53 缺失或突变以及前列腺癌细胞系中转移抑制基因 E-cad 和 kail 缺失。前列腺癌中常见的遗传学改变见表3。

表3 ■ 前列腺中常见的遗传学改变

基因	在肿瘤发生中的作用	正常基因的功能	评 价
ras	癌基因	通过细胞周期调节 DNA 的复制	在美国前列腺癌患者中突变率仅为 2%～5%
c-myc	癌基因	参与 DNA 复制和细胞增殖调节	可能在前列腺癌的进展中起到一定作用
GST-P1	抑癌基因	对潜在致癌物有解毒作用	前列腺癌最常出现的基因改变，达98%以上
p53	抑癌基因	DNA 受到损伤后的 G_1 期检定点，也参与细胞凋亡	突变与病变进展有关
p21	抑癌基因	参与凋亡通路和细胞周期的调控	在体外具有抑制前列腺癌细胞系的作用
p16	抑癌基因	与 cdk4 结合起到抑制作用，参与细胞周期调节。	抑制前列腺癌细胞系的生长
Rb	抑癌基因	细胞周期的调控	27% 的前列腺癌患者发生等位基因缺失
E钙粘连素	抑癌基因	细胞粘附	在大约一半的前列腺癌中表达减弱或缺失
C-CAM1	抑癌基因	细胞粘附分子	在一些前列腺癌中表达下调，可抑制动物模型中前列腺癌的生长。

五、基因治疗

如果把基因治疗作为治疗前列腺癌的一种方法，那么我们必须确定：插入什么基因？如何将这些基因转染进去？以及在肿瘤中如何使这些基因获得表达？两种主要的基因治疗方法为：纠错基因疗法和细胞减数基因疗法。纠错基因疗法指用抑癌基因替换癌前病变或癌变中的缺陷基因，使其失活。细胞减数基因治疗包括直接（即毒素基因）或间接（可刺激免疫反应的基因）选择性杀伤恶性细胞的方法。这些基因治疗方法，根据治疗策略的不同，即可在体外，也可在体内进行。

1. 纠错基因疗法

前列腺癌中，许多不同的遗传性改变已经被发现。纠错基因治疗包括对异常的或缺失的基因功能进行修补。纠错治疗的策略是预防那些表型正常的细胞发生癌变。换言之，纠错基因治疗可以诱导那些表型发生逆转或退化的细胞恢复正常或使其退化程度降低。在前列腺癌的发生和发展过程中会发生很多遗传学方面的变化，如等位基因缺失，DNA甲基化形式的改变，原癌基因活化，抑癌基因和细胞粘附分子的失活，这些改变都可以作为纠错基因治疗的靶点。

前列腺癌中最常见的等位基因缺失发生在第8、10、11和第16号染色体，说明这些染色体上有抑癌基因存在。Gao等将第8、10、11、17和19号染色体的部分基因转移进Dunning R-3327鼠前列腺癌细胞中，结果发现肿瘤发生及肿瘤转移的几率均降低。对肿瘤发展过程中等位基因缺失的深入分析，可以帮助我们识别更多的，能够应用于肿瘤发生不同阶段的特异性纠错基因。如Dong等通过对第11号染色体等位基因缺失的分析，发现了KAI1转移抑制基因，由于这个基因具有抑制肿瘤转移的作用，因此可作为治疗靶点在前列腺癌基因治疗中发挥作用。

人们发现在一些前列腺癌细胞中存在抑癌基因如p53，Rb，p16，和pTEN表达异常或缺失。p53抑癌基因是一个长为393个氨基酸的核磷酸蛋白，作为一个转录调节因子参与细胞周期蛋白的表达。p53基因图谱分析表明，17号染色体P臂杂合性缺失，可导致突变的等位基因发生表达。抑癌基因p53所编码的序列在细胞周期和凋亡的调控过程中发挥重要作用。这种抑癌基因不断合成和降解，在正常生理条件下表达水平很低。当其水平升高时，可导致G_1期阻滞并诱导细胞发生凋亡。当受到照射或其它类型的细胞损伤时，p53水平升高，升高的原因是半衰期延长。p53水平增高，可使Bcl-2（具有抑制凋亡的作用）表达下调，同时使一些基因如p21和Bax的表达上调。Bax是细胞凋亡途径潜在的增强子，而p21对细胞周期依赖性蛋白激酶具有抑制作用。由于p53作用非常重要，因而被称为"基因组卫士"，它的缺失与肿瘤进展有关。在人类恶性肿瘤中普遍存在p53基因突变，在前列腺癌细胞中，突变率达到20%～75%，在处于进展期的转移性肿瘤中的突变比率更是达到惊人的100%。将突变的p53替换掉是一种很有希望的治疗方法。体外实验中，将肿瘤细胞中突变的p53恢复为野生型后，许多肿瘤细胞系的生长发生延缓并出现凋亡，致瘤性消失。有证据表明，p53可通过抑制血管生成来发挥其抗肿瘤活性，这是因为它的表达产物可转换成血小板反应蛋白。此外，人们认为野生型p53的存在可加速细胞毒性药物如顺铂对凋亡的诱导作用。因此有人认为，p53基因纠错疗法具有提高现有化疗药物疗效的作用。

在前列腺癌细胞中，抑癌基因pTEN突变很常见。pTEN参与磷脂硫肌醇激酶3（PI3K）/Akt通路的调控，这条通路与细胞生存有关。这条信号通路作用的下游分子包括GSK-3 /-catenin及Bcl-2家族成员。另一个肿瘤抑制基因p16（CDKN2）在未经治疗的原发性前列腺癌中的表达显著降低，下降约43%，但在良性的前列腺增生中，其表达无变化。p16是细胞周期依赖性激酶抑制因子，参与细胞周期调控。应用雄性激素，启动子甲基化及其它导致

p16失活的突变均会使p16表达下调，进而使细胞周期进程加速。

在前列腺癌和其它肿瘤中，人们观察到由于甲基化导致基因表达发生改变的现象普遍存在。最常因甲基化而导致失活的位点是氨基硫S转移酶P1基因，该基因在致癌物的降解中发挥重要作用。在正常前列腺细胞中这种基因不发生突变，而在前列腺上皮内瘤中该基因开始出现突变，而在前列腺癌中，该基因突变率高达98%以上，说明氨基硫S转移酶P1基因在前列腺癌发生过程中的早期就开始发生变化，因此可以作为预防性前列腺癌基因治疗的一个合适的靶点。

前列腺癌中活化的原癌基因，包括c-myc，Ras，Bcl-2和c-met。使这些原癌基因失活的基因治疗策略包括应用反义的寡核苷酸，锤状核酶和单链抗体。在进展期前列腺癌中，经常出现c-myc的过表达。Steiner等应用反义的c-myc抑制c-myc的过表达，结果使DU145前列腺癌异体移植肿瘤的大小减少了94.5%。另一个可以在纠错基因疗法中作为靶点的基因为bcl-2，它经常在雄激素依赖性前列腺癌中发生过表达。Dorai等人已经合成了一种针对Bcl-2 mRNA的锤状核酶，这种核酶在体外显示了良好的剪切效率。

细胞粘附分子如整合素和链蛋白经常伴随肿瘤发生一同出现，这使得他们有可能作为纠错基因治疗的靶点。整合素家族是一组跨膜细胞粘附蛋白，在钙依赖性细胞和细胞之间的粘附以及细胞外生长调控信号的传送中发挥作用。在近一半的前列腺癌患者中，存在E-钙粘素表达缺失或缺陷，这是由于等位基因缺失或启动子过甲基化造成的。E-钙粘素的表达水平与前列腺癌患者的生存期长短，是否发生转移，肿瘤分期、分级及前列腺切除后的复发危险程度相关。E-钙粘素所介导的细胞粘附需要细胞浆中的蛋白质α-链蛋白的帮助，α-链蛋白可使E-钙粘素连接到细胞骨架上。在约42%的前列腺癌中，α-链蛋白表达缺陷，且这种缺陷意味着患者预后不良。通过微细胞介导方法，将5号染色体转运进PC-3前列腺癌细胞后，α-链蛋白表达再现。

生长因子也可作为纠错基因疗法的靶基因。胰岛素样生长因子（IGFs）可促进前列腺上皮细胞有丝分裂。在无激素的情况下IGF-I可使雄激素受体激活表明其对前列腺癌进展可起到促进作用。IGF结合蛋白可在前列腺或其它地方产生，生长抑制因子如转化生长因子（TGF）-β和p53可诱导IFF结合蛋白的表达。IGF结合蛋白是由7种相互关联的蛋白组成的家族，它们可通过与IGF-I或IGF-II结合或调控IGF-I及IGF-II的活性实现对上皮细胞生长的调控。

据估计，在85岁以前患前列腺癌的人群中，有将近9%的患者是由遗传因素造成的。导致前列腺癌发生遗传的位点已经被逐渐识别，第一个是HPC-1，位于1q24-25，第二个为HPC-X，位于Xq27-28。对这些区域内受累基因的识别可为预防性基因治疗和纠错基因治疗提供靶点。

纠错基因疗法要想取得好的疗效就不能遗漏任何一个可能发生恶变的基因片段。要实现这个目标，要求基因转染效率必须达到100%，而且插入基因的表达具有持续性。但即使这样，纠错基因疗法仍然面临一个最大问题，即肿瘤中不仅是单个原癌基因或抑癌基因有缺陷，从目前情况看，我们所能做到的就是尽可能多的纠正有缺陷的基因。

2．细胞减数基因疗法

前列腺癌具有特异性抗原，我们可利用这一点诱导自体免疫产生抗肿瘤免疫应答。逃避宿主细胞免疫监视是肿瘤细胞新生抗原的共同特点。对动物模型进行的实验研究表明，至少在常见类型的肿瘤中，抗肿瘤免疫是通过T细胞介导的。机体不仅能够识别表达的肿瘤特异性抗原，而且能够判断MHC-I表达是否正常，这样就可以把肿瘤细胞区分为异己成分。T细胞表面存在可识别抗原/MHC复合物的特异性T细胞受体。细胞毒性T细胞（CTL）的激活至少是通过双信号来完成的。缺少这种共刺激信号，T细胞就会对MHC递呈的特异性抗原发生免疫耐受。肿瘤细胞的抗原递呈作用很弱，这一点在前列腺癌肿瘤细胞中表现的尤为突出。很多研究结果表明，由于抗原表达缺失，前列腺癌细胞可以逃避免疫系统监视。5种人类转移性前列腺癌细胞系中有两种细胞系的细胞表面存在MHC-I表达缺陷。对47例前列腺癌患者的研究表明，MHC-I表达存在缺陷的情况普遍存在，在淋巴结发生转移的前列腺癌中，MHC-I存在表达缺陷的占80%，而在转移性前列腺癌中这一比例竟高达100%。这说明在前列腺癌的发展过程中，肿瘤相关抗原MHC-I表达缺失起到了非常重要的作用。这个结果也解释了为什么前列腺癌没能激活产生机体免疫应答。

根据Burnet的免疫监视理论，清除新转化的细胞是免疫系统的任务之一，因此肿瘤的出现意味着免疫监视系统失效。通过激活抗肿瘤免疫应答，依靠T细胞杀伤肿瘤细胞是基因治疗方法之一。目前，肿瘤细胞减数基因治疗研究最为深入的形式是，通过给患者接种遗传上得到修饰的肿瘤细胞来激活针对恶性肿瘤的抗肿瘤免疫应答。从患者的术后标本中提取肿瘤细胞，进行细胞培养，并将细胞因子（可激活针对肿瘤细胞疫苗所递呈抗原的免疫应答）基因转染进细胞。对这种在基因上得到修饰的肿瘤疫苗进行照射，以防止肿瘤生长，然后将其回输到患者体内，以期产生针对体内肿瘤的局部和全身免疫应答。所产生的免疫效应细胞包括T细胞、B细胞可在全身循环，并可消除远处转移的细胞或使转移的发生得以延迟，因为这些转移细胞和遗传上经过加工的疫苗细胞拥有共同的抗原。

人们对几种用于治疗的细胞因子基因进行研究。Sanda等人和Blades等人的研究表明，由于前列腺癌细胞表面缺少MHC-I表达，依赖于MHC-I产生免疫刺激效应的细胞因子如干扰素-8、白介素-4、6，都不是进行细胞因子基因治疗的主要选择对象。相反，不依赖于MHC-I来产生免疫刺激效应的细胞因子如白介素-2，粒细胞-巨噬细胞集落刺激因子（GM-CSF）更适合前列腺癌的基因治疗。Sander和他的同事发现，对疫苗细胞基因进行修饰，使其分泌GM-CSF，对修饰后的细胞进行照射，采用这种疫苗治疗可延长患有前列腺癌动物的生存期。因此，这种方法是可行的，有可能作为一种新的策略在前列腺癌治疗中得到广泛应用。但是这种疫苗在制作方法上受到一定限制，其疗效依赖于肿瘤内细胞因子表达水平。对肿瘤细胞疫苗进行转染常需将原发肿瘤切除，通过体外培养对自体细胞进行收获和转染制作疫苗，这样做不仅实验室工作量大，且耗时、费钱。另一种细胞因子治疗方法是将细胞因子基因或包装的DNA片段直接导入肿瘤细胞，这样通过转染和基因组整合后，就可使肿瘤细胞局部长期产生细胞因子。对动物和人类进行的研究表明，应用病毒载体和脂质体细胞因子基因复合物进行治疗都是有效的。

另一种在临床上具有发展前景的细胞减数基因治疗法是将药物敏感基因或自杀基因转染进细胞。比如将编码某种酶活性位点的基因转染进肿瘤细胞，在被转染的肿瘤细胞中，这种酶可将抗肿瘤药物无毒性前体转化为细胞毒性药物，完成转染后通过静脉应用前体药物，就可实现对肿瘤细胞杀伤的目的。编码单纯疱疹病毒嘧啶激酶（HSV-tk）的基因属于一种自杀基因，已经有人开始探讨应用它进行细胞减数基因疗法。其它如水痘带状疱疹病毒嘧啶激酶和 E-coli 胞嘧啶脱氨酶已经在一些模式中得到应用。

HSV-tk可将无毒的核苷酸类似物如更昔洛韦（GCV）转化为磷酸化化合物，后者可使DNA的合成终止。GCV作为化学治疗性抗病毒药物在全身用药时是安全的，并可作为一种高亲和性的底物与HSV-tk相结合。人们可应用腺病毒和反转录病毒载体转染HSV-tk基因。HSV-tk治疗的一个潜在优势为旁观者效应，即被杀伤细胞的百分数超过起初被转染细胞的百分数。对这种现象有几种解释，其中一种解释为毒性代谢物，可以在并排排列的细胞中传播，也有人认为这是由于激活了体液免疫而导致的。目前认为，在旁观者效应的产生过程中，细胞与细胞间的紧密接触是必不可少的。Hall和他同事的研究表明，在前列腺癌正向移植鼠模型中，腺病毒介导的HSV-tk/GCV治疗可激活针对自发转移细胞和被诱发转移细胞的体液免疫应答。Eastham等人的研究表明，HSV-tk/GCV细胞毒性基因治疗可抑制白鼠和人类前列腺癌细胞的体外生长，且可使白鼠浸润性前列腺癌细胞在体内的生长受到抑制。

细胞减数基因治疗的另一条途径是药物易感基因的组织特异性表达。采用这种方法构建的细胞毒性载体中含有组织特异性启动子，能限制被转染细胞毒性基因的表达。对于前列腺癌来说，这种治疗方法很有希望，因为最近发现了前列腺癌特异性抗原启动子 - 增强子序列，它是由两部分组成的。这个DNA序列可使细胞对激素的敏感性增加，同时可以使前列腺组织特异性抗原表达达到很高水平。当PSA增强子 – 启动子序列与HSV-tk联合应用时，被转染的基因就可在前列腺细胞中发生特异性表达，从而使细胞毒作用限制在靶组织内。

导入肿瘤细胞裂解病毒也属于细胞减数基因治疗方法之一。人们对病毒载体加以设计，使其在没有插入外来基因的情况下也能对肿瘤细胞进行靶向杀伤。早在20世纪50年代，人们把野生型腺病毒注射入宫颈癌患者体内，就发现这种方法可起到治疗肿瘤的效果。腺病毒的生命周期包括一个裂解期，且这个时期的到来不仅独立于宿主细胞的分裂周期，而且可造成宿主细胞死亡。Kirn等设计的ONYX-015载体是一种竞争性复制腺病毒载体，它选择性的在 p53 突变细胞中进行复制，目前已进入临床实验。为了对 ONYX-015 应用到人体时复制的选择性和细胞杀伤效果进行评估，人们开展了II期临床试验。在这个实验中，对37例复发的头颈部肿瘤患者瘤周和瘤内注射 ONYX 015，治疗后通过活检发现，11 例接受活检的患者中，有 7 例患者 ONYX-015 的复制是选择性的出现于肿瘤组织中。其对组织的损失也具有高度选择性，在可评估的患者中，有21%的患者肿瘤退缩超过50%以上，而在瘤周组织中，没有发现组织损伤。与表达野生型p53的肿瘤相比，ONYX-015更易使p53发生突变的肿瘤组织发生坏死。ONYX-015是第一个应用到患者体内，能够选择性的在肿瘤内复制并导致肿瘤坏死的，在遗传上得到修饰的竞争性复制病毒。

与纠错基因疗法相似，细胞减数基因治疗也存在其局限性。在实验模型中，由于肿瘤负荷有限，应用细胞减数基因治疗可达到根治性消灭肿瘤的目的。但在临床实践中，这种方法仅适用于肿瘤负荷较小的情况或用于消灭那些微转移病变。在肿瘤负荷较大的情况下，应该配合其它减瘤治疗措施。此外，培养和收获自体或异体的肿瘤细胞或免疫细胞用于体外基因治疗不仅费用昂贵而且技术上操作复杂。

第三节 基因治疗和放疗的联合应用

即使我们成功地把基因导入，与传统的治疗方法一样，基因治疗也会遇到肿瘤细胞抵抗及肿瘤内存在细胞异质性等问题。因此，为了提高基因治疗的临床效果，把其它治疗方法与基因治疗相结合是合理的。

三维适形放疗技术的改进使得人们能够精确控制放疗剂量和照射的解剖区域。人们可以利用这一点将放疗增敏基因导入，使其表达暂时受限，然后通过放疗来调节和控制基因表达的范围和程度。近来有学者利用放疗对增强子的诱导作用，采用联合治疗手段把治疗范围限定在指定区域，他们利用这种类型的增强子使肿瘤坏死因子α的表达暂时受到限制，并通过放疗来控制其表达的时间和范围。但是这种治疗方法受到一定限制，因为受放疗调控的启动子数量较少。

有很多证据表明，放疗和基因治疗联合应用可起到协同效果。Advani等发现将放疗和HSV载体基因治疗联合应用后，U-87MG胶质瘤细胞异体移植肿瘤的退缩要远超过预期。在受到照射的肿瘤组织内，每个细胞中病毒复制数量增加2～5倍。在未受到照射的肿瘤组织中，病毒感染的细胞仅限于种植针路径上，而在受到照射的肿瘤组织，病毒感染的细胞遍布整个肿瘤，不单纯局限在种植针路径上的临近区域。增加未照射细胞内的病毒数量并不会促进病毒从种植针路径上向临近区域扩散，这说明照射不仅会促进病毒复制而且促进病毒播散。因此，放疗有可能通过增加转染细胞在肿瘤内的分布范围来提高纠错和/或细胞减数基因疗法的疗效。

Mabjeesh等的研究表明对LNCaP和LAPC-4前列腺癌细胞系同时应用CN706溶瘤细胞腺病毒和放疗，在疗效上可起到协同作用。在放射治疗和基因治疗结合方面，人们很自然地想到把基因治疗和粒子种植治疗联合起来。腺病毒蛋白如E1A和E4或f4可参与细胞凋亡的调控，这就为放疗和基因治疗发挥协同作用在理论上提供了可能。基因治疗可以通过激活前体药物如GCV或5-FC起到放射治疗增敏剂的作用。化疗对前列腺癌的作用不佳，将化疗和基因治疗联合起来有可能在疗效方面起到协同作用。对很多体外培养的肿瘤细胞系包括DU-145PCA细胞异体移植物，将紫杉醇化疗和基因治疗联合起来起到了协同作用。对体外培养的DU-145细胞，将导致细胞病变的病毒（E1B删除的腺病毒）、放疗及放疗增敏双自杀基因疗法三者结合起来可显著提高杀伤作用。

由于作用机制上存在互补，且治疗相关毒性无叠加，HSV-tk基因治疗和放疗联合可起到协同作用。在一项研究中，Chhikara等对鼠的前列腺移植肿瘤分别采用AD-tk瘤内注射基因治疗（随后应用GCV），或局部放疗，或将基因治疗和放疗联合起来进行治疗。结果表明，与对照组相比，采用单一方法治疗（单纯放疗或基因治疗），肿瘤均只缩小了38%，而采用联合治疗方法，肿瘤缩小达61%。接受联合治疗的白鼠，前列腺肿瘤中CD4阳性T细胞的浸润显著增多。

第四节 前列腺癌基因治疗现状

人类第一例基因治疗实验是由Blaese和他的同事们完成的，他们将腺苷脱氨酶基因成功导入一个 4 岁女孩的细胞中，这个女孩因腺苷脱氨酶缺乏导致严重的联合免疫缺陷综合征。目前，人们已经对前列腺癌的基因治疗进行了多种临床实验，其中大部分为细胞减数基因疗法，归纳见表 4。

表 4 ■ 目前正在进行的前列腺癌基因治疗的临床试验

研究者	研究机构	载体	基因	方法
Simons	约翰普金斯大学	RV	GM-CSF	体外培养的自体前列腺癌疫苗
Holt & Steiner	Vandbilt 大学医学院	RV	反义 myc RNA	前列腺内注射
Chen	国家海军医学中心	天花病毒	PSA cDNA	皮内注射
Lyerly & Paulson	Duke 大学医学中心	阳离子脂质体复合体	IL-2 cDNA	体外培养的自体前列腺癌疫苗
Scardino	纪念 Sloan-Kettering 癌症中心	腺病毒血清型 5	HSV-TK cDNA	前列腺内注射
Eder&Kufe	Dana-Farber 癌症中心	天花病毒	PSA cDNA	皮内注射
Sanda	密歇根大学	天花病毒	PSA cDNA	皮内注射
Belldegrun	洛杉矶加利福尼亚大学	阳离子脂质体复合体	IL-2 cDNA	瘤内直接注射
Hall&Woo	Mount Sinai 医学院	腺病毒血清型 5	HSV-TK cDNA	瘤内直接注射
Belldegrun	洛杉矶加利福尼亚大学	腺病毒血清型 5	p53 cDNA	瘤内直接注射
Simons	约翰普金斯大学	RV	GM-CSF	皮下注射
Logothetis	得克萨斯大学 MD Anderson 癌症中心	腺病毒血清型 5	p53 cDNA	瘤内直接注射
Kadmon	Baylor 医学院	腺病毒血清型 5	HSV-TK cDNA	瘤内直接注射
Simons	约翰普金斯大学	腺病毒血清型 5	启动子和增强子	瘤内直接注射
Figlin	洛杉矶加利福尼亚大学	天花病毒	MUC-1/IL-2	肌肉注射
Gardner&Chang	弗吉尼亚大学健康科学系	腺病毒血清型 5	HSV-TK cDNA	瘤内直接注射
Eder	Dana-Farber 癌症研究所	天花病毒/禽痘病毒	PSA	肌肉注射
Small	圣弗朗西斯，加利福尼亚大学	RV	GM-CSF	皮下注射

表4 ■ 目前正在进行的前列腺癌基因治疗的临床试验（续）

研究者	研究机构	载体	基因	方法
Kaufman & DiPaola	东部肿瘤协作组	天花病毒/禽痘病毒	PSA	肌肉或皮内注射
Vieweg	Duke大学医学中心	RNA	PSA	静脉注射
Belldegrun	洛杉矶加利福尼亚大学	阳离子脂质体复合体	IL-2 cDNA	瘤内直接注射
Smith&Small	洛杉矶加利福尼亚大学	RV	GM-CSF	皮下注射
Freytag&Kim	Henry Ford健康系	腺病毒	E.质粒 CD cDNA/HSV-TK DNA	瘤内直接注射
Aguilar-Cordova &Butler	Baylor医学院	腺病毒	HSV-TK cDNA	瘤内直接注射
Gingrich	田纳西大学Coleman医学院	腺病毒血清型5	p16 cDNA	瘤内直接注射
Terris	斯坦福大学Palo Alto Veterans Adiministration医学中心	腺病毒血清型5/	PSA的启动子和增强子成分	瘤内注射
Wilding	威斯康星大学癌症中心	腺病毒血清型5	PSA的启动子和增强子成分	静脉注射
Gulley&Dahut	NCI	天花病毒/禽痘病毒	PSA/B7.1（CD80）	肌肉和皮内注射
Arlen	NCI	天花病毒/禽痘病毒	PSA/B7.1（CD80）	肌肉和皮内注射
Vieweg	Duke大学医学中心	RNA	肿瘤全部的RNA	静脉注射
Pollack	得克萨斯大学MD Anderson癌症中心	腺病毒血清型5	p53 cDNA	皮下注射和前列腺内注射
Gardner	印第安纳大学医学中心	腺病毒血清型5	骨钙蛋白质启动子	瘤内注射
Lubaroff	Lowa大学	腺病毒血清型5	p53 cDNA	皮下注射
Miles	Baylor医学院	腺病毒血清学5	IL-2 cDNA	瘤内注射
DeWeese	约翰霍普金斯大学	腺病毒血清学5	PSA的启动子和增强子成分	瘤内注射
Small	洛杉矶加利福尼亚大学	腺病毒血清学5	PSA的启动子和增强子成分	静脉注射
Dula	西海岸临床研究组	AAV	GM-CSF cDNA	皮下注射

Simons 等应用射线照射过的 GM-CSF 前列腺癌自体疫苗对 8 名患者进行了治疗,结果证明这种治疗方法是安全的,可以诱导针对前列腺癌细胞相关性抗原的体液和细胞免疫应答。GM-CSF 转染的前列腺癌疫苗可使针对前列腺癌细胞系相关抗原抗体的滴度增加。在接受 GM-CSF 前列腺癌自体疫苗治疗的 8 名患者中,有 3 名患者血清中针对前列腺癌抗原的抗体滴度增加。Simons 等的研究结果首次证明,对前列腺癌患者应用细胞因子基因修饰的肿瘤疫苗可诱导针对前列腺癌抗原的新的抗体产生。

2005 年 Small 医生正式宣布了关于前列腺癌疫苗 APC8015 的 D9901 双盲试验结果。在试验中,研究者通过血细胞采集收集每位患者的抗原呈递细胞(APCs)、然后通过与前列腺磷酸抗原(PAP)共同培养,将此类细胞富集和活化。大约 95% 的前列腺癌细胞上都有 PAP 的表达。随后,通过外周静脉将这些细胞回输给患者,每周 1 次,共 3 周。免疫应答水平通过检测 T 淋巴细胞对 PAP 的反应性来衡量。在接受治疗的患者中,免疫应答水平比基线值升高 16.9 倍,而安慰剂组患者只升高 1.9 倍。通过 36 个月的随访,该研究结果显示这种肿瘤疫苗明显延长了雄激素非依赖性转移性无症状前列腺癌患者的中位生存期。在 2004 年 Dniel Petrylak 医生发表的多西他赛化疗研究报告之前,没有一种治疗能为雄激素非依赖性前列腺癌患者带来生存受益。Simons 等的研究结果不仅为这部分患者带来新的治疗手段,同时也是第一个能使患者在生存期上受益的前列腺癌肿瘤疫苗试验。

Gingrich 和 Steiner 报告了经直肠前列腺癌基因注射治疗的实验结果。21 名转移性前列腺癌患者在标准治疗失败后,接受了超声引导下经直肠注射含有 BRCA-1(在病毒启动子长末端重复序列调控下)RVLXSN。在实验过程中,患者没有出现病毒血症,也没有出现病毒感染症状。这些患者血清中 PSA 值保持不变。他们的实验结果表明,通过直接注射对前列腺癌患者进行基因置换治疗是安全的。Herman 等把含有 HSV-tk 复制缺陷型腺病毒直接注射到前列腺中,随后静脉注射预药 GCV。在 18 名用药剂量最大的患者中只有 1 名患者出现可逆的Ⅳ度血小板减少和Ⅲ度肝脏毒性。这些患者中大多数人治疗后血清 PSA 值下降了一半或一半以上。

Pantuck 等报道瘤内注射整合有 IL-2 质粒的阳离子脂质体液性复合物载体治疗前列腺癌患者,注射治疗后 2 周,80% 接受治疗的患者血清 PSA 值降低。没有治疗相关的 3 或 4 度毒、副作用发生。在 Pantuck 等进行的另一项免疫治疗试验中,他们应用 MUC-1 IL-2 病毒疫苗治疗 MUC-1 阳性患者,结果显示患者产生了免疫应答,血清 PSA 值下降。

在对放疗后局部复发的前列腺癌患者进行基因治疗的临床实验中,人们开始应用以下策略:(1)基于 PSA 的靶向治疗;(2)病毒引导的溶瘤治疗;(3)立体定向引导下注射载体以便使病毒在靶组织中的分布更为合理;(4)应用竞争复制型病毒提高病毒对组织的穿透性。

在体内应用复制缺陷型病毒的主要限制因素是其对组织的穿透能力差。Advani 等观察到病毒复制可增加其对组织的穿透性,而且在体内和体外实验均如此。竞争复制型腺病毒在体内更易播散的原因不仅是通过跨细胞运动和载体扩增,病毒依赖性细胞溶解后所暴露出的组织间隙也为其播散创造了方便条件。因此,与复制缺陷型腺病毒或其它的非溶解性载体相比,竞争复制型腺病毒的组织穿透能力更强。

在放疗中,人们建立了要使靶组织受照剂量均匀的概念。某一局部照射剂量不足会导致治疗失败。同样的概念也适用于溶瘤细胞病毒，要想取得好的疗效，病毒在组织中的分布及浓度也应均匀。与前列腺癌近距离治疗的辐射剂量学相似，只不过这时由不同浓度的病毒而非粒子分布在组织中。竞争复制型病毒的播散能力取决于病毒的初始滴度、感染能力、溶解能力和宿主的免疫反应。为了取得理想的组织分布，人们可利用计算机三维设计模型来确定病毒注射方案，在这方面可借鉴近距离放疗过程中应用的治疗计划系统。通过对活检后的组织行免疫组化检测（检测腺病毒壳粒蛋白含量高低），我们可以更精确的判断病毒在组织中的分布情况。对溶瘤病毒杀伤机制的深入理解有助于溶瘤病毒的设计。人们已经观察到腺病毒基因如E4，f4，E3－11k和E1A在病毒诱导的细胞死亡中的作用。把这些基因产物加以利用，使之成为溶瘤药物，就会建立一种全新的细胞减数基因疗法。

随着对前列腺癌分子发生机制多样化的深入理解，新的细胞减数基因疗法和纠错基因疗法的靶点将逐渐出现。最终有效的抗肿瘤基因治疗措施的实施是基于对肿瘤患者基因变异个体化的把握。通过对前列腺癌细胞减数基因治疗中细胞凋亡调控分子的干预，我们有可能将上游信号分子的病变旁路过去，找到一个普遍适用的抗肿瘤治疗手段。我们可以对参与凋亡过程的分子如死亡受体，激酶和bcl-XL/BH3家族加以利用，这样使得我们在上游分子病变存在多样性的情况下，仍能使肿瘤发生有效裂解。细胞死亡通路有细胞死亡受体如CD95，DR3，DR4和DR5的参与，这些分子有可能成为潜在的治疗靶点。最近有临床前研究表明，腺病毒和反转录病毒转染的FasL或FADD可有效诱导人类胶质瘤细胞发生凋亡。Dong等的研究表明，利用腺病毒载体瘤内注射导入FasL，可迫使前列腺癌细胞发生凋亡。

通过激活多种与血管生成和葡萄糖代谢有关的基因，实体性肿瘤可产生大量新生血管并增加糖原裂解来适应和克服乏氧，缺氧诱导因子-1是由缺氧诱导因子-1α和缺氧诱导因子-1β组成的，在低氧情况下表达稳定研究，在氧含量正常的情况下迅速降解。近来的研究表明通过瘤内注射反义的HIF-α1质粒可使HIF-α1的表达下调，并进而导致血管内皮细胞生长因子表达下调，从而使肿瘤微血管密度下降。这些方法为实现从过去40年传统的抗癌治疗方法向未来的抗肿瘤分子药理学方向转化奠定了基础。

第五节 结 语

随着早期前列腺癌基因治疗临床实验结果的陆续发表，我们发现要想取得理想的疗效，对基因治疗机制的理解方面应该进一步深入。在载体方面，我们希望载体能够携带更大的基因片段，不产生免疫反应，转染效率更高，靶点定位更准，从而使下一代基因治疗更易进行。虽然基因治疗仍处在探索阶段，但在许多前沿问题上人们已经取得了重要进展，如人类基因组计划的完成，以及对一些新的肿瘤抑制基因的识别。这些都将使基因治疗的靶点得到极大扩展。由于我们对那些关键的肿瘤特异性抗原的了解相对较少，常常使一些免疫疗法的应用受到限制，但在不远的将来，针对所有肿瘤细胞和肿瘤细胞裂解物的疫苗的出现将给前列腺癌治疗带来希望。由于我们不能将靶细胞100%转染，因此从理论上讲诱导体液免疫和旁观者效应的方法较其它方法为好。但是，由于肿瘤细胞具有遗传不稳定性及异质性，单一的治疗方法很可能使肿瘤细胞发生逃逸，因此需要应用包括基因治疗在内的多种治疗手段对前列腺癌进行综合治疗。

(庄永志)

参考文献

1. Li X, Raikwar SP, Liu YH, et al. Combination therapy of androgen-independent prostate cancer using a prostate restricted replicativ e adenovirus and a replication-defective adenovirus encoding human endostatin-angiostatin fusion gene. Mol Cancer Ther.2006, 5 (3): 676-684
2. Advani SJ, Chmura SJ, Weichselbaum RR et al. Radiogenetic therapy: on the interaction of viral therapy and ionizing radiation for improving local control of tumors. Semi Oncol. 1997, 24: 633-638
3. Miyake H, Hara I, Gleave ME. Antisense oligodeoxynucleotide therapy targeting clusterin gene for prostate cancer: Vancouver experience from discovery to clinic. Int J Urol. 2005, 12 (9): 785-794
4. Advani SJ, Sibley GS, Song PY, et al. Enhancement of replication of genetically engineered herpes simplex viruses by ionizing radiation: a new paradigm for destruction of therapeutically intractable tumors. Gene Therapy.1998, 5: 160-165
5. Guan M, Zhou X, Soulitzis N, et al. Aberrant methylation and deacetylation of deleted in liver cancer-1 gene in prostate cancer: potential clinical applications. Clin Cancer Res. 2006, 12 (5): 1412-1419
6. Albertini MR, Emler CA, Schell K, et al. Dual expression of human leukocyte antigen molecules and the B7-1costimulatory molecule (CD80) on human melanoma cells after particle-mediated gene transfer. Cancer Gene Therapy. 1996, 3: 192-201
7. Dilley J, Reddy S, Ko D. Oncolytic adenovirus CG7870 in combination with radiation demonstrates synergistic enhancements of antitumor efficacy without loss of specificity. Cancer Gene Ther. 2005, 12 (8): 715-722
8. Steiner MS, Gingrich JR. Gene therapy for prostate cancer: where are we now? J Urology. 2000, 164: 1121-1136
9. Wickham TJ. Targeting adenovirus. Gene Therapy. 2000, 7: 110-114
10. Xie X, Zhao X, Liu Y, et al. Robust prostate-specific expression for targeted gene therapy based on the human kallikrein 2 promoter. Human Gene Therapy. 2001, 12: 549-561
11. Banchereau J, Steinman RM. Dendritic cells and the control of immunity. Nature.1998, 392: 245-252
12. Allen J, Khwaja F, Djakiew D, et al. Gene therapy of prostate xenograft tumors with a p75NTR lipoplex. Anticancer Res. 2004, 24 (5A): 2997-3003
13. Brader KR, Wolf JK, Hung MC, et al. Adenovirus E1A expression enhances the sensitivity of an ovarian cancer cell line to multiple cytotoxic agents through an apoptotic mechanism. Clin Cancer Res. 1997, 3: 2017-2024

14. Anderson DG, Peng W, Akinc A, et al. A polymer library approach to suicide gene therapy for cancer. Proc Natl Acad Sci USA. 2004, 101 (45): 16028-16033
15. Brown JM, Giaccia AJ. The unique physiology of solid tumors: opportunities (and problems) for cancer therapy. Cancer Res. 1998, 58: 1408-1416
16. Anderson WF. Human gene therapy. Nature. 1998, 392: 25-30
17. Song J, Pang S, Lu Y, et al. Gene silencing in androgen-responsive prostate cancer cells from the tissue-specific prostate-specific antigen promoter. Cancer Res. 2004, 64 (21): 7661-7663
18. Asgari K, Sesterhenn IA, McLeod DG, et al. Inhibition of the growth of pre-established subcutaneous tumor nodules of human prostate cancer cells by single injection of the recombinant adenovirus p53 expression vector. Int J Cancer. 1997, 71: 377-382
19. Malaeb BS, Gardner TA, Margulis, et al. Elevated activated partial thromboplastin time during administration of first-generation adenoviral vectors for gene therapy for prostate cancer: identification of lupus anticoagulants. Urology. 2005, 66 (4): 830-834
20. Bullions LC, Levine AJ. The role of beta-catenin in cell adhesion, signal transduction, and cancer. Current Opinion in Oncology. 1998, 10: 81-87
21. Watanabe M, Nasu Y, Kashiwakura Y, et al. Adeno-associated virus 2-mediated intratumoral prostate cancer gene therapy: long-term maspin expression efficiently suppresses tumor growth. Hum Gene Ther. 2005, 16 (6): 699-710
22. Chhikara M, Huang H, Vlachaki MT, et al. Enhanced therapeutic effect of hsv-tkgcv gene therapy and ionizing radiation for prostate cancer. Molecular Therapy. 2001, 3: 536-542
23. Cookson MM. Prostate cancer: screening and early detection. Cancer Control, 2001, 8: 133-140
24. Culine S, Droz JP. Chemotherapy in advanced androgen-independent prostate cancer 1990-1999: a decade of progress? Annals of Oncology. 2000, 11: 1523-1530
25. Ikegami S, Tadakuma, Yamakami K, et al. Selective gene therapy for prostate cancer cells using liposomes conjugated with IgM type monoclonal antibody against prostate-specific membrane antigen. Hum Cell. 2005, 18 (1): 17-23
26. Beham AW, Sarkiss M, Brisbay S, et al. Molecular correlates of bcl-2-enhanced growth following androgen-ablation in prostate carcinoma cells in vivo. Int J Mol Med. 1998, 1: 953-959
27. Dachs GU, Tozer GM. Hypoxia modulated gene expression: angiogenesis, metastasis and therapeutic exploitation. Eur J Cancer 2000, 36: 1649-1660
28. DeWeese TL, van Der Poel H, Li S, et al. A phase I trial of CV706, a replication-competent, PSA selective oncolytic adenovirus, for the treatment of locally recurrent prostate cancer following radiation therapy. Cancer Res. 2001, 61: 7464-7472
29. Fearnhead HO, Rodriguez J, Govek EE, et al. Oncogene-dependent apoptosis is mediated by caspase-9. PNAS. 1998, 95: 13664-13669

30. Galanis E, Vile R, Russell SJ. Delivery systems intended for in vivo gene therapy of cancer: targeting and replication competent viral vectors. Critical Reviews in Oncology/Hematology. 2001, 38: 177-192
31. Yamanaka K, Gleave ME, Hara I, et al. Synergistic antitumor effect of combined use of adenoviral-mediated p53 gene transfer and antisense oligodeoxynucleotide targeting clusterin gene in an androgen-independent human prostate cancer model. Mol Cancer Ther. 2005, 4 (2): 187-95
32. Benton PA, Kennedy RC. DNA vaccine strategies for the treatment of cancer. Current Topics in Microbiology and Immunology.1998, 226: 1-20
33. Herman JR, Adler HL, Aguilar-Cordova E, et al. In situ gene therapy for adenocarcinoma of the prostate: a phase I clinical trial. Human Gene Therapy.1999, 10 1239-1249
34. Wang Y, Xu M, Che M, et al. Curative antitumor immune response is optimal with tumor irradiation followed by genetic induction of major histocompatibility complex class I and class II molecules and suppression of Ii protein. Hum Gene Ther. 2005, 16 (2): 187-199
35. Gao AC, Lou W, Ichikawa T, et al. Suppression of the tumorigenicity of prostatic cancer cells by gene (s) located on human chromosome 19p13.1-13.2. Prostate.1999, 38: 46-54
36. Fukuhara H, Martuza RL, Rabkin SD, et al. Oncolytic herpes simplex virus vector g47delta in combination with androgen ablation for the treatment of human prostate adenocarcinoma. Clin Cancer Res, 2005, 11 (21): 7886-7890
37. Tsui KH, Wu L, Chang PL, et al. Identifying the combination of the transcriptional regulatory sequences on prostate specific antigen and human glandular kallikrein genes. J Urol, 2004, 172: 2029-2034
38. Heiser A, Maurice MA, Yancey DR, et al. Induction of polyclonal prostate cancer-specific CTL using dendritic cells transfected with amplified tumor RNA. J Immun . 2001, 16: 2953-2960
39. ML, Voelkel-Johnson C, Rubinchik S, et al. Intracellular Fas ligand expression causes Fas-mediated apoptosis in human prostate cancer cells resistant to monoclonal antibody-induced apoptosis. Mol There. 2000, 2: 348-358
40. Bronte V, Carroll MW, Goletz TJ, et al. Antigen expression by dendritic cells correlates with the therapeutic effectiveness of a model recombinant poxvirus tumor vaccine. PNAS. 1997, 94: 3183-3188
41. Saito Y, Miyahara R, Gopalan B, et al. Selective induction of cell cycle arrest and apoptosis in human prostate cancer cells through adenoviral transfer of the melanoma differentiation-associated -7 (mda-7) /interleukin-24 (IL-24) gene. Cancer Gene Ther. 2005, 12 (3): 238-47
42. Li X, Marani M, Yu J, et al. Adenovirus-mediated Bax overexpression for the induction of therapeutic apoptosis in prostate cancer. Cancer Res. 2001, 61: 186-191
43. Loimas S, Toppinen MR, Visakorpi T, et al. Human prostate carcinoma cells as targets for herpes simplex virus thymidine kinase-mediated suicide gene therapy. Cancer Gene Therapy.

2001, 8: 137-144

44. Mincheff M, Tchakarov S, Zoubak S, et al. Naked DNA and adenoviral immunizations for immunotherapy of prostate cancer: a phase I/II clinical trial. European Urology, 2000, 38: 208-217

45. Monahan PE, Samulski RJ. AAV vectors: is clinical success on the horizon? Gene Therapy. 2000, 7: 24-30

46. Abarzua F, Sakaguchi M, Takaishi M, et al. Adenovirus-mediated overexpression of REIC/Dkk-3 selectively induces apoptosis in human prostate cancer cells through activation of c-Jun-NH2-kinase. Cancer Res. 2005, 65 (21) : 9617-9622

47. Zelefsky MJ, Leibel SA, Gaudin PB, et al. Dose escalation with three-dimensional conformal radiation therapy affects the outcome in prostate cancer. Int J Radiat Oncol Biol Phy. 1998, 41: 491-500

48. Kaliberov SA, Kaliberova LN, Stockard CR. Adenovirus-mediated FLT1-targeted proapoptotic gene therapy of human prostate cancer. Mol Ther, 2004, 10 (6) : 1059-70

49. Morris MJ, Scher HI. Novel strategies and therapeutics for the treatment of prostate carcinoma. Cancer . 2000, 89 1329-1348

50. Jani AB. Management strategies for locally advanced prostate cancer. Drugs Aging, 2006, 23 (2) : 119-29

51. Nagao S, Kuriyama S, Okuda H, et al. Adenovirus-mediated gene transfer into tumors: evaluation of direct readministration of an adenoviral vector into subcutaneous tumors of immunocompetent mice. Int J Oncol. 2001, 18: 57-65

52. Nemunaitis J, Ganly I, Khuri F, et al. Selective replication and oncolysis in p53 mutant tumors with ONYX-015, an E1B-55kD gene-deleted adenovirus, in patients with advanced head and neck cancer: a phase II trial. Cancer Res. 2000, 60: 6359-6366

53. Kaliberov SA, Buchsbaum DJ. Gene delivery and gene therapy of prostate cancer. Expert Opin Deliv. 2006, 3 (1) : 37-51

54. Pantuck AJ, Zisman A, Belldegrun AS. Gene therapy for prostate cancer at the University of California, Los Angeles: preliminary results and future directions. World J Urol. 2000, 18: 143-147

55. Yotsuyanagi T, Hazemoto N. Cationic liposomes in gene delivery. Nippon Rinsho. 1998, 56: 705-712

56. Li X, Zhang J, Gao H, et al. Transcriptional targeting modalities in breast cancer gene therapy using adenovirus vectors controlled by alpha-lactalbumin promoter. Mol Can Ther. 2005, 4 (12) : 1850-1859

57. Cress AE, Mohlas S. Therapeutic targeting of prostate cancer. Can Biol Ther. 2004, 3 (10) : 1028-1030

58. Lo HW, Day CP, Hung MC. Cancer-specific gene therapy. Adv Genet. 2005, 54: 235-255

第 9 章

前列腺癌的免疫治疗

前列腺癌是西方国家中男性第2位常见的恶性肿瘤。我国前列腺癌发病率虽低于欧美国家，近年来，我国前列腺癌的发病率呈明显上升趋势。前列腺癌的传统疗法包括手术、激素治疗、放化疗和冷冻治疗。这些疗法有一定的治疗效果，但疗效不能令人满意或有严重的不良反应，尤其是对性激素非依赖性和手术后复发、转移的患者。人们都在寻求新的疗法，免疫治疗就是其中之一。对于前列腺癌的免疫治疗，在几十年前，动物和临床试验就揭示采用非特异性免疫调节方式有助于治疗前列腺癌。近20年来，由于免疫学、肿瘤生物学和分子生物学的迅猛发展，针对前列腺癌免疫治疗的基础研究及临床试验取得较大进步。有以细胞因子为基础的免疫治疗、以肿瘤相关抗原为基础的免疫治疗、以树突状细胞（dendritic cells，DC）为基础的免疫治疗和肿瘤疫苗。随着人们对抗肿瘤免疫机制了解的进一步深化、对前列腺癌生物学特性的深入研究及多种肿瘤表面相关抗原的发现，针对前列腺癌免疫治疗的临床前实验及 I、II 期临床试验研究在近年广泛开展起来。尽管目前距离临床应用尚有一定距离，免疫治疗终将成为临床治疗前列腺癌的选择之一，为延长病人的生存期、改善病人的生活质量作出贡献。

在对于复发或转移性前列腺癌患者采取激素治疗、化疗、放疗治疗的疗效均不理想时，免疫治疗逐渐受到人们的重视，其中一个重要的方面就是树突状细胞（DC）肿瘤疫苗的研究。DC细胞是目前发现的功能最强的抗原提呈细胞，而研究表明如何激活DC和得到大量DC是前列腺癌免疫治疗的关键所在。近年来，DC疫苗应用于前列腺癌治机体免疫应答的产生首先是由抗原提呈细胞捕获抗原，经其加工处理后将抗原信息递呈给T、B淋巴细胞，从而引起了一系列的抗原特异性免疫应答，因此APC是机体免疫反应的首要环节。树突状细胞是抗原提呈功能最强的APC，能显著刺激初始型T细胞（Naive T cell）增殖，在机体免疫应答中具有独特地位。研究证明，DC不仅能启动抗原特异性T细胞识别和杀伤肿瘤细胞，而且可以激发免疫记忆保护，在宿主再次受到肿瘤细胞攻击时发挥作用。面转移性前列腺癌的治疗目前非常困难。多数患者最终发展成为激素抵抗性前列腺癌随着DC疫苗抗瘤应用的开展，DC已成为当今前列腺癌免疫治疗中备受关注的焦点之一。

第一节 前列腺癌的肿瘤相关抗原

大部分靶向前列腺癌的抗原是肿瘤相关抗原（TAA）。这些抗原在前列腺上皮和肿瘤细胞高表达，而在其它健康组织中则显著低表达。可以作为前列腺癌免疫治疗的标靶，对癌细胞产生特异杀伤作用。根据其在细胞内的分布可分为位于细胞表面的TAA，细胞内的TAA和分泌型TAA，有迹象表明表达于细胞表面的TAA。从可能更有利于作为免疫治疗的标靶。目前有报道的前列腺癌免疫治疗的靶向抗原包括：①位于细胞表面的抗原：前列腺特异性膜抗原（PSMA），前列腺干细胞抗原（PSCA），HER/neu，表皮生长因子受体（EGF-R）。②细胞内的抗原：前列腺相关基因（PAGE-1，PAGE-4），G抗原基因（GAGE-7），G蛋白偶连受体同源的前列腺特异基因（PSGR）。③分泌型抗原：前列腺特异性抗原（PSA），前列腺酶，TMPRSS2，前列腺酸性磷酸酶（PAP），粘蛋白（MUC-1/2），肿瘤相关糖蛋白（TAG-72）。

第二节 免疫刺激性细胞因子治疗

在很多情况下，免疫细胞间的相互作用是通过细胞因子介导的。细胞因子在抗体抗肿瘤的保护性免疫中十分活跃。首先是各种抗肿瘤效应细胞的分化成熟和激活离不开细胞因子，如干扰素 INF-α 与相应受体结合可提高 NK 细胞（nature kill cell）的活性，并可激活巨噬细胞；其次有的细胞因子（如TNF）本身就具有杀伤肿瘤细胞和选择性破坏肿瘤组织中的血管的功能。前列腺癌免疫治疗研究较多的细胞因子是白介素（IL-2，IL-12，IL-18）、干扰素（INF-a，INF-7）、肿瘤坏死因子（tumor necrosis factor，TNF）、粒细胞—巨噬细胞集落刺激因子（granulocyte macrophage - colony stimulating factor，GM-CSF）等。IL-2 的主要作用涉及T细胞、B细胞、自然杀伤细胞、淋巴因子激活的杀伤细胞、单核细胞、巨噬细胞及少突细胞的生长与分化。在一项动物实验中，负荷有人前列腺腺癌的openhagen大鼠接受肿瘤局部注射hIL-2。与对照组相比肿瘤生长明显受抑，而大鼠血清中并未测出hIL-2，表明这种肿瘤抑制作用完全在局部起效。细胞因子的作用并非独立存在，而是相互调节、相互协同或拮抗形成复杂的细胞因子网络。多种载体可以被用来传递 IL-2 的编码基因，但病毒载体可以刺激机体产生中和抗体，而影响转染效果。脂质体作为基因传送载体可以提高传送效率和细胞对质粒DNA的摄取。由于脂质体不具有免疫原性，机体不能产生中和抗体，因此可重复使用而不致降低效能。当全身应用脂质体时，它们可以很快被肝脏清除导致转染效率降低，而肿瘤内直接注射则可以克服这一问题。

Small 等在体外用 GM-CSF 和前列腺酸性磷酸酶（prostaticacid phosphatase，PAP）的重组融合蛋白体外冲击 DC 细胞，制成 1 种称为 Provenge 的免疫疫苗。用它对雄激素非依赖性前列腺癌患者进行 II 期临床试验，发现所有患者均出现对重组融合蛋白的免疫反应。Partick 等[5]用 GM-CSF 和 PAP 致敏的自体同源 DC 细胞注射给 13 个雄激素非依赖性前列腺癌患者，发现不良反应轻，12个患者治疗有效，前列腺特异性抗原（prostate specific antigen，PSA）水平下降 > 50%，并证实 2～3 次注射后 PAP 达到最大浓度，T 细胞激活，能导致雄激素非依赖性前列腺癌患者的特异性抗原免疫激活。细胞因子是细胞分泌的具有生物活性的蛋白质。免疫刺激性细胞因子可以刺激机体的免疫系统，因而具有激发抗肿瘤免疫反应的潜能。目前在前列腺癌免疫治疗中研究最为广泛的细胞因子是白细胞介素 –2。细胞因子可以直接作为免疫佐剂、重组蛋白及多种载体携带的基因而单独应用或与不同的TAA结合激发特异的抗肿瘤免疫反应。

巨噬细胞集落刺激因子（GM-CSF） GM-CSF是一种单体糖蛋白，可以由T细胞、单核、巨噬细胞及内皮细胞产生。GM-CSF可以强力刺激粒细胞和巨噬细胞的生成，并促进DC的迁移、成熟和存活。通过刺激巨噬细胞分泌，GM-CSF可以直接介导抗肿瘤活性。GM-CSF已被单独应用于进展期前列腺癌治疗的临床试验。Small研究了进展期HRPC患者全身单独应用GM-CSF的疗效反应。第一组病人接受连续14天的GM-CSF皮下注射，28天为一个疗程。治疗后病人PSA水平呈波动性改变。第二组病人在接受最初14天的治疗后，继续使用GM-CSF（250μg/m^{2}每周3次）。毒性反应主要有短暂的不适、发热以及注射部位出现红斑。两组病人中大多数在治疗期间PSA水平下降，其中1例病人PSA下降>50%，持续14个月，且骨扫描证实转移灶缩小。

第三节 抗体治疗

机体的免疫系统由两个同样重要的部分构成：细胞免疫和体液免疫，后者主要通过特异性抗体介导。利用单克隆抗体可以直接靶向肿瘤相关抗原，借助体液免疫反应杀伤肿瘤。主要通过以下方式介导细胞杀伤：调理作用、激活补体途径及抗体依赖的细胞介导的细胞毒效应。另外，通过阻断钙离子通道，减少配体结合及封闭生长因过阻断钙离子通道，人们利用基因工程技术的原理，制备出各种特异性基因工程抗体，包括嵌合抗体、人源化抗体、完全人源抗体、双价抗体和双特异抗体。双特异单克隆抗体例如抗CD3和抗A抗体的结合物，可以将CTL直接靶向肿瘤细胞。在一项动物实验中，使用抗EGF-R抗体IMC-C225阻断EGF-R介导的信号传导途径，可以通过抑制血管形成达到抑制肿瘤生长和转移的目的。

第四节 免疫效应细胞的过继免疫治疗

取自体淋巴细胞，经体外增殖、激活后回输，使效应细胞在患者体内发挥抗肿瘤作用。适合于该疗法的免疫效应细胞包括CTL、NK细胞、巨噬细胞、淋巴因子激活的杀伤细胞和肿瘤浸润性淋巴细胞。由于在获得足够的前列腺组织以及随后的细胞培养和扩增等方面均有一定难度，使得该疗法在前列腺癌患者的应用受到局限。T细胞转输治疗前列腺癌目前仍主要在实验室基础研究阶段。目前，针对PSA单表位和多种寡肽的特异性T细胞已经被分离扩增出来。这表明源自前列腺相关抗原（如PSA）的抗原肽可以诱生CTL，并应用于过继回输。尽管存在诸多的不利，过继免疫治疗在未来前列腺癌免疫治疗中仍将是可供选择的策略之一。

第五节 以肿瘤相关抗原为基础的免疫治疗

作为前列腺癌的瘤标，PSA是由前列腺上皮细胞分泌的糖蛋白，由240个氨基酸构成，具有器官特异性。PSA主要用于前列腺癌筛查、鉴别诊断、检测前列腺癌患者对治疗的反应以及估计预后。PAP也是前列腺癌的肿瘤标记物，可以作为前列腺癌特异性抗原用于前列腺癌的免疫治疗。Inoue等用HLA-A2402结合激发产生的PAP213-221多肽促使产生肿瘤特异性细胞毒性T淋巴细胞，对PAP阳性前列腺癌细胞有显著细胞毒性，认为PAP 213-221可以是HLA-A2402敏感的前列腺癌患者特异性免疫治疗的适当的肿瘤相关抗原。前列腺特异性膜抗原（prostate specific membrane antigen，PSMA）是存在于前列腺上皮细胞的1种跨膜蛋白，由750个氨基酸构成，分子量约100～120 kb。PSMA在前列腺增生上皮及前列腺癌上皮的表达率达100%，在前列腺癌转移淋巴结中表达率达98%。Tjoa等研究发现前列腺癌细胞中PSMA呈过度表达，于是提取PSMA中的多肽在体外经PSMA-P1或PSMA-P2冲击致敏的DC细胞回输体内来研究治疗前列腺癌的效果，结果表明患者血清PSA水平下降，并通过检测延迟性超敏反应、酶联免疫吸附反应，发现T细胞免疫反应明显增强，并且持续时间平均为200天左右，未出现明显不良反应。

第六节　蛋白和肽类疫苗

临床前实验已经证明了PSA为基础的疫苗能够刺激体液和细胞免疫。基于这些实验的研究结果，几个临床试验尝试运用PSA基因刺激前列腺癌病人的特异抗肿瘤反应。在密歇根大学，6例前列腺癌根治术后复发的病人接受皮下注射转染有PSA基因的牛痘病毒。其中1个病人在血清睾酮水平恢复正常后8个月，PSA仍维持在不可测知的水平。Dana-Farber癌症中心的一项研究中，33例经局部根治治疗后复发或转移的病人接受表达PSA基因的牛痘病毒的治疗。14例病人PSA水平稳定6个月，9例病人PSA水平持续稳定11到25个月。免疫学研究证明病人中出现了对PSA的特异T细胞反应。

根据有效免疫原的氨基酸序列，设计和合成的免疫原性多肽，试图以最小的免疫原性肽来激发有效的、更为特异的免疫应答。如果合成的多肽上既有B细胞识别的表位，又有Th、CTL识别的表位，它就能诱导特异性体液免疫和细胞免疫。表位多为8～12多肽或其它小分子，在体内容易降解，因此可将表位多肽与载体结合作为疫苗。有研究对20例HLA-A2阳性表达的进展期前列腺癌患者，皮下接种E75 HLA-A2肽表位疫苗，并用FL作为佐剂，结果显示有限的特异性肽免疫反应。众多试验尝试鉴定前列腺特异蛋白与MHC-I类或MHC-Ⅱ类分子相结合的T细胞表位，便构建合成肽疫苗。由于目前对大多数抗原的表位认识还不足，因此合成肽疫苗的应用受到一定限制。

第七节　肿瘤疫苗

肿瘤疫苗简称瘤苗，是指单独或联合免疫佐剂接种机体，可诱导机体对恶性肿瘤产生特异性抗肿瘤免疫的自体或同种异体的活的或灭活的肿瘤细胞或其提取物。肿瘤疫苗是肿瘤免疫治疗的核心，随着分子免疫、基因工程技术及以细胞因子、肿瘤相关抗原、DC为基础的免疫治疗的迅速发展，为肿瘤疫苗提供了更大的发展空间。DC细胞是目前发现的功能最强大的抗原提呈细胞（anti-gen-presenting cell，APC），其功能独特之处在于能捕获、提呈肿瘤抗原并激活初始型T细胞，从而引起一系列的肿瘤抗原特异性的免疫应答，在肿瘤细胞和T淋巴细胞的相互作用间起桥梁和枢纽作用L161。体内DC细胞主要分为髓系DC和淋巴系

DC两大类，最常用于研究的淋巴系DC是胸腺内DC。DC细胞作为专职的抗原提呈细胞具有其它APC（如巨噬细胞、B细胞）所不具有的特性：①能合成大量的MHC-II类分子；②具有摄取和转运Ag的特异膜受体；③能有效摄取和处理Ag然后转运至T细胞区域；④能激活初始状态T细胞；⑤少量DC细胞和少量Ag即足以激活T细胞。肿瘤细胞免疫原性较弱，难以激活机体的免疫系统发挥抗肿瘤作用。利用DC可以特异性激活T细胞的特点，将肿瘤抗原、肿瘤抗原多肽、肿瘤提取物载荷于DC。用于肿瘤的免疫治疗中。在抗肿瘤反应中，DC从外周血进入肿瘤，对肿瘤抗原进行捕获及处理；DC内质网合成的MHC-II类分子与肿瘤抗原结合形成抗原肽-MHC-II复合物，并表达在细胞膜上。DC随淋巴液汇流到淋巴组织中，围绕在T细胞周围。T细胞得到DC提呈的肿瘤抗原而被激活，产生特异性的细胞毒性T细胞（cytotoxic T lymphocytes，CTL），有效地激活机体的抗肿瘤免疫反应，达到治疗肿瘤的目的。

目前DC的获得主要有三种途径。①从外周血中直接分离纯化来的成熟DC前体；② 外周血中CD14+单核细胞在GM-CSF和Ⅱ、4的刺激下培养获得的具有DC特征的细胞；③骨髓、脐带血和外周血中提取的人CD34+造血干细胞在GM-CSF的存在下可以增殖形成具有DC性状的细胞。多种方法可以将肿瘤相关抗原引入DC，使其将肿瘤细胞的表位呈递给T细胞。这些方法包括自体或异体DC与肿瘤细胞融合；用肿瘤分解产物刺激DC或用肿瘤全蛋白、肽或肿瘤RNA刺激DC；通过病毒介导将编码肿瘤相关抗原的基因转染给DC。

在肿瘤微环境中的DC的浸润程度可以作为判断预后的一项指标，DC浸润密度与肿瘤患者的生存期呈正相关。Knight等研究发现DC疫苗可以使肿瘤退化和抑制肿瘤生长。有研究表明前列腺癌相关性抗原如自体前列腺肿瘤细胞溶解产物和前列腺特异性膜抗原（PSMA）冲击致敏DC可以激活特异性细胞毒性淋巴细胞（CTL），增强T细胞免疫反应。由此可见，DC在机体抗肿瘤免疫反应中有重要的作用。泌尿系肿瘤，如肾癌、膀胱癌和前列腺癌，均有用DC进行免疫治疗的临床试验报道，其中尤以前列腺癌报道最多。目前发现的前列腺癌相关抗原如PSA、PSMA和PAP等均可以作为靶抗原；经DC加工和处理后产生特异性免疫。

Tjoa等利用PSMA中多肽PSM-P1及PSM-P2在体外冲击自体DC并回输体内治疗前列腺癌。对51例晚期前列腺癌患者的I期临床试验分别用PSMA多肽（PSM-P1和PSM-P2），自体DC和用PSM-P1和PSM-P2冲击致敏的自体DC治疗，发现用PSM-P1和PSM-P2冲击致敏的自体DC治疗的患者，血清PSA水平下降，T细胞免疫反应增强。1997年1月起对107例患者进行Ⅱ期临床试验，A组66例转移性前列腺癌患者，其中33例参加了I期临床试验，B组41例治疗后复发者。对这些患者用PSM-P1和PSM-P2冲击致敏的自体DC治疗，用NPCP标准和50%PSA下降评价疗效。A组中参加两次试验的33例中，27.3%部分缓解，患者生存期超过600d；A组中初次参加试验的33例中，8%完全缓解，24%部分缓解；B组中，3%完全缓解，27%部分缓解。Small等用重组融合蛋白（PAP／GM-CSF）冲击致敏的DC疫苗治疗转移性前列腺癌患者，结果表明这类DC疫苗安全有效，而且可以打破对正常组织PAP抗原的免疫耐受。

前列腺癌患者常常发生骨转移，甲状旁腺激素相关蛋白（PTH-rP）是前列腺癌和其它上皮肿瘤产生的蛋白，是监测骨转移发生的重要指标。PTH-rP衍生肽PTR-4冲击致敏自体DC

诱导的 PTH-rP 特异性 CTL 免疫，可以打破肿瘤浸润淋巴细胞（TIL）对自体肿瘤的免疫耐受。

Pirtskhalaish-vili 等以腺病毒为载体，用鼠 Bcl-X（L）基因转导 DC 并将转导后的 DC 对荷瘤鼠进行瘤内注射，结果发现与未转导 DC 相比，转导 DC 能明显抑制肿瘤的生长。DC 应用于临床免疫治疗的途径主要有静脉内注射、皮内注射、皮下注射、淋巴结和淋巴管内注射及肿瘤内注射等[12]。虽然各种注射途径均可使活性 DC 诱导 T 细胞免疫，但反应的质量及抗原特异性抗体的诱导与免疫途径有关。在实际临床治疗中，选用何种免疫途径能取得最佳效果仍需深入研究。

第八节 小 结

肿瘤的免疫治疗是以激发和增强机体的免疫功能，达到控制和杀灭肿瘤细胞为目的。免疫疗法能清除部分的、播散的肿瘤细胞，对于晚期的实体肿瘤疗效有限，当前常将其作为一种辅助疗法与手术、化疗、放疗等常规疗法联合应用。近年来前列腺癌的免疫治疗方法经历了显著的发展。然而，要使免疫治疗成为一种真正有临床应用价值的前列腺癌治疗方法，还需要做大量的基础和临床研究。

（田素青）

参考文献

1. Freedland SJ, Pantuck AJ, Weider J, et al. Immunotherapy of prostate cancer. Curr Urol Rep. 2002, 2（3）：242-246
2. Arthur AH. Paul Y, Mary M, et al. Prostate cancer：Advance in immunotherapy. Biodrugs. 2003, 17（2），131-138
3. hautmann SH, Huland E, Huland H, et al. Local intratumor immunotherapy of prostate cancer with interleukin-2 reduce tumor growth. Anticancer Reser. 1999, 19（4A），2661-2663
4. Small EJ, Fratesi P, Reese DM, et al. Immunotherapy of hormone-refractory prostate cancer with antigen-loaded dendritic cells. J Clin Oncol. 2000, 18（23）：3894-3987
5. Burch PA, Breen JK, Buckner JC, et al. Priming tissue. Specific cellular immunity in a phase I trial of autologous Dendritic cells for prostate cancer. Clin Cancer Res. 2000, 6：2175-2178
6. Small ET, Reese DM, Um B, et al. Therapy of advanced prostate cancer with granulocyte macrophage colony-stimulating factor. Clin Cancer Res. 1999, 5（7），1738-1744
7. Tioa BA, Erickmn SJ, Bowes VA, et al. Follow up evaluation of prostate cancer patients infused with autologous dendritic cells pulsed with PSMA peptides. Prostate. 1997, 32（4）：272-276
8. Sanda MG. Smith I) C, charles LG, et al. Tumor cell response to IFN gamma affect

tumorigenicity and response IL-12 therapy and anti angiogenesis. Urology. 1999, 53 (2), 260-266

9. Eder JP, Kantaf PW, Roper K, et al. A phase I trial of a recombinant vaccinia virus expressing prostate-specific antigen in advanced prostate cancer. Clin Cancer Res. 2000, 6 (5), 1632-1638
10. McNel D.G, Knutson K.L, Schifman K, et al, Pilot study of an HIA-A2 peptide vaccine using Fit3 ligand as a systemic vaccine adjuvant. J Clin Immunol. 2003. 23: 62-72
11. Tjoa B A, Lodge P A, Salgallar M I, et al. Dendritic cell-based immunotherapy for prostate cancer. CA Cancer J Clin. 1999, 49: 117-128
12. Fong L, Brockstedt D, Benike C, et al. Dendritic cells injected via different routes induce immunity in cancer patients. J Immunol. 2001, 66: 4254-4259

第二篇

放射性粒子组织间近距离治疗物理学和生物学基础

第 1 章

放射性粒子永久植入治疗物理学特点

放射性粒子永久植入治疗,是肿瘤放射治疗中近距离治疗的一种技术,已有很长的历史。过去由于相关技术的限制,如可供临床选择的放射性核素较少,插植方法过于粗糙等,都制约了这一技术在临床上的应用。近十几年来,随着碘-125(^{125}I)、钯-103(^{103}Pd)等低能量粒子源的开发,影像设备和技术的进展以及计算机技术的广泛应用,使这一治疗技术有了很大的发展。特别是对某些部位肿瘤的治疗,如早期前列腺肿瘤的治疗,显示了很好的前景。据文献报道,美国前列腺肿瘤的年发病率约为18万,10年前仅有2.2%的患者接受了近距离治疗,而今天这一比例在可选择的病例中已上升到30%。

目前,国内放射性粒子永久性插植治疗发展迅猛,许多肿瘤放射治疗中心,包括核医学科,外科,放射学科,介入治疗科等,都在开展这一治疗技术。的确,放射性粒子永久性插植治疗需要多学科专业技术人员的参与,更要求相关参与者能很好掌握放射肿瘤学,放射肿瘤物理学,放射生物学的相关知识,掌握治疗的适应证,这才可能使这一治疗技术安全有效的实施,并得以正确发展,不断造福于肿瘤患者。本文仅从放射肿瘤物理学的角度,简要介绍这一技术的特点和发展。

第一节 永久性插植治疗应用的放射性核素

目前近距离放射治疗所使用的放射源,多由低能量、短半衰期的放射性核素制成。尤其是永久性插植治疗,出于安全防护,更好地保护正常组织等方面的考虑,更是如此。这一类型放射源的物理学特点和剂量计算方法,与常规近距离治疗使用的放射源有所不同,临床中应予以注意。

第二节 放射源的物理学特点

早期永久性插植治疗使用的放射性核素是^{198}Au,20世纪80年代以后,逐渐并越来越多的使用^{125}I和^{103}Pd等放射性核素。临床中使用的^{125}I和^{103}Pd放射源辐射的光子能量,包壳尺寸,剂量分布等都较为相似。图1给出临床常用的6711型^{125}I和200型^{103}Pd放射源的结构图。

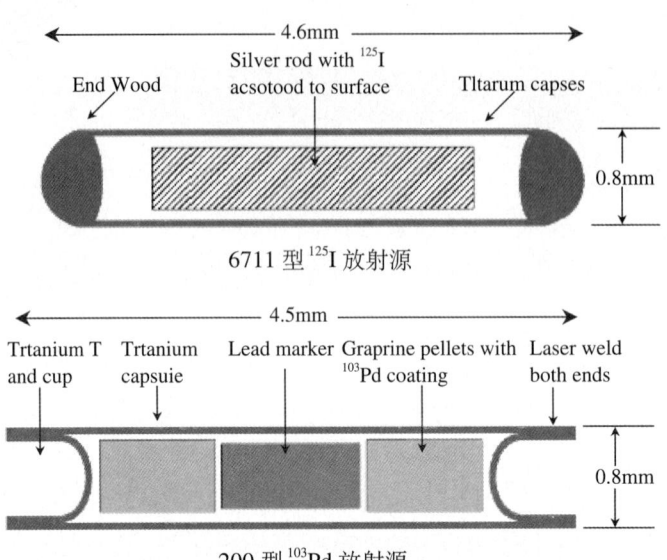

图 1　6711 型 ^{125}I 和 200 型 ^{103}Pd 放射源的结构图

^{125}I 和 ^{103}Pd 都是经过电子俘获辐射 γ 射线。根据美国医学物理学家学会（AAPM）最新发表的数据（2004 年），^{125}I 辐射 γ 射线的加权平均能量为 28.37keV，铅的半值厚约为 0.025mm，半衰期为 59.4 天。临床常用放射源的空气比释动能强度为 0.4 ~ 1.0 U（1 U=1 μGy m^2 h^{-1}=1 cGy cm^2 h^{-1}），约为 0.3 ~ 0.8 毫居里（mCi）。6711 型 ^{125}I 源的剂量率常数约为 0.965cGy h^{-1}U^{-1}，照射 90% 总剂量的时间约为 197 天。^{103}Pd 辐射 γ 射线的加权平均能量为 20.74keV，铅的半值厚约为 0.008mm，半衰期为 16.99 天。临床常用放射源的空气比释动能强度为 1.4 ~ 2.2 U，约为 1.1 ~ 1.7 mCi。200 型 ^{103}Pd 源的剂量率常数约为 0.686 cGy h^{-1}U^{-1}，照射 90% 总剂量的时间约为 56 天。图 2 给出 ^{125}I 和 ^{103}Pd 放射源剂量率和累积剂量随时间变化特点。

近距离治疗用的放射源，供应商出厂时会给予校准，一般会注明其不确定度为 10%。放射源的校准，是近距离治疗患者剂量计算的基础。因此，在永久性插植治疗时，每一批准备用于植入的放射源，植入前都应给予校准，最少每一批次放射源，应校准其中的 10%。永久性插植治疗用的 ^{125}I 和 ^{103}Pd 放射源是低能，超低剂量率，不适合使用指形电离室校准，一般应使用特殊的井形电离室（也称 4π 电离室），并在正式使用前必须经国家技术监督部门的检定。

第三节　剂量计算方法

在近距离治疗中，放射源周围剂量分布的计算，过去，基本都采用 Sievert 积分方法。而永久性插植治疗用的放射源，物理结构及滤过设计复杂，辐射能量较低。Sievert 积分方法不适合处理这类放射源的剂量计算。20 世纪 90 年代中期，AAPM 第 43 任务组提出了近距离插植治疗放射源剂量计算的新方法。其基本公式是：放射源周围一点 $P(r, \theta)$ 的剂量率为

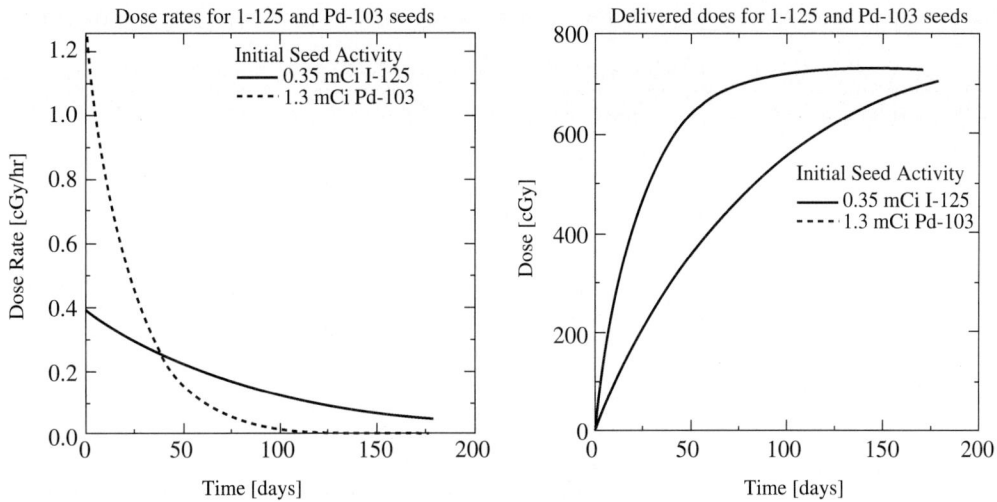

图2 ^{125}I 和 ^{103}Pd 放射源剂量率和累积剂量随时间变化示意图

$$D(r, \theta) = \Lambda S_k G(r, \theta) / G(1, \pi/2) g(r) F(r, \theta)$$

式中：$D(r, \theta)$ P 点的剂量率；

Λ 剂量率常数；

S_k 空气比释动能强度；

G 几何因子；

g 径向剂量函数；

F 各向异性函数

应该指出，公式中的相关参数是针对于特定型号放射源的。即相同核素不同型号的放射源，由于其物理结构不同，公式中的参数值也不相同。临床中常用型号放射源的相关参数，是经实际测量或利用蒙特卡罗方法计算得出（相关参数可查阅AAPM第43任务组的报告）。目前，近距离治疗剂量计算基本都采用这一方法。

对于近距离插植治疗，经过 t 时间后的累积剂量 D_c 应为

$$D_c = D_0 (1.44 T_{1/2}) (1 - e^{-0.693 t/T_{1/2}})$$

式中：D_0 初始剂量率；

$T_{1/2}$ 半衰期，$1.44 T_{1/2}$ 为该核素的平均寿命；

在永久性插植治疗中，接受的总剂量应是放射源完全衰变后的辐射剂量，即上式中的 $t \gg T_{1/2}$，则上式可改写为

$$D_c = D_0 (1.44 T_{1/2})$$

下表给出临床常用的6711型 ^{125}I 和200型 ^{103}Pd 放射源，1U空气比释动能强度完全衰变后，距源不同距离所接受的平均剂量。可以看出，^{125}I 和 ^{103}Pd 由于能量低于高剂量率后装治疗使用的铱-192（^{192}Ir）一个量级，其剂量衰减得更快。这一特点在临床应用中须予以特别重视。

表 1　1U 空气比释动能强度放射源完全衰变，距源不同距离的平均剂量（Gy）

距离 (cm)	6711 型 ^{125}I	200 型 ^{103}Pd
0.5	77.98	20.19
1.0	18.74	3.91
1.5	7.71	1.33
2.0	3.90	0.56
2.5	2.19	0.27
3.0	1.32	0.13
3.5	0.83	0.07
4.0	0.54	0.04
4.5	0.37	0.02
5.0	0.26	0.01

第四节　永久性插植治疗技术特点

放射性粒子永久性插植治疗，特别是应用这一方法治疗早期前列腺肿瘤，已经是一种较为成熟的技术。图3给出经直肠超声引导粒子植入治疗前列腺肿瘤技术示意图。其基本特点是：使用计算机化的治疗计划系统（TPS），以图像引导方法为基础，完成治疗的全过程。具体既是放射性粒子植入前，获取患者图像，设计治疗计划和完成放射性粒子的准备；植入时，图像引导，实时计划修正，完成粒子植入；植入后，图像重建，作剂量评估。其它部位肿瘤的治疗，具体方法会有些差异，如使用的影像设备可能不同，但基本原则和实施步骤是一致的。

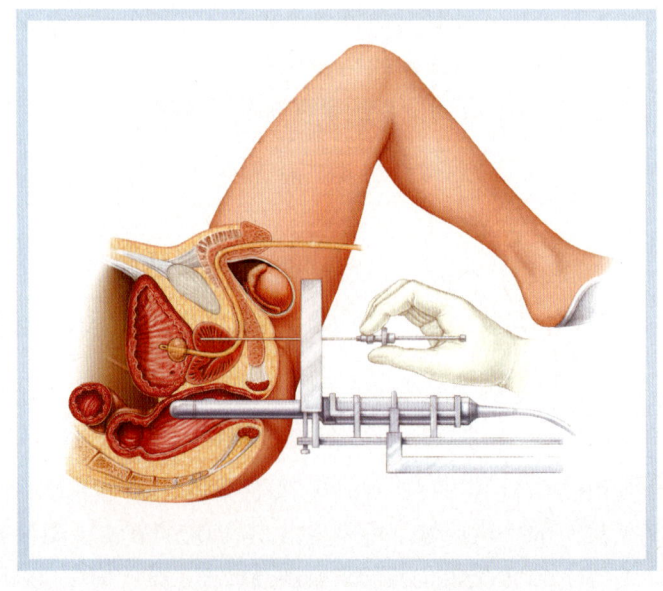

图 3　经直肠超声引导粒子植入治疗前列腺肿瘤技术示意图

第五节 植入前计划

植入前计划即设计将予以实施的治疗计划,它包括:获取患者的影像资料并定义靶体积(Volume Study);确定处方剂量;使用治疗计划系统(TPS)得到理想的剂量分布;计算粒子强度及数量;确定植入粒子的方法;订购粒子。一个满意的治疗计划应该是:(1)处方剂量应包括整个靶体积,同时敏感器官的剂量应在临床可接受的水平;(2)控制剂量的不均匀程度;和(3)技术上植入方法应尽可能简单。植入前计划一般在实施治疗前1周内完成(根据订购粒子的周期而定),以避免时间过长,靶体积的变化。

植入前计划首先应由放射肿瘤学医生及相关专业的医生,根据患者的CT,MRI,和/或超声等影像学资料定义靶体积,和邻近的敏感器官(图4所示)。并根据这些资料由治疗计划系统完成剂量计算和优化。近距离治疗剂量优化可采用模拟退火或遗传算法,自动设置植入粒子的位置和强度,使求解的剂量分布能满足临床要求,基本原则是:(1)计划靶体积(PTV)表面的剂量均匀;(2)限制PTV内超高剂量,即大于处方剂量1.5~2倍剂量的范围;(3)在PTV以外剂量跌落陡峭,即有效地保护正常组织,特别是敏感器官。

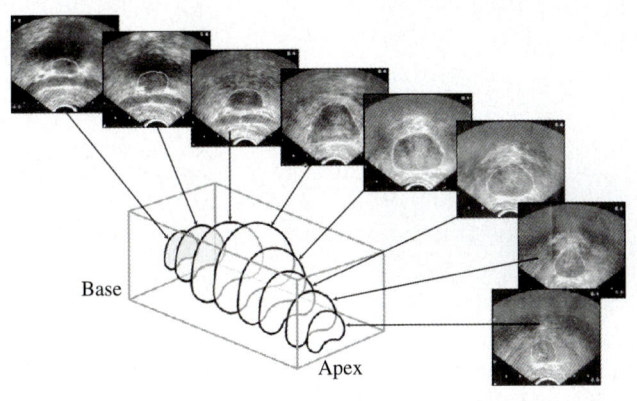

图4 经直肠超声所获取的前列腺部位横截面图,并定义靶体积

第六节 植入中计划

植入中计划是手术中的实时计划,是永久性插植治疗技术中非常重要的步骤,也是图像引导近距离治疗技术最显著的标志和优势。术中完全实施植入前计划,可能会有以下几个问题,首先治疗中患者的体位,很难完全保持与植入前计划时相一致,这会使靶体积的相对位置有所改变;其次手术中的麻醉措施,可能会引起局部肌肉的收缩,而使靶体积的形状不同于无麻醉时的情况;另外时间间隔也可能使靶体积的形状发生变化;最后手术时插入固定针,这一刺激也有可能引起靶体积位置和形状的变化。因此永久性插植治疗决不能采用粒子盲插方法,即使术中直视下,如胰腺肿瘤插植治疗,也应使用适宜的影像设备,如术中超声探头引导粒子的植入。

植入实时计划最重要的是，根据实时获取患者的影像资料，确定粒子的分布。前面已经提到，永久性插植治疗使用的 ^{125}I 和 ^{103}Pd 是低能量放射源。因此不能像后装治疗中的 ^{192}Ir 那样，按照巴黎系统的布源规则确定粒子的分布。通常植入 ^{125}I 或 ^{103}Pd 粒子的间距为1cm，即每颗粒子之间，中心至中心为1cm，每排粒子（即植入针）之间也是1cm。这种方式称为均匀植入（uniform loading），植入平面中心剂量相对较高，需用较多低强度的粒子。临床实施中考虑正常组织耐受剂量的限制，如前列腺肿瘤治疗时，为降低尿道的剂量，往往要去掉中心部位的粒子，这种方式称为周边植入（peripheral loading）。实施这种方法并保证最小周边剂量（mPD）包括整个靶体积，每颗粒子的强度将会增加。治疗计划系统可根据目标函数的设置，在剂量优化过程中，自动调整和设置植入粒子的位置。图5给出前列腺肿瘤治疗术中计划的横断面超声图像，并标注了靶体积，尿道和直肠的位置，以及250Gy，140Gy和110Gy等剂量曲线。同时给出了这一层面植入粒子的位置。图6是计划系统给出的，植入引导模版显示的植入针位置，起始层面和包含的粒子数目。以此作为粒子植入的依据。

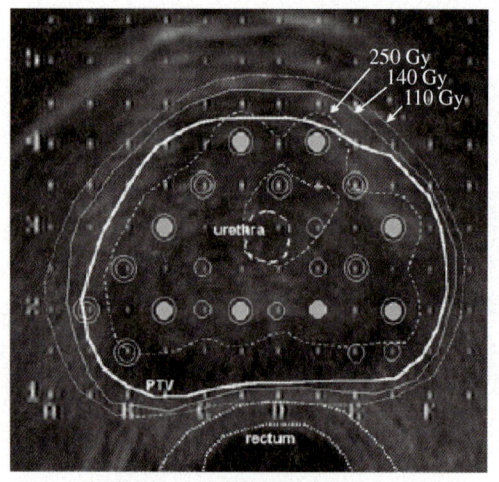

图5　前列腺部位超声横断面图像，以及显示靶体积，尿道和直肠的位置，以及250Gy，140Gy 和 110Gy 等剂量曲线

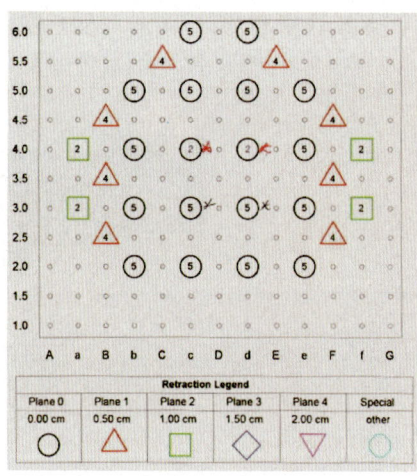

图6　植入引导模版显示的植入针位置，起始层面和所含粒子数目

第七节　植入后计划

永久性插植治疗的质量很大程度上依赖于实际操作者的经验和技能。由于不同患者解剖结构的差异，以及某些部位的限制，即使很有经验的操作者，植入粒子的实际分布，也很有可能与植入中计划的设计有所差别。因此患者实际接受的剂量必须通过植入后计划予以确认和评估。

植入后计划的剂量评估，常规采用诊断X射线平片。这一方法虽然可以重建粒子的相对位置，但无法准确显示靶体积和正常组织的三维体积，不能计算剂量和体积的关系。因此现代永久性插植治疗的植入后计划，应以患者的CT和/或MRI影像为基础实施。具体做法和步骤应包括：（1）在每一幅CT图像上定义靶体积和需评价的敏感器官；（2）植入的每一颗粒子重定位；(3) 在三维空间完成剂量计算，并给出等剂量曲线；(4) 生成靶体积和每一敏感器官的 DVH（剂量—体积直方图）。

植入后计划的剂量评估，如同现代外照射三维治疗技术，应利用治疗计划系统生成的靶体积和敏感器官的 DVH，给出相应的 D_{100}，D_{90}，D_{50}，即100%，90%，50%的靶体积或正常组织所接受的剂量；以及 V_{200}，V_{100}，V_{90}，V_{50}，即获得200%，100%，90%，50%处方剂量的靶体积和正常组织所占的份额。靶体积的 D_{100} 既是靶体积的最小剂量（mPD）。图7显示前列腺肿瘤永久性插植治疗植入后计划的剂量分布和 DVH 等参数。

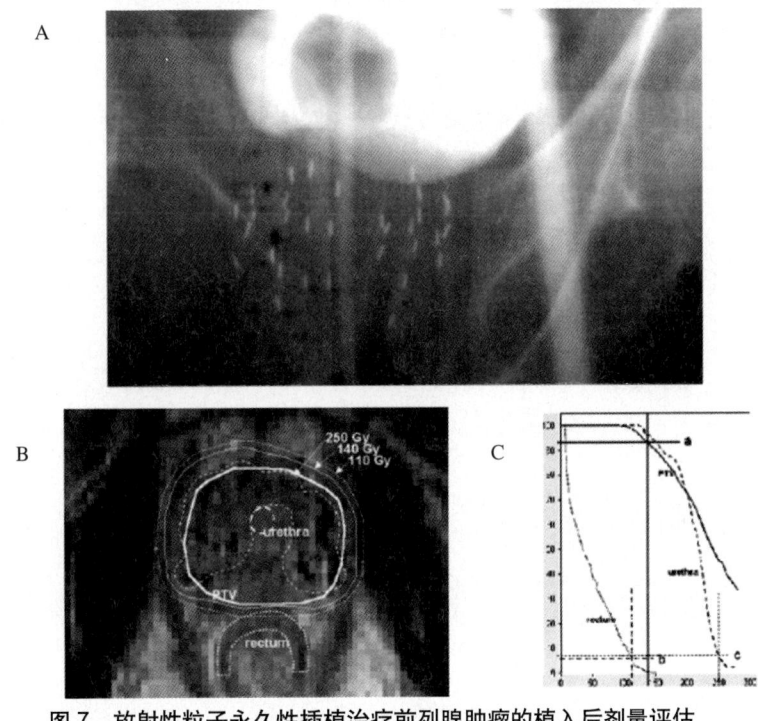

图7 放射性粒子永久性插植治疗前列腺肿瘤的植入后剂量评估
(A) 显示粒子位置的 X 射线平片；(B) 显示 PTV 以及直肠、尿道和等剂量曲线的 MRI 影像片；(C) 计划生成的 DVH，显示93%的 PTV 接受处方剂量140Gy（V_{100}）(a)，5%的直肠（<1cm³）接受的剂量超过110Gy (b)，少于5%的尿道接受的剂量大于250Gy

以上论述可以看出，放射性粒子永久性插植治疗是一个复杂的过程，也还存在尚需完善和进一步研究的方面。如适应证的选择；植入技术的改进；不同阶段计划的衔接和评估；剂量计算和优化精度的提高等。同时这一技术的开展需要多学科专业技术人员的参与，和使用多种复杂的专用设备，特别是需要配置专用的治疗计划系统，放射性粒子校准和环境监测仪器等。而欲使这一技术安全有效的实施，并得到健康的发展，必须建立完善的质量保证体系。它包括人员组成和技术培训，设备配置和质量控制，操作流程和技术规范等多方面内容。只有这样，才可能使这一技术在肿瘤治疗中发挥其应有的作用。

（张红志）

参考文献

1. MJ.Rivard, BM.Coursy, LA. DeWerd, et al. Update of AAPM task group No.43 report: A revised AAPM protocol for braghytherapy dose calculations, Med.Phys. 31, 633-674, 2004
2. RNath, LL.Anderson, G.Luxton, et al. Dosimetry of interstitial brachytherapy sources: Recommendations of the AAPM radiation therapy committee task group No.43, Med Phys., 22, 209-234, 1995
3. YYu, LL. Anderson, ZLi, et al. Permanent prostate seed implant brachytharepy: Report of the American Association of Physicists in medicine task group No.64, Med. Phys. 26, 2054-2076, 1999
4. A.Gerbaulet, R.Potter, J-J.Mazeron, et al. The GEC ESTRO Handbook of brachytherapy, ACCO, Leuven, Belgium, 2002

第 2 章

放射性粒子组织间近距离治疗的物理学基础

第一节 概 述

1896年，法国物理学家亨利·贝可勒尔（H.Becquerel）在研究各种物质的磷光时，发现铀盐可以发出人眼看不见的、穿透力相对较强的射线。1898年居里夫妇发现了钋-210和放射性比铀强几百万倍的镭-226。

放射性核素的原子核可以自发衰变释放出 α、β 等粒子的性质称为放射性。具有这种特性的核素叫放射性核素。放射性核素分为天然的和人工的两种。到目前为止，已经发现的放射性核素有 2500 种，其中绝大多数是人工放射性核素。

放射性核素的原子核自发释放出 α、β 等粒子而转变为另一种核素的原子核的过程，称为核衰变。放射性衰变是放射性核素的本身特性。放射性核素的衰变既有自身的特殊性又有共同的规律性。

射线用于肿瘤治疗已经有100多年历史，由于放疗设备的改进和对放射性核素物理特性的了解，加之肿瘤学、放射生物学的研究进展，放射治疗已经成为恶性肿瘤的主要手段之一。目前在恶性肿瘤治疗中约有 70% 左右患者需要借助放射治疗来达到根治和/或姑息的目的。

放射治疗使用的放射源主要有三种：（1）放射性核素释放 α、β、γ线；（2）X 线机和各种加速器产生的不同能量的 X 线；（3）各种加速器产生的电子束、质子束、中子束、负 π 介子和其它重粒子束等。

第二节 放射性核素的衰变种类和衰变规律

如果一个原子能够自发地衰变释放射线，那么这种核素就称为放射性核素（radioactive nuclide）。放射性核素分为天然和人工两种，已经发现的放射性核素有2500种，其中绝大部分是人工放射性核素。目前有 10 余种应用于临床近距离治疗。在描述放射性核素衰变等式中用符号 $^A_Z X$ 表示衰变前的核素，其中下脚 Z 指的是元素 X 的原子序数，上脚 A 指的是原子的质量（质子和中子的总和）。一种元素可以有几种不同存在形式的同位素，这主要取决于原子核内中子数的不同。根据核素释放射线的种类，核衰变分为：（1）α 衰变；（2）β 衰变（包括 $β^+$ 衰变、电子俘获）和（3）γ 衰变。

一、α 衰变

放射性核素原子核衰变时释放 α 粒子而变为另一种核素原子核的过程称为 α 衰变（α-decay）。α 衰变后的核素，质量数减少 4，原子序数减少 2。α 粒子是高速运动的氦原子核（$_2^4He$），由 2 个质子和 2 个中子组成，所带电荷为 2e，质量为氦核的质量。通常把衰变前的原子核称为母核或母体，衰变后的原子核称为子核或子体。这一衰变过程可描述为如下等式：

$$_Z^A X \rightarrow\ _{Z-2}^{A-4} Y +\ _2^4 He + Q$$

典型的例子是镭衰变：

$$_{88}^{226}Ra\ 到\ _{86}^{222}Rn；\quad _{88}^{226}Ra \rightarrow\ _{86}^{222}Rn +\ _2^4He + Q$$

其中 Q 为衰变能，即母核衰变成子核时所释放的能量，它被子核和 α 粒子共同分得。

通常用一种图解的方式表示一放射性核素的衰变过程，称为核衰变的能级图，或衰变图。在 α 衰变图中母核基态的位置一般位于子核的右上角。图 2.1 是 $_{88}^{226}Ra$ 的衰变图谱，当 $_{88}^{226}Ra$ 发生衰变时，94.6% 的 $_{88}^{226}Ra$ 衰变到 $_{86}^{222}Rn$ 的基态，而放出能量为 4.784 兆电子伏的一组 α 射线。5.4% 的 $_{88}^{226}Ra$ 衰变到 $_{86}^{222}Rn$ 的激发态而释放能量为 4.598 兆电子伏的另一组 α 射线，$_{88}^{226}Ra$ 从激发态跃迁到基态时释放出能量为 0.186 兆电子伏的 γ 射线。提示 α 衰变的核素常释放出不止一种能量的 α 粒子，并伴有 γ 射线。

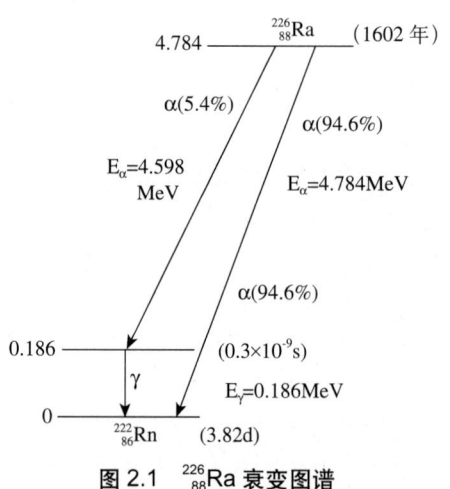

图 2.1 $_{88}^{226}Ra$ 衰变图谱

二、β 衰变

β⁻ 和 β⁺ 衰变及电子俘获这三种类型的衰变过程，有许多规律是一样的，通常称为 β 衰变（β decay）。

1. β⁻衰变

放射性核素的原子核释放出 β⁻ 粒子而转变为原子序数相差 1 而质量数相同的核素，这一过程称为 β⁻ 衰变。对 β 粒子进行荷质比测量时发现，它是高速运动的电子。β 粒子的速度通常比 α 粒子大，最大可以接近光速。从核衰变中所放射出的 β 粒子，被物质阻止后成为自由电子，它和一般的电子没有什么区别。这一作用包括一个中子转变成一个质子和一个电子。这一衰变过程可以描述为如下等式：

$$_Z^A X \rightarrow\ _{Z+1}^A Y + \beta + \upsilon + Q$$

常见的例子为 ^{32}P 衰变为稳定的 ^{32}S：

$$_{15}^{32}P \rightarrow\ _{16}^{32}S + \beta + \upsilon + Q$$

有些放射性核素只释放β粒子，而没有伴随γ射线，如^{14}C、^{32}P、^{35}S等。同时也有许多β衰变的放射性核素放射β粒子时往往伴随γ射线，如$^{60}_{27}$Co。某些放射性核素的β衰变可能释放出两组或两组以上能量的β粒子，如$^{137}_{55}$Cs。有的放射性核素释放出的β粒子的能量多达4~5组，如镓-72、铯-134和镎-239等。

β衰变图谱中的母核位置通常在子核的左上角，β衰变以向右下斜箭头表示，图2.2中β粒子的能量均指最大能量。

$^{137}_{55}$Cs和$^{60}_{27}$Co的β衰变图如图2.3和图2.4所示。垂直向下的箭头表示伴随的γ射线。

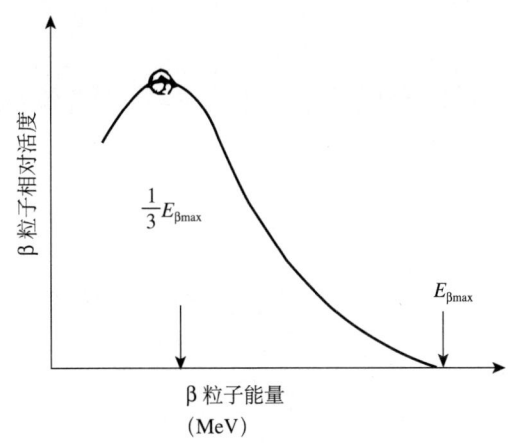

图2.2 β粒子的能谱曲线

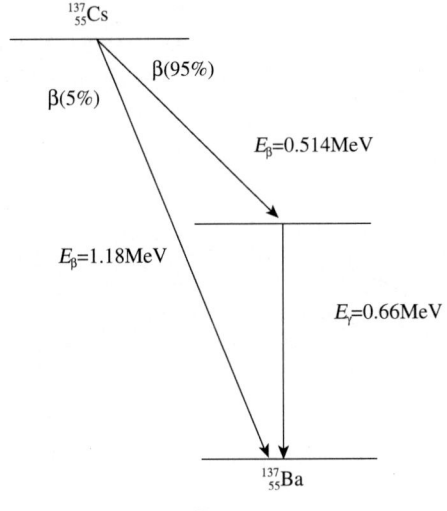

图2.3 $^{137}_{55}$Cs的β衰变图

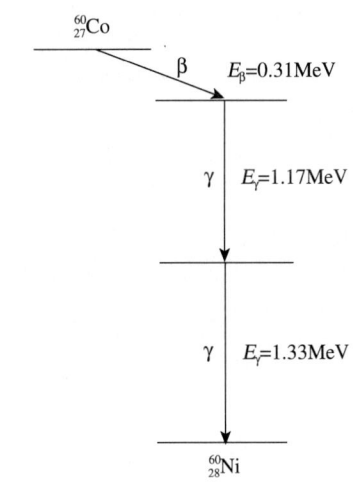

图2.4 $^{60}_{27}$Co的β衰变图

2. β$^+$衰变

放射性核素的原子核放射出正电子而变为原子序数减1的原子核，这一过程称为β$^+$衰变（β$^+$-decay）。组成β$^+$的粒子就是正电子（或阳电子）。它是一种质量和电子相等而带有一个单位正电荷的粒子。天然存在的放射性核素没有发生β$^+$衰变，这种衰变类型的核素都是人工放射性核素。这一作用是一个质子转变为一个中子和一个正电子的过程。发生β$^+$衰变的子核与母核具有相同的核质量数A，但原子序数减少1。因此β$^+$衰变可以看成是原子核内有一个质子转变成中子，同时释放出正电子和中微子的结果。

$$P \rightarrow n + \beta^+ + \upsilon$$

这一衰变可以描述为：

$$^A_ZX \rightarrow ^A_{Z-1}Y + \beta + \upsilon + Q$$

典型的例子是 ^{13}N 衰变为稳定的 ^{13}C：

$$^{13}_7N \rightarrow ^{13}_6C + \beta^+ + \upsilon + Q$$

正电子只能在极短的时间内存在，当它被物质阻止而失去能量时，它将和电子相结合而转化为电磁辐射，这一过程叫做电子对的湮没。正负电子对的湮没可以转化为一个、两个或三个光子，但是转化为两个光子的几率最大，两个光子的能量相当于电子的静止质量 0.511 兆电子伏。

图2.5表示 $^{13}_7N$ 的 β^+ 衰变图。$^{13}_7N$ 经过 β^+ 衰变到 $^{13}_6C$ 的基态，实验测得 $E^+_{\beta \max}$=1.19兆电子伏。但是由于 β^+ 衰变一定要在母核的原子质量比子核的原子质量大 $2m_e$ 时才发生，所以 $^{13}_7N$ 和 $^{13}_6C$ 原子核基态的能量差为：

$$E^+_{\beta \max} + 2m_eC^2 = 1.19 + 1.02 = 2.21 MeV$$

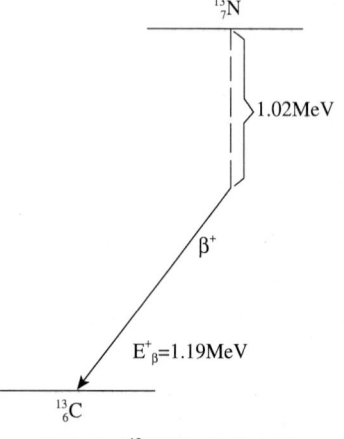

图 2.5　$^{13}_7N$ 的 β^+ 衰变图

图2.5中以垂直的虚线表示 $2m_eC^2$ 的能量差，向左下角斜线表示 β^+ 衰变。由于母核的原子序数比子核的原子序数大1，因此在 β^+ 衰变图谱中，母核位于子核的右上角。

三、电子俘获

放射性核素的原子核俘获一个内层电子使其和核中一个质子作用转变成一个中子，这一过程称为电子俘获（electron capture）。如果原子核俘获一个K层电子而变成为原子序数减1的核，这一过程叫做K俘获。如果原子核俘获一个L层电子就叫做L俘获等等。因为K层电子最靠近原子核，因此发生K俘获的几率比其它壳层电子俘获几率大，所以电子俘获又叫K电子俘获。在发生电子俘获的核裂变中，原子核质量数不变，而原子序数减少1。这一衰变过程可以描述为如下等式：

$$^A_ZX + \beta \rightarrow ^A_{Z-1}Y + \upsilon$$

典型的例子是 $^{55}_{26}Fe$ 衰变为稳定的 $^{55}_{25}Mn$：

$$^{55}_{26}Fe + \beta \rightarrow ^{55}_{25}Mn + \upsilon$$

发生电子俘获衰变时，核内只放出中微子，除了有些核素因子核处于激发态而放出 γ 射线达到稳定状态外，核内并没有放出其它任何易于探测的射线。但是相应的原子有次级辐射发生时，这种次级辐射可供探测。

由于内层轨道上的电子被俘获，外层轨道上的电子将不断的跃迁到内层轨道上补充空位，并且连续不断地释放特征 X 射线。

β、β^+ 和电子俘获的衰变过程都是发生在同量异位素之间的衰变。由于在衰变过程中有电子或正电子从核内释放，或有电子从核外被俘获，母核和子核质量数都没有变化，只是核电荷数（质子数）改变了。表明凡是原子序数相邻的同量异位素都是稳定的，他们会通过 β 或 β⁺ 衰变和电子俘获衰变到最稳定的原子核，而原子序数相差为2个单位的同量异位素则可以同时稳定。与某种元素的稳定核素相比较，当核内中子过多时，则可通过 β 衰变而将中子转变成质子，当核内质子过多时，则又会通过 β⁺ 衰变或电子俘获将质子转变成中子。有些原子核仅能发生电子俘获，如 $^{55}_{26}Fe$；有些原子核能同时发生 β⁺ 衰变和电子俘获，如 $^{65}_{30}Zn$；也有些原子核能同时发生 β 衰变和 K 俘获，如 $^{40}_{19}K$；有些核素能同时发生 β⁺、β 衰变和 K 俘获，$^{64}_{29}Cu$、$^{106}_{47}Ag$、$^{108}_{47}Ag$ 等。

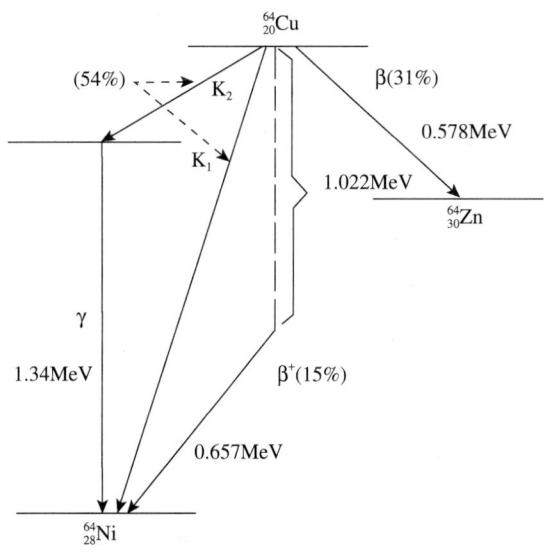

图 2.6 $^{64}_{29}Cu$ 的 β⁺、β 衰变和 K 俘获衰变示意图

四、γ 衰变和内转换

1. γ 衰变

从放射性核素的原子核释放 γ 射线的衰变称为 γ 衰变。γ 射线是处于激发态的原子核越迁到基态或者较低能态时所发射的，它是一种电磁辐射。由于受快速粒子的轰击或吸收光子，可以使原子核处于激发态，各种类型的核衰变也可以产生激发态的子核。当这种激发态的原子核向较低能态或基态过渡时就释放出 γ 光子，这种过程又称为 γ 跃迁。在大多数情况下，子核处在激发态的时间十分短暂（一般 ～10⁻¹³s），几乎立即就跃迁到较低能态或基态并放出 γ 射线。放射 β 射线（或其它射线）和 γ 射线虽然是两个阶段的衰变，但是实际上很难把他们分开并测出他们的半衰期。有些核衰变，子核在激发态停留的时间比较长，因而能把 γ 衰变的半衰期测出来。这种跃迁对于核的原子序数和原子质量数都没有影响，所以又称同质异能跃迁。

在 γ 衰变过程中，原子核的质量数和原子序数都没有改变，只有原子核的能量状态发生了变化。γ 衰变可用下式表示

$$^{Am}_{Z}X \rightarrow ^{A}_{Z}X + \gamma + Q$$

多数核素在衰变过程中可能发射不止一种能量的 γ 射线，例如，^{60}Co 衰变时释放两种能量不同的 γ 射线，而 ^{131}I 衰变时可释放出 4 种不同能量的 γ 射线。

2．内转换

处在激发态的原子核向较低能态或基态跃迁时，可以通过发射外电子的方式来完成。原子核把激发能直接交给核外某一个电子，使它脱离原子核的束缚而成为自由电子，这种过程称为内转换。这个被发射的核外电子称为内转换电子，主要是 K 电子，也有 L 电子或其它壳层的电子。

因为核的能级是一定的，所以内转换电子的能量 E_e 也是单色的，这和 β 射线的连续能谱有很大区别。有许多放射性原子核的内转换电子是与 β 射线混合在一起的。如图 2.7 ^{198}Au 的 β 能谱。

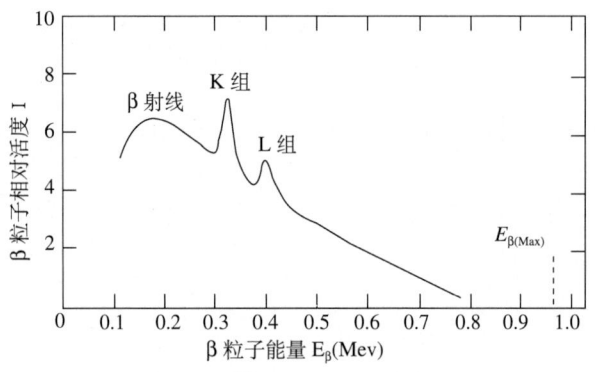

图 2.7　^{198}Au 的 β 内转换能谱

内转换发生后，在原子的 K 层或 L 层会留下空位，因此，还会有特征 X 射线或俄歇电子发射，这与电子俘获后的情形一样。放射 γ 射线和内转换电子是核从激发态跃迁到较低能态或基态的两种可能方式。通常用内转换系数 α 来表示内转换和 γ 跃迁相对几率大小。处于激发态的原子核向低能态或基态跃迁时，如果原子核的激发能 $E > 1.02$ 兆电子伏（两个电子的静止质量能），原子核还可以直接发射一对正负电子而回到基态，这种内转换叫电子对内转换。

一个处于激发态的原子核，当激发能大于 1.02 兆电子伏，有可能通过 γ 辐射、内转换和电子对内转换三种过程而跃迁到较低能态或基态。

五、中子衰变

当放射性核素衰变时释放一个中子，称为中子衰变（neutron decay）。这一衰变过程可以描述为如下等式：

$$^{A}_{Z}X \rightarrow ^{A-1}_{Z}A + ^{1}_{0}n$$

典型的例子是铀（^{252}Cf）衰变为 ^{251}Cf：

$$^{252}_{98}Cf \rightarrow ^{251}_{98}Cf + ^{1}_{0}n$$

六、裂变

当重原子核自发地或吸收一个中子后分裂称为裂变（fission）。在原子核裂变过程中产生许多裂变产物，同时在这一反应过程中伴有中子产生，进而可能发生连锁反应。这一过程可以描述为如下等式：

$$^A_Z X + ^1_0 n \rightarrow ^{A1}_{Z1} Y + ^{A2}_{Z2} X + N^1_0 n$$

在这里 $Z=Z_1+Z_2$；$A=A_1+A_2+N$。典型的例子是：

$$^{235}_{92}U + ^1_0 n \rightarrow ^{140}_{54}Xe + ^{94}_{38}Sr + ^1_0 n$$

第三节 射线与物质的相互作用

放射性核素衰变和各种核反应装置所产生的电离辐射可分为两大类，即直接电离辐射和间接电离辐射。直接电离辐射发射的是带电粒子，如电子、质子、α粒子等，它们与物质碰撞时可使后者电离。间接电离辐射发射的是不带电的粒子，如光子（X、γ线）、中子等，与物质相互作用时释放直接电离粒子或引起核反应，如光子与物质作用时可产生次级电子；中子与物质相互作用时可产生次级带电粒子，如质子、α粒子和反冲核，这些次级电子和带电粒子可使物质发生电离。电离作用包括：①直接作用：射线对DNA分子链的直接作用可引起单链断裂、双链断裂，高线性能量传递（LET）射线以直接作用为主；②间接作用：射线对机体内水分子的电离作用，产生自由基。自由基（H·，OH·）是指原子外层轨道上有不成对的电子，其性质高度活泼，寿命只有 10^{-5} s。

自由基与生物大分子相互作用，引起损伤。低LET射线对生物体的作用以间接作用为主，其作用主要依赖于氧的存在。这也正是临床应用射线杀伤肿瘤细胞的生物学基础。

原子核转变时伴随释放的各种射线，大体上分为三类：①由带电粒子组成的射线，如由正电子或负电子组成的β射线，由氦原子核组成的α射线等；②由电磁波组成的射线和X射线和 ③由中性粒子如中子组成的射线。

一、光子与物质的相互作用

当光子穿越介质时，将其能量传递给介质并失去自身能量。光子与物质作用时趋于在一次碰撞中失掉其大部分或全部能量，并且通过所产生的次级电子引起物质原子的电离和激发。

不同放射性核素释放出的光子能量相差很大，一般在几千电子伏到几兆电子伏。这样能量范围内的光子主要通过三种方式将能量转移给被碰撞物质：①光电效应；②康普顿散射和 ③电子对的产生。

当光子能量较低时，光电效应起主导作用；光子能量大于1兆电子伏时，康普顿效应占优势；电子对的产生则在光子能量超过 1.02 兆电子伏时发生，能量越大，电子对的产生效应越显著。

1. **光电效应**

当一个光子与原子相碰撞时,如果将其全部能量交给一个壳层电子,使其脱离原子而运动,光子本身被吸收,这样的效应称为光电效应(photoelectric effect)。光电效应释放出来的电子主要是 K 壳层电子,也可以是 L 壳层电子或其它壳层电子,统称为光电子。作用过程如图 2.8 所示。

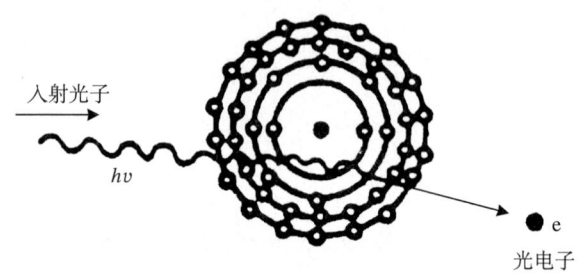

图 2.8 光电效应示意图

光电效应发生的几率与原子序数的关系十分密切。原子序数(Z)大的物质,光电效应发生的几率较大;原子序数小的物质,则不易发生光电效应;光电效应发生的几率还随入射光子的能量增加而逐渐下降。

2. **康普顿散射**

当入射光子和原子中的一个电子发生弹性碰撞,光子只将自己的一部分能量传递给电子,电子则从原子空间以与光子的初始运动方向成一定角度的方向射出,与此同时光子本身则改变了频率并朝着与自己初始运动方向成一定角度的方向射出,这一过程叫康普顿散射(compton scattering)。如图 2.9 所示。

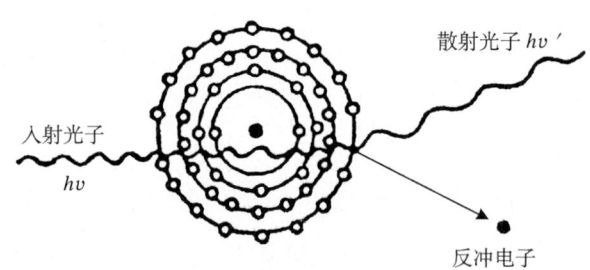

图 2.9 康普顿散射示意图

康普顿散射发生的几率与物质的原子序数成正比,而且随入射光子能量的增加而减小。康普顿散射一般只涉及外壳层电子,除轻元素外,不会产生可观的 K 或 L 的 X 射线。

3. **电子对生成**

当光子能量大于两个电子的静止质量(即大于 1.02 兆电子伏)时,在原子核库仑静电场的作用下,入射光子的能量可能全部被吸收而产生一对电子——一个正电子和一个负电子,这一过程叫电子对生成(electron pair production)。如图 2.10 所示。

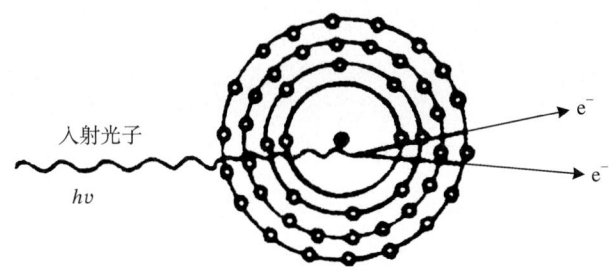

图 2.10 电子对生成示意图

能量 $2m_ec^2$ 是这个过程的阈能。如果入射光子的能量超过 1.02 兆电子伏时，多余的能量将转化为正负电子的动能，它们的关系是：

$$Ee^+ + Ee^- == (h\upsilon - 1.02)\ \text{MeV}$$

等式中 Ee^+ 代表正电子的动能，Ee^- 代表负电子的动能。就正电子和负电子来说，能量从零到 $(h\upsilon - 2m_ec^2)$ 都有，它们之间的能量分配是任意的。

电子对效应产生的一对正、负电子，它们在吸收物质中将逐渐损失能量。负电子最终停止在物质中成为自由电子。正电子耗尽自己的能量后与物质中的自由电子发生如下过程：

$$e^+ + e^- = 2h\upsilon$$

这个过程称为正电子的湮没。在正电子的湮没过程中释放出的两个运动方向相反的光子称为湮没辐射。湮没辐射的特征能量是 0.51 兆电子伏。

光子与物质的三种相互作用方式与光子的能量和物质的原子序数有关。不同能量的光子通过原子序数不同的物质时，三种效应的作用几率相差很大。图 2.11 给出了这三种效应与光子能量和高原子序数的关系。由图 2.11 可见对于低能量光子（能量小于 0.5MeV）和高原子序数吸收物质，光电效应占优势；电子对效应主要发生在高能光子（能量大于 1.02MeV）和高原子序数的物质；对于能量在 1～4 兆电子伏的光子，康普顿散射占优势，而且与物质的原子序数几乎无关。

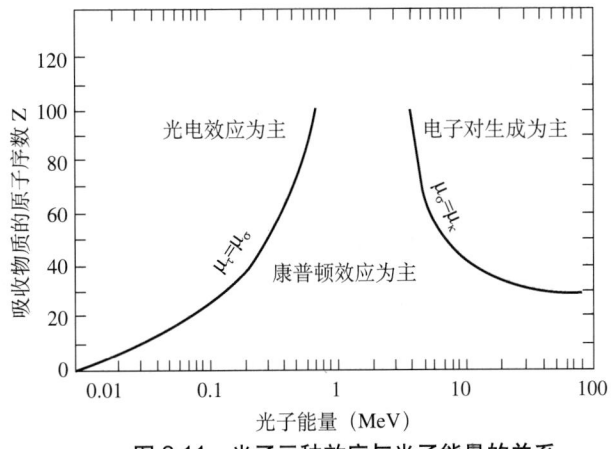

图 2.11 光子三种效应与光子能量的关系

二、电子与物质的相互作用

快速运动的电子与物质相互作用有三种主要作用方式：①非弹性碰撞；②韧致辐射；③弹性碰撞。

1. 电离和激发

当快速运动的电子通过物质时，其速度将慢慢减低，能量损失。电子损失能量主要是引起物质原子的电离和激发（ionization and excition）。电离和激发作用是入射电子与物质原子的壳层电子之间非弹性碰撞结果。在非弹性碰撞时，由于入射电子与物质原子壳层电子之间的静电库仑作用，壳层电子获得能量。如果壳层电子获得能量足够大，便克服原子核的束缚而脱离出来，物质的原子序数被分离成一个自由电子和一个正离子组成的离子对。带电粒子形成一对离子所消耗的平均能量为平均电离能。电子在空气中每产生一对离子约消耗 32.5 电子伏的能量。如果壳层电子获得的能量不足以使它脱离原子核的束缚而成为自由电子，那么只能从能量低的轨道跃迁到能量较高的轨道上去，这个过程就是原子的激发。处于激发态的原子是不稳定的，它要自发地跳回到原来的基态，这一现象称原子的退激。原子退激时，多余的能量将以光子的形式释放出来。

入射电子产生的电离称为直接电离，在直接电离中产生的电子称为次级电子。如果次级电子具有足够的能量，它可使其原子继续产生电离，这一过程称为次级电离。电子在介质中通过单位长度路径时，由于电离和激发而导致的能量损失称为电离损失率或传能线密度。电子的电离损失率或传能线密度取决于入射电子的能量，并且与吸收物质的密度 N 和原子序数 Z 呈正比。

2. 韧致辐射

当快速运动的电子通过介质时，由于原子核库仑场的作用使其速度突然降低，电子的能量一部分或全部转化为连续能量的电磁辐射，这就是韧致辐射（bremsstrahlung）。产生韧致辐射的能量从零连续到粒子的最大动能。电子在介质中通过单位长度路径时，由于韧致辐射而损失的能量叫做辐射损失率，辐射损失率与吸收物质的原子序数的平方成正比，表明高能电子作用到重金属元素上更容易产生韧致辐射；韧致辐射的辐射损失率还与入射粒子质量的平方呈正比。在电子能量很大时，它的能量损失主要是通过韧致辐射，能量较小时，以电离损失为主。在水和空气中，电子能量在几十兆电子伏以下都是以电离损失为主。

在对射线的防护过程中，应考虑韧致辐射的影响是很重要的，重物质并不能起到真正的防护作用，而采用轻物质来防护高能电子更为恰当。

3. 弹性散射

当快速运动的电子通过介质时，还有可能因为原子核库仑场的作用发生运动方向的改变，而电子的能量变化甚微，这一过程称为弹性散射（collision scattering）。在弹性散射过程中，由于原子核一般都比电子重得多，所以原子核基本是不动的，电子因质量较小，散射现象常见。电子不仅被原子核散射，而且也被核外电子散射。经过单次或多次散射后，电子的运动方向变化很大，有些电子的偏转角度可能大于90度或折返回去，这样的散射称为反散射。反散射程度的大小与粒子的能量几乎无关，而与散射体的原子序数有密切关系。原子序数越大，反散射现象越严重。不同能量电子与物质相互作用关系见图1.12。

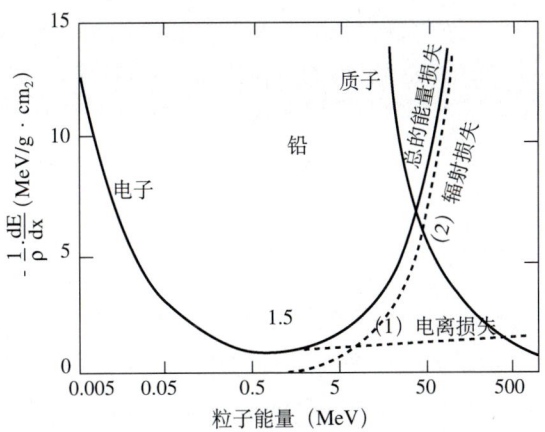

图 2.12　电子能量损失率与能量的关系

第四节　放射性活度单位

一定量的放射性核素，在单位时间里衰变的原子核数可以描述为 dN/dt，dN 是在 dt 时间里原子核自发发生核衰变的数目。1977年国际辐射单位和测量委员会（ICRU）建议，放射性活度的单位采用国际制单位秒$^{-1}$，专名为贝克勒尔（Becquerel，Bq），简称为贝可。

$$1 贝可 = 1 秒^{-1}$$

它表示每秒钟内有1次核衰变。传统的放射性核素强度的单位是居里（Ci）。表示1居里的放射性活度每秒钟内有 3.7×10^{10} 次核蜕变，即

$$1 居里 = 3.7 \times 10^{10} Bq = 3.7 \times 10^{10} 秒^{-1}$$

居里单位较大，通常采用较小的单位，如毫居里（mCi，1mCi=10^{-3}Ci））、微居里（μCi，1μCi=10^{-3}mCi）。

通常人们利用放射性核素的半衰期（$T_{1/2}$）来描述其衰变的快慢，$T_{1/2}$ 指的是放射性核素的原子核数目衰变掉原来一半所需要的时间。

在实际应用过程中，通常采用放射性活度来表示放射性的强弱，即一定量的放射性核素，在单位时间内衰变掉的原子核数。在任何时间 t 时刻的放射性活度 A，可以通过如下等式求得。

$$A = A_0 \exp(-0.69315[t - t_0]/T_{1/2})$$

其中 A_0 为初始 t_0 时刻的放射性活度。

放射性比活度表示某一纯的元素或化合物中单位质量所含的放射性活度，单位是 Bq/g 或 Bq/mmol；放射性浓度为单位体积溶液中所含的放射性浓度，单位是 Bq/ml 或单位重量物体内的放射性含量，单位是 Bq/g。

只有在 α、β 的核衰变中，或在只发射一个光子的 γ 衰变中，射线粒子数才等于核蜕变

数。因此，在通常情况下，放射性活度相等的两种放射源只表示这两种放射源在单位时间内核蜕变数目相同，并不表示他们放出的粒子数目相等，因为每次核蜕变时不一定只放出一个粒子。例如，^{60}Co 衰变时，除了释放一个 β 粒子外，同时还释放出 2 个 γ 光子，而 ^{32}P 衰变时则只释放出一个 β 粒子。

第五节　放射性核素的生产

放射性核素的生产既可以通过天然的方法也可以通过人工的手段获得。现已经发现的 2500 种放射性核素绝大多数是人工生产的，通常称为人工或人造放射性核素。人工放射性核素是利用反应堆中子或加速器所加速的高能带电粒子辐射靶物质生产的。

一、反应堆生产放射性核素

核反应堆照射生产是预先将某些稳定核素或其它的化合物制成靶子，放在反应堆孔道中，利用反应堆中子引起核反应，经过一定时间照射，可生产出所需要的放射性核素。利用核反应堆生产的放射性核素，成本低、产量高。主要核反应包括：（n，γ）反应，（n，p）反应，（n，f）反应，次级核反应等。

1. (n, γ) 反应

这种核反应一般是由热中子引起的，几乎周期表中所有的元素均可以发生（n，γ）反应。在（n，γ）反应中，子核与母核原子序数相同，一般不能用化学方法将他们分离，因而得到的是有载体放射性核素。典型的例子

$$^{23}Na + n \longrightarrow \begin{cases} \rightarrow ^{23m}Na + \gamma \\ \rightarrow ^{23}Na + \gamma \end{cases}$$

$$^{98}Mo + n \dashrightarrow ^{99}Mo + \gamma$$

为了获得高比活度的放射性核素，可以利用高通量反应堆生产。常用的一些医用放射性核素如 ^{24}Na、^{42}K、^{51}Cr、^{59}Fe、^{75}Se、^{89}Sr、^{99}Mo、^{153}Sm 等，都是通过这样的反应产生的。

2. (n, γ) 反应和 β 衰变

当原子核俘获一个热中子后生成放射性核素中间体，这个中间体可以继续发生衰变生成所需要的放射性核素。例如：

$$^{130}Te + n \dashrightarrow \begin{cases} \rightarrow ^{131}Te \rightarrow \\ \rightarrow ^{131}Te \rightarrow \end{cases} \dashrightarrow \beta^- \rightarrow ^{131}I$$

$$^{124}Xe + n \longrightarrow \begin{cases} \rightarrow ^{125}Xe \rightarrow EC, \beta^+ \rightarrow ^{125}I \\ \rightarrow ^{125}Xe \end{cases}$$

从以上的核反应可以看出，生成的^{131}I是放射性核素的中间体，反应前后原子序数发生了变化，即原始物与产物不是同一种元素。

3．（n，p）反应和（n，α）反应

元素的原子核在核反应堆中，俘获一个快中子后，放出质子或α粒子，子核与母核不同，可以通过化学的方法将他们分离，得到无载体的放射性核素。如^{3}H、^{14}C、^{35}S、^{32}P和^{58}Ce等。

4．（n，f）反应

核燃料在反应堆中受中子照射后发生裂变（fission），即（n，f）反应，生成几百种核素。经过化学反应，可以得到医学上应用的放射性核素，如^{90}Sr－^{90}Y、^{99}Mo－^{99}Tc、^{131}I、^{133}Xe等。

5．次级核反应

利用反应堆的中子诱导裂变反应，产生能量为2.73MeV的氚核，同较轻元素的原子核作用，生成少数有用的短寿命放射性核素。如^{18}F。

二、加速器生产放射性核素

利用加速器所加速的带电粒子去轰击某些靶子，引起核反应，生产出所需要的放射性核素。加速器是制备放射性核素的又一重要工具。回旋加速器生产的高能带电粒子所引起的核反应，如（p，Xn）、（d，Xn）、（α，Xn）和（^{3}He，Xn）反应等生产的核素，多数为中子放射性核素，他们大多以β^{+}或轨道电子俘获的方式进行衰变。加速器所生产的放射性核素成本高，效率低，适于某些低能量、寿命短的医用放射性核素。医学上常用的放射性核素包括：^{11}C、^{13}N、^{15}O、^{18}F、^{81}Rb、^{111}In、^{123}I和^{201}Ti等。

三、放射性核素发生器制备

放射性核素发生器俗称"母牛"，通常指可以从较长半衰期母体核素中，分离出由母体核素衰变而来的短命子体核素的一种装置。由反应堆或加速器生产母体核素后，注入一个装有吸附剂的析柱内，母体被牢固地吸附在吸附剂上，母体核不断衰变成子体核，因其化学性质与母体不同，子体核即从吸附剂上解脱下来，选用适当的洗脱液淋洗层析柱，可将子核洗脱下来备用。子体核素洗脱后未衰变的母体核素仍留在层析柱中继续衰变不断产生子体核素，隔一定时间再次"挤奶"又可获得所需的子体核素直到母体衰变很弱时为止。使用单位需要时，放射性核素发生器可以随时淋洗层析柱而得到短半衰期核素。例如^{99}Mo-^{99m}Tc发生器，通常将较长半衰期的母体^{99}Mo，以^{99}MoO$_{4}^{-}$的形式吸附在23层析柱上，然后把由^{99}Mo衰变产生的子体^{99m}Tc，用生理盐水从层析柱上洗脱下来，如图2.13。洗脱过的^{99m}Tc发生器，经过6小时^{99m}Tc达到最大值的50%，这样每天可以淋洗2～3次。目前，国内外常用的有^{99}Mo-^{99m}Tc和^{113}Sn-^{113m}In发生器两种。

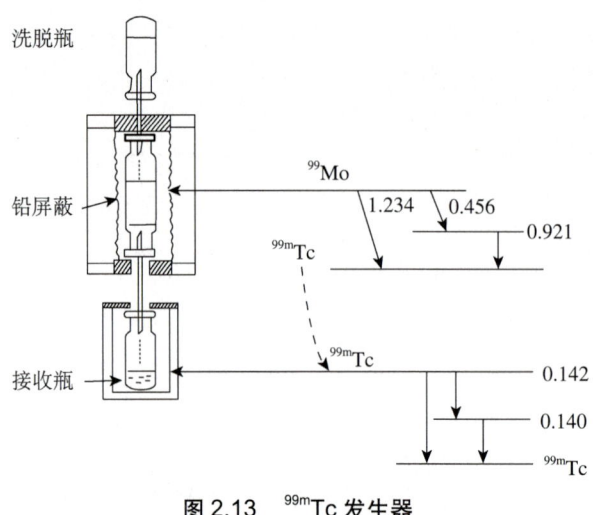

图 2.13　^{99m}Tc 发生器

第六节　近距离治疗使用的放射性核素

放射性核素的特征包括：放射性核素的种类、半衰期的长短、释放射线类型、核素丰度和它们的能谱。临床应用放射性核素在源附近区域，无论水中，还是在组织中，剂量分布差异不大，只是在治疗靶区外由于低能 γ 射线的作用，剂量的变化差异才能显示出来（见图 2.14）。表 1 列举了应用于粒子种植治疗的放射性核素。

表 1　近距离粒子治疗放射性核素的物理特征

放射源	半衰期	射线	产生方法	粒子平均能量和最大能量（MeV）		主要 γ 射线能量（MeV）
^{192}Ir	73.8d	β，光子	中子活化	0.18	0.67	0.317
^{103}Pd	17.0d	光子	中子活化	--	--	0.020
^{90}Y	64.1h	β	中子活化	0.93	2.28	--
^{198}Au	2.7d	β，光子	中子活化	0.31	0.96	0.41
^{125}I	60.2d	EC	中子活化	--	--	0.036
^{137}Cs	30.17d	光子	中子活化			
^{60}Co	5.26a	光子	中子活化			

选择最适合用于粒子近距离治疗的放射源必须满足：①在组织中有足够穿透力；②易于放射防护；③半衰期不要过长；④易于生产成微型源。

早期应用于近距离粒子治疗的放射性核素是 ^{226}Ra，其它有 ^{192}Ir、^{60}Co、^{137}Cs 和 ^{198}Au，后来的 ^{125}I 和 ^{252}Cf，最近的 ^{241}Am、^{169}Yb、^{75}Se、^{145}Sm 和 ^{103}Pd 等。近距离粒子治疗根据治疗时间的长短分为：短期插植治疗（temporary implant）和永久种植治疗（permanent implant）。短期插植的放射性核素包括：^{226}Ra、^{192}Ir、^{60}Co 和 ^{137}Cs 等，而永久种植治疗的放射性核素包括：^{198}Au、^{125}I 和 ^{103}Pd 等。

1. ^{226}Ra

^{226}Ra 是一种天然放射性核素，衰变后变为气体氡。氡衰变经过一系列蜕变产物最后变成稳定的核素铅（Pb）。^{226}Ra 的半衰期约为 1600 年，氡为 3.8 天。^{226}Ra 衰变过程中释放 α、β、γ 射线。临床应用的 ^{226}Ra 是它的硫酸盐，用铂铱合金密封包裹。铂铱合金密封套具有密封和滤过 α、β 射线的作用。1 mg Ra 经过 0.5mm 铂铱合金密封套滤过后，距离镭源 1cm 处每小时的照射量为 2.13×10^{-3} C/kg（8.25R）。^{226}Ra 衰变 γ 射线的能谱非常复杂，但是平均能量为 0.83MeV，远比一般深部 X

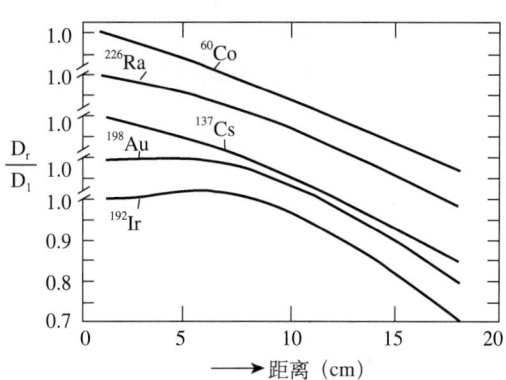

图 2.14 距离点源不同位置放射性核素相对吸收剂量

射线能量高。由于其短距离所形成的剂量衰减，使其产生的深部剂量很低，临床上主要用来进行组织间或腔内放疗。^{226}Ra 在防护方面有以下 4 大缺点：

(1) ^{226}Ra 的能谱复杂，最高能量达 3.8MeV，需要很厚的防护层；

(2) ^{226}Ra 的半衰期长，易于带来严重的污染；

(3) ^{226}Ra 的衰变过程中产生的氡气，易于造成环境污染；

(4) ^{226}Ra 的生物半衰期长，体内停留时间长，短时间不能排除，产生严重的骨髓抑制和全身反应。目前临床已经被 ^{60}Co 和 ^{137}Cs 等人工放射性核素取代。

2. ^{192}Ir

^{192}Ir 是一种人工放射性核素，半衰期为 74 天，它是通过 ^{191}Ir 在原子核反应堆中经热中子轰击而成的不稳定放射性核素。^{192}Ir 的能谱比较复杂，γ 射线的平均能量为 350keV，见图 2.15。由于 ^{192}Ir 的 γ 射线能量范围使其在水中的指数衰减率恰好被散射建成所补偿，在距离 5mm 范围内任意一点的剂量率与距离的平方乘积近似不变，另外由于 ^{192}Ir 粒子源可以做得很小，使其点源的等效性好，方便计算。^{192}Ir 源的外形包括：①粒子；②发针；③铱丝；④粒子串接成串源。包裹外壳为铂铱合金（含铱 10%~30%），包壳厚度 0.1~0.2mm，吸收衰变掉的 β 射线，所以 ^{192}Ir 比较适用于高剂量率组织间插植和腔内照射，但是不适于永久粒子植入治疗，主要是出于对放射防护的考虑。

3. ^{60}Co

^{60}Co 也是一种人工生产放射性核素，半衰期为 5.26 年，即每月衰减 11%。^{60}Co 的生产是利用金属 ^{59} 钴在原子反应堆中经过热中子照射轰击

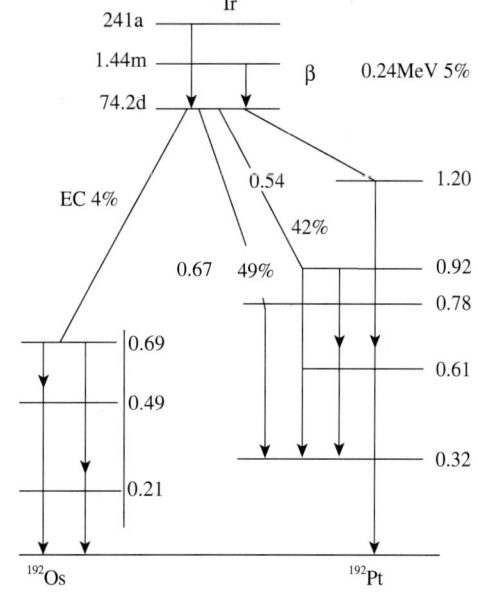

图 2.15 ^{192}Ir 的衰变图谱

而成不稳定的放射性核素。原子核内的中子不断转变为质子并释放出能量0.31MeV的β射线，核中过剩的能量以γ射线的形式释放，包括能量为1.17 MeV和1.33 MeV的2种γ射线，衰变的最终产物为镍的稳定性核素^{60}Ni（见图2.16）。37×10^{-12}Bq（1mCi）^{60}Co距离源1 cm处每小时的照射量为130伦。因此37×10^{-12}Bq相当于16mgRa。^{60}Co释放的β射线能量低，易于被吸收，γ射线平均能量为1.25 MeV，比镭高。^{60}Co颗源的电离常数为13.08R·cm^2/（Ci·h），用SI单位制式表示为0.31 μGycm^2/（MBq·h）。

^{60}Co通常被制作成直径15mm × 15mm的小圆柱体，外包裹白金、钛或不锈钢材料包壳。由于^{60}Co衰变释放的γ射线能量偏高（125 MeV），半衰期较长，不易加工成为微型源，而限制了其临床普及使用。

4. ^{137}Cs

^{137}Cs是人工合成的放射性核素，释放γ射线，能量为0.662 MeV，半衰期33年，平均每年衰减2%。^{137}Cs经过β衰变转换成^{137}钡（^{137}Be），其中的94.6%的原子随即释放γ射线，以^{137}Be的亚稳态的同质异能转换方式释放β粒子和其它特征γ射线，这些射线大部分被不锈钢外壳吸收，因此，^{137}Cs源可以认为是γ射线源。

3.7×10^7Bq（1mCi）的^{137}Cs距离其1 cm处每小时的照射量为8.4×10^{-4}C/kg（3.26R），因此3.7×10^7Bq（1mCi）的^{137}Cs约等于0.4mgRa，其转换系数为0.386～0.392 mgRa·equ之间。^{137}Cs在组织内具有和^{226}Ra相同的穿透力，同等^{226}Ra当量的^{137}Cs和^{226}Ra具有相似的剂量分布。沿垂直源轴方向10cm范围，两者在水中和空气中的照射剂量率比几乎相当，但纵轴方位角有少许差异，这主要由于不修钢外壳滤过和源自吸收效应的作用，另外一方面是由于γ射线的能谱分布在0.184～2.45 MeV之间的缘故，曲线见图2.16。无论从放射源本身或物理防护的考虑，^{137}Cs明显优于^{226}Ra，在近距离治疗中作为^{226}Ra源的替代物使用。

美国3M公司生产的6500型^{137}Cs源，源长1.4mm，包壁为厚1.0mm的不锈钢。表2.2列举了1毫克镭相当的^{137}Cs源每小时的γ射线深度剂量（cGy）。

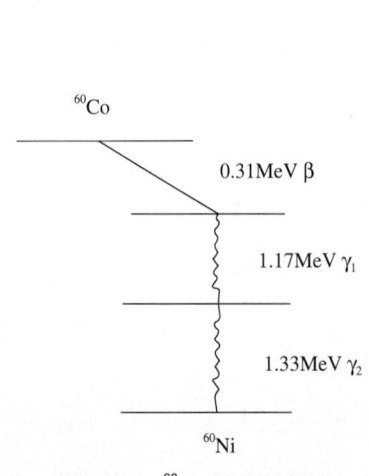

图2.16 ^{60}Co的衰变图谱

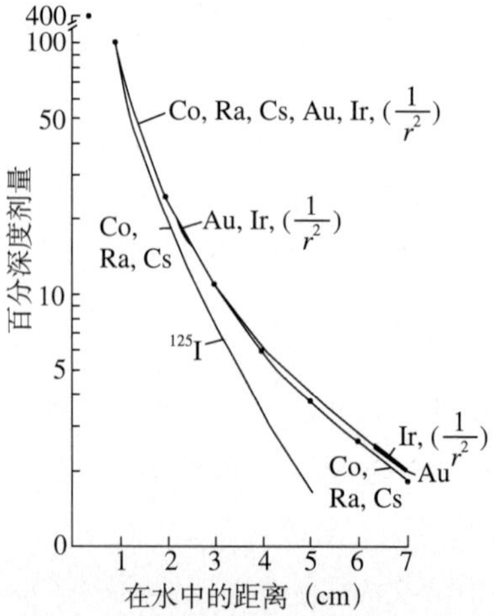

图2.17 不同核素放射源在水和空气介质内剂量比值与径向距离的关系

第2章 放射性粒子组织间近距离治疗的物理学基础

表2 ■ 与1毫克镭相当的 ^{137}Cs 源每小时的 γ 射线深度剂量（cGy）与源长中心 及源中心横向距离（cm）

距离（cm）	0.5	1.0	1.5	2.0	2.5	3.0	3.5	4.0	4.5	5.0
0.0	21.052	6.808	3.241	1.666	1.204	0.837	0.614	0.468	0.368	0.296
0.5	17.445	5.997	2.996	1.773	1.162	0.816	0.602	0.461	0.364	0.293
1.0	8.404	4.177	2.409	1.536	1.051	0.758	0.569	0.441	0.351	0.285
1.5	3.663	2.597	1.777	1.245	0.902	0.676	0.521	0.411	0.331	0.271
2.0	1.943	1.639	1.275	0.975	0.750	0.585	0.464	0.375	0.307	0.255
2.5	1.187	1.093	0.925	0.757	0.613	0.498	0.407	0.336	0.280	0.236
3.0	0.794	0.768	0.686	0.591	0.500	0.420	0.353	0.298	0.253	0.216
3.5	0.566	0.564	0.522	0.466	0.408	0.353	0.304	0.262	0.226	0.196
4.0	0.442	0.429	0.407	0.374	0.336	0.298	0.262	0.230	0.202	0.177
4.5	0.326	0.335	0.325	0.304	0.279	0.252	0.226	0.201	0.179	0.159
5.0	0.258	0.268	0.263	0.250	0.233	0.214	0.195	0.177	0.159	0.143

图2.18是 ^{137}Cs 和 ^{226}Ra 等效剂量曲线的比较，左为 ^{137}Cs 放射源，右为 ^{226}Ra 放射源，^{137}Cs 是从原子反应堆副产物中，经过化学提纯加工而得来的。^{137}Cs 源的物理形状为不溶性粉末或用陶瓷做载体制成的微小颗粒，直径50微米，可以直接密封在双层不锈钢壳内。低剂量率（< 60cGy/h）放射源，可以加工为直径为1.5mm的球珠，源活度为40mCi。

5. ^{198}Au

^{198}Au 半衰期为2.698天，γ 射线能量为 0.14～1.09MeV。在 ^{198}Au 的衰变过程中有98.6%跃迁成 ^{198}Hg 的激发态，然后激发态的原子直接释放出0.412MeV的γ射线，另一途径，即把多余的能量传递给壳层电子，使其克服原子核的束缚而脱离出去，这些具有特定能量的电子叫内转换电子，这一过程叫内转换。^{198}Au 的电离常数为 2.38R·cm²/(Ci·h)，所以 1mCi=0.288mg Ra， 1mg Ra=3.47mCi Au。^{198}Au 衰变图谱见图2.18。

由于 ^{198}Au 半衰期较短和γ射线能量较高给临床粒子植入治疗带来许多不便，尤其是放

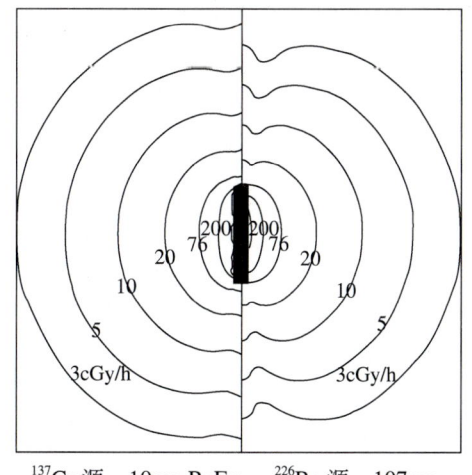

^{137}Cs 源：10mg RaEq ^{226}Ra 源：107mg

图2.18 ^{137}Cs 和 ^{226}Ra 等效剂量曲线

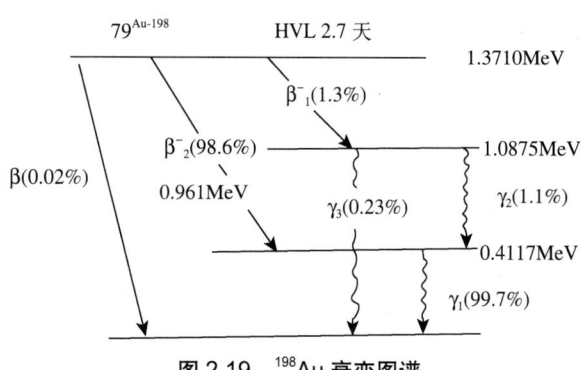

图2.19 ^{198}Au 衰变图谱

射防护问题。[198]Au 粒子植入治疗术中要求穿特殊的防护衣，患者需要特殊的隔离病房，医生和工作人员与患者的接触时间要严格控制。目前[198]Au 的临床应用逐渐被其它易于防护的低能放射性粒子取代。

6. ^{125}I

[125]I 的半衰期是 60.2 天，γ 射线能量为 35.5keV，易于防护和保存。[125]I 的衰变过程中 7% 通过电子俘获（electron capture）转变成 [125]Te（tellurium-125）激发态，同时释放 35.5keV 的 γ 射线回到基态，93% 的衰变过程通过内转换释放 27~35keV 的特征 X 射线和电子线，部分低能射线被钛壳吸收。[125]I 的衰变图谱见图 2.20。美国 3M 公司的 [125]I 粒子为 2 个直径仅有 0.6mm 的离子交换树脂小珠浸透[125]I 离子溶液，中间由金粒隔开作为 X 射线定位标志，外壳为金属钛包壳，源长 4.5mm，直径 0.8mm。具体生产过程是利用热中子照射丰度较高的氙气[124]Xe，生产放射性[125]I，再经过电子俘获转变为[126]I，其中混入半衰期 13 天的[126]I 可以利用物理化学方法去除。

图 2.21 直径为 12mm 眼模板横断面的等效剂量曲线。实线是[60]Co，虚线是[192]Ir 和[125]I 粒子等效剂量曲线。所有的等效剂量曲线在中心轴表面 5mm 处为 100%。

图 2.22 是[198]Au 和[125]I 粒子源等效剂量曲线的比较。

7. ^{103}Pd

[103]Pd 的半衰期较短，为 17 天，射线能量为 20~30 keV，半价层为 0.008mm 的铅，初始剂量为 20~24cGy/h，适于治疗生长快速的肿瘤。[103]Pd 源的 115Gy 剂量与[125]I 源的 160Gy 剂量相当，见图 2.23。[103]Pd 粒子的大小与[125]I 粒子相似，外壳也为铂金。稳定的[102]Pd 在反应堆中经过热中子俘获转化为[103]Pd，而[103]Pd 又经电子俘获衰变为亚稳态的[103]铑（[103]Rhodium），在衰变或内转换过程中外层电子填充内层空位而发射 20~30 keV 的特征 X 射线。由于粒子源外壳的滤过效应和 γ 射线能量较低，[103]Pd 的剂量分布也呈现方向性，见图 2.24。由于[103]Pd 源半衰期短，目前在临床粒子植入治疗中越来越发挥其重要作用。

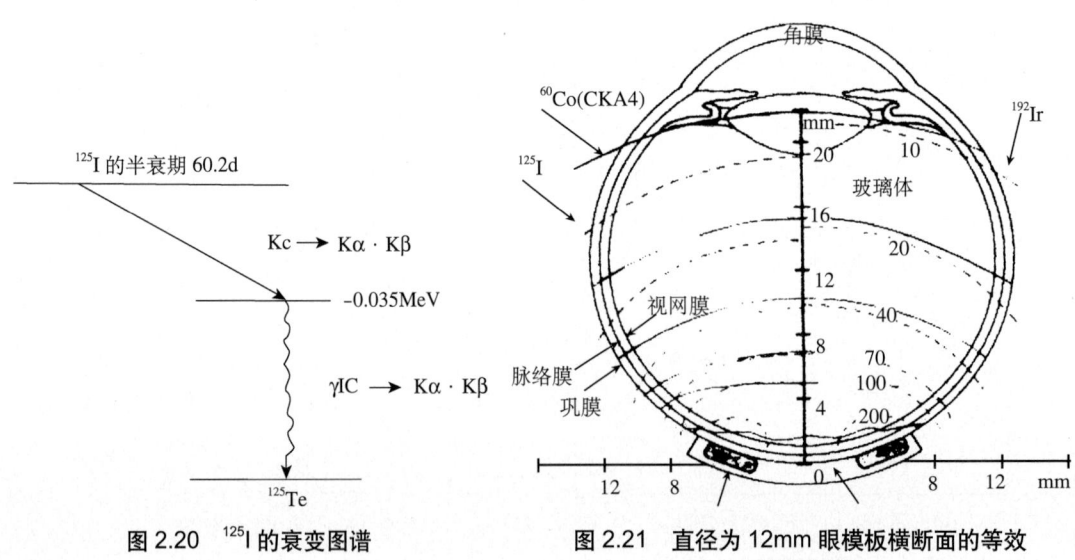

图 2.20　[125]I 的衰变图谱　　　图 2.21　直径为 12mm 眼模板横断面的等效剂量曲线

第 2 章 放射性粒子组织间近距离治疗的物理学基础

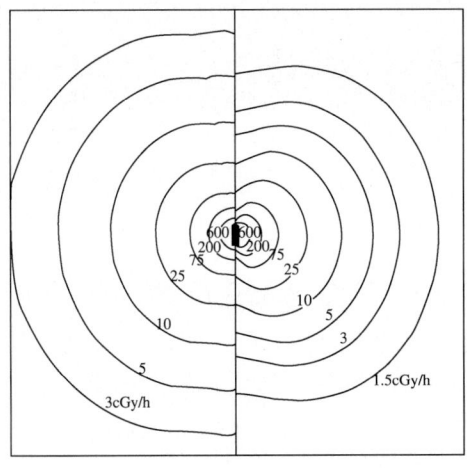

^{198}Au：72 μGy·m^2/h（10mg Ra Eq） ^{125}I：72 μGy·m^2/h（57mCi）

图 2.22 ^{198}Au 和 ^{125}I 粒子源等效剂量曲线

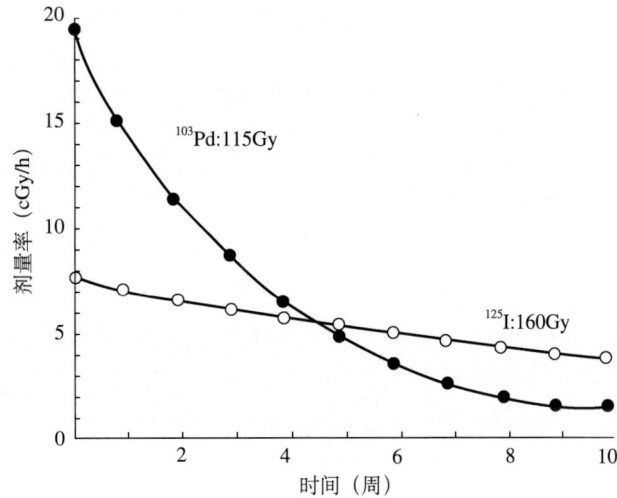

图 2.23 ^{103}Pd 与 ^{125}I 剂量等效转换

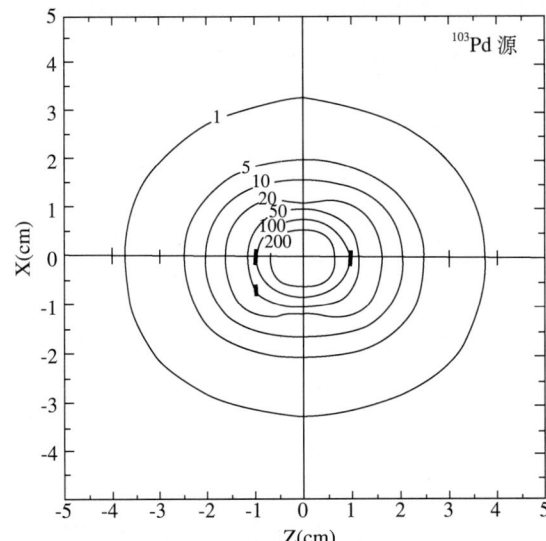

图 2.24 ^{103}Pd 放射源空间剂量角分布

第七节　近距离治疗放射源的特征

放射源是由一定体积的放射性核素组成。放射性核素因连续不断的衰变,其能谱不断的变化。这一特征尤其实用于β粒子源,由于β粒子源的自吸收,使其能谱处于不断的变化之中。对于一种特定的放射性核素其光谱取决于源的几何形状、源的组成介质和源直径,还有包壳。

目前应用于近距离粒子治疗放射源的大小要求见表3。一个给定的放射源的源强一定要与总的放射源的活度呈比例。这里所指的放射源内包含放射源的活度是放射源一个非常重要特征。但是剂量学所关注的并不是一个现存的源,而是靶区组织的剂量分布。

影响组织间粒子种植剂量分布的因素包括:①距离:遵循反平方定律;②放射性粒子衰减;包壳的影响;③周围介质的吸收;④反散射光子的影响。

表 3　粒子治疗放射源的要求

放射源	直径 (mm)	长度 (mm)	包壳
^{198}Au	0.8	2.5	铂
^{125}I	0.8	4.5	钛
^{103}Pd	0.8	4.5	铂

在水或组织中,放射源周围的照射野剂量分布特征通常利用某一点的吸收剂量率来表示。这样很容易将吸收剂量率的特征分为3个组成部分:参考点的剂量率;沿着参考轴的剂量率分布和远离参考轴的剂量率变异。在所有这些参数中,只有第1个参数是绝对的,并且每一个放射源需要确定。其它2个参数取决于放射源的类型,只要认真的测量一次即可,它们可以通过相对于参考点处的剂量率来表达。

粒子植入治疗4种放射性核素的总剂量和初始剂量,如表4。

表 4　近距离治疗常用放射性核素的总剂量和初始剂量

放射性核素	平均光子能量	$T_{1/2}$	处方剂量	初始剂量率
^{222}Ra	1.2MeV	3.83d	100Gy	0.75Gy/h
^{198}Au	412MeV	2.70d	100Gy	1.07Gy/h
^{125}I	28keV	60.2d	160Gy	0.07Gy/h
^{103}Pd	22keV	17.0d	115Gy	0.19Gy/h

第八节　放射性粒子近距离治疗的物理计划系统

近距离治疗这一术语来源于希腊语 Brachy therapy,Brachy 在希腊文中是近或短的意思,它与 Tele 相反。Tele 的意思是远,Tele therapy 远距离治疗是指外照射。近距离治疗主要包括腔内和管内放射治疗(Intracavitary),组织间照射(interstitial)和术中放置导管的照射(intraoperative)和表面敷帖照射。

近距离治疗具有如下特点：①治疗靶点局部剂量高，而周围正常组织受量低；②照射时间短；③可以连续照射或分次照射。近距离治疗是通过后装（afterloading）来得以完成，所谓的后装是指先将导管或施源器放置于即将受照射的部位，之后拍片确认，经过治疗计划系统计算剂量分布，再启动放射源的传动装置将放射源自动运送到导管或施源器内，进行照射，治疗结束后，放射自动回到储源器中（这就是后装这一名词的由来）。早期的后装由人工操纵，放射源储存在密闭的容器中，通过一个远程后装控制装置来将放射源运送到导管或施源器中。现代近距离治疗，由于后装设备的改进、计算机的控制、治疗计划系统的微机化和放射源的微型化使近距离治疗更安全、可靠和易于防护。

放射性粒子植入治疗的选择需要了解照射靶点、靶组织的放射敏感性和正常组织对射线的耐受能力。同时必须考虑放射剂量、安全性、剂量的均整性和放射源生产运输的可行性。与传统的近距离治疗不同，粒子治疗需要了解多个粒子在空间三维分布的精确剂量，而且每种放射性核素的衰减后的剂量分布都不相同，故每种放射性粒子需要有自己特殊的治疗标准和治疗计划系统（普通的近距离治疗计划系统不能应用于肿瘤粒子植入放射治疗）。图2.24示 ^{125}I 粒子平面植入条件下治疗计划显示的等效剂量分布。

目前国外应用较多的粒子植入治疗计划系统包括：B超引导下的三维治疗计划系统、CT

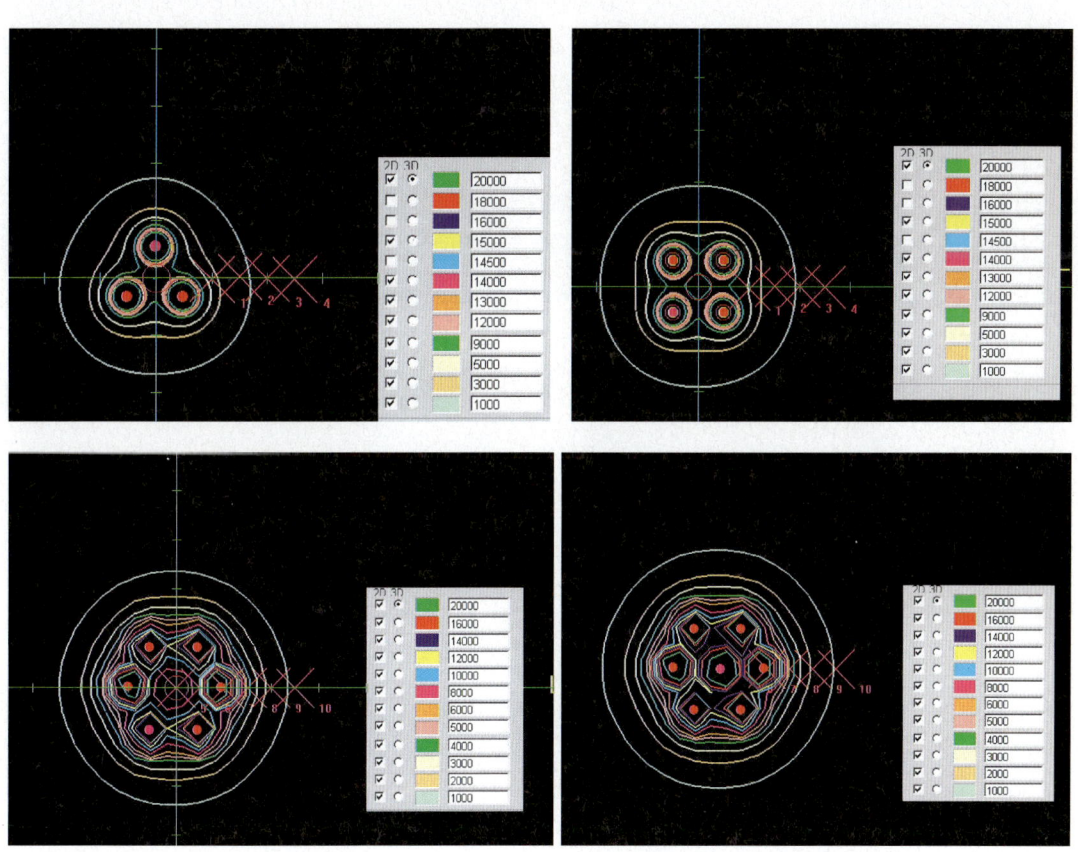

图 2.24　计算机计算的 ^{125}I 粒子平面插植剂量分布示意图

引导下的三维治疗计划系统和 MRI 引导下的治疗计划系统。其中的前两种已经广泛应用于临床治疗。目前我国已有 3 个家生产单位研制开发出粒子治疗计划系统。

(王俊杰)

参考文献

1. 于孝忠，主编.核辐射物理学.北京：原子能出版社，1981
2. 谷铣之，殷蔚伯，刘泰福，等主编.肿瘤放射治疗学.北京：北京医科大学中国协和医科大学联合出版社，1991
3. 秦明秀，刁国平.主编.临床介入核医学.天津：天津科技出版社，1996
4. 冯宁远，谢虎臣，史荣，等主编.实用放射治疗物理学.北京：北京医科大学中国协和医科大学联合出版社，1999
5. Williamson JF. Monte Carlo and analytic caculation of absorbed dose near ^{137}Cs intracavitary sources.Int J Radiat Oncol Biol Phys，1988，15：227
6. Luxton G，Astrahan MA，Liggett PE，et al. Dosimetric caculations and measurements of gold plaque ophthalmic irradiators using ^{192}Ir and ^{125}I seeds. Int J Radiat Oncol Biol Phys，1988，15：167-172
7. Matsumoto S，Takeda M，Shibuya H，et al. T_1 and T_2 squamous cell carcinomas of the floor of the mouth：results of bracherapy mainly using ^{189}Au grains. Int J Radiat Oncol Biol Phys，1996，34：833-837
8. Krishnaswamy V. Dose distribution about ^{137}Cs sources in tissue. Radiology，1972，105：181-186
9. Saw CB，Suntharalingam N，Ayyangar KM，et al. Dosimetric considerations of sterotacticbrain implants. Int J Radiat Oncol Biol Phys，1989，17：887-891
10. 王俊杰，田素青，李金娜，等. 放射性^{125}I粒子平面永久插植布源剂量分布研究. 中国微创科杂志，2005，5：1061-1062

第 3 章

放射性粒子组织间近距离治疗肿瘤的生物学基础

放射性粒子组织间近距离治疗（interstitial brachytherapy）是一种非常重要的治疗手段。主要优势包括物理学和生物学两方面：一是局部照射可增加肿瘤与正常组织的剂量分配比；二是由于治疗时间缩短而使肿瘤细胞增殖进一步减少；三是由于剂量率的降低使氧增强比减少，即射线对肿瘤细胞杀伤时对氧的依赖性减少，进而部分克服了肿瘤乏氧细胞对放射的抗拒作用。

放射性粒子近距离治疗得到发展主要归功于物理特性合适的、长半衰期放射性核素的研制成功。永久植入（permanent implant，PI）治疗最早使用的放射性核素是氡粒子，后被相对危险性低的 ^{198}Au 粒子源所取代。^{198}Au 粒子源又被光子能量更低的 ^{125}I 粒子源取代。^{125}I 粒子治疗肿瘤取得了非常理想的局部控制率，引起了许多学者的关注，但是目前对这种治疗的放射生物学机制了解还不够，甚至存在许多疑问。

近来研制成功了与 ^{125}I 粒子源光子能谱相似的放射性核素 ^{103}Pd，半衰期为 17 天，临床应用更加便利。同时出于放射防护安全考虑，发展了防护安全的后装植入技术和设备，因而使得放射性粒子PI治疗肿瘤得以广泛开展。目前临床应用最多的短暂植入（temporary implant，TI）的放射性核素是 ^{192}Ir 和 ^{137}Cs，而PI的放射性粒子包括 ^{198}Au（$T_{1/2}$=2.7d）、^{103}Pd（$T_{1/2}$=17d）、^{125}I（$T_{1/2}$=60.2d）。

第一节 放射性粒子近距离治疗体内和体外试验研究

肿瘤放射性粒子 PI 治疗已有多年历史，早期应用较多的粒子源是 ^{198}Au 和 ^{222}Rn。但是近年来由于放射性粒子源的研究进展，使人们的注意力转移到易于防护和半衰期相对较长的放射源，尤其是人工生产的 ^{125}I 粒子源。1965 年美国纽约 Memorial Sloan-Kettering 医院肿瘤中心进行了第一例前列腺癌 ^{125}I 粒子治疗，结果证明肿瘤局部控制率高、并发症发病率低。对不能手术切除的肺尖癌，与外放疗比较，粒子植入治疗可提高 5 年生存率达 3.2 倍。过去几年中放射性粒子治疗进展十分迅速，目前已在美国250多家放疗单位开展了这一治疗技术。

一、细胞存活曲线研究

^{125}I粒子成为PI治疗最常用的放射性核素，这主要取决于其物理特性，包括释放的软X线、（平均能量28keV）、半衰期较长（60.2d）、便于保存（半价层为0.003cm的铅）、操作人

员易于防护和治疗靶体积外剂量迅速衰减等特性。

与常规分次放疗或其它放射性核素植入治疗相比，^{125}I 粒子治疗的生物等效剂量仍没有结论性的定论。剂量率影响放射反应，因为不同的放射性核素的衰变规律不同，因此常常利用不同的处方剂量来获得等效的放射生物学效应。Orton 提出了时间 - 剂量因子（time-dose factor，TDF）概念来评估一种粒子植入治疗的生物效应与另一种粒子植入治疗生物效应的关系。利用高剂量率的短暂 TDF 数据，推论低剂量永久粒子植入时间 - 剂量因子，结果发现与临床结论相一致。Orton 计算放射性碘的匹配周边剂量（matched peripheral dose，MPD）的 TDF 是 115，相当于 7 周 70Gy 的外照射或 ^{192}Ir 的短暂插植 6.5d 的 65Gy 剂量效应，但与放射性碘 -125 的相对生物效应（relative biological effectiveness，RBE）无相关性。

图 3.1 是对数生长期 C3H 细胞存活曲线，从以往的低剂量研究数据外推到高剂量，模拟暂时和永久粒子植入治疗的效应，本研究没有考虑细胞增殖效应。

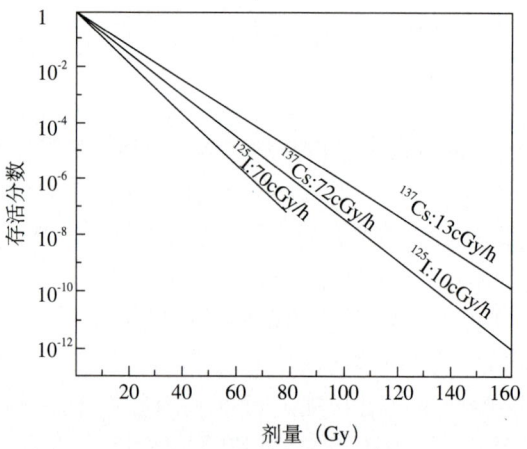

图 3.1　细胞存活曲线参数

^{125}I 和 ^{137}Cs 粒子源体外细胞实验研究参数见表 3.1。

表 3.1　细胞存活曲线参数

核素	剂量率	α	β
^{137}Cs	72cGy/h	$(1.58 \pm 0.03)\ 10^{-3}\text{cGy}^{-1}$	0
^{125}I	65～76cGy/h	$(2.02 \pm 0.04)\ 10^{-3}\text{cGy}^{-1}$	0
^{137}Cs	35cGy/h	$(1.56 \pm 0.03)\ 10^{-3}\text{cGy}^{-1}$	0
^{125}I	21～24cGy/h	$(1.72 \pm 0.04)\ 10^{-3}\text{cGy}^{-1}$	0
^{137}Cs	24cGy/h	$(1.42 \pm 0.03)\ 10^{-3}\text{cGy}^{-1}$	0
^{125}I	10～12cGy/h	$(1.56 \pm 0.08)\ 10^{-3}\text{cGy}^{-1}$	0
^{137}Cs	13cGy/h	$(1.34 \pm 0.07)\ 10^{-3}\text{cGy}^{-1}$	0

$S = e^{-\alpha D - \beta D_2}$

二、放射性粒子近距离治疗的相对生物效应

放射性碘粒子的RBE值尚没有确切的定论。相对于硬X线，^{125}I粒子源释放软X线的低能光子，具有增加RBE的作用。与^{137}Cs（或^{192}Ir）相比，它的剂量平均比（LET_D）在1.2cm深度是1.8，根据辐射双击理论，它代表了低剂量时RBE的极限值。提高RBE值的机制可能是低能X线增加了高LET次级电子数量，进而推测，次级电子可增加DNA双链断裂和不可修复性DNA损伤。细胞剂量存活曲线具有较小的肩区，而且由于高LET辐射降低了亚致死性损伤的修复，使得剂量率对细胞剂量存活曲线影响减小。从理论上讲，由于低剂量率射线作用细胞时，细胞亚致死性损伤的修复能力提高，^{125}I粒子的RBE值应该最大。

Alphieri等通过对小鼠体内肿瘤研究发现，剂量率为45cGy/h ^{125}I粒子的RBE为1.0～1.3。增殖缓慢的小鼠腺癌RBE值最低为1.0，纤维肉瘤的RBE值最高为1.3。结肠癌的RBE值为1.2。热疗具有下调RBE的作用，这可能是降低了潜在致死性损伤的修复。正常猪皮肤的RBE为1.0。Freeman等对对数生长期CHO细胞（具有很大的肩区）在剂量率为5～53cGy/h范围进行分析，发现剂量率为13～46cGy/h时，对数生长期CHO细胞的RBE比值为1.3；剂量率为5～7cGy/h时，RBE比值增加到2。其它学者对与^{125}I能谱相似的软X线RBE值进行了比较，利用对数生长期的S3子宫颈癌细胞（具有较小肩区），给予15～130cGy/min

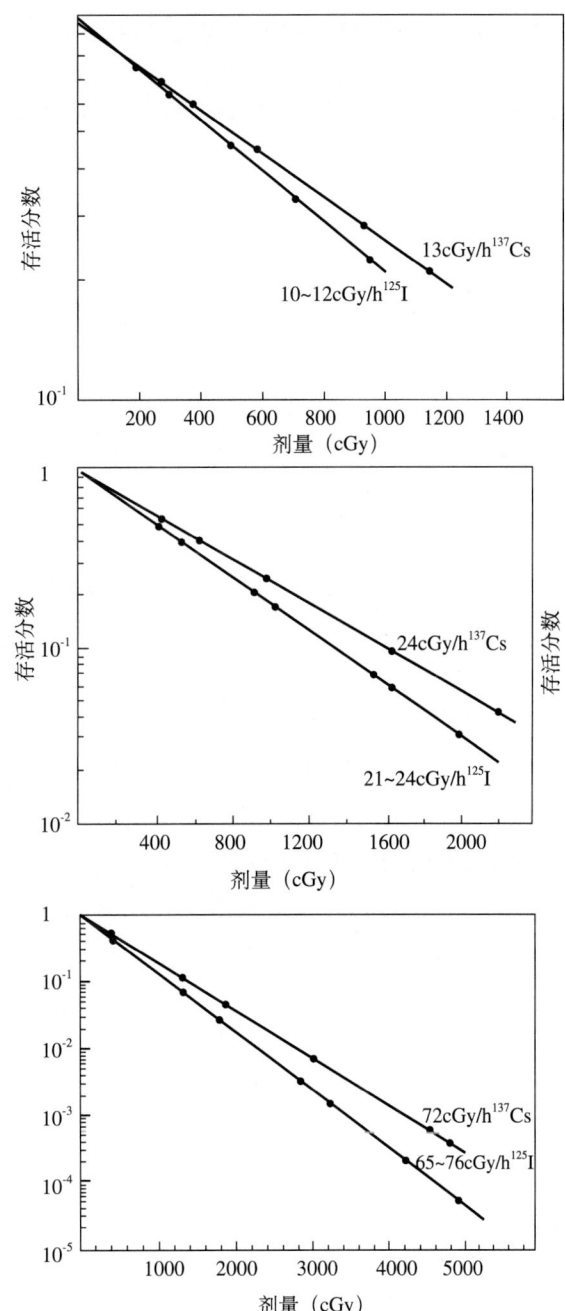

图3.2 平台期C3H细胞5～96h^{125}I或^{137}Cs连续低剂量率照射的细胞存活曲线

剂量率的照射，结果40keV X（平均能量23keV）线与^{60}Co比RBE是1.3～1.4。剂量率从130cGy/min降低到15cGy/min，RBE从1.1～1.2增加到1.4。总之，^{125}I粒子的RBE值变化范围为1.0～2.0，大多数在1.2～1.5之间。许多研究均证明随剂量率降低，^{125}I粒子RBE比值升高、双链断裂相对增加。高RBE值对有丝分裂延迟的意义目前尚不十分清楚。Scaife

等用人肾 T 细胞研究发现，100keV X 线与 ^{137}Cs X 线（剂量率 50cGy/min）比，RBE 比值是 1.15，细胞存活曲线肩区减小。作者同时发现对于有丝分裂延迟时相细胞的 RBE 比值是 2。高 LET 重离子也具有较高的有丝分裂延迟效应。Bonura 等利用 50keV X 线照射 E.Coli, K-12 细胞系，研究证明 RBE 比值是 1.47，细胞存活曲线肩区减小。他们同时用琼脂糖凝胶梯度电泳研究单、双链断裂的相对数目，结果单链断裂的 RBE 值是 1.33，双链断裂的 RBE 值是 1.93。

Marchese 等对小鼠卵巢细胞系（C3H/10T-1/2）的研究得出了相反的结论，剂量率低于 10cGy/h 时，RBE 值并没有随剂量率的降低而改变。尽管人们希望通过降低高 LET 射线的剂量率来减少亚致死性损伤的修复，以提高 RBE 值，但是在 10～76cGy/h 这一剂量率区间，C3H/10T-1/2 细胞的 RBE 值无明显的改变。同时软 X 线在低剂量率时对增加 RBE 值的作用，由于对数生长期细胞接触抑制的影响使得有丝分裂延迟作用减低，大多数细胞是处于细胞间期，而这种情况与人体大多数肿瘤细胞相似，结果见图 3.2。

高剂量率 ^{125}I 和低剂量率 ^{125}I 与 ^{137}Cs 比较，总剂量 80Gy 时，^{125}I 粒子的高 RBE 值可引起 1.2～1.4 倍对数级（2.2～2.3）10^1 的细胞杀伤效应。总剂量 160Gy 时，低剂量率照射时可产生 2 个对数级（1.810^2）的细胞存活差别。目前仍不清楚 ^{125}I 粒子的这种 RBE 效应是否具有临床意义。另外，需要强调的是 ^{125}I 粒子的 RBE 值在正常组织和人恶性肿瘤细胞中是否具有差异目前尚不清楚。

三、放射性粒子近距离治疗对细胞增殖的影响

为了进一步验证低剂量率连续照射条件下 ^{125}I RBE 值的变化，Marchese 等利用 ^{125}I 和 ^{137}Cs 对 C3H 细胞进行低剂量率连续照射，研究 ^{125}I 粒子短暂插植（TI）和永久种植（PI）后 1～12d 细胞周期对存活分数的结果，见图 3.3。

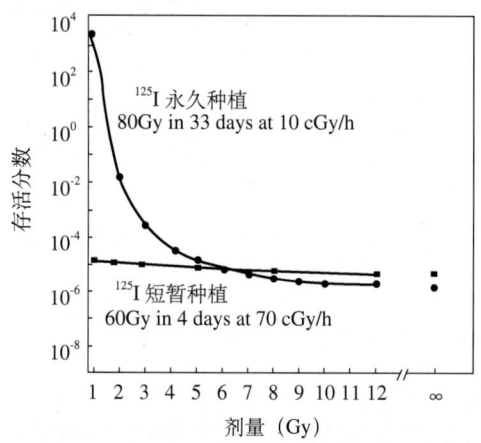

图 3.3 TI 和 PI ^{125}I 粒子源治疗过程中细胞增殖对存活分数影响

研究证明不同人肿瘤细胞的细胞周期是 0.6～9.0d，大多数是 1～5d。假定粒子剂量率一定，进入细胞周期的分数为 15%，那么超过 14d 的 ^{125}I TI，细胞增殖几乎对细胞存活分数没有任何影响。另一方面，^{125}I 在 PI 后的最初 33d，剂量为 80cGy，结果对于细胞周期少于

4d 的存活分数显示了明显的增加作用。因此，^{125}I 粒子 PI 并不适于生长迅速的肿瘤。而对软 X 线，有丝分裂延迟作用可能较大，这样有可能抵消细胞增殖的作用。然而剂量率低于 7～10cGy/h 的 PI，对人体肿瘤细胞周期的延迟作用目前仍不十分清楚。对于生长缓慢的前列腺癌，细胞增殖效应可以忽略。

^{125}I 粒子永久植入治疗，产生了令人鼓舞的肿瘤局部控制率。由于物理剂量分布的改善，正常组织的并发症明显降低，与外照射相比，降低了每个照射剂量单位的生物损伤效应。同时许多临床研究证明，分化差的肿瘤不能很好地被^{125}I粒子植入治疗控制。这主要是因为分化差的前列腺癌细胞有较短的细胞周期或细胞群体中有较高的增殖比例。

第二节 剂量率的影响

放射性粒子近距离治疗与其它的外照射和高剂量率后装治疗不同，粒子植入治疗的持续时间长，在治疗过程中有肿瘤的再增殖、再修复、再氧合等因素的影响。同时粒子植入治疗的剂量率较低，其生物学效应也与其它放疗不同。其中剂量率是影响肿瘤生物学效应的主要因素。根据剂量率的不同，分为四个范围：

高剂量率　以 μs 或 ns 计算脉冲的照射，在 10～12Gy/min 的剂量率内，主要用于放射生物实验研究。

中剂量率　1～10Gy/min，为目前临床外照射用的剂量率。

低剂量率　剂量率范围是 10^{-7}～10^{-8}、1Gy/min 或 0.1～1Gy/h，主要用于组织间和腔内后装治疗。

非常低的剂量率　主要用于粒子植入的连续照射，可长达几周、几个月、甚至几年。

放射治疗过程中剂量率效应主要是由于延长照射时间导致在治疗过程中发生亚致死性损伤的修复。图3.4每个剂量（D2、D3、D4等）均按等分次剂量 D 进行照射，分次间隙时间有足够的时间完成亚致死性损伤的修复，每个分次照射存活曲线都有肩区的再现。如果只测定相当于等剂量增量的单个实验点，就会看到以波折线表示的存活曲线没有"肩区"。因此，可以把连续的低剂量照射当作无数个极小的分次照射，此时的存活曲线也没有"肩"，而且其斜率比一次大剂量照射的存活曲线的斜率小。

为了进一步阐明剂量率效应，Hall和Badford用剂量率 730cGy/min～9.5cGy/h 测定离体培养HeLa细胞的存活曲线。发现随剂量率的降低，存活曲线的斜率越来越平坦，外推数趋向1。由于潜在致死损伤而出现的剂量率效应在 1～100cGy/min最有意义，高于或低于这一范围，存活曲线的参数只有缓慢的变化。不同类型的细胞，因潜在致死性损伤而引起的剂量率效应差别很大。

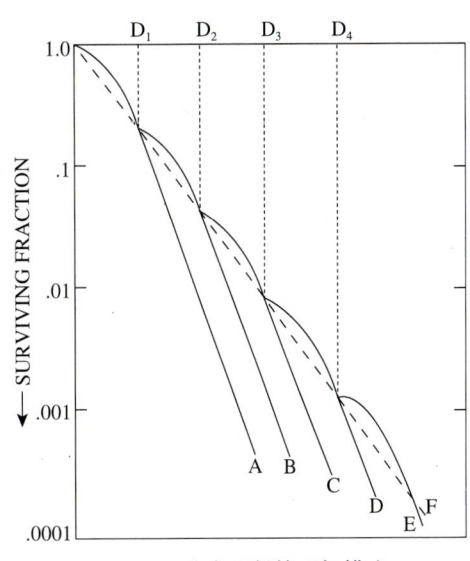

图 3.4　分次照射的理想模式

实验动物体内肿瘤研究提示剂量率效应比一般离体培养细胞小，这是因为实验肿瘤体内含有一定比例的乏氧细胞，它对肿瘤一次大剂量照射反应起决定性作用。当照射时间延长到几天时，在照射期间会发生再氧合。在此情况下，由于潜在致死性损伤而降低的生物效应或多或少被再氧合而增加的生物效应抵消。当照射时间再延长时，这两个过程向相反的方向起作用，减少对细胞的杀伤，而再氧合增加了照射对恢复到有氧状态的原来抗拒乏氧细胞的杀灭。这样在相当宽的剂量率范围内，没有剂量率效应，同时也不降低肿瘤的放射反应。

延长照射时间以及减少剂量率使正常组织的损伤明显减少，而对肿瘤细胞杀伤没有影响。因此，降低剂量率可提高治疗比，这是低剂量率组织间插植治疗和分次照射的放射生物学基础。腔内和组织间治疗时，所使用的正是处于生物效应因剂量率不同而有很大变化的剂量率范围。因此，对正常组织的影响，不仅与照射体积有关，而且与剂量率也有关，而剂量率又和放射源的强度以及几何分布有关。为了获得既定的生物疗效，照射剂量必须根据剂量率的变化进行调整。根据临床经验得来的以60Gy/7d为标准的治疗，随剂量率的变化而需要给予不同的照射剂量。

高剂量率照射的细胞存活曲线都有明显的肩区，随剂量率的降低和照射时间的延长，越来越多的亚致死性损伤在照射期间得到恢复，结果使存活曲线逐渐趋于平坦，肩区也趋于消失。当所有亚致死性损伤都被修复的时候就达到了极限斜率。此时的细胞周期 G_2 期阻滞，不再进展，分裂停滞。由于 G_2 期对射线敏感，所以细胞存活曲线又变得陡峭起来，这就是所谓的"逆剂量率效应"（inverse dose-rate effect）。当剂量率进一步降低时，细胞通过 G_2 期进入有丝分裂期。如果剂量率很低、而且照射时间比细胞有丝分裂周期长，那么照射期间就可能发生细胞增殖。进而造成了生物学效应的进一步下降，因为此时细胞增殖与细胞死亡趋于平衡。不难看出剂量率对放射生物效应的影响是上述三个因素综合作用的结果，其间没有明显的界线。

第三节　剂量率效应的临床应用

一、低剂量率的持续照射

低剂量率的持续照射具有超分割照射的所有生物学优点。延缓增殖细胞的周期进程，这种作用可在放射敏感的时相出现。低剂量率和超分割都可引起细胞周期时相的再分布，增减其对射线作用的敏感性，但是前者比后者更明显，晚反应组织则没有自身增敏作用。在靠近放射源的高剂量率区域，肿瘤细胞丢失全部增殖能力的可能性很大，如果考虑细胞杀死的对数性质，其实际杀伤肿瘤细胞的作用并不大。例如：杀死50%肿瘤细胞的剂量，仅能节省掉一次常规分次照射剂量（250～300cGy）。

二、高剂量率分次放疗

高剂量率分次后装放疗对工作人员的防护具有令人信服的优势，其疗效和一般放疗一致。然而从放射生物学角度看，高剂量率分次后装治疗的问题与大分割照射相似，主要包括以下几个方面：

1．靶细胞的剂量—效应特点（α/β比值）的不同可丧失在晚反应组织和肿瘤之间的治疗区别。

2．细胞周期时相再分布的效应减少。

3．乏氧细胞对肿瘤放射反应的潜在影响增加。

根据放射生物学早反应组织和晚反应组织模型分析，永久放射性粒子源植入治疗具有不利的一面，因为晚反应组织积累了大量的剂量，而又不能像早反应组织那样可以通过再生而得以幸免。如果在一个延长的时间内必须限制总剂量，那么在开始时必须用低剂量率，这样除大部分慢增殖的肿瘤组织外，可使所有组织都能通过生长或再增殖而加速"逃脱"。

第四节　时间、剂量、分次数学模型：放射性粒子治疗的线性二次模型

粒子永久植入与分次外照射的剂量效应不同，主要表现在剂量率对放射反应的影响。由于不同的放射性核素具有各自特定的时间——剂量效应，所以为了获得等效的放射生物效应，临床上所需要的处方剂量也不一样。1977年Orton提出了一种放射性核素的生物效应相对于另一种放射性核素的评估方法，即时间-剂量-因子（time-dose-factor，TDF），这一概念主要描述了剂量率对放射效应的影响。

近年来许多学者利用线性二次模型或α-β模型作为评估临床放射治疗疗效的基础，其中的α和β是细胞存活曲线线性二次系数。Dale在此基础上将这一模型外推到评估短暂和永久粒子植入的近距离治疗。其中影响因素包括：在粒子种植过程中亚致死性损伤的修复、肿瘤的倍增时间、生长延迟和不同的照射剂量。

目前临床评估放疗疗效的基础是利用细胞杀伤的线性二次模型，对于一个疗程的外照射，分次数是 n，分次量为 d，生物效应剂量（biologically effective dose，BED）的线性二次等式为：

$$\text{BED} = nd[1 + d/(\alpha/\beta)] - 0.693T/(\alpha.Tp) \qquad (1)$$

克隆细胞的存活分数为 $\exp(-\alpha \text{BED})$，α和β是细胞存活曲线的线性二次系数。Tp 是肿瘤潜在倍增时间（tumor potential doubling time），T 是总的治疗时间。

Dale外推这一模式到近距离治疗，但是他并没有考虑剂量率的影响，尤其是短半衰期的放射源，生物效应剂量在时间 t 时为：

$$\text{BED} = D[1 + 2(d_0.\lambda)(\beta/\alpha).\kappa/(\mu - \lambda)] - 0.693t/(\alpha.Tp) \qquad (2)$$

$$\kappa = [1/(1-\varepsilon)]\{1-\varepsilon_2\}/2\lambda - [1-\varepsilon.\exp(-\mu t)]/(\mu+\lambda)\} \qquad (3)$$

其中：D = 总剂量

d_0 = 初始剂量

λ = 放射源的衰变常数

μ = 亚致死性损伤修复

$\varepsilon = \exp(-\lambda t)$

肿瘤的再生长延迟时间是T_d时，当T或$t > T_d$时，等式（1）和（2）中的第二项可以被0.693（$T - T_d$）/（$\alpha \cdot T_p$）和0.693（$t - T_d$）/（$\alpha \cdot T_p$）替代，因此永久性粒子植入的放射生物学因素至少包括：通过延长照射时间灭活肿瘤细胞；持续照射过程中亚致死性损伤的修复；肿瘤细胞的再增殖；剂量率的指数衰减。以上各因素综合作用超越了一定的效应时间（T_{eff}），即使进一步延长照射时间，也没有BED的增加，存活分数的下降。Teff可以通过如下等式获得：

$$T_{eff} = (1/\lambda) \ln[1.44 d_0 \cdot \alpha \cdot T_p]$$

在T_{eff}时，肿瘤再增殖与射线连续不断的照射达到了平衡。如果在T_{eff}时仍有活的肿瘤细胞，那么粒子种植治疗认为是无效的。T_{eff}值取决于处方剂量（处方剂量决定初始剂量率）和T_p。从以上公式为出发点考虑，我们选择了与临床处方剂量相应的D_0值，与^{198}Au、^{103}Pd和^{125}I的总剂量60、120和160Gy相对应，其D_0值分别为0.64、0.20和0.077Gy/h。

由于计算公式主要考虑的是肿瘤控制效果，所以通常α/β比值定为10。根据临床和实验研究推测，α值为0.3Gy^{-1}，位于放射敏感区的中间。与2Gy分次外照射相对应，α/β为0.5。亚致死性损伤修复一半所需的时间，我们定为1h。无论生长快速或缓慢的肿瘤，其倍增时间（T_p）为5~30d。以上等式执行的是处方剂量或相应的肿瘤周边剂量，而没有考虑剂量的分布不均匀性，另外也没有考虑不同性质射线的相对生物效应（RBE）的变化。

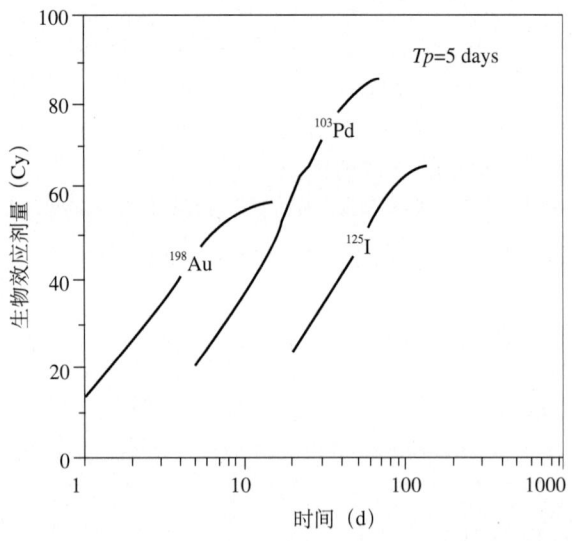

图3.5　^{198}Au、^{103}Pd和^{125}I粒子永久植入Tp为5d肿瘤的生物效应剂量

三种放射性核素BED有一过性增加。BED的峰值分别在T_{eff}14d，58d和120d，它们相对应的存活分数见图3.6。当时间大于T_{eff}，肿瘤再增殖超过了剂量率下降时的辐射效应，BED值下降，存活分数增加。当时间超出T_{eff}，放射性粒子植入后因衰变而无辐射效应时，曲线中断。对于这样一些参数，^{198}Au粒子植入可引起7~8个对数级的细胞杀伤效应，^{125}I粒子为8~9个对数级细胞杀伤，而^{103}Pd的细胞杀伤为11个对数级别。而外照射相对生物效应，共30次60Gy，每次2Gy，BED值为53.5Gy，可产生7个对数级别的细胞杀伤效应。

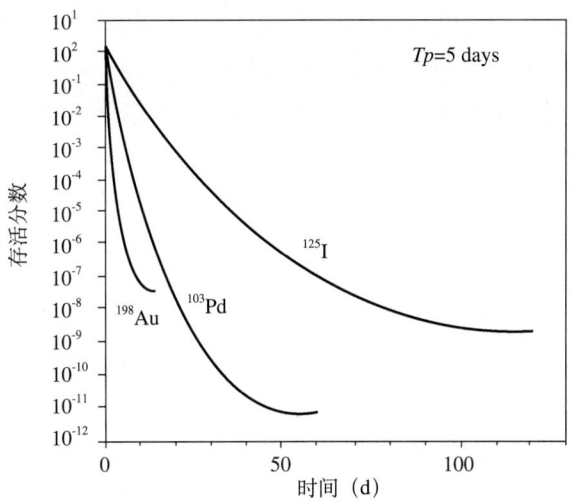

在以上这些影响 T_{eff} 参数当中，λ 对于每一种放射性核素是恒定不变的，而 D_0 和 α 变异非常局限。Tp 的变化范围非常大。图 3.7 显示了 T_{eff} 作为肿瘤细胞倍增时间功能参数的变化。对于 ^{198}Au 粒子植入，Tp 从 5 到 30d，而 T_{eff} 只是轻微的变化（14～20d）。这一点也不难理解，因为放射性粒子的半衰期较短，所以剂量率迅速下降，使得肿瘤再增殖速率的变化显得并不十分重要。相反，^{125}I 粒子植入后 Tp 的变化，可引起 T_{eff} 大幅度改变，这主要是因为其剂量率衰变非常缓慢的缘故。需要特别强调的是 Tp 在同样变化范围内，^{125}I 粒子 T_{eff} 是 2.3 倍的变化（120～275d）。^{103}Pd 植入的变异介入其它 2 种核素之间。

如果粒子植入后照射时间超过 T_{eff} 时，多余照射是无效应的。图 3.7 描述了如何增加分次剂量作为倍增时间的函数，并且显示了 T_{eff} 的变化。有 5% 的 ^{198}Au 粒子植入的剂量是无效的，而 ^{125}I 粒子的无效剂量为 5%～30%，^{103}Pd 是 3%～15%。

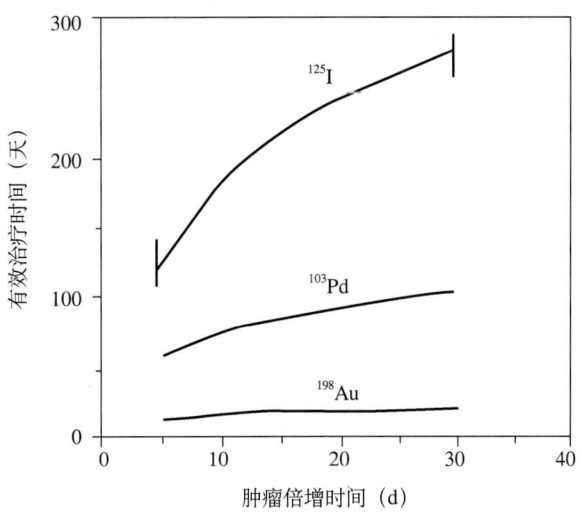

图 3.7　^{198}Au、^{103}Pd 和 ^{125}I 粒子有效治疗时间

因为 T_{eff} 对 Tp 非常敏感，BED 和相应的存活分数也是如此，尤其对于半衰期较长的放射性核素。图3.8显示了利用三种放射性核素标准植入后存活分数作为肿瘤倍增时间的一个函数。与 ^{198}Au 的 T_{eff} 相对恒定相一致，当 Tp 变化时，存活分数仍没有明显的改变。相反，当 ^{125}I 的 Tp 从 5d 增加到 30d 时，其植入存活分数下降大约 9 个对数级，而 ^{103}Pd 下降 3～4 个对数级。这样对于较大 Tp 值的 ^{125}I 和 ^{103}Pd 粒子植入，可获得很大幅度的细胞杀伤效应，^{125}I 粒子植入的变异较大。这 2 种核素的变异程度差异引起了曲线的较差，提示对于 Tp 小 10d 的 ^{103}Pd 植入更为有效，而具有高 Tp 值的 ^{125}I 粒子植入也非常有效。

对于特定的粒子放射核素和 Tp 的双重影响，图 3.9 显示大于 11～12 个对数数量级细胞杀伤的效应。如果克隆源细胞分数只有大约 0.1%，那么期望这样的细胞灭活水平一般认为是没有必要的，许多研究都得出了相同的结论。但是对于长半衰期的放射性核素，计算得出的存活分数是独立于 Tp 值的。由于不同肿瘤 Tp 值的差异，对于一个肿瘤在不知道 Tp 值的条件下，对优先给予的剂量进行调整开出一个非常高的处方剂量，这一处方剂量在某些肿瘤可能引起肿瘤细胞的过度杀灭。另外，计算得出的存活分数也取决于预决定的 α，β（0.3Gy^{-1}～0.03Gy^{-2}）和 μ 值，这样，标准的 ^{125}I 和 ^{103}Pa 粒子植入对于那些内在放射敏感性相对抗拒的肿瘤更加适合和必要。环境因素的影响如乏氧也可产生放射抗拒性。

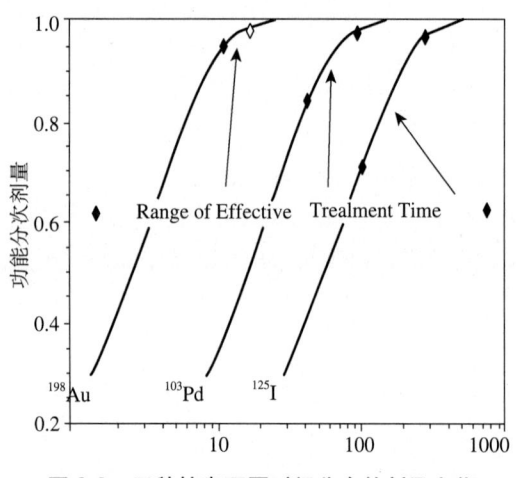

图 3.8 三种核素不同时间分次总剂量变化

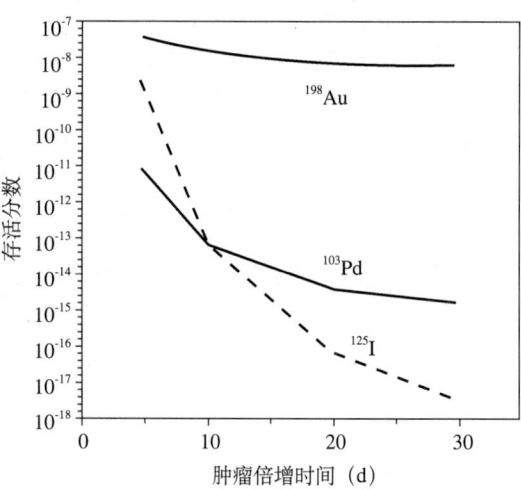

图 3.9 三种核素治疗肿瘤潜在倍增时间与存活分数关系

对于 Tp 值是 5d 的肿瘤，不同粒子植入治疗处方剂量对存活分数的影响见图 3.10。参考剂量 ^{198}Au 是 60Gy，^{103}Pd 是 120Gy，^{125}I 是 160Gy。可通过调整剂量达到我们所需的细胞杀伤水平。例如一种放射性粒子植入和另一种核素效应的匹配，为了获得同样细胞杀伤的疗效，如果 ^{125}I 粒子的总剂量是 160Gy，那么，^{103}Pa 粒子植入应该是名义处方剂量 120 Gy 的 0.84 倍，或者大约 100Gy。在正常的 α，β 和 μ 值范围内是有效的。

再增殖延迟对存活分数的影响可通过图 3.8 和图 3.9 比较分析进行评估，除去再增殖延迟 20d 的影响，后者是一种简便的形式。对所有三种放射性核素，20d 再增殖延迟的效应可增加大于 1 个对数级的细胞杀伤效果。这主要是由于增加了再增殖延迟的 T_{eff}。

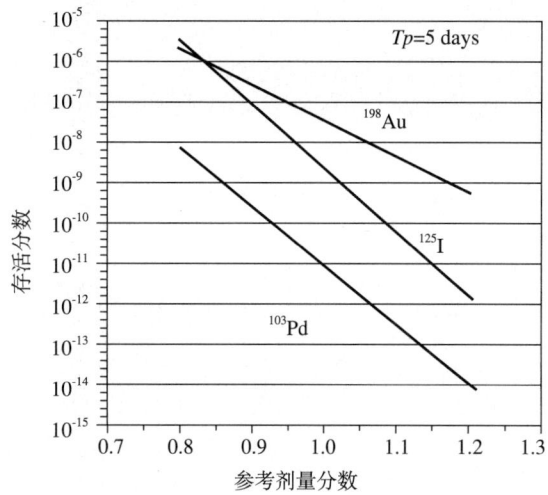

图 3.10　倍增时间 5 天时存活分数

对于生长缓慢的肿瘤（Tp 为 15d），在 T_{eff} 时，计算出三种放射性粒子植入的存活分数作为剂量的函数。与图 3.6 比较，^{198}Au 粒子的植入效应仍然是相似的。^{103}Pd 植入可增加疗效 3 个对数级，而 ^{125}I 粒子植入提高疗效是 5～6 个对数级。对于生长迅速的肿瘤，如果 ^{103}Pd 粒子植入要想获得与 ^{125}I 粒子植入 160Gy 同样的疗效，必须提比高标准剂量 120Gy 更高的处方剂量。

组织间照射很大程度上取决于能够获得适当物理特性的放射性核素。对于粒子植入治疗来讲，早期使用的镭粒子已经被危险性较小的 ^{198}Au 取代，而 ^{198}Au 又被光子能量更低的 ^{125}I 粒子取代。^{103}Pa 放射性核素的半衰期与 ^{125}I 近似，但是半衰期更短。这些放射性核素半衰期的最大差别为 2.7～60.2d，相对于短期植入放射性核素剂量分配来讲，即使是相同的吸收剂量，其生物学效应也不同。临床验证这些参数部分是根据实验，部分是根据时间-剂量因子。相对于永久植入的 ^{125}I 粒子，有些问题需要考虑如初始剂量率照射的效应和几个半衰期后的照射剂量的浪费，^{103}Pd 放射性核素的出现就是基于这样的考虑。

最早提出的线性二次模式是根据实验体系来解释细胞的杀伤效应，在过去的几十年间，根据时间-剂量效应的评估演化到指导临床放射治疗。但是这一模型延伸到组织间近距离治疗仍需要进行重新探讨。回顾 Dale 的工作，可以发现 T_{eff} 这一概念在评估不同放射性核素的相对效应时是非常有价值的，尤其在 T_{eff} 时计算的存活分数，提供了一个重要的评估潜在放射生物预后的参数。而其影响存活分数的参数如 α、β、μ 等，对于不同的放射性核素这些数值不是十分重要。根据肿瘤倍增时间的不同，Tp 是决定选择永久粒子植入放射性核素的重要因素。除了 ^{198}Au 具有较短的半衰期外，T_{eff} 和在 T_{eff} 时的存活分数对于 Tp 值是非常敏感的。另外，半衰期越长，T_{eff} 和相应的存活分数变异越大，由于以上这些因素，计算的存活分数随 Tp 值增加而下降，^{125}I 的存活分数最低。基于这样的考虑，参照图 3.4 的结果，^{103}Pd 和 ^{125}I 粒子植入的放射生物效应随 Tp 的增加而提高，但是当 Tp 低于一定的阈值后，^{103}Pd 是更有效的，而 ^{125}I 在高 Tp 时也非常有效。其中的最低精确阈值主要取决于最低初始剂量率，而其它参数没有明显的影响。对于标准的处方剂量（^{125}I 是 160Gy 和 ^{103}Pd 是 120Gy）

和选择的其它放射生物学参数，作者的计算提示 Tp 的阈值是 10d。如果前列腺癌 Tp 的阈值是 30d，那么 ^{125}I 粒子植入的杀伤效应将是最大的。

在给定 T_{eff} 后，总剂量中的部分剂量是无效剂量，因为这一部分剂量对目的病灶没有任何贡献，也就是对肿瘤的根除效应没有贡献。从本文的公式提示部分无效剂量主要取决于 Tp 和 T_{eff} 值，参考图 3.3 和图 3.4 推测 ^{125}I 粒子的无效剂量在 5%～30% 之间。对于一个中等度增殖动力学的肿瘤（Tp=10d），无效剂量为 10% 或更少。比较而言，^{103}Pd 粒子种植治疗的无效剂量为 2%～12%。

通过以上线性二次方程，提供了一种使用不同放射性核素相对放射生物学效应的比较模型，这样可以通过调整植入的处方剂量而产生相同的生物学效应。根据着一模型，在同一处方剂量的条件下，^{198}Au 粒子植入治疗的疗效低于 ^{103}Pd 粒子和 ^{125}I 粒子。这一点非常明显，临床 ^{103}Pd 和 ^{125}I 粒子的处方剂量非常高，这样对于在 T_{eff} 时间内不能消灭的肿瘤再增殖可产生明显的优势。如果肿瘤细胞的倍增时间是 10d，比较 ^{103}Pd 粒子和 ^{125}I 粒子，目前给予的处方剂量可产生同样的放射生物学效应。对于生长快速的肿瘤（$Tp < 5$d），^{103}Pd 粒子可产生较高程度的细胞杀伤效应，而对于生长较缓慢的肿瘤（Tp=15d）效应也是同样。为了产生同样的效应而进行处方剂量的调整可以根据等式或图 3.5 和图 3.7 提供的信息。

关于 ^{103}Pd 粒子的 RBE 研究目前还没有报道，^{125}I 粒子的 RBE 值也不清楚。

1989 年 Dale 在前列腺癌植入治疗过程中，比较了 ^{198}Au 和 ^{125}I 粒子的生物学效应剂量，揭示了二者的早期效应是相同的，而 ^{125}I 显示了较高的晚期效应。参数值：Tp=3d，SLD 的半修复时间为 1.5h，α 值为 0.12Gy^{-1}，早、晚期反应的 α/β 比分别为 10 和 3。2Gy 单次照射的存活分数为 0.75，提示这是一个非常抗拒的肿瘤。如果 α 值为 0.3Gy^{-1}，其它参数不变，那么 160Gy ^{125}I 粒子永久植入的 BED 为 134Gy，晚期效应为 169Gy。如果 BED 为 134Gy，植入 ^{198}Au 的处方剂量需要 110Gy，相对晚期 BED 为 208Gy。因此，对于所需要的放射性核素，由于选择的参数不同，需要的计算公式也不一样。

第五节　^{125}I 粒子源近距离治疗的时间 - 剂量 - 体积考虑

1965 年美国 Memorial Hospital 开展了 ^{125}I 粒子源近距离治疗。临床经验提示 ^{125}I 粒子源治疗比高于 ^{222}Rn。由于 ^{125}I 粒子半衰期较长（60.2d），肿瘤累积照射剂量，随时间延长，肿瘤体积缩小，治疗体积内剂量分布发生变化，这一点对于增殖快速的肿瘤在粒子植入后的早期阶段更加明显。肿瘤体积减小，可引起肿瘤接受较初始计划更高的剂量。这一方面可以使某些肿瘤局部控制率提高，另一方面可导致意想不到的高剂量引起损伤。1965～1975 年，美国 Memorial Sloan Kettering 肿瘤治疗中心 Tokita 对 122 例头颈部淋巴结转移患者进行了 ^{125}I 粒子源植入治疗，以探讨时间—剂量—体积与肿瘤局部控制率之间的关系，以及 ^{125}I 粒子连续照射对皮肤的反应。

利用自行设计的计算机剂量分析系统，对每例植入患者的三维剂量分布进行分析。根据等剂量曲线和剂量直方图推出匹配周边剂量（matched peripheral dose，MPD）。MPD 是指粒子植入后 12 个月植入体积内接受的剂量，假设在这期间没有肿瘤体积发生变化。而事实上，肿瘤的植入体积在粒子植入后发生了变化，实际 MPD 与初始推测的 MPD 有区别，根据这种变化将 MPD 定义为 MPDc。MPD 与 MPDc 的比值为 f。在前 12 个月 98% 的总剂量释放，残留活度为 1.5%。

Henschke 和 Cevc 根据尺度平均方法（dimension averaging method）建立了一个剂量—体积关系公式。这种方法假设植入的粒子呈均匀分布，以平方根的形式利用 Quimby 体积种植数据，对于 ^{125}I 粒子，将公式加以调整以吻合实验所得到的数据。

MPD 可以表示为：

$$MPD = CAV^{-6}$$

这里 C 是常数，V 是植入体积，单位是 ml，A 是总活度，单位是 mCi；C 是由植入体量决定的常数。当植入后体积发生变化时，粒子衰变活度表示为 $\exp(-\lambda t)$，MPDc 为 MPD 的校正值，可以表示为：

$$MPDc = C A_0 f\{V(t)\}^{-C} \exp(-\lambda t) dt$$

$V(t)$ 是时间功能体积。植入体积认为是椭圆体。根据图 3.10 描述的肿瘤退缩情况，可得到一系列的 f 值。体积变化记录是根据临床触诊和或 X 线片检查在图中退缩曲线进行叠加以计算 f 值，为的是计算 MPDc。

粒子植入的皮肤剂量可通过每例患者 X 线片上皮肤标记的等剂量曲线获得。

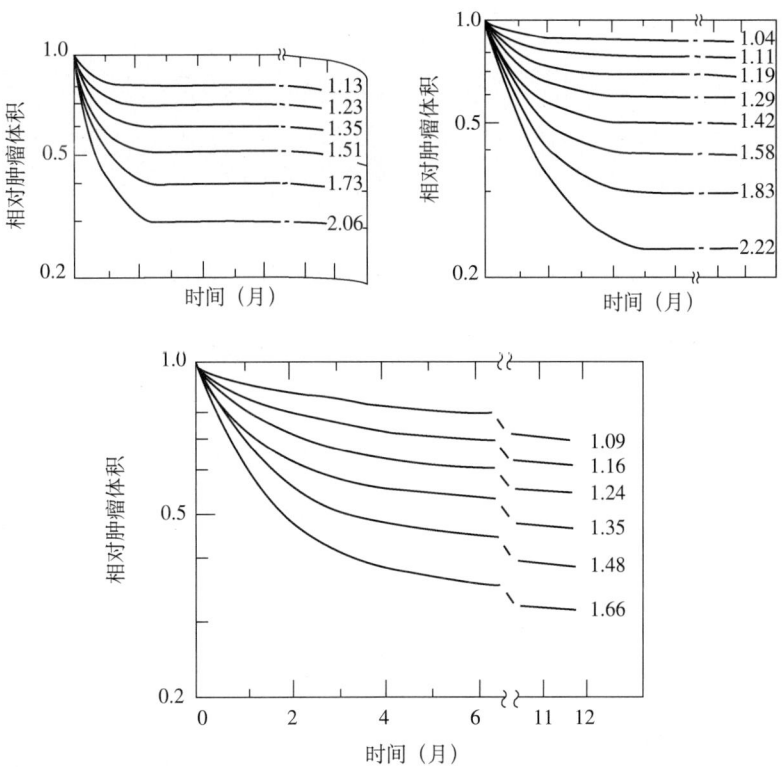

图 3.11 剂量校正值。根据曲线右侧肿瘤退缩情况计算 f 值

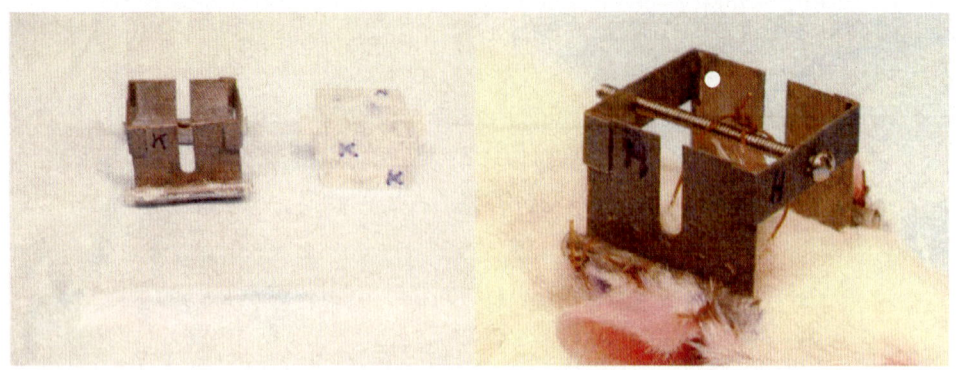

图 3.12　放射性粒子实验研究的动物模型

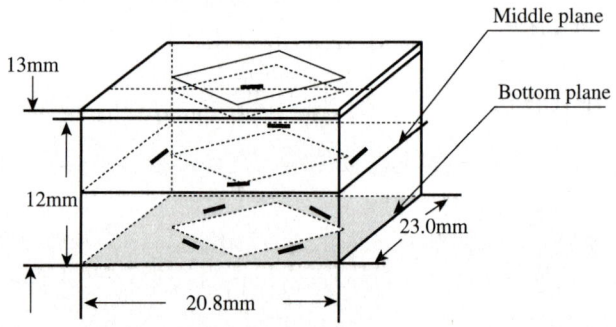

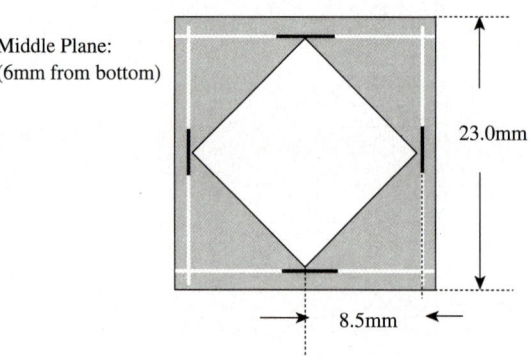

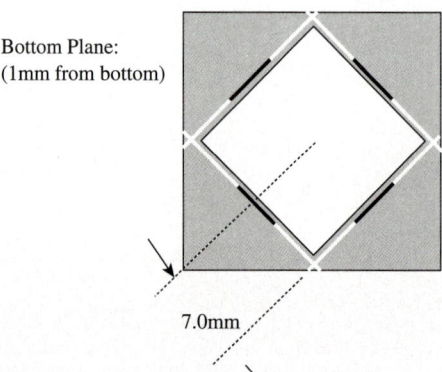

图 3.13　动物实验研究各层粒子分布排列示意图

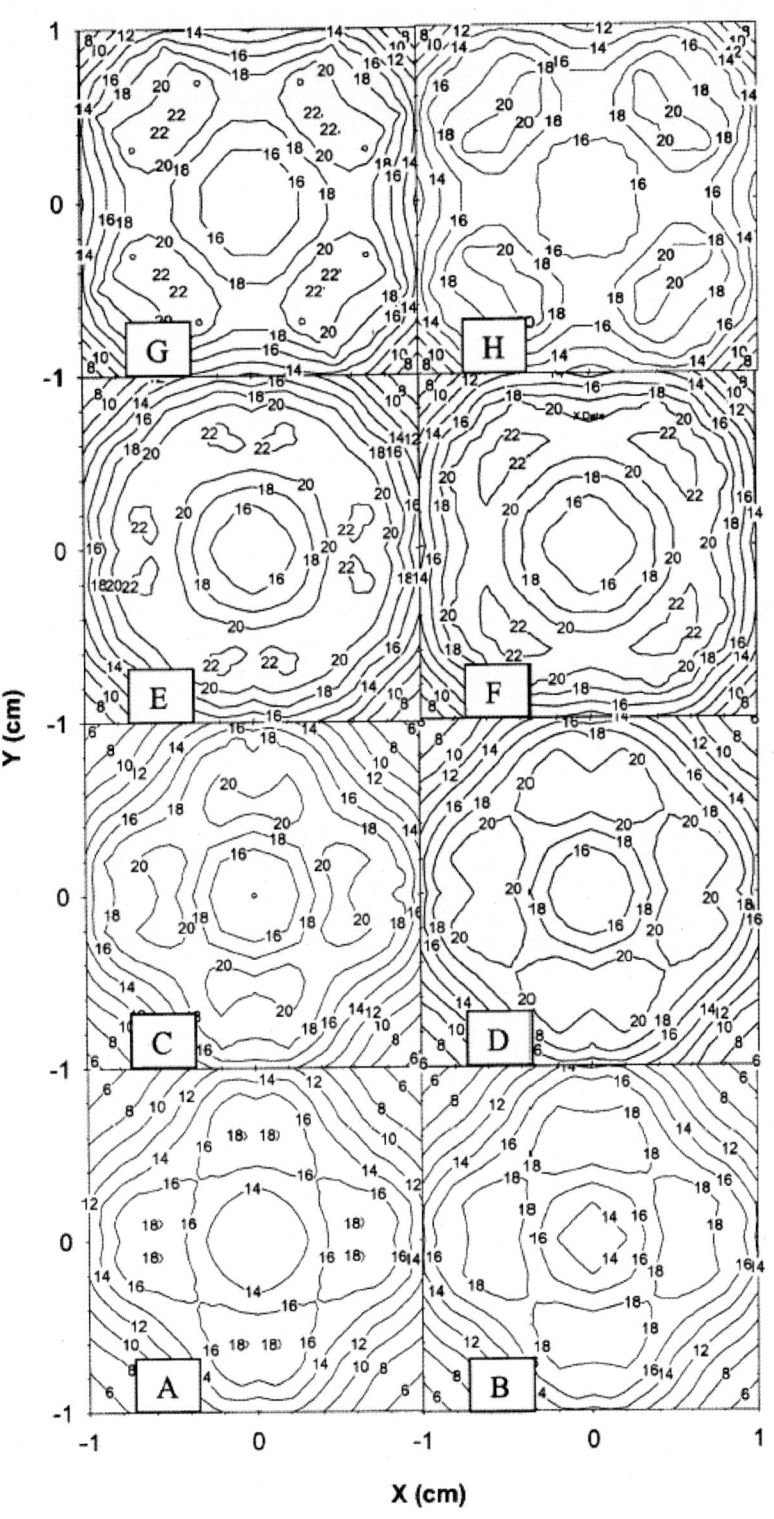

图 3.14 动物实验各层剂量分布图（1）

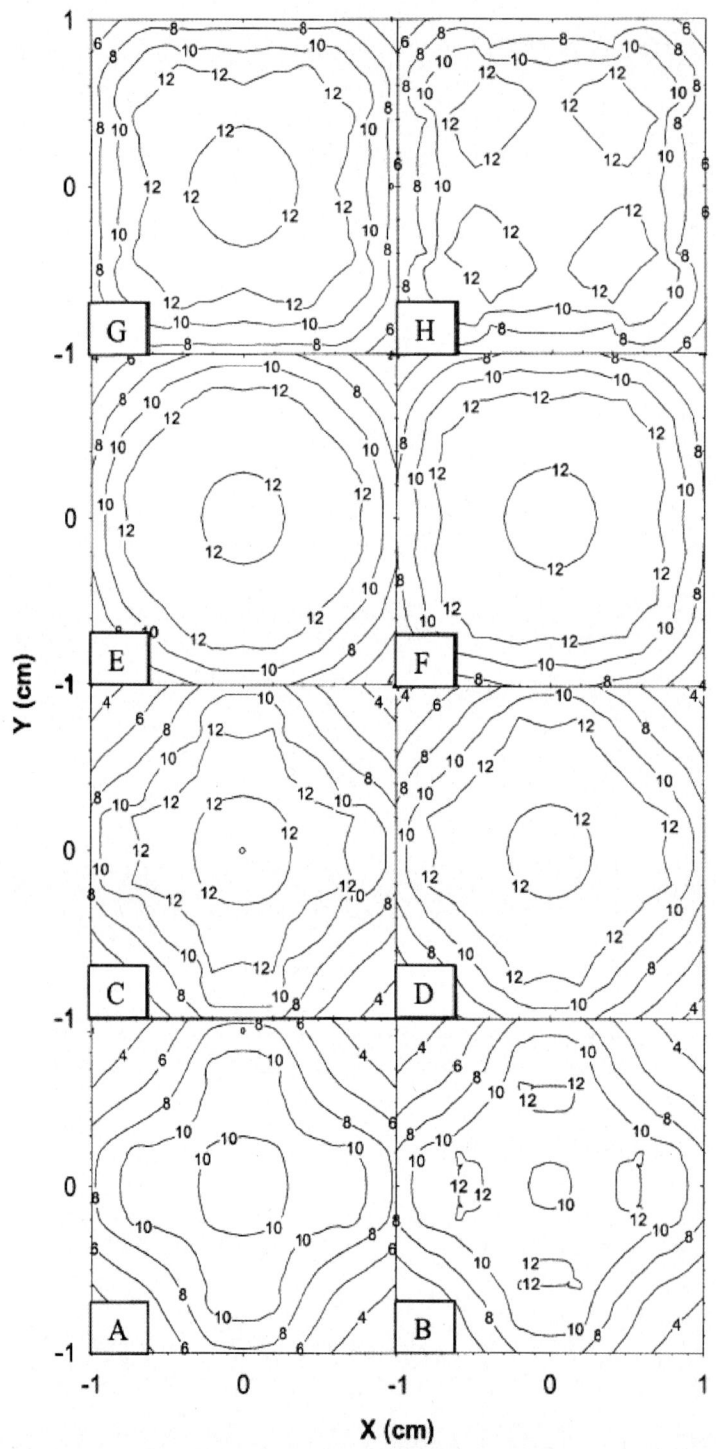

图 3.15 动物实验各层剂量分布图（2）

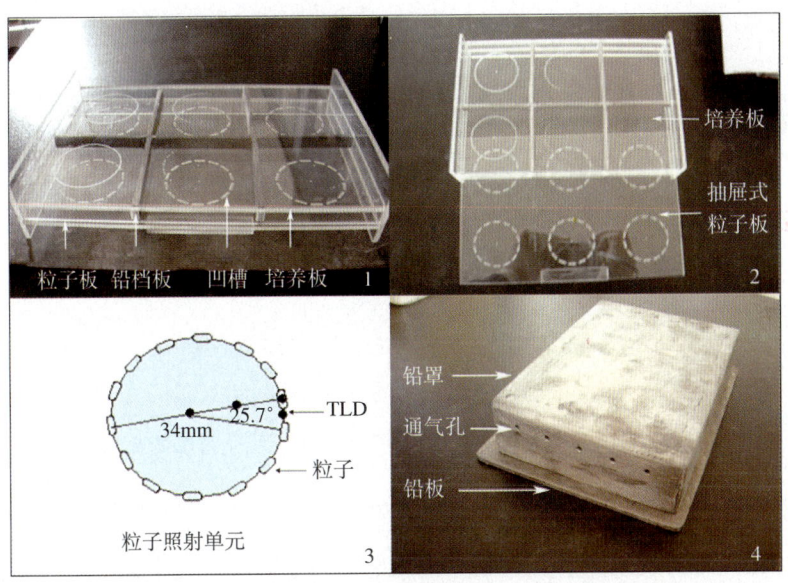

图 3.16 北京大学第三医院建立的体外粒子实验研究模型

北京大学第三医院建立的体外粒子实验研究模型,测量时粒子的活度为 1.0mCi,以 34mm 为直径均匀排布 14 颗粒子,粒子平面距测量点的垂直距离为 12mm,见图 3.16。北京大学第三医院肿瘤中心庄洪卿利用大肠癌细胞系研究。^{125}I 粒子不同剂量照射后大肠癌细胞剂量存活曲线,结果如图 3.17,所得各种剂量学参数见表 3.2。

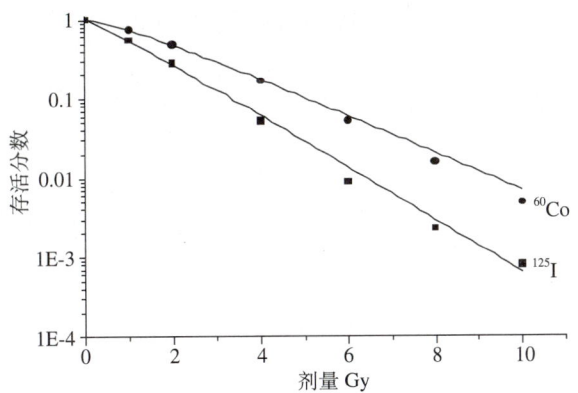

图 3.17 不同剂量照射后大肠癌细胞剂量存活曲线

表 3.2 ■ 两种剂量率照射的放射生物学参数

组别	D_0	N	D_q	D_{10}
^{60}Co	1.84	1.85	0.49	4.23
^{125}I	1.31	1.38	0.18	3.01

北京大学第三医院肿瘤中心廖安燕利用前列腺癌细胞系研究结果如图 3.18,RBE 值为 1.4。细胞周期结果见表 3.3。

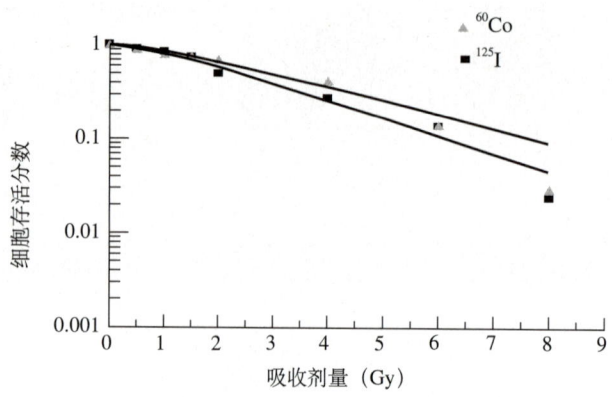

图 3.18　^{125}I 和 ^{60}Co 两种核素作用于前列腺癌 PC-3 细胞剂量 - 生存曲线

表 3.3　^{125}I 粒子组和 ^{60}Co 组照射 4Gy24h 的前列腺癌 PC-3 细胞周期变化

组别	G_1	S	G_2
对照组	46.5±0.1	33.3±0.1	20.2±0.6
^{125}I 粒子组	44.8±0.2	33.1±0.4[a]	22.0±0.5[b]
^{60}Co 组	45.2±0.1	33.2±0.2[c]	21.8±0.2[d]

注：^{125}I 粒子组与对照组比 S 期[a] $P > 0.05$，G_2 期[b] $P < 0.01$；^{60}Co 照射组与对照组比 S 期[c] $P > 0.05$，G_2 期[d] $P < 0.01$

（王俊杰）

参考文献

1. Marchese MJ，Hall EJ，Hilaris BS，et al. Encapsulated iodine-125 in radiation oncology. Am J Clin Oncol.1984，7：607-611
2. Freeman Ml，Goldhagen P，Sierra E，et al. Studies with encapsulated ^{125}I sources：Determination of the relative biological effectiveness using cultured mammalian cells. Int J Radiat Oncol Biol Phys.1982，8：1355-1361
3. Dale RG. The application of the linear-quadratic dose effect equation to fractionated and protracted radiotherapy. Br J Radiol.1985，58：515-528
4. Siva VF，Gutin PH，Deen DF，et al. Relative biological effectives of ^{125}I sources in a murine brachytherapy model .Int J Radiat Oncol Biol Phys.1984，10：2109-2111
5. Dale RG. Radiobiological assessment of permanent implants using tumor repopulation in the liner -quadratic model.Br J Radiol.1989，62：241-244
6. Denekamp J. Normal tissue response to radiation. In Bleehan N edi. Radiology in Radiotherapy，Berlin：Springer Verlag. 1988，17-29
7. Henschke UK，Lawrence DC.Caesium-137 seeds for permanent implants. Radiology.1985，1117-1119

8. Hall EJ. Radiation dose rate: a factor of importance in radiobiology and radiotherapy. Br J Radiol.1972, 45: 81-97
9. Ling CC. Permanent implants using ^{198}Au、^{103}Pa and ^{125}I: Radiobiological considerations based on the liner quadratic model. Int J Radiat Oncol Biol Phys. 1984, 10: 2109-2111
10. De Silva VF Gutin PH, Deen DF, et, al. Relative biological effectiveness of ^{125}I sources in a murine brachytherapy model.Int J Radiat Oncol Biol Phys.1984, 10: 2109-2111
11. Marchese MJ, Zaider M, Hall EJ et al. Dose-rate effects in normal and malignant cells of human origin.Br J Radiol.1987, 60: 573-576
12. Wheldon TE, Amin AE. The linear-quadratic model.Br J radiology, 1988.62: 700-702
13. Begg AC, Moonen L, Hofland E et al. Human tumor cell kinetics using a monoclonal antibody against IUdR: intratumor sampling variation. Radiother Oncol.1988.11: 337-347
14. Eric B, Hall MA, Phil D, et al. Radiation dose-rate: a factor of importance in radiobiology and radiotherapy.Br J Radiol.1972, 45: 81-97
15. Ling CC, Anderson LL, Shipley WU, et al. Dose inhomogeneity in intersitiial implants using ^{125}I seeds. Int J Radiat Oncol Biol Phys.1979, 5: 419-425
16. Ling CC, Huang DY, Barnett C, et al. Improved dose distribution with customized ^{125}I source loading in temporary interstitial implants. Int J Radiat Oncol Biol Phys.1988, 15: 769-774
17. Ling CC, Huang DY, Narnett C, et al. The variation of OER with dose rate. Int J Radiat Oncol Biol Phys.1988, 15: 769-774
18. Trott KR, Kummermehr W. What is known about tumour proliferation rates to choose between accelerated fractionation and hyperfractionation. Radiother Oncol, 1985, 3: 1-9
19. Mitchell JB, Bedford JS, Bailey SM .Dose-rate effects in mammalian cells in cultre.III Comparison of cell killing and cell proliferation during continuous irradiation for six differentcell lines.Radiat Res, 1979;79: 537-551
20. Orton CG. Time-dose factors (TDFs) in brachtherapy. Br J Radiol, 1974, 47: 603-607
21. Orton CG, Webber BM.Time-dose factor (TDF) analysis of dose rate effects in permanent implant dosimetry.Int J Radiat Oncol Biol Phys.1977, 2: 55-60
22. Philips T, Goffinet DL, Fu K, et al. Brachytherapy.Cancer Treat.Symp.1984, 1: 119-126
23. Shipley WU, KopelsonG, Novack DJ, et al. Preoperative iiradiation, lymphadenectomy and ^{125}I implant for selected patients with localize prostatic carcinoma: a correlation of implant dosimetry with clinical results, J Uro.1981, 24: 639-624
24. Genest P, Hilaris BS, Nori D, et al.Iodine-125 as a substitute for iridium-192 in temporary intersititial implants. Endocur Hypertherm Oncol.1985, 1: 223-228
25. Goffinet D, Ling CC, Mariscal M, et al. Using of ^{125}I in breast implants. Endocur Hyperthem Oncol.1987, 3: 121-125
26. Thames HD, Withers HR, Peters LJ, et al. Changes in early and late radiation response with altered dose fractionation: implications for dose-survival relationships. Int J Radiat Oncol Biol

Phys. 1982, 8: 219-226
27. Wilson GD, McNally NJ, Dische S, et al. Measurement of cell kinetics in human tumours in vivo using bromodeoxyuridine incorporation and flow cytometry. Br J Can. 1988, 58: 423-431

第 4 章

放射性粒子的研制与生产

第一节 放射源的制造方法

一、原子核反应和放射能的生成量

在许多医学的技术和工程领域中常使用各种类型放射性核素（radionuclide，RN）。这些 RN 是使用天然的、稳定的原子核产生核反应而获得的。核医学检查使用的半衰期非常短的 RN 是使用回旋加速器加速带电粒子制造而成的；但是，在放射治疗或工业中则使用的半衰期比较长的 RN，而且这些 RN 只能利用反应堆制成。在原子反应堆里，既可很好地利用引起核反应的中子，又可使天然存在的原子在中子的作用下转换成放射性核素。这种原子核反应被称为 n，γ 反应，^{60}Co，^{192}Ir，^{198}Au 等在放射治疗中使用的代表性放射源都是通过这种核反应而生成的：

$$A = N_0 \phi \sigma (1 - e^{-\lambda t})$$

在反应堆中，中子照射所生成 RN 量，可根据上式计算。A 为生成的放射活度 dps（Bq），N_0 是被照射的靶物质参与核反应的原子核数，ϕ 是引起核反应的中子束流密度（$cm^{-2} \cdot s^{-1}$），σ 是被称为放射性横断面积 barn 靶（截面单位，1 靶 = $10^{-24} cm^2$）表示特有的核反应几率，λ 为衰变常数 s^{-1}，t 为照射时间。根据以上计算公式，RN 的生成量与中子束流密度为正相关。如果希望获得非常高的放射活度，至少需要 1×10^{13}（$cm^{-2} \cdot s^{-1}$）以上的中子束流密度。并且，生成量是照射时间和衰变常数的乘积，换言之是（1n2）$t/T_{1/2}$（$T_{1/2}$ 为半衰期）的指数函数。为了增加 RN 的生成量，可延长照射时间，但即使延长照射时间其生成量也不能超越 $N_0\phi\sigma$ 的限制，一般认为照射时间延长到半衰期的 2 倍是最大限度。

RN 的生成量基本上是按照以上公式计算的，但还有几个重要影响因子没有包括其中。如果被中子辐射的靶物体太厚，入射中子只能被靶物体表面的原子核吸收产生核反应，而靶物体深部的原子核不能获得中子产生核反应，以致放射活度不能提高。这种现象称为自屏蔽。同时，如果靶物体对中子的吸收非常强，被照射物体局部附近的中子束流密度将产生低下，这一现象的影响程度是随着照射横断面积的增大而增加。

二、放射源的制造工序

在密封射线源的制造和使用中，对每一个放射源的放射活度（或者放射能比值）有严格

的要求。RN生成量的大小将受上述各种因素的制约。在被中子辐射的射线源（靶物体）的形状和大小已经确定的情况下，通过加减已产生核反应的靶物体的体积调节放射强度是不可能的。因此，当放射源在一定的形状和大小时，为了准确地、安全地获得一定放射活度放射源时，首先应该根据临床使用要求，选择放射源物质的形状和大小。其形状和大小可通过金属加工获得。一般是制成像针一样的棒状物，或者是很小米粒状的物体，即粒子。

制造 ^{60}Co、^{192}Ir 和 ^{198}Au 射线源时，一般使用形状各式各样的金属钴、金属铱或金属粉末烧结而成的铱，以及固态形式的金。不论是医用的，还是工业领域应用的，为了防止放射性物质从靶物体表面脱离下来，通常每个被照射靶物体的表面都涂有一层白金、镍或铝。

为了使被照射靶物体能够接受到高效率的照射，即使被照射物体放射性横断面积达最大，也要如图4.1所示在照射容器与靶物体之间保持适当的空间距离。

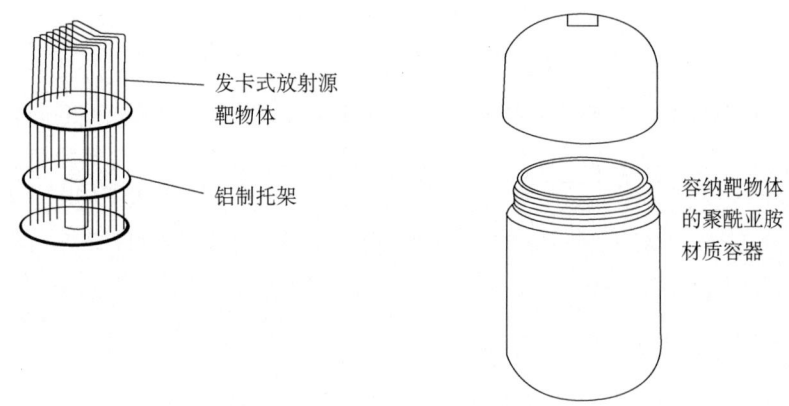

图 4.1　制造放射源时所用的固定装置

在反应堆内容器被照射之后，要移到有铅或重水泥屏蔽的、容许进行放射性物质操作的设备内实行解体作业，取出已被照射好的靶物体，并对这些放射源进行放射强度测定，经过表面污染检查后，按照工业用的放射照相放射源和医疗近距离放射治疗放射源的保存和运输标准，用存放放射物质专用的容器密封，以备使用。当然，这些放射源的密封程度也要进行试验检查。

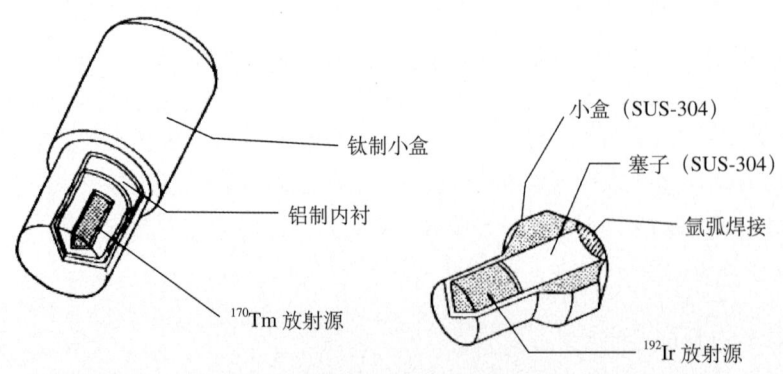

图 4.2　密封放射源包装举例说明

第二节 放射源的生产现状

一、我国放射源的生产情况

我国放射源的生产已有比较长的历史。中国原子能科学院是我国最早开发生产RN产品的单位。他们拥有10MW的反应堆。主要用于医学的产品有仪器校正放射源、放射治疗用放射源、医疗检查使用的放射源和放射免疫检测用的核素试剂。仪器校正放射源有^{57}Co圆形泛面源、^{57}Co矩形泛面源、活度计用校正源、γ计数器校正源、旋转中心校正源等；放射治疗用放射源有^{60}Co点源、^{125}I粒子源、医用强^{60}Co源和^{192}Ir后装放射源、^{252}Cf放射源等；医疗检查用的放射源有^{99m}Tc扫描用试剂、^{131}I试剂、^{18}F-DG注射剂、^{90}Sr放射源等；放射免疫检测用的试剂有三碘甲腺原氨酸放免药盒、胰岛素放免药盒、促甲状腺素放免药盒等。

2001年，国内也有生产用于粒子治疗用放射源的合资厂家，但是目前还没有广泛用于临床治疗。有报告用国产的^{125}I粒子（0.8mm×4.5mm，圆柱体外壳，放射强度为0.7mCi）治疗了乳腺癌、直肠癌肺转移病灶、结肠癌肝转移病灶和卵巢癌肝转移等。

二、国外的放射源生产情况

国外的生产公司比较多。本文重点介绍日本与发达国家的一些生产情况。如前所述，实用性放射源的制造必须有至少能够达到$1×10^{13}$ $(cm^{-2}\cdot s^{-1})$以上中子束流密度的反应堆。日本的反应堆热功率大于1MW的有原子力研究所的JPR-2（热功率10MW）、JPR-3（热功率10MW）、JPR-4（热功率3.MW），以及材料试验用反应堆JMTR（热功率50MW），京都大学的研究反应堆（热功率5MW）。其它一些反应堆热功率小于IMW的是不能制造γ线源的。

实际生产放射源的反应堆仅限于原子力研究所的反应堆。其反应堆的特性见表1。

表1 日本原子力研究所的反应堆及其放射源产品

反应堆	主要照射孔	热中子束流密度	照射时间	放射源（举例）
JRR-2	送气管	$6×10^{13}$	5～25min	^{192}Ir 发卡式源
（热功率IOMW）	时间照射孔	$6×10^{13}$	1～65h	^{198}Au 颗粒源
	垂直照射孔	$1×10^{13}$～$20×10^{13}$	1～数个周期*	^{192}Ir 放射源
	中空燃料内孔照射孔	$6×10^{13}$	1～数个周期*	^{192}Ir 放射源
JRS-3	送气管	$2×10^{13}$	5～25min	^{192}Ir 发卡式源
（热功率IOMW）	时间照射孔	$4×10^{13}$	1～65h	^{198}Au 颗粒源
	垂直照射孔	$0.3×10^{13}$～$3×10^{13}$	1～数个周期*	
JRR-4		$3×10^{13}$	1～17h	^{198}Au 颗粒源
（热功率 3.5MW）				
JRR-5	燃料领域	$10×10^{13}$	1～数个周期**	^{60}Co、^{170}Tm、
（热功率 50MW）	反射体领域	$2×10^{14}$	1～数个周期**	^{192}Ir等放射源
	液压传送器-1	$7×10^{14}$	1～7d	
	液压传送器-2	$1×10^{14}$	1～7d	

*1个周期大约280h

**1个周期大约21d

日本原子力研究所目前生产的几种放射源如表2所示。^{60}Co放射源主要是工业用，它是针形状的，且表面没有涂抹任何材料。按放射强度分为4种，1mCi（37MBq）、5mCi（185MBq）、10mCi（370MBq）和20mCi（740MBq）。在JMTR内进行核反应的时间为12～50h。

表2 ■ 日本原子力研究所生产的几种放射源

放射源	形状	尺寸 （直径×高mm）	重量 （mg）	放射强度 （Bq）	备注
^{60}Co	针状	0.46 × 10	15	37M	
		0.91 × 15	85	185M	
		0.91 × 15	85	370M	
		0.91 × 15	85	740M	
^{192}Ir	圆柱状	2 × 2	140	370G	Ir粉末烧结
	圆柱状	3 × 0.4	60	370G	
^{170}Tm	圆柱状	2.8 × 2.8	100	1.1～1.5T	Tm$_2$O$_2$粉末烧结
^{192}Au	颗粒状	2.8 × 2.5	20	700～800M	P$_1$被覆
^{192}Ir	发卡式	0.45 × 93		7.4M（1mm）	Ir与Pt的合金
	粒子			37M	Ir与Pt的合金

第三节 各种治疗放射性粒子源的规格

Fallla从1914年到1924年之间开发了氡粒子（^{222}Rn）放射源。最初用玻璃管后来改变为金制的管封闭放射源。一般采用外径0.8mm、内径0.2mm、长度为2.3mm的纯金管封入大约1mCi的氡粒子。^{222}Rn半衰期为3.824天，1个月后放射强度只有最初的0.4%，衰变反应生成的物质有RaD、RaE、RaF残存在金制的管内。所以，使用过的金制管不能再作其它使用。1mCi的氡永久植入时其剂量与132mgh等效。

英国Radiochemical Centre公司的^{192}Ir粒子，长度为3mm、外径为0.5mm。由于在使用之前对周围的人辐射比较多，目前^{192}Ir粒子被封入尼龙管内，粒子之间的间隔距离为1cm，作为临时固定保存的方法。英国生产外径为0.3mm、长度为50cm的线圈样^{192}Ir，以及发卡式的放射源。^{192}Ir的照射剂量率一般为4.8cm^{2}h^{-1}mCi^{-1}，Ra的1mgh相对于^{192}Ir的1.72mCih（图4.3）。

^{170}Tm射线源放射低能量γ线和X线，一般适用于轻金属的辐射照相。这种放射源的制造是将酸性的铥（Tm）粉末制成圆柱状，然后在2200℃的高温下烧结而成。其表面被覆了铝合金，在JMTR反应堆中照射520小时，每一个放射源的放射活度大约为40Ci（1.48TBq），照射后用钛容器密封保存。

^{198}Au颗粒放射源是用于组织间或腔内照射的医用放射性核素产品。以前是将^{226}Ra（镭）的前身反应物^{222}Rn（氡）灌入金制的毛细管内放出氡粒子而用于临床。由于在制造中还存在一些技术问题，现已被^{198}Au颗粒放射源所代替。图4.4表示的是白金被覆的14颗金粒子

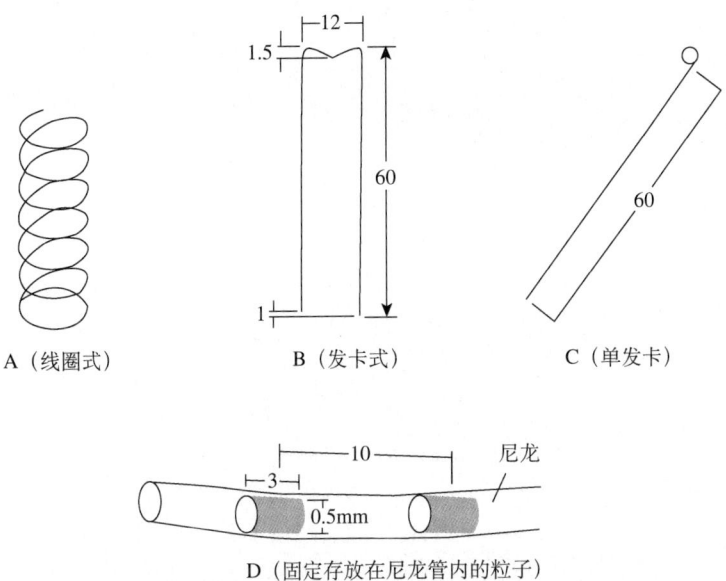

图4.3 各种放射源：A、B、C为英国制造，D为美国制造

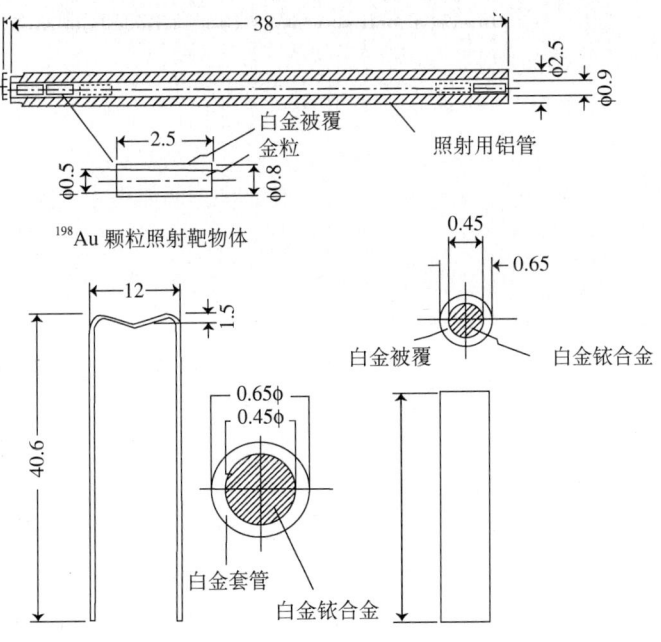

图4.4 为^{198}Au与^{192}Ir放射源的靶物体

装在一根铝管内，然后在JRR-3或JRR-4反应堆内照射，一般每个金颗粒的放射强度控制在5mCi（185MBq），也能生产更高放射强度的金颗粒（700。800MBq）。

图4.5比较了几种粒子的大小和形状。一个粒子放射源的放射强度为0.7～0.8mCi，衰减到0.3mCi后不能再使用。为了确定放射源粒子的位置，两个粒子之间用0.6mm直径的金球相隔。

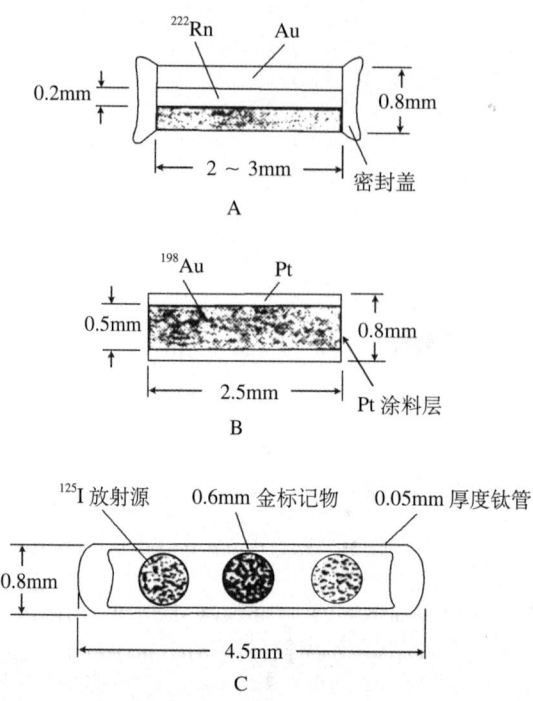

图 4.5 各种永久放射源，A 为 ^{222}Rn 粒子，B 为 ^{198}Au 粒子，C 为 ^{125}I 粒子

^{192}Ir 放射源也用于放射照相，靶材料为铱金属粉末烧结而成，为直径和厚度都为 2mm 的圆柱体；另一种为直径 3mm、厚度为 0.4mm 的钱币状，放射强度均为 10Ci、15Ci（370～555 GBq）。制造过程中为在 JRR-2 内进行核反应时间为 860h，而在 JMTR 中则为 520h。这些射线源都由日本的同位核素协会密封在各种容器内，大概每组密封容器内放射源的放射强度为 100Ci（3.7TBq），然后送达仓库保管或使用单位。

^{192}Ir 是近年来常用的放射源之一。由于在反应堆内照射条件等因素的影响，这些发丝形状的放射源之间的放射强度不完全一致，而且同一放射源内的放射强度也不一样。为了解决这一问题，照射的靶物体在容器的位置及其在反应堆内被照射的位置也应充分地考虑。如图 4.4 所示，将白金和铱金属的合金（含 25% 铱）密封在白金的鞘内，以此作为靶物体。这些靶物体像图 3-1 所示插入铝制的托架中，外有聚酰亚胺材料制成的容器包被。在反应堆内的核反应时间大约为 40～90min，这样可获得 1mm 大约相当于 0.2mCi（7.5MBq，相当 0.12mg 镭）的放射源。同一放射源内单位长度内的放射强度差别可控制在 ±2% 以内。

医用 ^{192}Ir 放射源如图 4.4 所示，表面有白金被覆的白金和铱合成的合金靶粒子，被密封在塑料管内。一枚粒子的放射强度大约是 1mCi（37MBq）。在以前都是由医师将必要数量的粒子装填入塑料管内。后来为了减少医师的辐射剂量，改成了将粒子在照射之前就放入塑料管内，然后在反应堆内照射。

从以上一些制造放射源的例子来看，不难认识到如果要生产出质量非常好的放射源，必须充分研究、组合和计划反应堆的各种条件。此外，制造能够在各种复杂条件下应用的形状各异的放射源，靶物体的加工和密封等特殊技术也是不可缺少的。

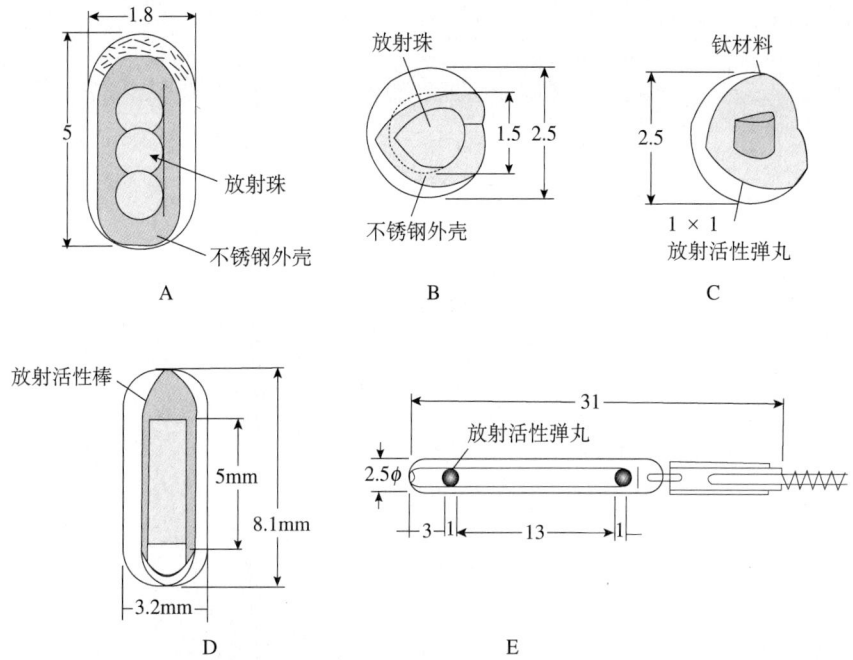

图 4.6　各种组织间治疗用放射源，A 为 ^{137}Cs（15～35mCi），B 为 ^{137}Cs（10～40mCi），C 为 ^{192}Ir 源，D 为 ^{60}Co 源，E 为 ^{60}Co（0.6～6Ci）

　　加工 ^{170}Tm 和 ^{192}Ir 射线源所使用的靶物体，是用金属粉末和酸性物质烧结而成的。还有一些放射源在反应堆内核反应后是以粉末的形式存在的，如 ^{137}Cs、^{242}Am、^{252}Cf 等放射源。因为这些粉末物质已经具有放射性，加工技术的难度非常大。医用的 ^{198}Au 和 ^{192}Ir 放射源的芯外表被覆了一层白金，这种芯必须非常细，被覆的白金也必须非常薄，加工操作是相当困难的，此时粉末冶金和金属加工技术将决定其成败和质量。

　　在将放射源密封入铝制和不锈钢制的容器内时，一般都采用氩弧焊。在密封焊接时，照射完成后的靶物体与操作者之间设置屏蔽进行远距离操作，于是操作的难度就更大。

　　^{252}Cf 粒子的大小和组合如图 4.7 所示，各公司生产的粒子尺寸有所不同。

　　最近医院内还使用 ^{103}Pd、^{169}Yb 等放射源。^{125}I 粒子源国内外均能够生产，规格如图 4.7。

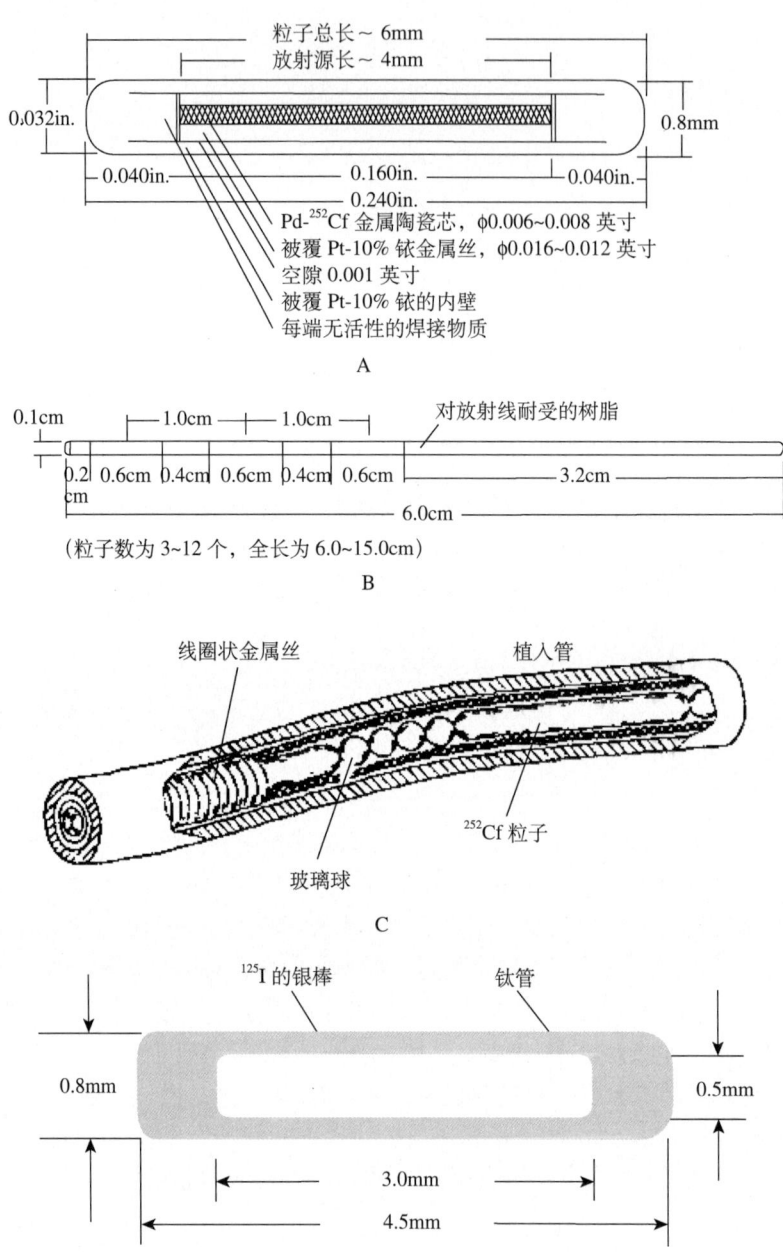

图4.7 ^{252}Cf粒子和^{125}I粒子源的大小与结构

(唐劲天)

参考文献

1. Popescu CC, Wise J, Sowards K, et al. Dosimetric characteristics of the Pharma Seed model BT ^{125}I source. Med Phys, 2000, 27: 2174-2181
2. Li Z, Palta JR, Fan JJ.Mante Carlo calculations and experimental measurements of dosimetry parameters of a new ^{103}Pd source. Med Phys, 2000, 27: 1108-1112

3. Williamson JF. Monte Carlo modeling of the transverse - axis dose distribution of the model 200 ^{103}Pd interstitial brachytherapy source. Med Phys, 2000, 27: 643-654

4. Williamson JF, Coursey BM, DeWerd LA, et al. Recommendations of the American Association of Physicists in Medicine on ^{103}Pd interstitial source calibration and dosimetry: implications for dose specification and prescription. Med Phys, 2000, 27: 634-642

5. Mainegra E, Capote R, Lopez E.Radial dose functions for ^{103}Pd, ^{125}I, ^{169}Yb and ^{192}Ir brachytherapy sources: an EGS4 Monte Carlo study. Phys Med Biol, 2000, 45: 703-717

6. Ye SJ, Li XA, Zimmer JR, et al. Dosimetric perturbations of linear array of beta- emitter seeds and metallic stent in intravascular brachytherapy. Med Phys, 2000, 27: 374 - 380

7. Yue N, Dicker AP, Nath R, et al. The impact of edema on planning ^{125}I and ^{103}Pd prostate implants. Med Phys, 1999, 26: 763-767

8. Mellenberg DE, Pennington EC. ^{103}Pd loaded cartridge air kerma strength verification. Med Dosim, 1999, 24: 73-75

9. WilliamsJA, Williams JR, Yuan X, et al. Protracted exposure radiosensitization of experimental human malignant glioma. Radiat Oncol Investig, 1998, 6: 255-263

10. Rustgi SN. Application of a diamond detector to brachytherapy dosimetry. Phys Med Biol, 1998, 43: 2085-2094

11. Mainegra E, Capote R, Lopez E.Dose rate constants for ^{125}I, ^{103}Pd, ^{192}Ir and ^{169}Yb brachytherapy sources: an EGS4 Monte Carlo study. Phys Med Biol, 1998, 43: 1557- 1566

12. Prete JJ, Prestidge BR, Bice WS. Comparison of MRI - and CT - based post - implant dosimetric analysis of transperineal interstitial permanent prostate brachytherapy. Radiat Oncol Investig, 1998, 6: 90-96

13. Prestidge BR. Radioisotopic implantation for carcinoma of the prostate: does it work better than it used to? Semin Radiat Oncol, 1998, 8: 124-131

14. Soares CG, Halpem DG, Wang CK. Calibration and characterization of beta - particle sources for intravascular brachytherapy. Med Phys, 1998, 25: 339-346

15. Kammerer B, Fischer K, Hilpert B, et al. Molecular characterization of a carbon transporter in plastids from heterotrophic tissues: the glucose 6 - phosphate/phosphate antiporter. Plant Cell, 1998, 10: 105-117

16. Mayer R, Fong W, Frankel T, et al. CT-simulator based brachytherapy planner: seed localization and incorporation of biological considerations. Radiat Oncol Investig, 1998, 6: 35-51

17. Sloboda RS, Wang R. Influence of catheter materials, and tissue composition on low dose rate iridium- ^{192}Ir seed implant dosimetry. Int J Radiat Oncol Biol Phys, 1998, 40: 249-255

18. Kirov AS, Williamson JF. Two - dimensional scatter integration method for brachytherapy dose calculations in 3D geometry. Phys Med Biol, 1997, 42: 2119-2135

19. Iuse RW, Blasko J, Grimm P. A method for implementing the American Association of Physicists in Medicine Task Group-43 dosimetry recommendations for ^{125}I transperineal prostate

seed implants on commercial treatment planning systems. Int J Radiat Oncol Biol Phys, 1997, 37: 737-741

20. Ghelawi MA, Moore JS, Dodd NJ. Use of ESR for the detection of irradiated dates (Phoenix dactylifera L.) Appl Radiat Isot, 1996, 47: 1641-1645

21. Kuzin AM, Surkenova GN, Revin AF. Native protein activated by low doses of gamma radiation as a source of secondary biogenic radiation. Radiat Biol Radiooncol, 1996, 36: 284-290

22. Cope RB, Bosnic M, Boehm W C, et al. Dietary butter protects against ultraviolet radiation - induced suppression of contact hypersensitivity in Skh: HR- 1 hairless mice. J Nutr, 1996, 126: 681-692

23. Ren L, Zeiler LF, Dixon DG, et al. Photo induced effects of polycyclic aromatic hydrocarbons on Brassica napus (Canola) during germination and early seedling development. Ecotoxicol Environ Saf, 1996, 33: 73-80

24. Yu Y, Waterman FM, Suntharalingam N, et al. Limitations of the minimum peripheral dose as a parameter for dose specification in permanent ^{125}I prostate implants, Int J Radiat Oncol Biol Phys, 1996, 34: 717- 725

25. Feygelman V, Noriega BK, Sanders RM, et al. A simple method for verifying activity of iodine-125 seeds in rigid absorbable suture. Med Dosim, 1996, 21 (4): 261-262

26. Hermattei A, Azal'io L, Montemaggi P. Implantation guidelines for ^{169}Yb seed interstitial treatments. Phys Med Biol 1995, 40: 1331-1338

27. Piermattei A, Azario L, Rossi G, et al. Dosimetry of ^{169}Yb seed mode lX1267. Phys Med Biol, 1995, 40: 1317-1330

28. MaePherson MS, Battista JJ. Dose distributions and dose rate constants for new ytterbium-169 brachytherapy seeds. Med Phys, 1995, 22: 89-96

29. Matthaus B, Wiezoi KC, Ejchner K. Chemiluminescenee method for the detection of radiation induced oxidation products in fat containing foods. Z Lebensm Unters Forsch, 1994, 199: 294-300

30. Laxton G. Comparison of radiation dosimetry in water and in solid phantom materials for ^{125}I and ^{103}Pd brachytherapy sources: EGS4 Monte Carlo study. Med Phys, 1994, 21: 631-641

31. Steggerda MJ, Mijnheer BJ. Replacement corrections of a farmer type ionization chamber for the calibration of ^{137}Cs and ^{192}Ir sources in a solid phantom. Radiother Oncol, 1994, 31: 76-84

32. Marsh LH, Robertson JM, McShan DL. Simplified method for three dimensional evaluation ofimersfitial brachytherapy applications. Med Dosim, 1994, 19: 203-210

33. Saw CB, Suntharalingam N, Wu A. Concept of dose nonuniformity in interstitial brachytherapy. Int J Radiat Oncol Biol Phys, 1993, 26: 519-527

34. Alberti W, Divoux S, Pothmann B, et al. Autoradiography for iodine-125 seeds. Int J Radiat Oncol Biol Plays, 1993, 25: 881-884

35. Mason DL, Battista JJ, Barnett RB, et al. Ytterbium-169: calculated physical properties of a new radiation source for brachytherapy. Med Plays, 1992, 19: 695-703
36. Nafh R, Meigoom AS, Meliijo A. Some treatment planning considerations for ^{103}Pd and ^{125}I permanent interstitial implants. In J Radiat Oncol Biol Phys, 1992, 22: 1131-1138
37. Chiu Tsao ST, Anderson LL. Thermoluminescent dosimetry for ^{103}Pd seeds (model 200) in solid water phantom. Med Phys, 1991, 18: 449-452
38. Thomason C, Mackie TR, bondstrom MJ. Effect of source encapsulation on the energy spectra of ^{192}Ir and ^{137}Cs seed sources. Plays Med Biol, 1991, 36: 495-505
39. ThomasonC, Mackie TR, Lndstrom MJ, et al. The dose distribution surrounding ^{192}Ir and ^{137}Cs seed sources. Phys Med Biol, 1991, 36: 475-493
40. Luxton G, Astrahan MA, Findley DO, et al. Measurement of dose rate from exposure — calibrated ^{125}I seeds. Int J Radiat Oncol Biol Phys, 1990, 18: 1199-1207
41. Jani SK, Pennington EC, Knosp BM. Dose anisotropy around an ^{198}Au seed source. Med Phys, 1989, 16: 632-635
42. Thomason C, Higgins P. Radial dose distribution of ^{192}Ir and ^{137}Cs seed sources. Med Phys, 1989, 16: 254-257
43. Erickson GA, Landgraf JG, Wessman SJ, et al. Detection and elimination of adventitious agents in continuous cell lines. Dev Biol Stand. 1989. 70: 59-66
44. Shanna SC. Procedures for radioactive ^{125}I seed implants. Med Dosim, 1988, 13: 171-172
45. Sheppard SC, Regitnig PJ. Factors controlling the hormesis response in irradiated seed. Health Phys, 1987, 52: 599-605
46. Hoffman RA, Johnson LB, Vaughan MK, et al. Influence of diet on Photoperiod induced gonadal regression in female hamsters. Growth, 1987, 51: 385-396
47. Kubo H. Exposure contribution from TiK X rays produced in the titanium capsule of the clinical ^{125}I seed. Med phys, 1985, 12: 215-220
48. Platt SG, Bassham JA. Photosynthesis and increased production of protein. Adv Exp Med Biol, 1978, 105: 195 - 247
49. Krishaswamy VL. Calculated depth dose tables for Californium- 252 seed source in tissue. Phys Med Biol, 1974, 19: 886-888
50. Taylor HF, Smith TA. Production of plant growth inhibitors from xanthophylls: a possible source of dormine. Nature, 1967, 215: 1513-1514

第 5 章

国产放射性粒子组织间近距离治疗计划系统

第一节 TPS 概念

在整个放射治疗过程中，治疗计划和方案的制订是至关重要的环节，它直接影响着治疗的效果，同时也决定了治疗的成败，而治疗计划系统（Therapy Planning System，TPS）又是治疗计划设计和优化的唯一有效的工具，是放射治疗的重要组成部分。综观放射治疗过程，从获取患者的影像学资料、制定治疗计划、实施治疗，到治疗结果的验证乃至于对患者的跟踪、随访，治疗计划系统都发挥着巨大的作用，它是全面掌控整个治疗过程的关键。近距离放射治疗不同于体外照射之处是将多个放射源按一定规格直接插植入人体组织，对肿瘤组织进行高剂量照射。如何合理地分布放射性粒子，确保对肿瘤组织的高剂量照射，肿瘤内部剂量场相对均匀，同时最有效保护周围的敏感组织和器官，只有通过治疗计划来保证。一个完整的粒子植入放射治疗计划通常包括以下几部分：①患者的摆位信息、定位方式；②治疗靶区及敏感组织和器官的位置、范围；③治疗靶区及敏感组织和器官承受放射剂量的描述；④放射性粒子在患者体内的空间分布及其与周边的相互关系；⑤放射性粒子的配置参数，如活度、数量等；⑥相关的评估图形，包括：体积剂量直方图（DVH）等。放射治疗计划报告是医生通过治疗计划系统在术前或术中制定的治疗方案，它将贯穿于整个治疗过程，是治疗过程质量控制和验证的依据。

粒子植入近距离治疗计划系统是一套三维可视化软件工具，为临床医生提供了术前、术后的计算机仿真平台。该系统为临床医生提供交互式的断层图像的三维构建工具，确定体表、靶区及重要器官的几何描述；在辅助医生和物理师制订治疗方案时，计算剂量在体内组织间的空间分布并直观显示，用以评估该方案的效果、提供改进方案的依据；从而确定最优化的治疗计划，并打印输出治疗报告。治疗计划系统是医生获得合理治疗方案的唯一工具，好的治疗系统能够为医生提供一个操作平台。借助该平台，医生可以非常方便地观测患者的影像数据，灵活地定义、多方位显示治疗部位的解剖结构，快速、方便地布置、调整放射源，制定出与实际治疗操作过程相吻合的治疗计划方案。此外，TPS系统还应具有精确的放射剂量计算模型和快速计算算法，多种剂量分布显示方式和评估手段，软件应具有人性化的交互界面和简洁的病案数据管理机制等。

结合使用治疗计划系统，近距离粒子植入放射治疗有望得到更好的适形剂量场，同时又较少地影响周围的敏感组织和器官，因而备受临床重视。

第二节 治疗计划系统的发展

在早期的放射治疗过程中,受计算机技术的限制,治疗计划的制定大多通过人工完成,放射剂量的计算也不够精确,事实上当时的治疗计划给出只是一个定性的描述,原因是它无法给出真实的放射剂量场分布。

随着计算机和网络通信技术的发展,放射治疗计划系统进入了飞速发展的时代。首先是计算机运算能力的提高,使得复杂剂量场的模拟和计算成为可能,大大缩短了计算时间,同时促进了剂量场计算精度的大幅度提高;其次由于计算机显示系统显示能力的提高,图像显示更为逼真,三维显示能力不断增强,使得放射治疗计划的设计和评估更为形象,放疗医生和物理师甚至可以在计算机上使用计划系统对整个治疗过程进行模拟,得到最佳的治疗方案,实现了治疗计划的定量设计。

无论是远距离体外照射还是近距离粒子植入照射,治疗计划系统都经历了从一维(1D)、二维(2D)到三维(3D)的发展过程。在1D系统中,只能用于估算射野(体外照射)中心轴上剂量的变化。在2D系统中,由于无法考虑射线散射的影响,因而无法解决组织密度修正等诸多影响剂量分布精度的问题。同时剂量的分布只能平面显示,缺乏有效的评估手段,等剂量线(Isodose Line)、等剂量面等与治疗靶区(Target)和重要敏感器官之间的关系只能凭医生经验把握。

伴随着医学影像设备和计算机网络技术,尤其在DICOM医学影像传输标准制定之后,治疗计划系统可以通过网络直接获取、利用患者治疗部位完整的CT/MRI影像数据,使治疗计划系统进入了3D时代。3D系统允许医生在患者的三维体空间中直接进行计划设计、优化,提供的三维评估工具为医生更为精确的设计放射剂量场提供了保障,使治疗计划的设计过程转变为虚拟治疗过程,结合三维空间定位技术,真正实现了治疗计划的制定与治疗过程的一致,从技术上规范了治疗过程,并保证了治疗精度和质量的提高。3D治疗计划系统是计划系统的革命,3D系统使放射治疗更为科学,可以说没有3D系统实现高精度和高可靠的放射治疗是难以想象的,这也是目前广泛采用3D系统的主要原因。

第三节 治疗计划系统中的主要概念及术语

一、图像序列(组)(Study,Series)

由影像设备获取的一系列图像,如CT、MRI图像,为便于计算机管理将其分组存放。一般可以分成:CT的轴位、冠状位和矢状位序列,MRI的轴位、冠状位和矢状位序列等。计划系统应能支持多个同一方位的序列,如两个不同时间扫描的CT轴位序列。用于制定治疗计划的图像序列在扫描时必须保证CT扫描线圈与CT床相互垂直。

二、电子数据、电子密度

计划系统中图像的来源可以有多种,把通过光盘或网络获得的DICOM(国际通用的一种医学影像存储和网络传输标准，大多数的影像设备都支持该标准）影像序列（原始16位的影像数据）称为电子数据。由 CT 得到的电子数据按 CT 机给定的 CT 值到密度值的映射曲线，可以得到对应的组织密度值，称之为电子密度。在剂量计算时可以通过电子密度值来修正组织的不均匀性，使剂量分布更可靠，在体外照射时必须采用。

三、轮廓线（Contour）

严格定义肿瘤或敏感器官的封闭曲线，一般由临床医生勾画得到。要求在所有包含该器官的断层上，逐一勾画。每一个器官对应一组轮廓线。

四、靶区或治疗区（TV）

由临床医生定义的治疗范围。一般由轮廓线圈定。

五、肿瘤和周围的淋巴结（GTV）

由临床医生定义的肿瘤范围，一般由轮廓线圈定。包含实际的肿瘤大小。

六、计划靶区（PTV）

由临床医生定义的肿瘤范围，一般由轮廓线圈定。包含在制定治疗计划时需要考虑的治疗范围。

七、临床靶区（CTV）

由临床医生定义的肿瘤范围，一般由轮廓线圈定。包含临床确认的肿瘤范围。

八、GTV、CTV、PTV 之间的关系

一般 GTV ≤ CTV ≤ PTV，相互之间存在一定的差异。

九、计算框

至少包容靶区、敏感组织和器官全部体积的一个立方体，同时确定需要计算和显示剂量的范围。计算框的大小将直接影响计算剂量的速度。计算框不能超出患者图像体的范围。在进行剂量计算前必须定义一个计算框。

十、等剂量线（Isodose Line）

在同一平面上由剂量值相同的点连成的曲线，主要在断层图像平面上显示。通过等剂量线可以直观地看到平面上给定剂量与靶区间的包容关系。

十一、等剂量面（Isodose Surface）

在三维空间内，由不同断层平面上的等剂量线经重建生成的等剂量曲面。通过等剂量面可以直观地看到三维空间给定剂量与靶区体积的包容关系。

十二、剂量剖面直方图（Profile）

在任意断层平面上，显示垂直和水平两方向上的剂量分布，可以直观反映靶区内部剂量的变化。

十三、剂量体积直方图（Dose Volume Histogram，DVH）

有时也称为剂量体积直方图，目前普遍采用的是积分 DVH 即承受的剂量位于某一剂量水平以上的体积相对于剂量的变化。

十四、处方剂量（Prescription Dose，PD）

希望肿瘤 85% 以上体积承受的剂量，一般为肿瘤周边承受的绝对剂量值，由临床物理医师根据肿瘤类型指定。

十五、参考剂量（Reference Dose）、剂量百分比

参考剂量是为规范剂量显示建立的标准，一般与处方剂量相同；剂量百分比即相对参考剂量的比例，是可能大于 100% 的数。

十六、插植模板

固定和导引施源器导引针的装置，用于在经皮穿刺时导引针定位定向。

十七、放射性粒子植入

经过固定封装、植入体内的具有放射性的核素。常用的种子源的封装尺寸为高 4.5mm 直径 0.8mm 的圆柱体。种子源总的放射能量由核素的半衰期、活度共同决定。常用的核素有：^{125}I、^{103}Pd 等。用于植入的粒子一般活度为 0.4~0.6mCi。1mCi 相当于辐射能量 182cGy。放射性核素一般在 3 个半衰期后辐射完 94% 的能量。

第四节　三维粒子植入治疗计划系统的主要功能

一、TPS 的主要功能

为完成放射治疗方案的制订，3D 治疗计划系统至少应具备以下功能：

1. 影像设备的图像数据输入和整理

患者治疗部位的图像数据是治疗计划设计的基础，影像设备获取的图像数据如何输入到治疗计划系统以及图像数据的完整性将直接影响治疗方案的好坏。在整个治疗计划的设计过程中，患者治疗部位的图像数据主要用于以下几方面：（1）为临床医生和物理师提供患者病变的临床信息，包括：病变的性质、位置等；（2）为临床医生和物理师提供治疗靶区及其与周围敏感器官、组织之间的相互关系信息；（3）显示放射源的植入位置；（4）显示放射源施源器或施源导管的插植路径；（5）显示和评估放射剂量的分布。

现代医学影像设备可以获取多源图像数据，如 CT、MRI、PET 等断层序列图像数据、B 超断层图像序列、X 线片和 DSA 图像等，由于多源图像在探测不同组织及几何精度方面的性能不同，综合使用多源图像有助于医生精确定义肿瘤及周围敏感组织和器官的大小，通过在患者拍摄图像时安装特殊的显影标记可以获得空间位置一致的多源图像序列，因此在 TPS 中同时兼顾和处理多源图像数据十分重要。此外，在 TPS 中还应兼容不同方位如轴位、冠状位和矢状位的图像定位序列。

图像数据输入目前主要有三种途径：DICOM电子数据通过网络或光盘输入、胶片扫描输入、视频图像采集输入。对于大数据量的CT、MRI影像数据一般采用DICOM网络传输方式；对于B超影像数据有时也采用视频图像采集的方式来实时输入图像。应该指出，电子数据具有最佳的图像显示效果和最高的定位精度。另外，在治疗计划系统中最好使用薄层扫描方式获取层间距3mm以下的断层序列以确保三维显示效果和定位精度，扫描的层数一定要包含肿瘤的体积。

2．图像数据处理与测量定位

患者影像数据进入TPS后，需要进行图像数据处理和测量定位，以建立患者的体坐标数据，最终建立患者坐标系，形成治疗计划和治疗实施时的坐标基准。不同来源的图像序列如CT、MRI等需要单独进行测量定位，统一在同一患者坐标系下，为后续的图像融合和解剖结构的三维重建显示、放射剂量分布的计算、显示等建立基准。

图像数据的测量定位是保证治疗计划系统精度的关键所在。在早期的计划系统中，为确保治疗的精度，通过在患者拍摄图像时安装立体定位装置和特殊的显影标记，获取带有定位标记点的图像序列，较好地解决了计划系统的定位问题，我们称之为有框架定位技术。由于早期的影像设备本身存在较大的定位误差，定位装置可以在一定程度上修正影像设备带来的误差，也保证了重复定位的精度。在需要高精度定位的场合，如伽玛刀放射治疗中要求定位精度在1mm以下，安装定位装置是唯一的解决方法。安装定位装置的缺陷是操作相对复杂。随着影像设备精度的提高，放射治疗中逐渐采用了在患者体表作标记相对定位的技术，即以患者体表的标记点为参考，以获取的CT图像的比例尺、层间距建立患者坐标系，我们称之为无框架定位技术。这种技术操作简单，在精度要求不高的场合使用较方便。但在多源数据处理时，需要根据患者的解剖结构进行图像配准，使用十分困难，而且只能使用电子数据。

图像数据的处理则包括图像序列的插值重建等功能，如轴位的扫描序列插值重建出冠状位和矢状位的图像序列。

3．治疗部位解剖结构的定义和三维重建显示

计算机系统无法辨认病灶，更无法确认解剖结构。在治疗计划系统中，治疗部位（靶区）、敏感组织和器官需要由临床医生根据患者的影像数据来指定。定义解剖结构主要通过在断层图像序列上勾画轮廓线的方式来实现，一般来讲，每一种需要计算剂量分布的解剖结构都需要勾画轮廓线。轮廓线的勾画可以有自动、半自动或人工交互勾画等多种方式。

在不同断层上勾画的同一解剖结构的轮廓线经过三维重建技术可以得到描述该解剖结构的三维体数据和精确得体积大小，并进行三维显示，也可以在归一化的多源图像序列上相互映射显示。一般的治疗计划系统都支持多个三维解剖结构同时显示，并支持三维方式下的透明、半透明和实体显示，以避免在不同方位观测时相互遮挡。有的计划系统在三维方式下甚至支持解剖结构和断层图像的叠加显示。为保证三维显示的速度，大多数计划系统采用的是表面级（Surface Rendering）的三维重建，极少采用体素重建（Volume Rendering）技术。

4．粒子植入计划设计（包括手术路径、粒子分布等）

快速、合理地安置放射性粒子是治疗计划设计的关键。粒子植入主要包括以下几个环节：（1）根据靶区的体积，自动计算所需粒子的数量；（2）按一定的准则（巴黎系统准

则）自动排放粒子，一般粒子按直线型排列，空间多平面插植，断面构成等边三角形或平行四边形，各粒子之间相隔15~20mm。(3) 选择粒子的类型、规格；(4) 根据处方剂量或匹配周边剂量，计算出粒子活度和总的剂量；(5) 粒子植入有三种实现途径：模板种植、术中种植和B超或CT引导种植，根据实现途径选择施源器导引针的数量和插植路径，模板种植时选择模板的类型、定位基准和模板的摆位。

计划系统应直观、灵活的交互手段，辅助临床医生快速增加、删除粒子、调整粒子的空间位置。

5．计划评估和优化

计划评估的目的是检验计划的合理性，并通过调整粒子的分布、数量等参数优化治疗计划。计划评估主要通过计划系统提供的一系列工具来实现：(1) 单点剂量的检测，感兴趣点POI（Point of Interest）承受辐射剂量的大小；(2) 空间剂量的分布：等剂量线和等剂量面的剂量测量与显示、剖面（Profile）直方图显示；(3) 体积剂量直方图（Dose Volume Histogram），直观显示治疗靶区、敏感器官体积承受放射剂量的水平，反应的是承受某一剂量范围的体积所占总体积的百分比；(4) 各种评估图形的显示、打印；(5) 由DVH导出的参数，如V100：承受100%处方剂量的体积大小，D100：包容100%靶区体积的剂量值，D90：包容90%靶区体积的剂量值，适形度：承受处方剂量的靶区体积占总体积的百分比等。

计划评估遵循以下原则：(1) 治疗靶区内的剂量分布应尽量均匀；(2) 靶区外剂量迅速降低，保护敏感器官和组织；(3) 粒子数量少，治疗过程中操作尽量简便、损伤小；(4) 周边布源应离靶区边缘0.5cm；(5) 一次治疗中应选用统一类型和同一活度的粒子。

计划评估按以下步骤进行：(1) 定义计算框即需要显示剂量分布的范围，计算框应至少包括：靶区、敏感组织和器官的全部体积；(2) 显示、评测各种评估图形；(3) 根据评估图形调整粒子的分布和数量，甚至选择粒子的类型和活度、模板的摆位等；(4) 重新计算剂量分布，转入 (2)，直到剂量分布满足要求。

6．治疗计划验证、比较

粒子植入治疗不同于体外照射，术前制定的治疗计划与术后可能存在差异，治疗计划验证是不可缺少的重要环节。粒子植入时可能由于创伤水肿导致靶区体积增大，致使粒子分布发生变化；治疗后水肿消退、肿瘤萎缩可导致粒子聚集；计划验证有双重目的：(1) 检查术前计划与术后粒子分布的变化，进而确定剂量场分布的变化，决定是否需要二次补充植入粒子或增加外照射，以消除靶区内的照射冷点；(2) 治疗后跟踪随访患者，即时检查粒子在靶区内的分布和剂量场的分布情况。

治疗计划验证可以有两种途径：(1) 通过X线拍摄治疗后的正、侧位片，由软件探测粒子种植的部位和数量，再现粒子的三维分布，计算剂量场的分布；(2) 通过CT 3mm薄层扫描获取断层序列图像，由软件探测粒子种植的部位和数量，再现粒子的三维分布，计算剂量场的分布。

治疗计划的比较允许临床医生对多个治疗计划进行对照，以确定计划的优劣。在计划验证时，允许临床医生对术前计划和术后验证计划进行对照，确定两者的差异，以制定补救措施。

7. 治疗计划报告输出

治疗计划报告是执行治疗的依据，临床医师根据计划报告能够完成整个治疗过程。计划报告至少应该包括：（1）模板设置、安装报告单，每个模板一份。内容包括：模板类型、导引针数量、所用粒子类型及数量，模板及导引针安装图示；（2）导引针及粒子安装报告单，每个模板对应一份。内容包括：粒子类型、活度、数量，每根导引针上粒子的数量、安装的位置，导引针和粒子的安装示意图；（3）DVH 图形和相关的统计参数，包括：靶区和敏感器官承受剂量等由 DVH 导出的参数。辅助报告内容可以包括各种评估图形：剂量场分布图形、穿刺路径显示图形以及各种三维图形等。

8. 多源图像数据的融合显示

众所周知，CT 影像具有较高的几何精度，MRI 影像具有较好分辨软组织的能力，而 PET 影像能够探测生物学靶区，在准确定义治疗靶区方面各有特色，事实上通过 CT、MRI、PET 影像显影的靶区的大小并不完全一致。在放射治疗过程中，严格、准确定义靶区是治疗成功的关键。为充分利用影像学设备的特点，使其在诊断肿瘤、定义靶区和敏感组织、器官方面相互补充、参考，解决的途径就是多源图像数据的融合，目的是解决不同影像的叠加显示和勾画轮廓线时能够相互映射。图像数据融合是影像处理中一项复杂的工作，他不仅要获取患者的多源影像数据，还涉及不同影像间几何位置的配准、影像的插值重建、叠加显示等多项内容，其中最为烦琐的是影像的配准。目前解决的途径有两种：（1）通过定位框架在不同影像显影，建立定位标记点，由计划系统自动探测、建立基于定位框架的空间坐标系，自动完成影像配准和融合显示，该方法在体外照射中已普遍采用；（2）通过影像中显影的解剖结构实现配准，由于目前还没有能够自动探测解剖结构的成熟方法，影像的配准主要靠人工完成。

9. 放射性粒子剂量学参数配置

描述放射性粒子的基本参数包括：粒子的类型、几何尺寸、粒子的活度、半衰期等；配置种植模板参数包括：模板大小、模板厚度、导引针孔的间距等。计划系统应支持多种粒子源的剂量计算和多种种植模板。

10. 病例数据库管理

病例数据库管理主要包括患者资料、计划数据和图像序列管理功能，可以实现病例、计划和图像序列的新建、编辑、修改、删除等各项功能，同时兼顾数据资料的打包备份、恢复及检索查询功能，为资料的安全保存、快速查询提供保障。病例数据库管理一般以患者姓名、编号组合建立标志，如以患者姓名、编号组合建立文件目录，将该患者的所有数据分类存储在该目录下，每个患者一个目录，查找十分方便，备份时将整个患者目录统一打包。另外，为便于计划验证、随访，病例数据库管理应能够允许追加影像序列等功能。

11. 组织密度的修正和种子源的辐射模型

不同组织如肺和骨组织会显著影响放射线传播，组织的不均匀性会影响到剂量的分布。在治疗计划系统中，剂量计算应考虑组织密度的影响才能保证剂量分布的准确性。不同组织密度值可以通过 CT 值转换的电子密度值获得，也可以由临床医生指定。

粒子源的辐射模型即单个粒子的放射物理模型与粒子的形状、封装、计算方法关系密切，计算方法的不同会影响剂量分布的光滑和连续性。

二、TPS 操作流程

严格地讲，在没有TPS辅助的情况下进行粒子植入放射治疗是盲目且没有质量保障的。使用 TPS 进行粒子植入治疗遵循以下操作流程：

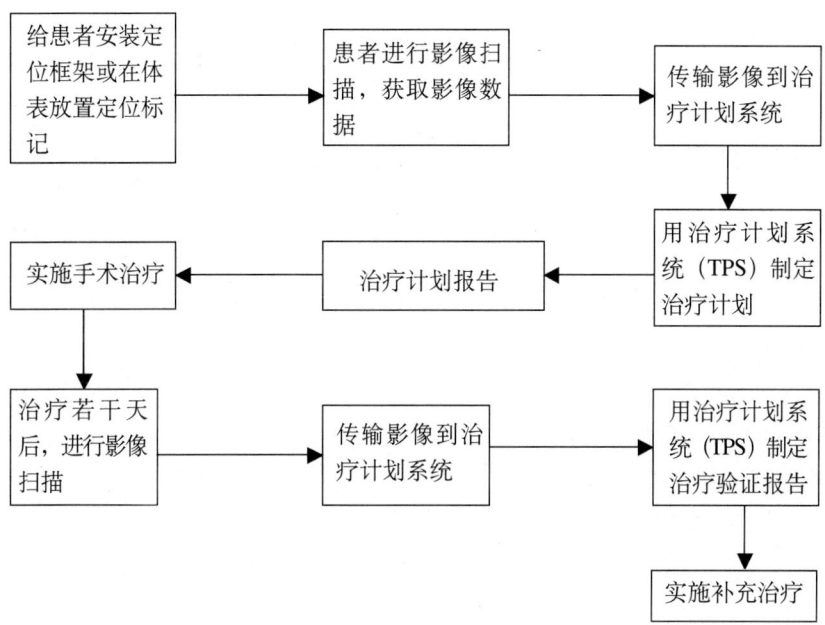

图 1　粒子植入放射治疗完整操作流程图

使用 TPS 制定治疗计划时按以下步骤操作：

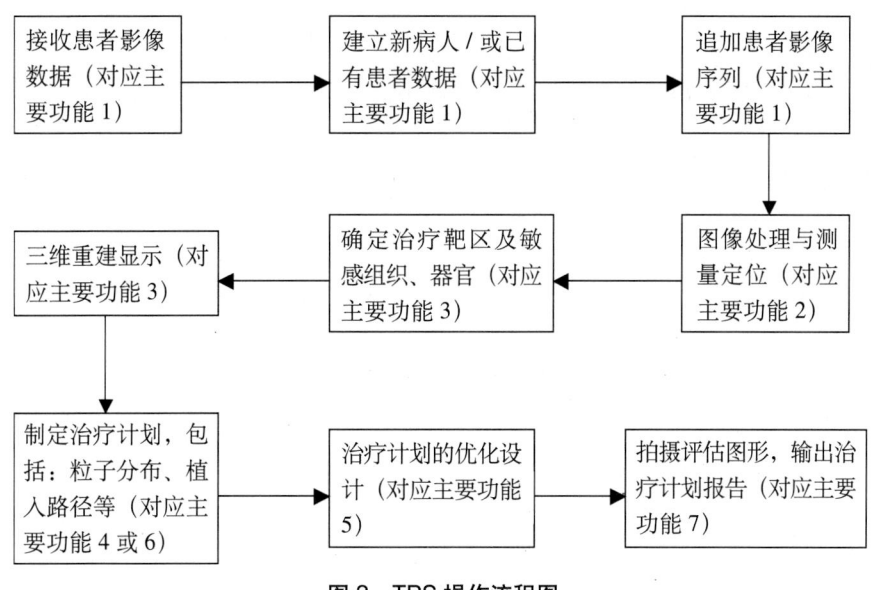

图 2　TPS 操作流程图

第五节　典型治疗计划系统

鉴于治疗计划系统在粒子植入放射治疗中的重要作用，国内外有不少机构研制并推出了适用于粒子植入放射治疗的计划系统软件，如CMS、ADAC等国外公司的产品，国内有北京航空航天大学研发的产品。以下简要介绍正在国内使用的B_TPS™系统。

一、B_TPS™的功能特点

B_TPS™（Brachy-Therapy Planning System）粒子植入治疗计划系统是北京航空航天大学、中国原子能科学研究院和北京原博生物医学工程公司联合设计开发的三维（3 Dimension）治疗计划系统，该系统用蒙特卡罗方法计算剂量场分布，通过定位框架和模板实现手术过程中的定位和定向，其主要功能及特点如下：

> 图像数据输入

1．支持DICOM 3.0标准和多种图像数据输入方法，包括网络连接电子数据传输、磁介质传输、视频采集和扫描输入等；

2．支持电子数据图像和扫描图像并存，CT、B超和MRI等图像并存；

3．引入图像序列的概念，可同时或分阶段输入不同检查设备的不同序列图像，为精确制订计划和术后病人的随访提供了足够的保障（例如：术前、术后的图像）。

> 图像数据处理和三维显示

1．支持图像缩放、平移、翻转、漫游、窗宽和窗位调节，支持图像的多窗口显示及多模式显示；

2．支持有框架和无框架定位方式，自动探测图像定位标记点和定位误差的评估及报警提示；

3．自动探测体表轮廓线，靶区和重要器官等目标轮廓的自动或交互提取；

4．图像的灰度、直线距离、角度和面积的测量和显示；

5．不同断层图像序列间的交互重建和剖切显示；

6．体表、靶区和重要器官等多目标的三维重建以及原始图像数据的融合显示，支持透明和半透明显示；

7．图像序列的插值与重建。

> 粒子植入计划设计

1．交互式设计粒子植入计划，采用多窗口的断层图像显示方式，可以在同一图像序列的不同层面间自由移动或在不同图像序列上设计、修改计划参数；

2．根据靶区的位置自动安置计算框、模板的位置，使得设计更加快捷、准确；

3．交互设计体表参考点；

4．交互式设计粒子植入针和粒子的空间分布；

5．支持同一计划多个模板设计、病人的多计划设计和计划数据的相互拷贝。

> 剂量评估和输出治疗报告

1．可以在不同的图像序列的断层图像上直观地显示等剂量分布，多个等剂量线、等剂

量面的同时显示;

2．显示等剂量面与靶区及断层图像在三维空间中各个角度的吻合情况和相互关系;

3．支持多种剂量评估方法,如 P.O.I、Profile、DVH 等;

4．可打印输出所有的治疗计划数据、评估图形和图像。

➤ **验证植入计划方面**

1．以 CT 图像为基础自动精确识别粒子的空间位置,在各个层面确定植入范围、涉及区域内的绝对剂量;

2．自动识别重复计数的粒子;

3．精确计算所植入粒子的整体剂量和分布;

4．精确显示所有平面的剂量分布和等剂量曲面;

5．验证文本输出,应包括:剂量分布、粒子位置和粒子描述。

➤ **数据资料管理**

具备完善的病例数据库管理、计划数据和图像序列管理功能,可以实现病例、计划和图像序列的新建、编辑、修改、删除等各项功能,同时兼顾用户密码的管理功能。

二、B_TPS™ 的部分软件操作界面和报告图表

1．病案资料管理及配置患者图像界面

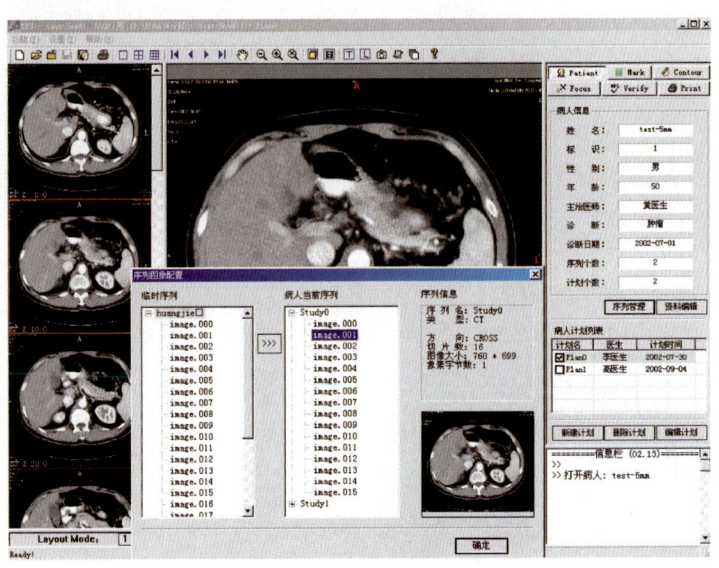

图 3　图像储存

2．轮廓线定义和三维重建界面

3．治疗计划设计和剂量显示

4．三维剂量场及 DVH 显示

5．模板及导引针安装示意图

6．计划验证及无模板引导计划

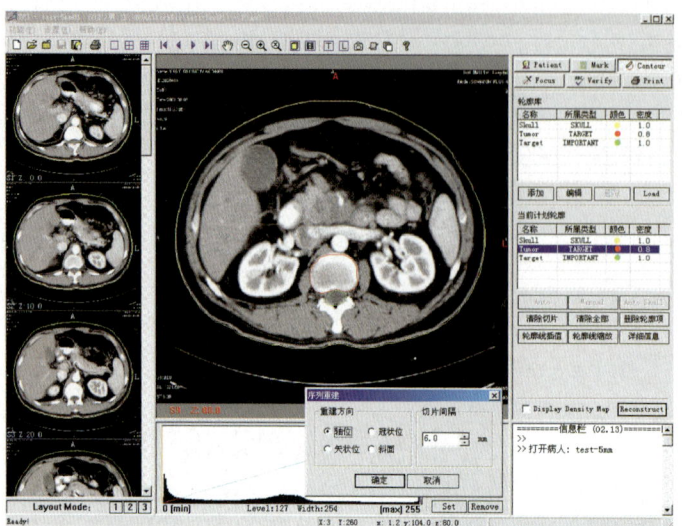

图4 图像三维重建处理

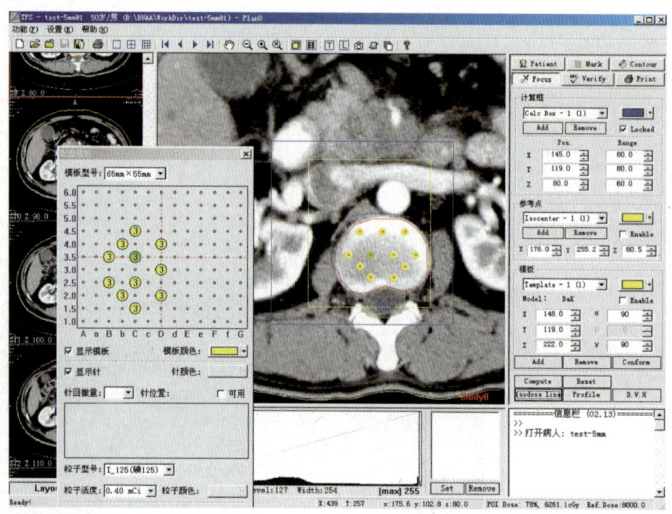

图5 显示模板软件

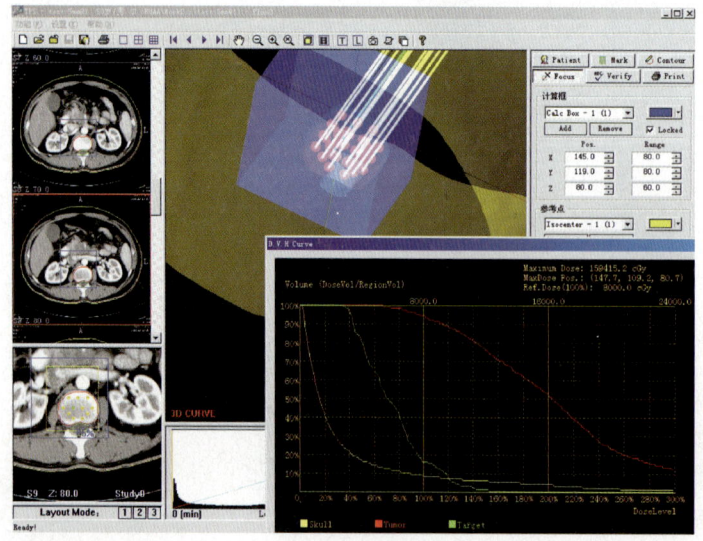

图6 显示剂量体积直方图

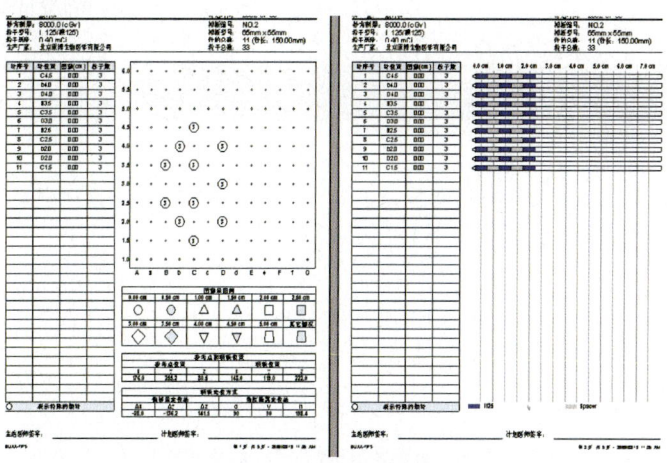

图7 治疗计划报告

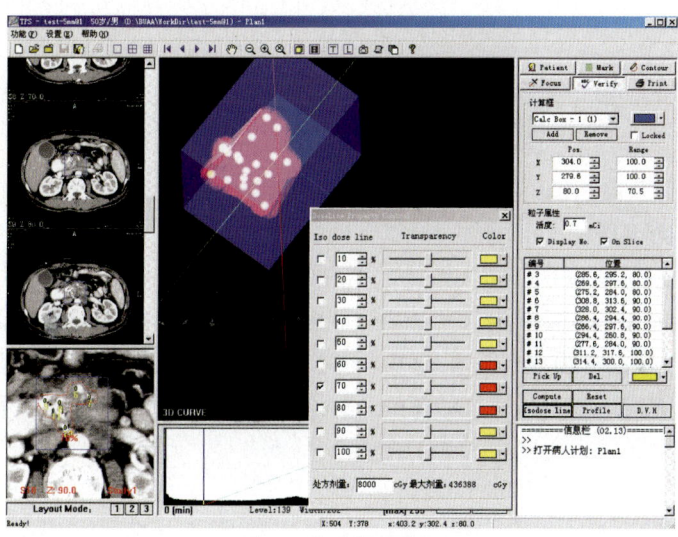

图8 术后剂量验证

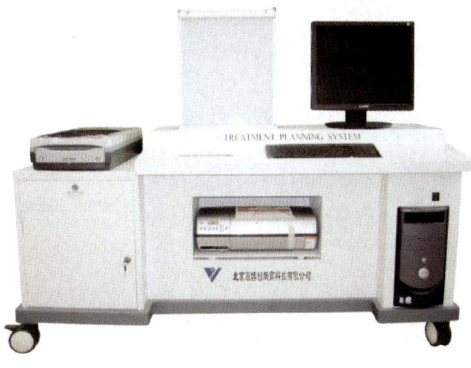

图9 北京原子高科公司研制和开发的放射性粒子治疗计划系统和质量验证系统

(周付根)

第6章

进口放射性粒子组织间近距离治疗前列腺癌计划系统

前列腺癌放射性粒子植入治疗计划系统包括：三维立体治疗计划系统和质量验证系统。粒子植入治疗计划系统是物理师和物理学家帮助临床医生设计的、可视性低剂量率近距离治疗肿瘤的计划系统。低剂量率近距离治疗技术包括了放射源植入，也就是通常所说的肿瘤内粒子植入。

第一节 三维治疗计划系统

三维治疗计划系统

三维治疗计划系统包括：植入前计划系统和植入后质量验证系统。

早期放射性粒子近距离治疗主要是根据巴黎系统布源原则进行。后出现列解图计算方法。20世纪80年代国外由于计算机技术出现，超声和CT等影像技术进步，图像能够实施直接转送、三维重建，许多开展放射性治疗的医疗单位自己研发的软件，如美国加州大学旧金山分校使用自己研发的计划治疗颅内肿瘤。到90年代，美国等研究开发出了治疗前列腺癌的计划系统，并获得美国FDA认证，进入临床使用，确保了放射性粒子治疗的精度和质量评估。粒子治疗计划系统应具备：(1) 图像处理功能：包括可与超声和CT实现信号传送，图像三维重建。(2) 计算肿瘤最小周边剂量或匹配周边剂量：根据临床医生要求计算所需剂量，并提供各种剂量学参数。(3) 提供粒子个数与活度：根据计算明确需要粒子数目和每颗粒子活度，方便订购粒子。(4) 提供粒子在肿瘤内空间分布：计划系统可以提供最佳粒子空间的排列，指导种植。(5) 提供粒子针数量和植入路径：帮助实施治疗。遇到干扰情况又可以进行调整，剂量优化，确保粒子治疗的局部剂量高度适形，而周围危险器官受量最低。(6) 提供剂量－体积直方图：这是临床重要的剂量学参数，对于评价疗效和预后具有重要指导意义。(7) 质量验证：术后实施剂量学重新评价，与术前或术中进行比较。前列腺癌治疗时治疗计划必须具备术中实时计划功能，即时指导治疗。2003年我国先后研制出我国自己的放射性粒子治疗计划系统，并进入临床使用。美国Prowess公司和核通公司生产的粒子治疗计划系统见图1和图2。

第6章 进口放射性粒子组织间近距离治疗前列腺癌计划系统

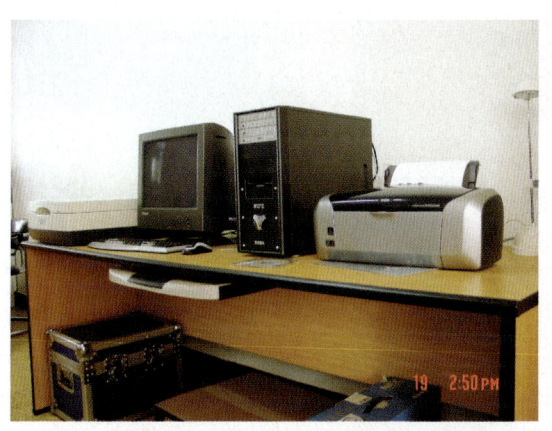

图1 美国Prowess粒子三维治疗计划系统

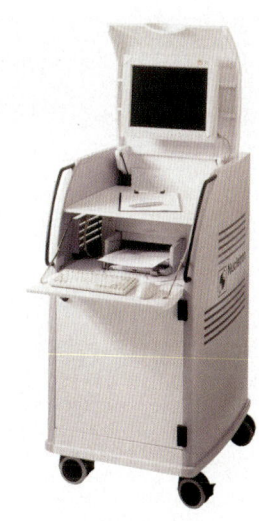

图2 核通公司生产的粒子治疗计划系统

第二节 粒子计划操作程序

一、获取图像

患者取截石位，利用超声获取前列腺图像，由前列腺顶到底部进行扫描，层厚3～5mm。将图像直接通过Dicom3.0接口送到计划系统。或者通过扫描仪将CT图像传输到计划系统。

二、勾画靶区

图像传送到计算机治疗计划系统后逐层勾画靶区轮廓。最好与超声科医师研究进行。勾画尿道。三维重建。输入各种粒子物理学参数，包括厂家、活度、初始剂量率等，见图3。

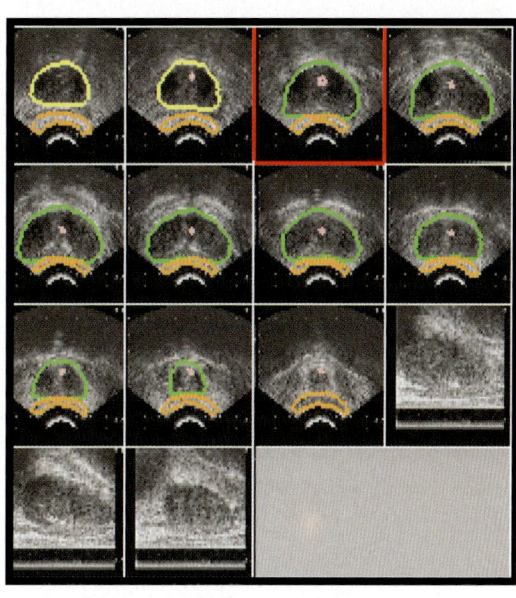

图3 靶区勾画和危险器官勾画

213

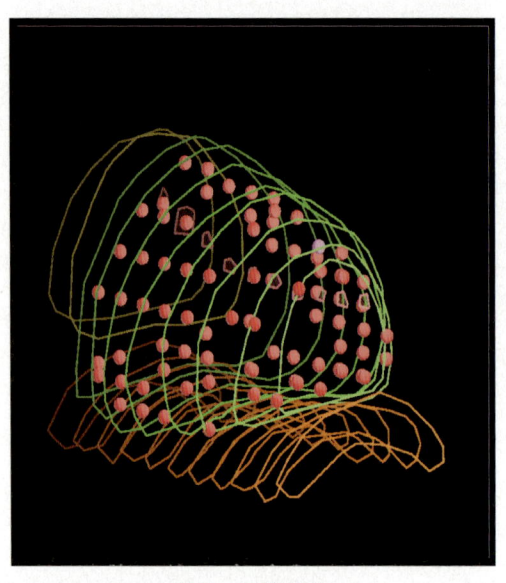

图4　三维重建

三、计划与优化

粒子植入治疗计划系统是利用超声或CT技术获得多个两维图像,对患者的解剖重新进行三维构建,见图4。临床医生利用这些体积数据描述感兴趣靶区。一旦靶区确定,计算机可以计算出粒子在靶区内如何放置。靶区的治疗剂量可根据等剂量线和等表明剂量线进行计算,也可以根据剂量-体积-直方图和剂量-墙壁-直方图计算。合适的计划制定后,计算机打出治疗计划。

根据美国近距离治疗学会推荐,前列腺癌MPD为145Gy,需要联合外照射时为110Gy。逐层调整优化,达到满意为止见图5。

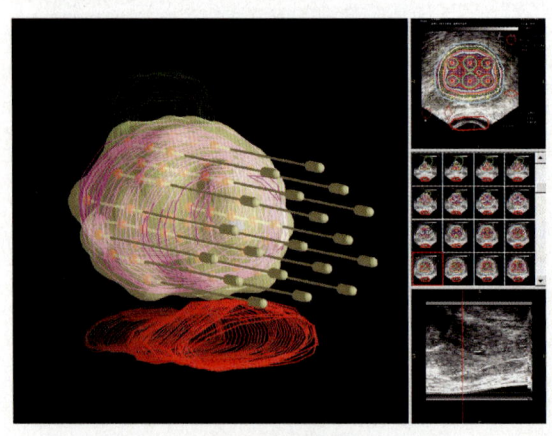

图5　剂量优化

四、指导粒子植入治疗

粒子计划后打印出报告,或直接根据计算机计划系统指导粒子植入,见图6。报告提示模板内粒子进针的位置、深度和那些孔进针，同时提供每颗针内粒子数量和粒子的间距，利用粒子植入器进行植入。

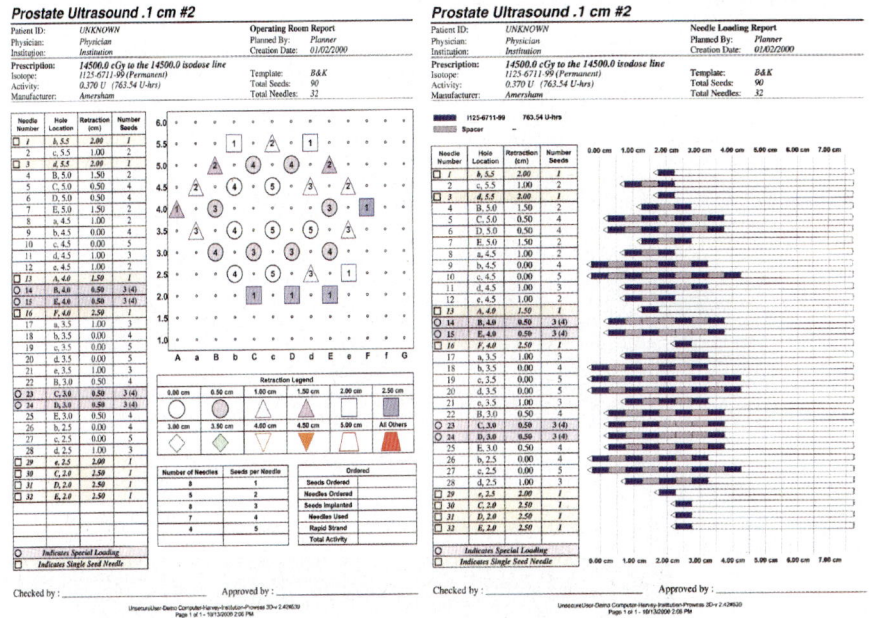

图6　显示打印报告（模板显示粒子针的位置、深度和每颗针内粒子数目）

第三节　放射性粒子治疗计划系统与质量验证系统

一、质量验证系统

由于粒子植入过程技术误差、体位变化和粒子移位，导致粒子治疗后肿瘤实际结实剂量与术前或术中计划比较发生变化，因此，粒子治疗后需要明确肿瘤和肿瘤周围危险器官实际所接受的剂量。质量验证需要重新扫CT或MRI，软件需要具有识别各层面粒子功能，即不能多计数粒子，也不能丢失粒子。目前国外治疗计划系统均有这一功能。

二、质量验证流程

计划后质量验证系统是定性分析近距离治疗的计划。通常用CT数据定位、鉴别和确定放射性粒子在解剖部位和靶区的位置。临床医生操作遵循与治疗计划同样的程序。首先是回顾分析植入后CT和AP平片，确定靶区，之后计数粒子个数和它们植入当天的活度。在CT片上勾画出前列腺的体积轮廓，有经验的剂量专家计数平片上的粒子数，之后在二维CT片上标出和记录粒子的位置。当所有的粒子信息输入治疗计划系统。计算机可以描绘出从前列腺顶部到底部的所有等效剂量曲线，在CT图像上显示出粒子的实际位置。剂量－体积－直方图显示了处方剂量的白分比和等效剂量曲线。等剂量曲线可计算和显像二维时间剂量，而等表面剂量可计算和显示三维时间剂量，见图7和图8。

治疗后计划对成功地执行粒子植入治疗计划是很必要的文件。这样的评估对将来决定特殊患者的治疗程序是非常有指导意义的。通盘考虑，一系列的治疗后计划具有非常高的教育意义。

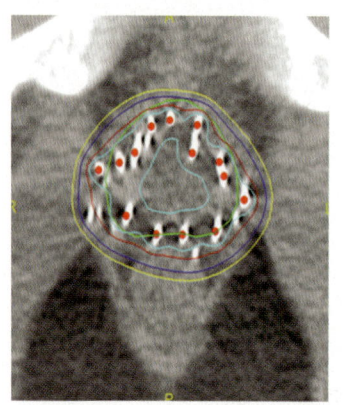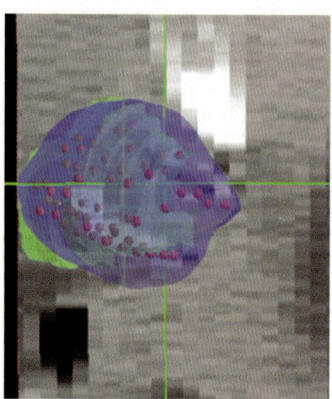

图 7　二维和三维剂量分布

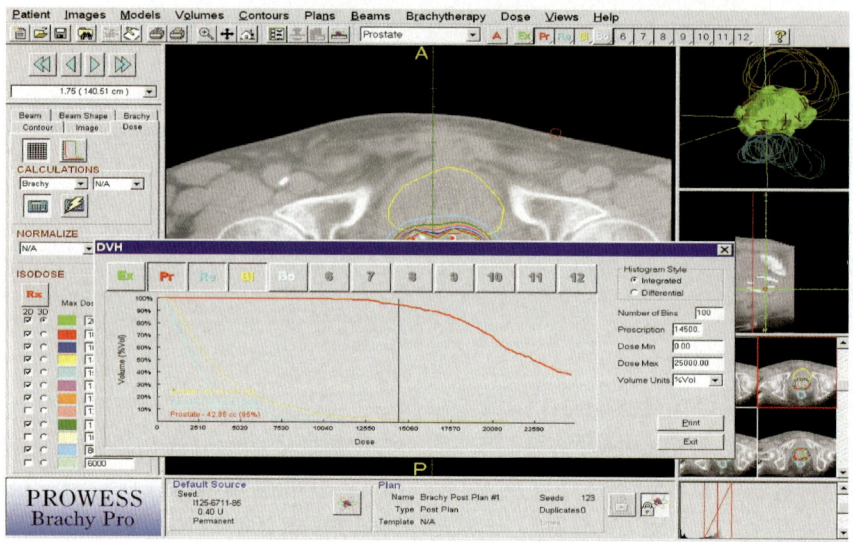

图 8　验证的剂量－体积直方图

CT扫描要求：①扫描从精囊到前列腺顶，或包括所有的粒子；②5mm层距，3mm厚；③扫描 OV-26 120kVMa 3 秒。

平片要求：①盆腔正侧位；②患者扫描前膀胱排空；③患者在治疗垫上治疗时，膝部保持屈曲；④如果没有标记，可用 CT 在皮肤上借助激光准直系统定出体表标记。

植入后剂量测定应包括：①植入后前列腺的AP位平片；②实际植入的粒子数；③植入时粒子的活度；④手术和 CT 之间的时间间隔；⑤手术后找到的粒子数。

前列腺放大图像是非常重要的，这可使剂量师进行计划操作时看到和证实层距之间粒子存在的位置。除非前列腺具有足够大的体积，否则，由于计算介质的影响，精确剂量计算是不可能的。我们需要显示前列腺、直肠和尺骨联合的CT图像，同时也需要骨窗和软组织窗。这些图像必须在空间位置上是独特的和有应用价值的，确保患者体位位于中心和垂直。在扫描过程中确保患者没有移动和变换中心，所有这些因素都可能影响植入后剂量计算的质量和精确度。

三、治疗前和治疗后计划比较

治疗前和治疗后比较计划可以帮助使用者将所有治疗前和治疗计划进行整体和逐个分析。三维图像、剂量体积和剂量－体积直方图为临床医生作出一个高质量的分析。

（王俊杰）

第 7 章

放射性粒子组织间近距离治疗前列腺癌质量评估

前列腺癌近距离治疗计划是非常复杂的技术,医生需要的一系列剂量信息远远超过外照射计划。剂量分布的不均匀性是不可避免的,而且其轮廓很少能与靶区适形,近距离治疗学家由于缺少相关的剂量学参数和临床结果而倍感沮丧。

粒子治疗计划非常独特。外照射物理学家保留治疗后计算是为了剂量提升或是那些治疗计划欠理想的病例。根据这些治疗后计划分析原因,我们所有的植入治疗都是错误的治疗。因此,粒子植入治疗的物理师设计了治疗后计划。永久粒子植入治疗不同于标准的近距离治疗。治疗后计划显示粒子从没有按一定规则分布于一条直线上。由于粒子能量很低,毫米级的误差就可以产生很大的区别,因此强调这些的目的,可以明确粒子、靶点和关键结构的物理关系。

在这样条件下,许多治疗计划和演示分析工具如雨后春笋涌现。传统前列腺癌近距离治疗的分析标准包括:等剂量曲线、剂量体积直方图和粒子植入质量。DVH 位于中心地位,尤其适于剂量展示和解释。植入的量化参数—最适于描述和比较植入质量的参数——常常由于定义的不明确而没有按标准使用。需要指出的是一个好的粒子植入治疗计划应具有好的量化指标,而目前我们所能做的只是对现存的方法进行比较。

表 1 ■ 剂量评估标准

分析工具	空间信息	剂量信息	剂量分析
等剂量显示	X	X	X
剂量－体积－直方图		X	X
剂量分布图	X	X	X

第一节 剂量评估标准

描述剂量分布是治疗计划的主要目的。显示等剂量曲线分布是实现这一目的的主要手段。根据外放疗计划要求,只有近来前列腺癌的近距离治疗计划才实现了在描绘出靶点和关键结构的图像上,计算和展示出剂量的分布和范围。等剂量曲线即可以描绘出二维或三维的等剂量分布,也可以以体积或表面信息反映这些参数。通过图像直观看到剂量分布是最大的优势,同时剂量热点和冷点位置和大小很容易辨认。

等剂量曲线的展示为其它分析标准的改进铺平了道路。物理师并不建议在三维平片上使用等剂量曲线代表最高变异的剂量分布，二维剂量分布显示过于简单，不能连续、完全显示计划体积剂量分布。那么根据以上资料，什么参数合适反映前列腺和关键结构的剂量分布呢？这就引出了匹配周边剂量（Matched Peripheral Dose，MPD）的概念。

尽管利用了这一参数，但是等剂量分布仍不实用。剂量分布评估可以给人以好的或坏的粒子种植的感觉，但定量评估仍十分困难。例如，如何通过等剂量曲线比较不同的治疗计划或不同治疗单位的结果。

这些问题部分可以通过剂量-体积直方图（dose-volume histogram，DVH）来解释，等效剂量分析忽略了空间效应。剂量-体积直方图表示为图1。纵坐标表示为处方剂量。

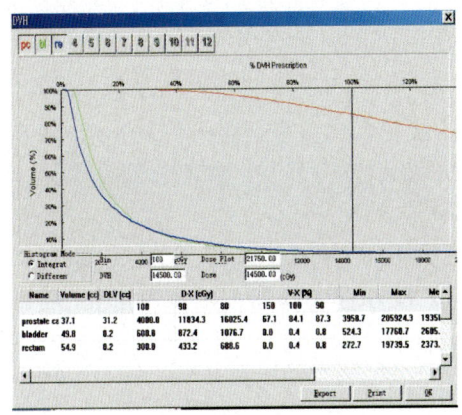

图1　剂量-体积直方图

第二节　粒子植入治疗质量

关于前列腺癌粒子植入治疗质量评估有许多标准。粒子植入质量是关系到剂量分布的核心问题。我们希望前列腺接受足够剂量照射，但并不意味着超量。腺体外的危险器官和结构保持在安全剂量范围内。因此，我们必须提供一个安全、理想的剂量。这就需要有一组数据反映这一概念。

所有剂量测量数据均可通过剂量-体积直方图获得。剂量数据可以分为两组，一组是描述体积剂量的，一组是描述剂量均整度的。这里三维剂量分布是十分重要的，V剂量，D剂量和TVR。V剂量是指某一结构接受规定剂量的百分比。规定剂量表示为百分参考剂量，百分数表示在下角。如前列腺的V_{80}是93%指的是93%前列腺至少接受参考剂量的80%（例如：80% × 144Gy=115Gy）。术前计划与实际植入后的偏差，见图2。

D剂量是另一种描述体积剂量方式。D剂量表示某一结构接受规定剂量的百分数。规定剂量表示在下角，这里指的是腺体的百分数，而不是剂量百分数。例如D_{90}为128 Gy 指的是前列腺至少90%接受128 Gy的剂量。而后也有一些学者利用D剂量作为百分参考剂量，用来比较不同的核素。例如碘-125粒子植入治疗参考剂量为144 Gy时，D_{90}为89%（128 Gy ÷ 144 Gy）。

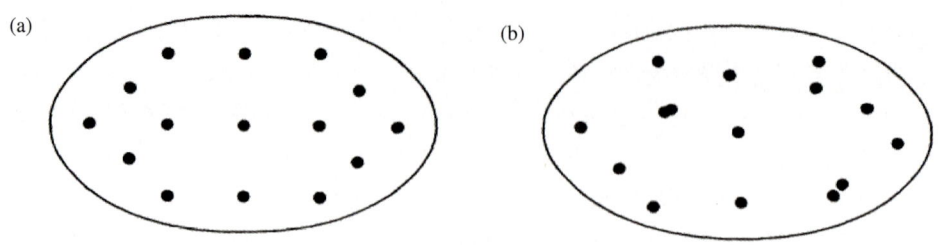

图 2 （a）是术前计划的粒子排布情况；（b）是粒子植入后产生的偏差

TVR是靶－体积比（target-volume ratio，TVR）。定义为参考剂量包绕的体积与前列腺体积比。理想状况下，剂量体积与前列腺体积比为1.0。根据这样的定义，TVR不依赖于靶的位置。

最常见描述前列腺近距离治疗剂量均整度的剂量参数为剂量均匀指数（dose homogeneity index，DHI）。DHI是指腺体接受大于参考剂量，但是小于150%参考剂量的百分比。例如，前列腺体积为30cm^3，其中20cm^{3}接受了大于参考剂量的照射，5cm^{3}大于150%参考剂量，那么，DHI为（20－5）/20或75%。

剂量非均整性比（dose nonuniformity ratio，DNR）是相对于DHI提出的概念，但是并不是以结构为基础的概念。DNR是指参考剂量体积大于150%参考剂量的百分比。DNR=1－DHI。

第三节　治疗计划的评估

前列腺癌治疗计划应包括如下剂量特征。

一、剂量分布适形

计划应前列腺外剂量和内部剂量分布情况。参考等剂量线更重要。腺体冷点（低剂量点）的位置和大小应在计划上显示出来。这些低剂量区在DVH图上是曲线的跌落部分或DDVH图上的上升部分。V剂量，尤其是V_{100}更能精确的反映这一情况。D剂量也可以描述这一剂量特征，但并不直观。TVR可以反映腺体外和体积外剂量分布情况。见图3。图4示三维剂量分布。

二、粒子植入治疗的均整度

关于粒子植入分布的均整度有两点需要明确。第一，剂量分布并不能显示剂量过高区域。目前尚不能解决如何描述前列腺癌近距离治疗过量问题。第二个是前列腺内剂量分布不均匀性问题。Ling等进行了这方面的探索，研究发现剂量不均匀相差20%，剂量高于参考剂量可能有利，也可能浪费。当剂量大于参考剂量时，DVH可以快速反应种植的均匀性。由于粒子周围高剂量区，这些区域往往剂量高于处方剂量。累积体积分析已经替代DVH，是一个更直观、以结构为基础的评估DDVH方法。结构内剂量非均整性增加了积分剂量－体积直方图（differential dose-volume histogram，DDVH）峰的宽度，而且峰值最大宽度一

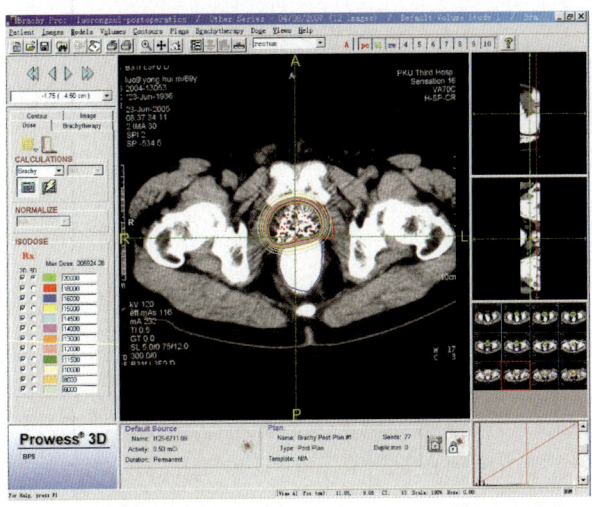

图3　粒子植入术后验证时分布情况，剂量高度适形

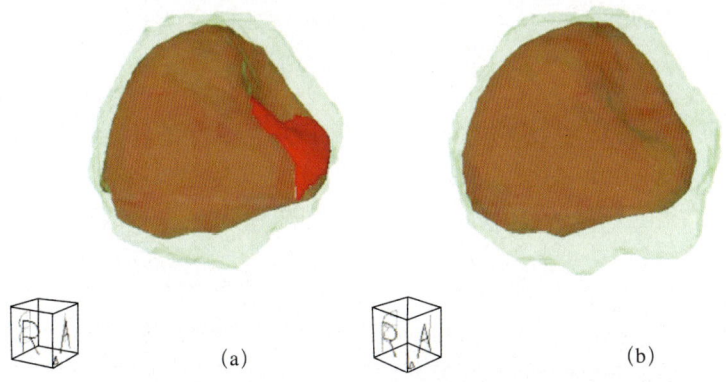

图4　三维空间显示剂量分布，(a) 为前列腺顶缺少粒子时有低剂量区；
(b) 为增加4颗粒子后剂量分布更均匀

半时的剂量（full width at half maximum，FWHM）是描述剂量非均整性的最好参数。FWHM值可以通过DDVH得出，方法是将DDVH峰值体积除2，之后画一条水平线，水平线与曲线相交后两点之间的剂量相减即为FWHM。FWHM值大提示剂量变化范围大，或者说剂量分布欠均匀；FWHM值小提示剂量分布更均匀。FWHM单位为Gy。DDVH的FWHM可以直接的反映以上提到的第二点，而不是第一点，可以推断，FWHM很窄的时候，通过腺体的剂量很高。V_{150}或DHI可以很好的描述以上的第一种情况。

三、关键结构接受剂量

关键结构所受剂量同样可以通过剂量分析原则推出，如等剂量曲线、剂量-体积直方图和剂量测算。表面剂量直方图和线性剂量比DVH更常用。

推荐以下4点可以相对确切的评价粒子植入后剂量，并与临床预后呈相关关系：

1. D_{100}、D_{90}和D_{80}（剂量涵盖100%、90%和80%前列腺体积）值。
2. V_{200}、V_{150}、V_{100}、V_{90}和V_{80}（前列腺接受处方剂量200%、150%、100%、90%和80%

时的体积分数）值。

3．粒子植入后剂量分布获得的全部前列腺体积。

4．尿道和直肠。

以上所有体积参数都是从 DVH 上获得，这些参数当中，只有 D90 与以 PSA 为基础的临床预后相关。

第四节　靶与危险器官

一、前列腺

唯一关于前列腺近距离治疗于剂量反应研究提示，当D_{90}低于140Gy时，生物化学结果成功率下降。这一研究使用的是前列腺体积剂量90-90原则，即处方90%剂量至少包含90%前列腺体积。

关于剂量均匀性报道很少。西雅图前列腺癌研究所的经验是使用钯-103和碘-125均可以获得 $FWHM_{DDVH}$125Gy。

二、直肠

Wallner发表了一篇关于经会阴穿刺治疗前列腺癌后直肠的并发症。对45例患者分析发现，高并发症组平均17mm^2接受了100 Gy 照射，低并发症组只有11 mm^2接受了这一剂量。作者认为直肠表面剂量应保持在100 Gy 以下，直肠接受剂量主要取决于操作技术和技巧。

三、尿道

Wallner分析了25例尿道并发症。其中高并发症组，尿道20 mm长度，剂量超过400 Gy。长度10 mm，剂量超过 400 Gy 者没有并发症发生。因此，尿道剂量应限制在 400 Gy 以下。大多数临床医生努力将剂量限制在 200% 处方剂量以下，尿道剂量低于 250% 处方剂量。根据TG-43号文件，将这一剂量折算碘-125粒子分别为288 Gy 和360 Gy；钯为230 Gy 和287 Gy。如果是 TRUP 患者，剂量酌情下调。根据西雅图经验相应分别下调 50%、150% 和 200%。

第五节　以 CT 为基础的评估方法

外放疗的原则为靶区剂量最大和最均匀，而周围正常组织最小。目前许多治疗计划系统可以达到这一目的，其原理是利用 CT 或 MRI 扫描获得的解剖图像进行三维重建。三维图像提供了靶体积和正常组织结构三维视觉效果，而这一点是两维平片不可能达到的。早期脑瘤近距离治疗曾用过三维数据分析粒子治疗结果，但其它系统肿瘤近距离治疗尚没有。超声和 CT 引导经皮穿刺治疗前列腺癌技术的出现促使人们进行这一领域的探索。

传统治疗剂量评估是利用匹配周边剂量（matched peripheral dose，MPD），定义为计算等剂量体积与一个与靶体积具有同样尺寸和大小的椭圆体积的剂量。MPD经常过高估计最小周边剂量和没有考虑几何丢失。1993年出现了CT为基础的粒子种植治疗评估系统。这一评估系统既可以描述处方剂量所涵盖的靶区剂量，而且也能反映周围正常结构所受剂量情况。开发和研制出的CT验证系统可以在横断面扫描图像上识别粒子位置。可以在每张CT层面上反映出处方等效剂量轮廓和靶区实际接受剂量情况。通过体积-剂量直方图分析靶区剂量分布。邻近组织器官所受表面剂量使用的是表面-剂量直方图计算办法。

一、靶区轮廓和粒子数字化

在CT扫描图像上勾画靶区和临近结构，每层图像上粒子位置进行数字化处理。

每个轮廓标记点为40~80个（点的多少取决于轮廓的直径）。粒子在每层扫描图像上的分布是随机的。开始时，可能有粒子跨越多层图像现象。如何识别这些粒子下面相关章节讨论。数字化处理过程中，将原始数据转换到同一带有计算机软件上。根据结构特异性直方图计算原则，不同CT片层面之间的结构轮廓需要插入。为了使这一插入连续，直方图结构轮廓计算需要进行调整，以便使每一个特定结构轮廓产生固定数量（前列腺100个，直肠80个，膀胱150个），这种调整的轮廓和相应的粒子图像分别存储在计算机内，以便今后计算使用。

二、粒子识别和位置

粒子植入的数量可以通过平片验证。计算机将粒子位置数据化处理，并可识别出那些超出一个层面图像的粒子。在这一过程中，数据化处理的粒子位置投射到下一层图像上，在这一层图像上一定距离内的粒子位置可以自动识别。任何两个层面位置临近的粒子，相距在一定范围之内，认为是一个粒子。在这样情况下，坐标平均值认为是粒子实际位置。

第一次设定粒子之间距离限制为0，结果识别到的总的粒子数将大大超过实际植入粒子数。第二次，设定粒子距离刻度0.05cm，这时仍有重复计数现象。继续增加设定粒子间距，直到计数粒子数量与实际植入数量吻合。如果识别的粒子个数少于实际植入个数，那么将设定的距离以系数0.1减少，同时重复以上过程。重复这一过程直到所有种植粒子个数均计数完毕或增加距离到极限值0.0001。

三、等剂量计算和覆盖

物理师在所有CT描述层面上勾画治疗剂量水平（treatment dose level，TDL）的等剂量轮廓和指定最小靶剂量水平。之后将等剂量轮廓扫描图像与靶区轮廓重叠，评估等剂量曲线重合情况，如图5。

四、直方图计算

利用体积-剂量直方图分析前列腺内的剂量分布，但是，直肠和膀胱体积-剂量直方图计算需要外部和内部表面图像，而这一点在扫描图像上不可能显示。而且，在检查时，器官位置的体积分布不能代表粒子治疗前后的体积变化。同时，临近前列腺表面的结构接受高剂量照射可导致并发症发生。因此，对于直肠和膀胱通常使用表面剂量直方图分析剂量分布。

1. 体积-剂量直方图

为了计算一个已知解剖结构的体积-剂量直方图，对这一结构的横断面以1.5mm层厚进行扫描，通过插入临近CT扫描和长方形矩阵，之后三维重建，如图6所示。网格用0和1表示，分别代表内部和外部靶轮廓。

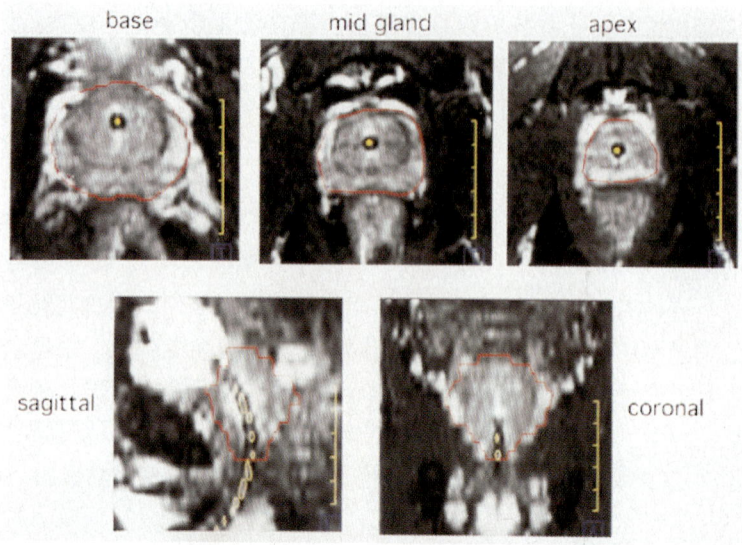

图 5　每张 CT 描述图像上靶区和等剂量曲线重合情况

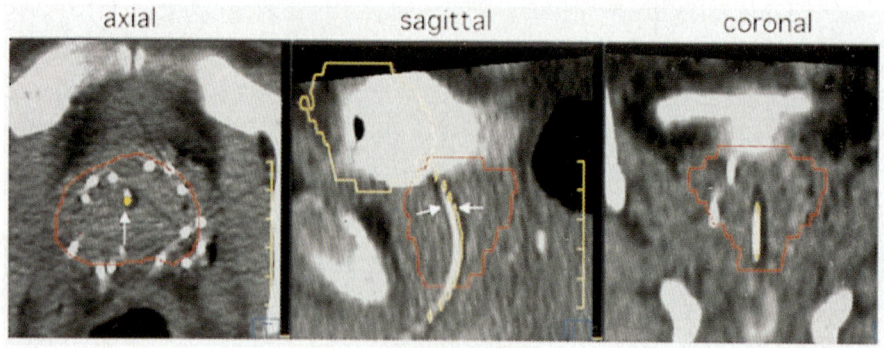

图 6　靶轮廓图

网格内每一点的剂量均可以显示，间隔 70 个剂量梯度，范围 2～1020Gy。绘制累计剂量和差异体积—剂量直方图。CT 和 MRI 融合图像进行质量验证见图 7。

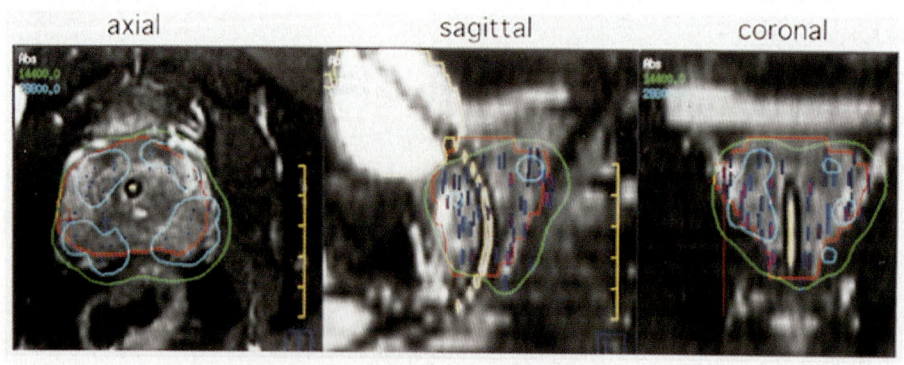

图 7　CT 和 MRI 融合图像

2. 表面-剂量直方图

结构表面剂量不能同时得到，需要以 1.5mm 层厚 CT 扫描后，进行结构轮廓的重建。

五、剂量非均匀性

剂量均匀性可以描述为最小与最大靶区剂量之比。当粒子出现在这一区域内，最大剂量难以评估。这样通常利用平均剂量而不是最大剂量来描述剂量不均匀性。当最大剂量点与最小剂量点相差100倍时，平均剂量也不是最合适的评估剂量非均整性参数。这一区域的剂量非均匀性增加了积分体积-剂量直方图峰值的宽度，这时通常利用FWHM作为剂量非均匀性指标。可以从表 2 中推出剂量非均匀性。

表 2 ■ 以 CT 为基础的三维系统评估前列腺癌粒子植入质量

病例	CT 值 cm³	粒子数	总活度	靶体积 %			FWHM 剂量			MPD
				150	140	100	(Gy)	99%	100%	(Gy)
1	76.5	98	81.5	96	97	99	346	100.0	63.0	223.2
2	82.0	73	68.8	82	93	94	410	62.4	40.0	200.2
3	77.0	83	75.9	93	95	99	345	100.0	69.0	190.0
4	62.0	70	58.4	88	93	99	250	100.0	78.0	164.4
5	56.8	57	53.8	78	80	91	240	62.8	51.0	165.7
6	80.4	84	70.6	86	89	97	260	78.0	43.0	169.7
7	72.7	89	73.5	92	94	99	220	100.0	70.0	174.0
8	63.3	77	64.5	89	90	97	420	82.0	56.0	192.7
9	67.2	75	61.0	87	90	99	300	100.0	70.0	147.9
10	69.8	63	64.8	88	91	98	280	93.0	63.0	200.0

六、结论

现代前列腺癌近距离治疗系统可以提供一个非常理想的剂量计划。但是，由于临床应用尚没有结论，所有结果需要进一步验证和完善。理想的图像处理和近距离治疗手术技巧将直接影响剂量分布。通过术后分析和再处理可以帮助我们改进这些误差。

（王俊杰）

参考文献

1. Bice WS，Prestidge BR. A review of post implant quality assessment in permanent transperineal interstitial prostate brachytherapy. Brachytherapy.1997，13：297-313
2. Stock RG，Stone NN，Tabert A，et al.A dose-response study for I-125 prostate implants.Int J Radiat Oncol Biol Phys.1998，41：101-108
3. Wallner K.Dosimetry guidelines to minimize urethral and rectal morbidity following transperineal I-125 prostate brachythery. Int J Radiat Oncol Biol Phys.1995，32：465-471
4. Anderson LL，Nath R，Olch AJ，et al. American Endocurietherapy Society recommendations

for dose specification in brachytherapy. Endocuriether Hyperther Oncol. 1991，7：1-12

5. Anderson LL. A natural volume-dose histogram for brachytherapy. Med Phys. 1986，13：898-903
6. Whitmore WF，Jr Hilaris B，Grabstald H.Retropubic implantation od iodine-125 in the treatment of prostatic cancer. J Urol，1972，108：918-920
7. Wallner KE，Chiu-Tsao S，Roy JN，et al.An improved method for computerized tomography planned transperineal ^{125}Iodine prostate implant. J Urol. 1991；146：90-95
8. Smith AR，Purdy JA.Three-dimensional photon treatment planning report of the collaborative working group on the evaluation of treatment planning for external photon beam radiatherapy. Int J Radiat Oncol Biol Phys. 1991，21：9-23
9. Roy JN，Steiger P，Ling CC，et al. Overlap detection and contour-tracking algorithm for critical organs-application to kidney.Comp Med Im Graph.1990，14：153-161
10. Rosen II.Isodose plotting for pen plotters.Med Phys. 1985；12：649-651
11. Paul JM，Philip PC，Brandenburg RW，et al. Histogram in brachytherapy.Endocuriether Hyperther Oncol.1991，7：13-26
12. Blasko JC，Radge H，Schumacher D，et al.Transperineal percutaneous iodine-125 implantation for prostate carcinoma using transrectal ultrasound and template guidance. Endocuriether Hyperther Oncol. 1987，3：131-139

第 8 章

前列腺超声体积研究

前列腺超声体积测定是实现理想经会阴放射性粒子植入治疗的关键性准备工作。体积测定的目的是为临床治疗医生提供评价放射性粒子植入治疗技术可行性和提供一个理想构建粒子空间布局的剂量计划模型。体积测定需要完整的前列腺体积扫描图像，从前列腺底部到顶部，5mm为一个扫描层面。在每一个层面上，勾画出前列腺靶轮廓，根据超声软件精确的测定出体积。

高质量体积测定使十分重要的。因为一个不适当的体积测定将抵消放疗学家、物理学家和剂量学家进行理想放射性植入治疗的能力和水平。对于超声医生了解超声物理、前列腺解剖和精确协调均衡的位置，这样才可能克服手术中遇到的解剖限制。

第一节 前列腺的解剖

前列腺位于膀胱颈的尾部。左右精囊和尿道在前列腺的底部进入前列腺，在前列腺内分成左右射精管。射精管几乎位于前列腺中间，在精阜部进入前列腺内尿道。前列腺的底部是比邻膀胱部分，而顶部是前列腺远离膀胱部分。根据尿流方向，底部是近端，而顶部是远端。膀胱颈是控制尿流内部解剖结构所在。从膀胱颈开始，尿道的第一部分整个通过前列腺。尿道从前列腺的顶部离开，在这里穿过泌尿生殖器隔膜肌肉，变成球形尿道。这里是控制尿流外部解剖结构所在。直肠壁与前列腺之间有一层脂肪隔开，脂肪厚度1mm～2cm。由于直肠与前列腺相对邻近，所以经直肠超声显示前列腺和精囊是最理想的方法。

可以通过几种不同的解剖学方法获取前列腺超声影像。一般经耻骨上插植法是通过膀胱内充盈造影剂来显示前列腺和精囊。大致观察和测量可使用这种方法，因为耻骨解剖障碍，尤其是较大的前列腺，超声不能通过骨结构。这种方法的缺点是探头到前列腺组织的距离超出了高频探头探及的深度，因此无法获取精细的图像。从理论上分析，经直肠放置探头可以更清晰的观察到前列腺。事实上，对于那些没有手术切除直肠的患者，经超声引导下，针吸活检前列腺是唯一可行的方法。在实际操作过程中，会阴部脂肪的存在和超声探头进入前列腺形成的角度妨碍了经会阴超声来获得高质量图像。

临床实践中，习惯上纵向采集超声图像，患者的头位于左侧，脚在右侧；横向显示图像时，患者的右侧在图像的左侧，解剖的前面位于图像上部。直肠横切矢状位的第一层前列腺和邻近结构图像可通过分段扫描技术显示，这一技术可以比平时显现更多的解剖结构。尿道在前列腺内的走行很难辨认。制定治疗计划时，通常利用Foley氏导管或通过导管注射充气胶体，这样尿道在横断面很容易显示（图1）。

精囊的形态和位置随前列腺的变异而变化。前列腺较小时，精囊的横断位图像几乎不显示前列腺（图2）。射精管梗阻常常引起精囊的膨胀和形成壶腹。

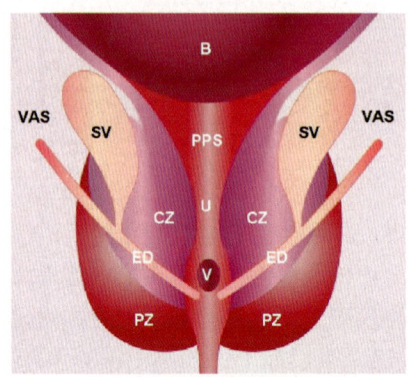

图1　低位尿道中线矢状面

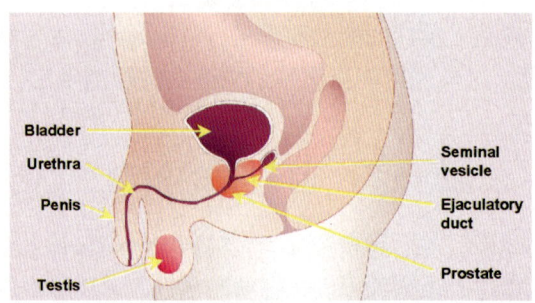

图2　精囊横断面

患有前列腺癌的大多数男性年龄较大，往往合并潜在前列腺良性增生（BPH）。在横断面上，前列腺增生性、腺瘤性和囊性改变表现为无声到超声的紊乱图像。这些特征性改变主要发生在前列腺的移形区。周边区是大多数前列腺癌发生的区域。BPH时，在移行区和周边区结合部，常常可以见到小的钙化点。与移行区质地异质性表现相比，周边区相对均匀。在较大的前列腺体，周边区由于受到挤压而很难辨认。耻骨上图像，侧叶或中叶增大使得相当大部分前列腺进入膀胱，引起前列腺横切面的分离。在这种情况下，剂量学家应该注意，如果计划需要将粒子种植在前列腺的包囊或包囊外，这样粒子很容易掉进膀胱内。

第二节　前列腺体积测定

一、体积测定准备

患者前列腺体积测定前应控制饮食，包括：低纤维饮食、清淡饮食、枸橼酸镁和钡灌肠剂。饮食要求与糖尿病饮食略有差别。我们并不强调排空膀胱，因为尿液在膀胱内可以提高超声图像的质量。

超声测定前列腺体积之前，应详细向患者解释其必要性和操作程序，强调在检查过程中需要放松和避免移动。一个合作的患者使检查很容易完成。

二、超声测定体积的程序

1. 超声探头固定

一个好的固定系统是确保超声步进装置和探头稳定的关键。正确定位探头很费周折，一旦位置明确，要求保持稳定。图3～图4是超声引导头和固定系统的实例，可提供稳定性和灵活性。

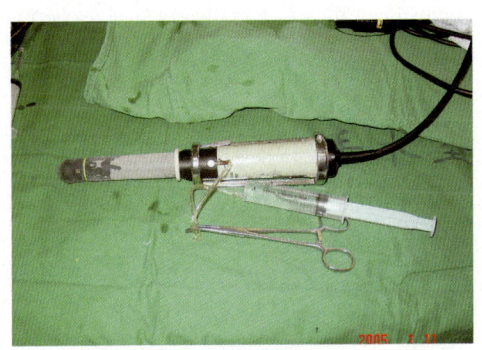
图3　超声探头

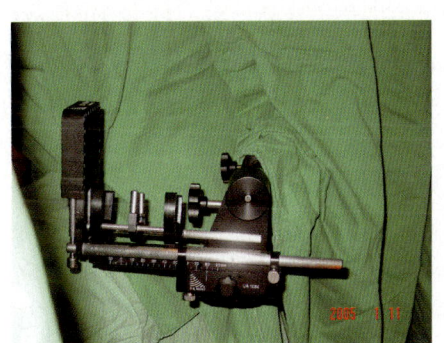
图4　固定设备和步进装置

2. 患者体位

正确的患者体位不仅是成功进行体积测量的关键，而且省时和省力。患者体位固定的目的是保证手术时的稳定性，确保粒子放置时的精确度，确保手术质量。

患者取仰卧截石位，膝盖和腿固定，可对称性升高和旋转。腿向臀部屈曲90度。患者不必向背部垂头或过度屈曲。臀部位于床的尾部。颏和耻骨应该位于中心线，最重要的是保证腿的对称性，以减少盆腔的转动。这样认真的摆位可以使超声探头顺利到位，并且与耻骨弓保持对称平行。

3. 超声设备和固定装置

①步进装置　在超声探头插入直肠之前，应首先固定超声步进装置，向下与肛门保持5～10度角，这是一个理想的探头放置位置。

②球囊或安全套　球囊或安全套放入5～10ml凝胶和2～3ml水，探头向下插入安全套内，在探头后方用胶皮套系紧，排空空气，因为空气可以降低图像质量。如果是球囊，可用5～10ml无菌蒸馏水。检查球囊，确保没有空气。

③插入探头　润滑探头，以与直肠成一定角度向上轻轻插入直肠。切不可将探头直接插入步进器，这样会引起患者不适合不便于操作。对于敏感患者，探头插入之前使用利多卡因软膏以减轻不适。

探头插入直肠后，将其固定在步进器的支架上。再次检查探头的位置，确保能够采集到前列腺从头到尾的图像。如果系统允许，可适用5或6赫兹超声扫描。这一能量范围可以获得理想的前列腺外轮廓图像。在大多数临床实践中，较高赫兹变化对观察和描述前列腺均较困难。

④模板　精细的近距离超声系统应该有适于体积测定研究的程序，模板网格显示在监视器上。这些网格应该包括整个前列腺图像。

4．定位超声图像

这一步骤的目的是确保每一张前列腺影像能够从底到顶部以5mm层厚扫描时清晰显示外轮廓。需要强调的是通过图像获得的体积测量是剂量计划的基础，因此需要在手术中粒子植入时再创建。以下步骤可以确保快速获得精确图像。

①定位探头　探头略微向下，与床面形成5～15度角，而不是与床面平行。这一角度是适应患者如前述的体位时前列腺的解剖。在前列腺的中部开始扫描。明确整个装置（固定器和步进装置）的位置，这样才能对整个腺体以5mm层厚进行扫描。明确探头位置，根据中心垂直一列使腺体分为左右对称的两部分，这样从底部到顶部均可得到每一层对称性分布的图像。

②图像位置排列　从前列腺后缘定位位置排列（通常第1或第2排）是最小数目的网格排列，保持这个位置进而扫描整个腺体。位置排列常常变成标准和对每一个患者来说都是一样的。使用相同的排列避免了计划和粒子植入时的相互混淆。

在前列腺的中部，调整探头使位置排列位于前列腺后缘内1mm。从前列腺的中部开始（图5），步进器向前和向后移动，检查扫描可看到位置排列从底到顶仍然位于后缘内，而且图像在中心两侧对称分布。

在底部，位置排列通常表现为尿道的横切面。在顶部，第一排通常是后缘，这是合适的和理想的。

注意：由于超声探头需要使用水充盈球囊，因此为了获得适当的图像位置排列，有必要排除5～10ml的水。充盈的球囊可以扩张肛门，推动顶部向前移动，远离直肠。如果当探头从底部向顶部移动时，图像不令人满意，可以连续调整探头水平和或角度直到图像满意为止。

③记录图像　体积测定是从前列腺底部0.5mm处开始，到顶部再向下0.5mm处结束。这些起始和结束部位的前列腺图像均应该包括在体积测定之内。同时医生和剂量学家也需要这些图像决定靶体积以确保射线涵盖真正的前列腺体积。

超声体积测定需要超声仪器。在连续的5mm层厚图像上使用光标勾画前列腺从底部到顶部的图像靶轮廓。在体积测定时，可根据需要调整图像灰度和焦距，尤其是体积较大的前列腺。

④计数图像　通常利用0.0描述第一张底部图像，以此向顶部0.5、1.0、1.5间隔扫描。另外两个超出前列腺底部和顶部图像并不计数在内。它们可以标记为图扫描前和图像扫描后，而且应该与图像体积测定的图像分开。图像计数避免病例之间的混淆。有一些中心，尤其在开始阶段，选择复制一份体积测定图像作为安全底片备用。目前已经全面实现计算机自动化控制，完全可以通过计算机处理。

⑤矢状位图像　体积测定后，采集腺体中间的矢状位图像并打印。矢状位图像可用做测量前列腺的长度和核对横切位置图像的数量。计算原则是横切位图像的数量等于2倍腺体长度加上1。例如，如果腺体长度是3.5cm，那么横切位图像数量为2×3.5+1=8个图像。这个图像也可帮助决定中心针内需要放置的粒子数。例如，如果腺体长度是4.5cm，那么最少

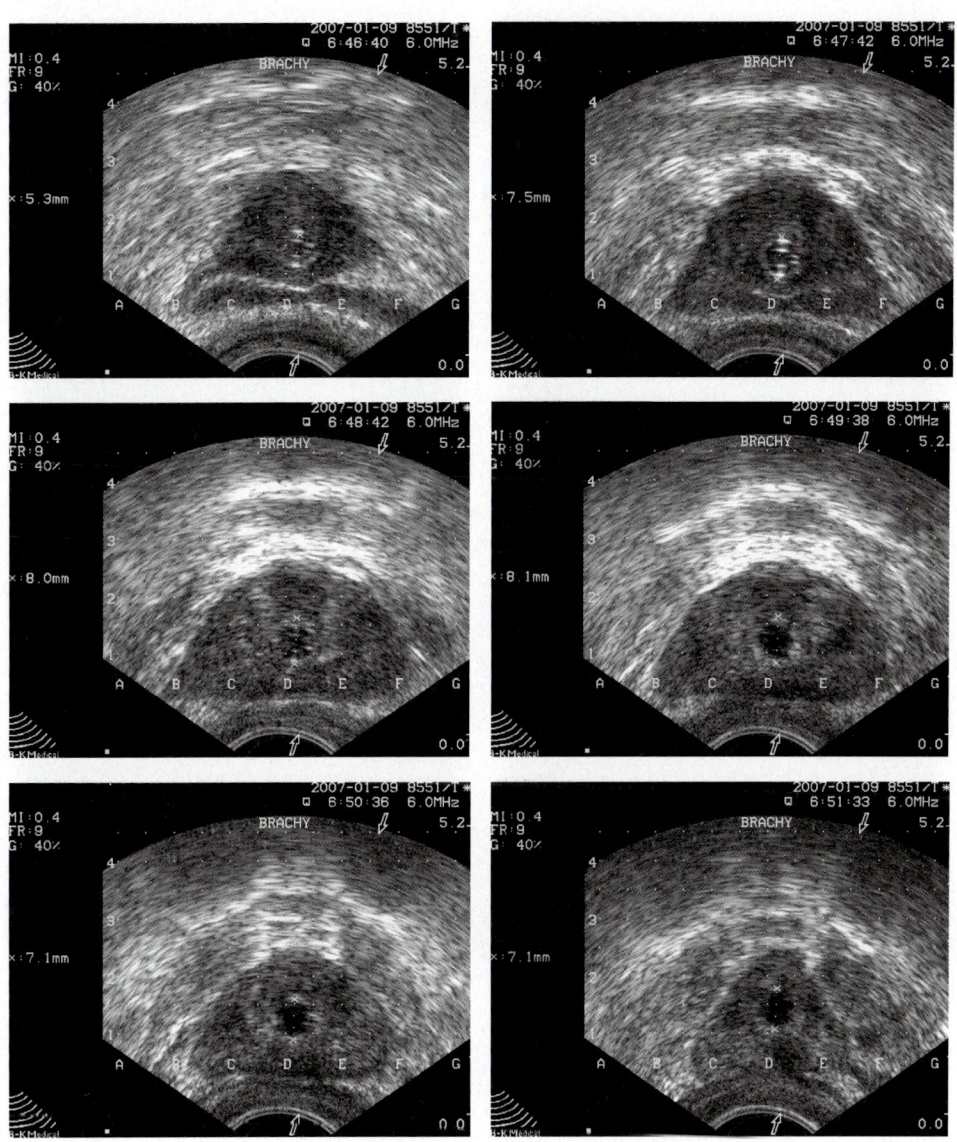

图 5　超声连续扫描获得的图像，中间低密度区为尿道

需要 5 个粒子才能适当的包括测定的体积。

注意：通常在矢状位上很难辨认前列腺的底部和顶部。如果遇到这种情况，可以左右转动探头来看清前列腺的底部和顶部。

第三节　耻骨弓评估

正如前面患者选择部分所述，技术关键之一就是确定耻骨弓与前列腺的关系。如果耻骨弓太窄，植入针很难达到靶点。因此，在粒子植入治疗之前明确它们之间的关系是十分重要的，这样才可能制定合理的计划。例如，一个患者前列腺较大，耻骨弓干扰明显，必须行几个月激素治疗来减小前列腺的体积以满足粒子植入治疗的需要。CT相关的图像可以作为评价耻骨弓干扰（pubic arch interference，PAI）的参考。一般的指导原则是，如果耻骨弓覆盖了前列腺体积的1/3，往往需要激素阻断治疗。

为了节省时间、花费和患者的不便，SPI利用超声制定了一个评价PAI的标准。这个过程可在体积测定时进行。目前正在经过FDA审批中。

（冉维强）

第 9 章

放射性粒子组织间近距离治疗前列腺癌的辅助设备

与其它外科手段相比，开展放射性粒子治疗前列腺癌并不困难，而且综合条件要求也不是很高。除去超声设备，其它设备均不昂贵。放射性粒子植入治疗前列腺癌需要五大主要设备：超声和探头、三维立体治疗计划系统和质量验证系统、固定系统、粒子植入器和辅助设备。辅助设备包括：粒子针、粒子枪、消毒盒、粒子装载平台和敏感仪。

第一节 超声和探头

一、超声

目前粒子治疗的超声只有丹麦B&K公司和西门子公司生产的超声内配置了放射性粒子治疗用的特殊软件系统，与计算机治疗计划系统完全一致。目前国外已经研制成功彩色超声图像获取系统，具有三维立体显像功能。该设备配有特殊的、带有端扫功能的直肠探头，型号为8551。超声探头可以与前列腺治疗的固定系统、步进系统实施连接，将经直肠获取的前列腺超声图像直接传送到计算机治疗计划系统，进行术前体积研究、术前计划或术中计划，指导粒子治疗。超声图像要求能够提供全面前列腺大小、形状以及与周围正常组织，一般扫描层厚3～5mm。见图1。

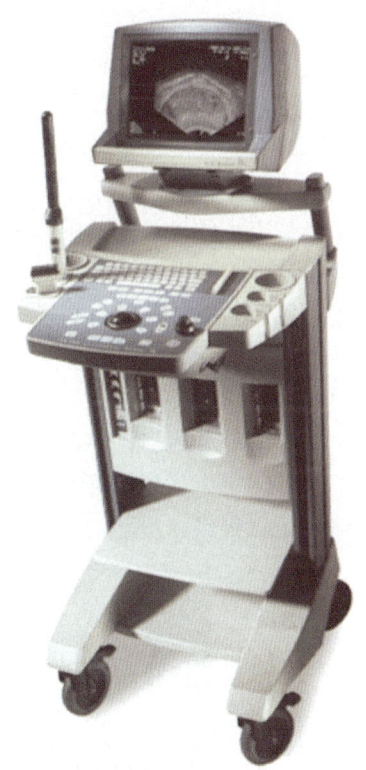

图1 术中超声

二、直肠探头

具有端扫功能，可以实现横切和纵切的图像转换，易于消毒。见图2。

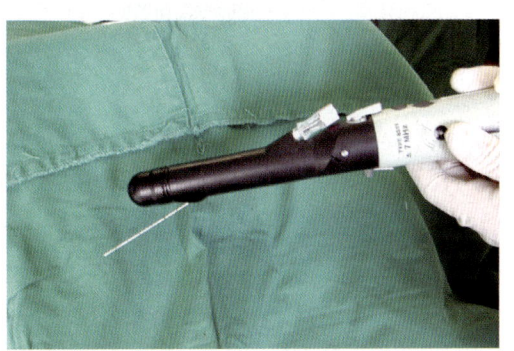

图2 超声探头

第二节　放射性粒子植入治疗固定设备

一、固定装置

固定装置包括：滑动器、水平杆、微调器。固定装置可以提供一个稳定的平台，校正粒子植入治疗过程中前列腺位置的变化，保证在超声确定靶体积和种植过程中超声探头和步进器的精确性。固定装置包括：落地式、联体式和万向节式。

二、前列腺癌粒子治疗固定架种类

前列腺癌粒子治疗固定架种类有三种：

1. 万向节固定架

优点：结构设计简单，操作方便，可与任何手术床连接。实用性强，如图3。

2. 落地式固定架

优点：移动灵活。缺点：术中容易碰撞，位置容易移动，如图4。

3. 联体式固定架

优点：固定性好。缺点：操作烦琐，需要特殊手术床与之匹配，如图5。

4. 前列腺癌粒子植入治疗床

专门用于前列腺癌粒子植入治疗床，见图6。优点是稳定性好、操作方便、精确度高，缺点是：价格昂贵。

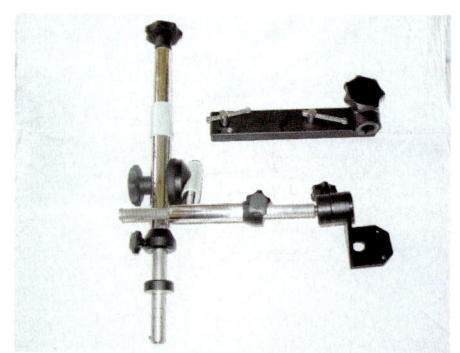

图3　万向节式固定架

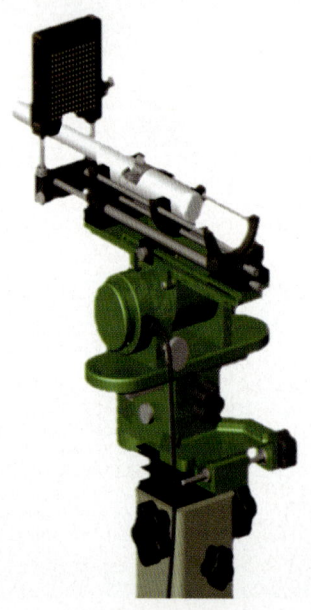

图4　落地式固定架

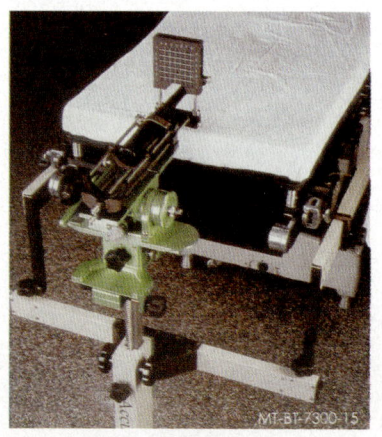

图5　联体式固定器

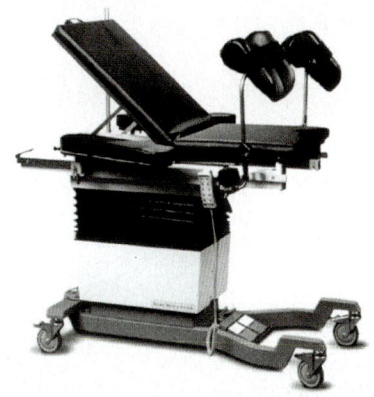

图 6　前列腺癌粒子治疗床

三、RTP-6000 精密固定器

此装置可以使近距离放疗物理师快速和精确地获取图像，按下按钮后，可以使之在任意方向上移动。探针移动到理想区域后，松开按钮，探针即被固定。本装置的优点在于：

1．可与精密步进器和所有其它主要品牌的步进装置配合使用。
2．床架宽度可以根据检查床的宽度和导轨尺寸的不同加以调节。
3．可以将步进器和超声探头精确固定。
4．所有组件均可锁定，以提供一个固定的平台。
5．与经直肠超声应用相关的一系列实用功能。
6．稳定器的重量轻，便于运输、操作、提高了物理师感知患者解剖结构的能力。
7．确定合适的位置后，松开按钮后即可将稳定器固定在该位置。
8．通过手柄按钮可以使之在六个轴面上自由运动，无须微调即可以进行平滑、简单的定位。
9．精密固定器和步进器可以经高压锅消毒，提高使用的安全性。

第三节　步进装置

一、步进装置

精确步进装置是唯一一个带有可调节'Z'形平面基准线的步进器。该设备保证医生精确固定超声探头深度，以便使图像更清晰和粒子植入更精确。在确定靶体积和粒子植入过程中，步进器保证超声探头以5mm的距离从前列腺底部到前列腺的顶部扫描。在粒子植入过程中，步进器也可以帮助确定前列腺的基底层面、监视粒子针插植和粒子植入更简便易行。

精确步进配套装置包括：1个精确带刻度的步进器、1个带18G孔针模板、1个可操纵手柄和1个承载超声探头的金属固定环。

二、步进器的特征

（1）精确：精确性主要是通过Z形平面进行微调，精确度可达无限或1mm。（2）可匹配性和可靠性；（3）可与超声和直肠探头联合使用；（4）易固定；（5）材料精良，制造精细；（6）操作省时。

三、步进器设计要求（图7）

（1）合理的机械设计，保证5mm步进和连续直线行进；（2）刻度显示清晰、易读；（3）直观，单手操作；（4）探头可在矢状位旋转120度，方便使用；（5）设计轻巧；（6）可高温消毒。

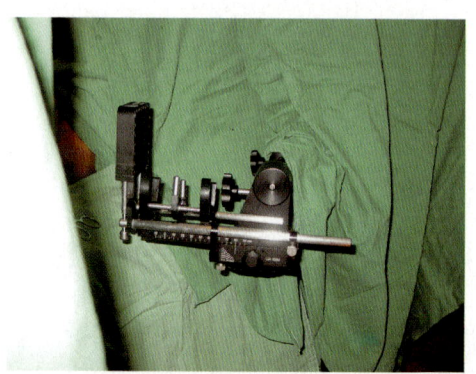

图7 步进器

第四节 模 板

模板设计为X和Y轴向标记，带有针孔，针孔间隔5mm。模板设计要求具有一定厚度，保证粒子空间分布精确、彼此之间间隔一致和粒子针插入后不发生方向偏斜。模板与固定系统通过底座实施连接。

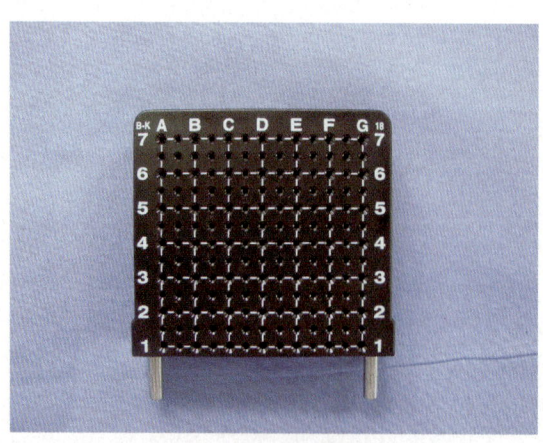

图8 粒子治疗模板

第五节 粒子植入器和粒子针

粒子治疗植入器根据形状分为：笔式植入器、转盘式植入器和手枪式植入器。

一、笔式植入器（图9）

代表产品为美国Radio-nuclear公司生产的Mick枪。它的设计优势在于：①枪身与粒子针插植方向平行，术中治疗时不会影响其它粒子针的位置；②粒子仓与植入器连接后具有防护作用，安全；③带有刻度手柄可以确保推针距离得到有效控制；④粒子植入间距可以调整。缺点也有，包括：①清洗困难；②容易回血后卡源；③造价昂贵；④不方便其它系统肿瘤治疗。

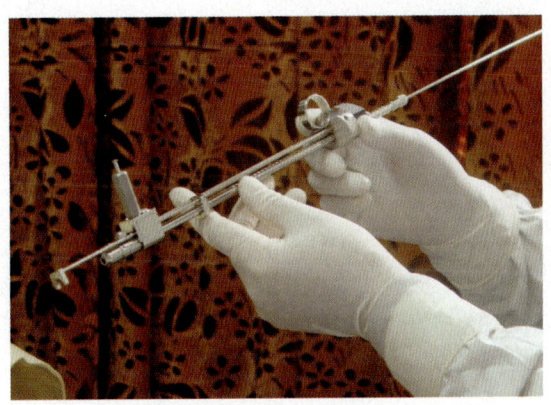

图9　美国生产笔式粒子植入器（Mick）

二、转盘式植入器（图10）

代表产品是我们国家自行设计生产的，内装35～50颗粒子源。其优势为：①携带方便；②消毒方便；③防护设计安全。不足之处包括：①无法记录粒子应用数目；②回血后卡源需要重新安装，操作人员可能接受大剂量照射；③粒子植入时与其它粒子针相互影响，导致粒子空间分布不精确；④不适合前列腺癌粒子治疗。

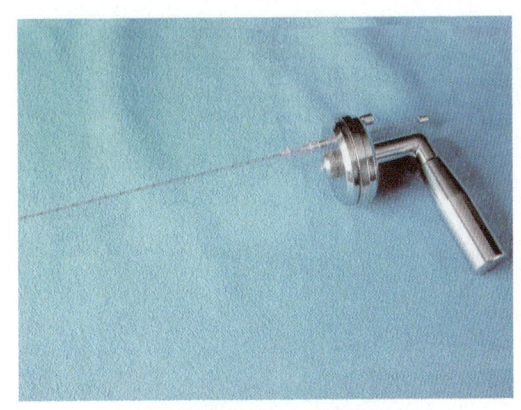

图10a　北京原博新创医学科技有限公司生产的转盘式植入器（第一代）

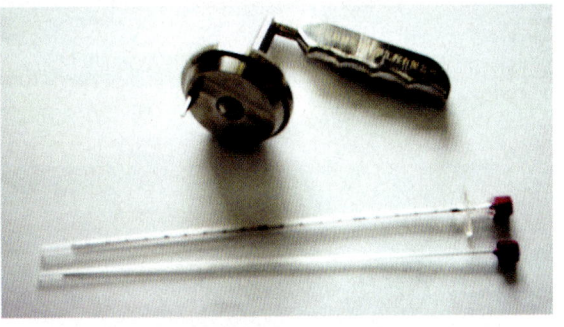

图10b　北京原博新创医学科技有限公司生产的转盘式植入器（第二代）

三、手枪式植入器

代表产品为我国自行生产和英国生产两种。我国生产的手枪式植入器借鉴了国外笔式设计的理念，粒子仓也设计为仓储式，每支内放10颗粒子源。见图11。其优势包括：①枪身与粒子针插植方向平行，术中治疗时不会影响其它粒子针的位置；②粒子仓与植入器连接后具有防护作用，安全。缺点包括：①做工欠精细，清洗困难；②回血后容易掐源；③撞针没有调控刻度，无法控制粒子间距；④与粒子针连接时容易影响其它针的位置；⑤手工控制，稳定性不好。英国生产的粒子植入枪目前国内尚没有应用，见图12。

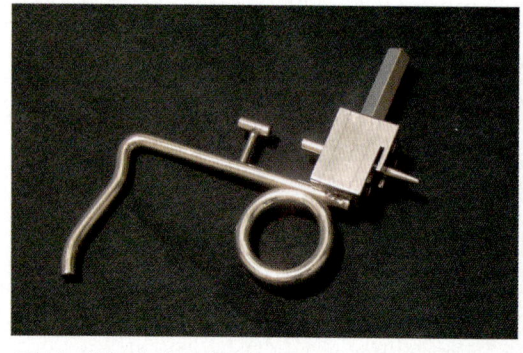

图11 浙江宁波君安药业公司生产的手枪式植入器

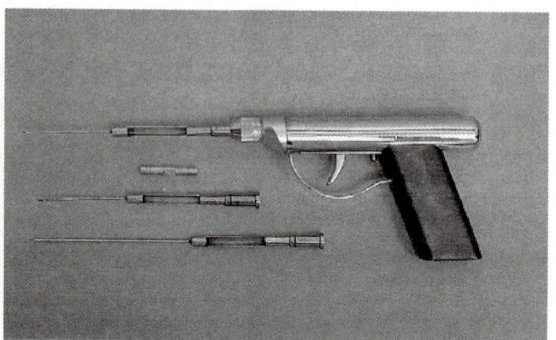

图12 英国皇家马司登粒子植入枪

四、粒子针

粒子针有三种型号。粒子针直径一般为18G，内有针芯，外有套管，针芯略长于套管，确保粒子能够推出。末端根据植入器种类，设计成不同类型，主要是便于连接。治疗时保证不脱落。粒子针套管有的设计有刻度，方便使用，有的没有刻度。针的长度有长针和短针两种，长针适于体内深部肿瘤治疗，短针适于人体浅表肿瘤治疗。尖端菱形和带刻度粒子针更具使用优势，见图13a和13b。

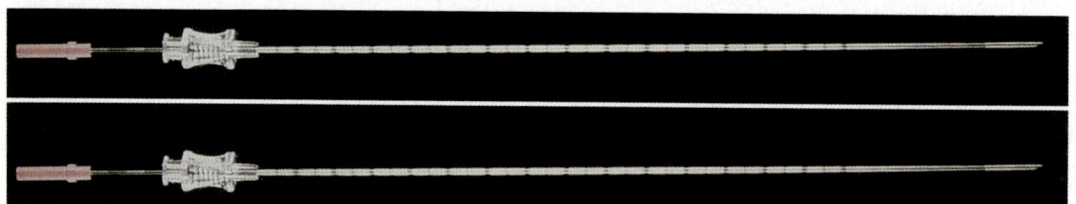

图13a 进口粒子治疗针

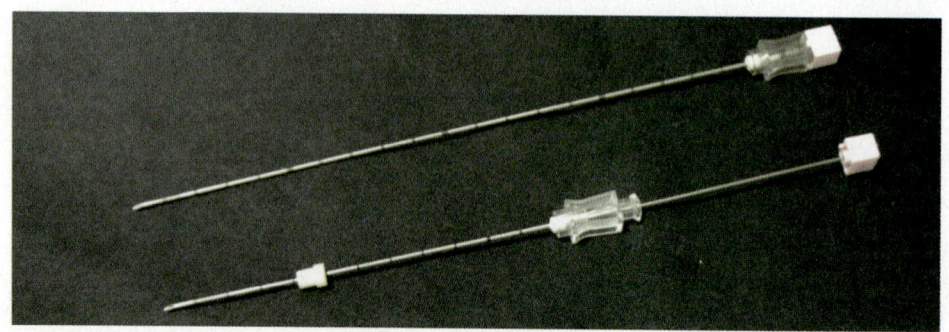

图13b 国产粒子植入针

第六节 附属设备

附属设备包括：特制的代有防护罩的水平针盒、持针屏蔽挡板、持针盒、旋转持针盒、镊子和不锈钢尺。

一、特制的代有防护罩的水平针盒

特制的带有网格布局的针盒目的是与用户使用的模板相匹配。水平放置针可避免单个粒子丢失和粒子链中粒子间的相互挤压。特为前装治疗和粒子链治疗时使用，单颗粒子治疗时没有用途。

1．表面60度角的倾斜使操作者更容易看清和计数。
2．2个孔是方便拿粒子和再装针。
3．可移动的安全盖确保管心针在移动和运输过程中的碰撞。
4．尺寸为13cm × 9.5cm × 7cm。

二、持针屏蔽挡板

1．为持针盒特殊设计的屏蔽装置。这个屏蔽挡板10英寸宽，可以在其周围安全移动。易于搬运，而且对头和躯干均具有保护作用。
2．为了便于储存，垂直部分可移动。减少操作人员接受照射机会。

三、持针盒

持针盒可以高温消毒，其作用是：
①放粒子植入针；②对装粒子的针具有防护作用。主要用于前装治疗。

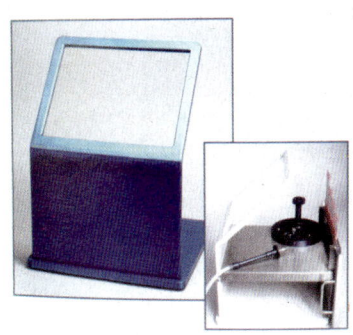

图14　屏蔽挡板

四、粒子仓、粒子装载平台和反向镊

粒子仓：为特殊设计装载粒子使用，一般每个装载10颗粒子，可以耐受高温消毒。见图15。

粒子装载平台：用于分装粒子时使用。见图16。

反向镊：分装粒子时使用的特殊镊子，该器械的设计特点为手柄较长、夹粒子时稳定性好、不容易脱落，起到防护作用。

消毒盒：用于消毒。见图17。

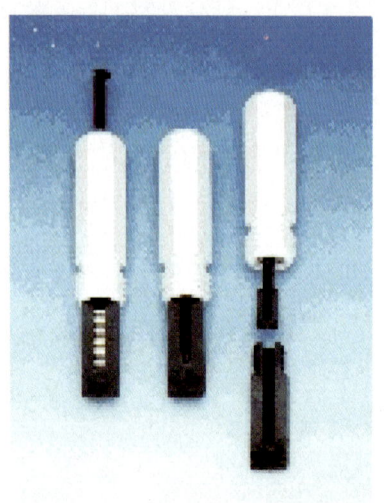

图 15　粒子仓

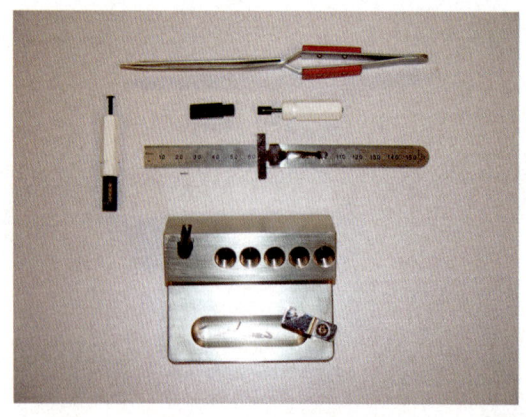

图 16　粒子装载平台

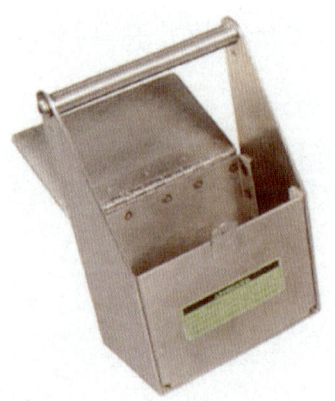

图 17　粒子消毒盒

五、AccuSeed 系统

在过去的10年中，放射物理师利用AccuSeed™步进装置将放射性粒子植入前列腺中来缩短外科手术的时间，提高粒子植入的准确性。独立的控制器可以明显缩短植入粒子时复制大量图像资料的时间。独特的"open track"光栅通过超声设备可以对AccuSeed进行精确的校准，有助于在每次治疗时保持针位置的准确性。更重要的是，该系统使用方便，可以帮助物理师在手术室外进行操作，节省时间。另外，AccuSeed可以在任何检查床上或检查室内使用。由脚踏板控制的支架保证了粒子植入时的稳定性，并使在植入后易于从膀胱镜中退出。

AccuSeed系统中包含AccuSeed床架，此装置重量轻，操作简单，稳定性好，定位自由。用于膀胱镜检查床时，其宽度可以调节，这一创新性的设计避免了植入时控制杆和钳子影响工作空间。

1．适用范围广：可以和所有生产厂商的直肠超声探头配合使用。

2．准确：独立的控制系统可以对探针和光栅进行精细调节和准确定位。探针可以在6个轴面上运动：高度、出入移动、左右移动、纵摇、滚动及旋转均可调控。

双向滚动控制：在任一光栅位置上，探针可以在其整个纵轴上滚动。

3．高效：按照预先计划可以在数分钟内重新排列，迅速进行体积测定。

六、粒子梭（Seed Shuttle™）

一次动作即可完成粒子及其定位架的置放。该系统用于"适时"或根据预先制定的计划进行放射性粒子及定位架的组织间插植。根据特定的植入针的要求，粒子及定位架在屏蔽的快速粒子装载器中装载完成后，能很方便地移入粒子梭中，粒子梭由两个可经蒸气消毒的不锈钢梭、一根14英寸的管心针和一个支架组成。装载过程与植入针的装载类似。机械闭锁装置，有效防止粒子在转移过程中从尾端丢失。操作者控制开关，有助于防止粒子植入过程中的有误操作。一次动作即可完成一根针的装载（包括粒子及定位格架），避免了抽吸现象及继发的粒子集中现象的发生。支持实时装载粒子/定位架复合体，装载过程中可随时更改装载内容。显著降低电离辐射。

七、MAX4000静电测量仪

MAX4000静电测量仪的精确度高，测量范围很广。可用于近距离治疗放射源（低剂量率、高剂量率及心血管内照射）以及所有外照射和诊断影像学放射性的测量。

特点：

1．灵敏度高：$0.001pA \sim 195.00nA$，$0.01pC \sim 999,999nC$。

2．数字滤过器：在MAX4000静电测量仪中装入一个数字滤过器可以消除噪声，以得到稳定、精确的测量。

3．显示方便：同时显示安培、库仑和测量时间，基本不需要调整屏幕。

4．易于使用：平面直观、简单，便于工作。仅有几个按钮即可控制所有的操作。

5．自动调零：按动该按钮后，即可开始测，液晶显示器显示。

八、井形测量室

井形测量室具有节省时间，稳定性好等特点。虽然 HDR 1000 Plus 井形测量室最初用于高剂量率（HDR）近距离治疗的测量，但同样可用于低剂量率（LDR）核素的测量。该仪器是证实患者是否接受放射性核素规定剂量照射的最佳仪器。

优点：①在0.01mCi至20Ci范围内，测量效率为100%；②除了有空气以外，其它条件下不必进行校正；③费用低；④可靠：已在多家单位验证。

九、植入针的质量控制/验证工具

对已经装载好的植入针进行放射自显影的工具。这是一个对已经装载好的近距离治疗针进行质量验证的控制系统。它由一个不锈钢底座和一个铝盘组成，盘的两边有30个凹槽，以放置装载好的植入针。先把针放在夹具中，将柯达胶卷置于针的上方。然后，把铝盖放在胶卷的上方，这样，从装载好的针上发出的辐射就会在胶卷上成像。从胶卷上的图像即可判断粒子和定位格架装载得是否正确或者发现有掉落的针。

十、超声引导下的前列腺穿刺模型

这是一个利用超声引导的理想练习设备。这个与组织等效的前列腺模型是一个可以任意练习的模型，包括直肠超声探头对前列腺进行扫描。模拟前列腺、直肠壁、精囊和尿道都被装在一个装有丙烯酸的 11.5cm × 7.0cm × 9.5cm 透明容器内，不同的超声探头和外科工具通过一个 3mm 的会阴膜可以模拟植入针插入前列腺的过程。

十一、近距离治疗质量控制模型

该模型用于经直肠超声粒子治疗的质量控制和近距离治疗系统的校正。包括对靶体积的测量、内部和外部模板软件的准确性以及探针退缩的准确性的质控。在对模型的顶部进行扫描时，会出现部分格状线，这些线按照显示器上的网格线排列，保证垂直和水平距离间测量的准确性。

在模型上埋入5根交叉线，用来确定探针是否退缩到规定的位置。将探针向左或右转动60度，测量三个不同的已校准的物体的体积，其中之一是非球体的。

十二、C-型臂手术台

这种通用的手术台能满足影像导引粒子治疗的各种要求，采用手动或脚踏板操作可使手术台的高度在35.5英寸至45英寸之间自由调节，驱动马达能使手术台在四个方向上（头侧至足侧、左侧至右侧）移动，也可使手术台倾斜、反向倾斜或正负20度翻转。手术台靠背的倾斜角可在0~80度之间自由调节。这种靠背具有气压辅助装置，通过其特有的触摸式闭锁/开锁机制，使改变患者的体位变得轻而易举。所有的床位改变均可准确、安静，并在没有振动的情况下完成。此手术台的通用性还体现在其配有床面延长31英寸长。应用床面延长段，肺病患者也可进行病灶成像，通常患者采用仰卧位，脚置于支撑垫上。

本装置支持超声或X线透视引导下操作，狭窄的床头为悬空设计，便于医生接近床边，与移动式或悬吊式的C-型臂系统也可很好地匹配。

十三、粒子敏感仪（Seed Senser™）

Seed Senser™ 辐射监测器经过校准，可在粒子装载区内准确发现固定好的粒子，利用探测区域内出现的闪烁光可以快速找到掉落在桌面上或房间里的粒子，而其它监测仪器由于不是为此专门设计的，通常无法发现微小的植入粒子，Seed Senser™ 很好地屏蔽了外来无关辐射及背景辐射，从而保证了其检测的有效性。见图18。

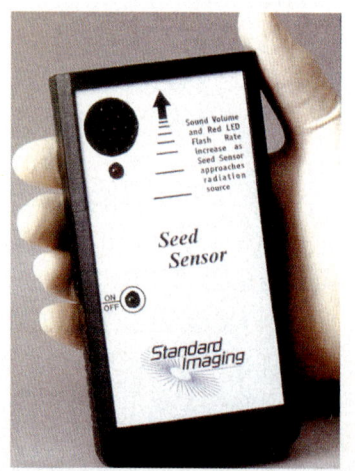

图18 粒子敏感仪

十四、自动化粒子治疗系统

最近核通公司开发研制出了全自动粒子治疗系统,该系统将固定器、超声、步进器和粒子植入系统全部连为一体,由计算机控制。其优点是:精度大大提高;治疗时间大大缩短;并提高了安全性能见图19。

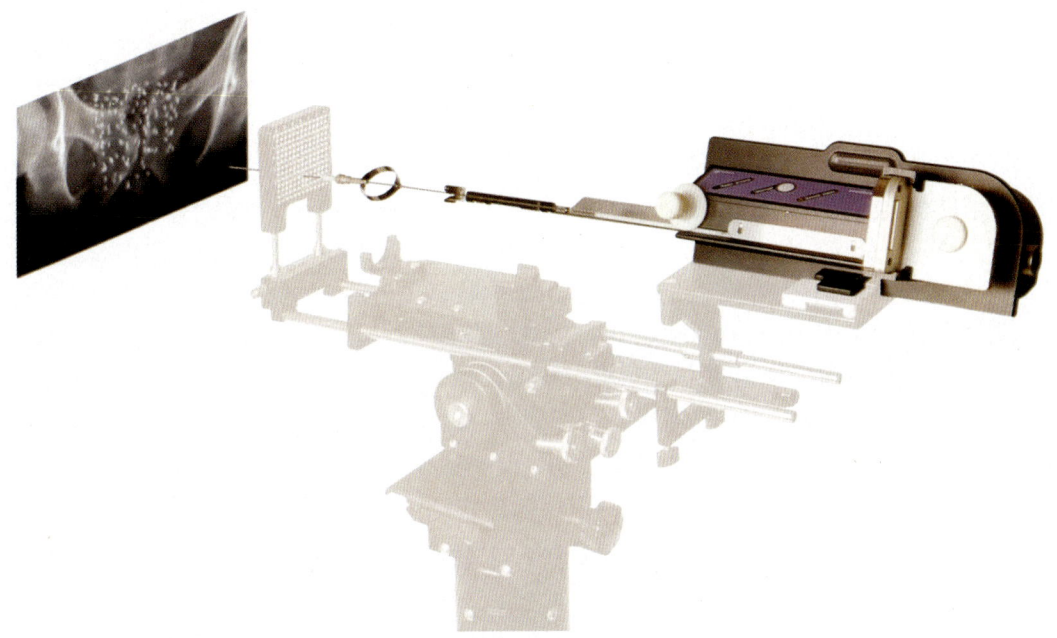

图19 核通公司生产的全自动粒子治疗系统。

(王俊杰)

第 10 章

放射性粒子组织间近距离治疗的辐射防护

放射性粒子组织间近距离治疗是将密封的放射性粒子永久植入病灶内进行放疗。工作人员在放射性植入过程中如不遵守操作规程、不注意辐射防护，有可能受到过量照射。为了保护医护人员的健康和安全、保护公众和环境，工作人员必须严格遵守操作规程和注意辐射防护。我国历来对放射卫生防护工作十分重视，为此制定了一系列的法规和标准，并随科学技术的发展以及对放射医学与防护的新认识，结合国情不断修订或/和制定新的法规和标准。如《放射性同位素与射线装置安全和防护条例》和《电离辐射防护与辐射源安全基本标准》等，是我国现行的放射防护基本法规和标准，是放射工作单位和放射工作人员必须遵守的。

第一节 放射性及其度量单位

一、放射性核素（radioactive nuclide）

是指能自发地放出射线，与此同时转变为别的原子核，或自发地发生核能态的变化的核素称为放射性核素。放射性核素有三个重要的特点：

1. 核衰变（nuclear decay） 能自发地发射出射线同时衰变成另一种核素的过程称核衰变。
2. 半衰期（half life，$T_{1/2}$） 是指放射性核素的活度减少至原来一半所需要的时间。
3. 衰变规律 放射性原子核数目的减少呈指数规律衰变。

二、放射性活度（A）（radioactivity）

放射性活度是指一定量的放射性核素在单位时间内核的衰变数，它反映的是放射性核素的核衰变率。SI单位：贝可勒尔（becquerel，Bq），简称贝可（Bq）。1贝可定义为每秒一次核衰变。旧的专用单位为居里（Ci），1 居里定义为每秒 3.7×10^{10} 次核衰变。

单位的换算：$1Ci = 37 \times 10^9 Bq = 37GBq$， $1Ci = 1000mCi$， $1mCi = 1000\mu Ci$
$1mCi = 37 \times 10^6 Bq = 37MBq$， $1\mu Ci = 37 \times 10^3 Bq = 37kBq$。

放射性活度以前也称放射性强度。放射性活度不代表放射性物质放出射线的多少，也不表示放出射线能量的大小。活度（贝可数）相同的放射源，其放出的射线不一定相同，如

^{60}Co 一个原子衰变放出 1 个 β 粒子和 2 个 γ 光子，而 ^{32}P 一个原子衰变只放出 1 个 β 粒子。

三、常用辐射量及其单位

1．照射量（exposure）X

照射量是用以表示 X 线、γ 射线在空气中电离大小的物理量。它只适用于 X 和 γ 射线，不能用于其它类型的射线，也不能用于空气以外的其它物质。

照射量的定义是 X 线或 γ 射线在单位质量（dm）的空气中，与原子作用释放出来的次级电子完全被阻止时，所产生的任一符号的（正电或负电）离子的总电荷（dQ）与 dm 的比值。

即
$$X=\frac{dQ}{dm}$$

照射量的 SI 单位：库伦·千克$^{-1}$（C·kg^{-1}），旧的专用单位：伦琴（roentgen，R）。伦琴的派生单位：毫伦琴（mR），1R = 1000mR、微伦琴（μR），1mR = 1000μR。

1R = 2.58 × 10^{-4} C·kg^{-1}，1C·kg^{-1} = 3.876 × 10^{3}R

即 X 线或 γ 射线在每千克空气产生的电量为 2.58 × 10^{-4} C·kg^{-1} 时为 1 伦琴。

也相当于在 0.001293g 空气中产生 2.082 × 10^{9} 对离子为 1 伦琴。

鉴于现有的技术条件和对测量精确度的要求，在 X 或 γ 射线能量介于 10keV ~ 3MeV 时测量结果才是可信的。

2．吸收剂量（absorbed dose）D

吸收剂量（D）是剂量学和辐射防护领域中一个重要的量。它适用任何类型电离辐射和任何被照物质。吸收剂量的定义是单位质量被照射物质平均吸收的电离辐射能量。

即
$$D=\frac{dE}{dm}$$

dm 为被照物质的质量，dE 为其吸收的辐射能量。

吸收剂量的 SI 单位：焦耳/千克（J/kg）

专用名为戈瑞（gray，Gy），1 Gy 等于是 1kg 被照物质吸收 1J 辐射能量。即：

$$1Gy = 1 J·kg^{-1}$$
$$1Gy = 1000mGy, \quad 1mGy = 1000μGy$$

旧专用单位为拉德（rad），1 拉德等于 1g 被照物质吸收 100 尔格的辐射能量。

$$1rad = 0.01Gy, \quad 1Gy = 100 \text{ rad}。$$

吸收剂量率是指单位时间内的吸收剂量。单位：戈瑞·秒$^{-1}$（Gy/s）。

四、吸收剂量与照射量之间关系

吸收剂量与照射量的概念不同，但二者有一定的关系。吸收剂量不能直接测量，可用 X 线或 γ 射线在空气中辐射场测量的照射量 X 换算为吸收剂量（D）。在相同条件下，X 线或 γ 射线在空气中的照射量（X）与吸收剂量（D）之间的关系如下式：

$$D = 8.73 \times 10^{-3} \cdot X \ (Gy)$$

式中：X 为空气中某一点 X 线或 γ 射线照射量，D 为空气中某一点的吸收剂量。

在空气中受 1 伦琴照射所吸收能量为每克 87.3 尔格，故受照物质为空气时，1 伦琴照相当于 0.873 拉德。相当 0.873cGy。

空气以外的其它介质，吸收剂量 $D_介$ 与照射量 X 的关系，可由下式计算：

$$D_介 = f \cdot X$$

式中：$D_介$ 为被照介质的吸收剂量，f 为被照介质中伦琴换算为戈瑞的换算系数，称为 f 值。此值可从各种能量光子的 f 值表查得。

五、当量剂量（equivalent dose）$H_{T \cdot R}$

1990 年 ICRP 第 60 号出版物提出了当量剂量的概念以取代剂量当量，将品质因数（Q）改为辐射权重因子（W_R）。当量剂量的定义是：吸收剂量与辐射权重因子的乘积。即：

$$H_{T \cdot R} = D_{T \cdot R} \cdot W_R$$

式中 $H_{T \cdot R}$ 为 R 类辐射在组织或器官 T 中所致的当量剂量。

其 SI 单位：焦耳/千克（J/kg），专用名称：希沃特（sievert, Sv）。

$D_{T \cdot R}$ 为 R 类辐射在组织或器官 T 中所致的平均吸收剂量（Gy）。

W_R 为 R 类辐射的辐射权重因子见表 1。

表 1 ■ 不同辐射类型的辐射权重因子

辐射类型	能量范围	辐射权重因子（W_R）
光子	所有能量	1
电子和介子	所有能量	1
中子	< 10keV	5
	10 ~ 100keV	10
	100 ~ 2MeV	20
	2 ~ 20MeV	10
	> 20MeV	5
质子（反冲质子除外）	> 2MeV	5
α 粒子、裂变碎片、重核		20

对 X 线、γ 射线而言，其辐射权重因子为 1，所以其当量剂量和吸收剂量的数值相等。但对其它射线则可能不一样。

射线对人的危害，除与吸收的能量有关外，还与射线的种类及能量有关。因此，说被辐射权重因子加权后的吸收剂量称为当量剂量。当量剂量反映了某一组织或器官所接收的平均能量。

"当量剂量"和以前用的"剂量当量"二者都考虑了射线的种类和能量，单位也相同，都是 Sv，故易混淆。实际上二者是有差别的。剂量当量是 1977 年 ICRP26 号报告提出的单位。

剂量当量定义是：$H = D \cdot Q \cdot N$

式中：D 是吸收剂量。

Q 是辐射品质因子，它是根据辐射传能线密度（LET）确定的。

N 是修正因子。

剂量当量和当量剂量的差别在于：

(1) 量当量是组织或器官中某一点的吸收剂量乘以该点处的辐射品质因子 Q，而当量剂量是组织或器官的平均吸收剂量乘以辐射权重因子 W_R。

(2) 计算剂量当量的射线品质因子 Q 是根据辐射的传能线密度（LET）确定的，而计算当量剂量的辐射权重因子 W_R 是根据辐射在低剂量率时诱发随机效应的相对生物效应（RBE）确定的。

(3) 剂量当量一般在辐射防护中用，主要是在长期小剂量慢性照射时的相应剂量范围内用，不能用于急性、大剂量时计算剂量，因为剂量当量采用的辐射品质因子 Q 仅与 LET 相联系，没把影响生物效应的各种因素考虑进去。但在多数情况下，二者在数值上是相差很小。虽提出当量剂量，但"剂量当量"也未被淘汰。

(4) 有效剂量（effective dose）E

组织或器官受到射线照射后的确定性效应，除了与吸收的射线能量（吸收剂量）、射线性质（辐射权重因子，当量剂量）有关外，还与组织或器官对辐射的敏感性有关。ICRP依据各种组织或器官对辐射的敏感性以及该器官或组织受损程度，引入组织全重因子（W_T）概念。因此，说被组织权重因子加权后当量剂量称有效当量剂量，简称有效剂量 (E)。ICRP于1990年推荐了一个标准供防护使用组织全重因子，见表2。

表2 ■ 组织全重因子（W_T）

组织或器官	组织全重因子（W_T）
性腺	0.20
红骨髓、结肠、肺、胃	0.12
膀胱、乳腺、肝、食管、甲状腺	0.05
皮肤、骨表面	0.01
其它组织或器官	0.05

有效剂量为体内所有组织或器官的加权当量剂量之和。表示为：

$$E = \sum_T W_T \cdot H_T$$

式中：E 为人受到的有效剂量，SI单位：焦耳/千克（J/kg），专用名称为希沃特（Sv）。

W_T 为组织或器官的组织全重因子。

H_T 为组织或器官的当量剂量（Sv）。

有效剂量（E）是指全身受到均匀或不均匀照射当量剂量的加权平均植。它可以解决不均匀照射或局部照射以及内照射、外照射同时存在时的危险评价。但当人体多个器官受到不同剂量照射时，不能将各个器官剂量简单地相加评价，用有效剂量就可解决了。

六、临床常用放射性粒子源

临床放射性粒子源常用半衰期短、能量低的γ辐射源，制成粒状，密封在金属壳内。这种低能γ辐射穿透力弱，既便于运输、保管，又易于防护。目前常用的放射性粒子列于表3。

表3 ■ 临床常用放射性粒子源的物理特性

放射性核素种类	射线类型	射线平均能量（MeV）	半衰期（天）	铅半价层（mm）	组织穿透能力（cm）
125碘（^{125}I）	γ	0.028	60.2	0.025	1.7
198金（^{198}Au）	γ	0.412	2.7	2.5	4.5
103钯（^{103}Pd）	γ	0.022	17.0	0.008	1.6

七、电离辐射与物质相互作用

在辐射防护中，有四种射线是我们最关心的，他们是α、β、γ和n（中子）。为了了解辐射对人体的损伤机理及在防护中采取合理的屏蔽材料，简介这四种射线。

1. α射线

是由两个质子和两个中子组成的一种带电粒子流，一般由较重的原子核发射，其能量一般低于7MeV。α射线通过物质时，其能量的转移（损失）的主要方式是电离和激发。α射线有很强的电离本领，一旦进入人体组织和器官破坏性较大。射线进入物质后，沿入射方向所能达到的最远距离，称为射线在该物质中的射程。但它的射程很短，一张纸就可把它挡住。一般认为α射线外照射对人体不会造成损伤，所以在防护上一般不需要特殊屏蔽。

2. β射线

是一种带电粒子流，它是原子核内发射出来的高速电子。穿透能力比α粒子大，例如能量为0.5MeV的β射线，在空气中的射程约为155cm。β射线的能量<1 MeV时，用数毫米厚的玻璃或有机玻璃就可以达到足够的防护要求。当β射线能量较高，屏蔽物有效原子序数较大时，则轫致辐射的产生几率增大。所以在屏蔽β射线时，要首先考虑用低原子序数的物质，如玻璃、有机玻璃、塑料和铝等，最好在轻材料后面再添加适当厚度的重物质材料（铅玻璃、生铁、钢板），以屏蔽轫致辐射。

3. γ射线

大多数β衰变的原子核都释放出射线，γ射线是不带电的光子，不能使物质直接电离和激发。它与物质作用时产生次级电子。次级电子引起物质原子的电离和激发。γ射线穿透力比α射线、β射线都强，在选择屏蔽γ射线的材料时，一般用高原子序数、密度大的物质，如铅、钢铁以及建筑材料水泥、砂石等。临床放射性粒子种植多为低能的γ射线，防护比较容易。

4. 中子（n）

中子是不带电的粒子，与物质作用时可被散射和吸收。慢中子主要表现为吸收，中能中子和快中子主要是散射。在实际工作中，多数遇到的是快中子，快中子与轻物质发生弹性散射，损失的能量比重物质多。因此，在屏蔽中子的防护中多用含氢的物质，如水、石蜡等。

第二节 放射防护的目的及剂量限值

一、放射防护的目的

1．防止有害的确定性效应（非随机效应）的发生。
2．限制随机效应的发生概率使之达到可接受的水平。
3．消除各种不必要的照射。

二、剂量限值（dose limit）

在《电离辐射防护与辐射源安全基本标准》GB 18871-2002中（以下简称《基本标准》）中，依据从业人员的职业和所处的环境条件不同、接触放射源的程度和方式不同、受照剂量水平的不同，将受照人员分为下列三类：

第Ⅰ类人员："职业性放射工作人员"，指直接从事放射性物质操作或因修理、处理事故及其原因而经常不定期地进入放射性工作场所的人员。

第Ⅱ类人员："患者、陪检者"，指在自身接受医学诊断或治疗照射的人员，或知情但自愿帮助和安慰患者接受照射的人员。

第Ⅲ类人员："公众成员"，是指除上述两类人员以外的全体人员（居民）。

1．职业照射的剂量限值

（1）职业照射基本限值　放射工作人员剂量限值是指在一年工作期间所受外照射当量剂量与这一年内摄入放射性核素所产生的待积当量剂量二者的总和，不包括天然本底照射和医疗照射。其剂量限值为：

a．连续5年内的年平均有效剂量不超过20mSv；b．任何一年中的有效剂量不超过50mSv；c．眼晶体的年当量剂量不超过150mSv；d．四肢（手和足）或皮肤的年当量剂量不超过500mSv。

上述的规定，考虑到有害的确定性效应和随机效应的情况下提出的：为防止确定性效应，眼晶体当量剂量＜150mSv；四肢（手和足）或皮肤的年当量剂量为＜500mSv。为限制随机效应，年剂量当量不应超过20mSv。

（2）育龄妇女、孕妇和未成年人的剂量限值

对从事放射工作的孕妇、授乳妇（指内照射）及年龄在16～18岁的实习人员。要严格控制其职业照射，剂量限值为：

a．年有效剂量不超过6mSv；b．眼晶体的年当量剂量不超过50mSv；c．四肢（手和足）或皮肤的年当量剂量不超过150mSv。

（3）应急照射　在事故情况下，为抢救人员或国家财产，或为了防止事故扩大，经过事先周密计划，由有关领导批准，健康合格的工作人员一次可接受50mSv的全身照射，但以后所接受的照射应适当减少，以使这次受照的前5年和后5年的10年平均有效剂量不超过20mSv，而且后5年以来接受的剂量累积达到100mSv时，应进行审查。

2．公众中的个人剂量限值

实践中关键人群组成员平均剂量估算不超过下述限值：

a．年有效剂量不超过1mSv；b．如果5个连续年的年平均剂量估算不超过1mSv/a，某一单一年份的有效年剂量可提高到5mSv；c．眼晶体的年当量剂量不超过15mSv；d．皮肤的年当量剂量不超过50mSv。

第三节　辐射防护原则

一、辐射防护基本原则

1．辐射实践的正当化

正当化（justification）就是在进行任何伴有辐射的实践的活动中，在照射前必须进行论证，权衡利弊。在这种实践中一定要利大于弊，即获得的利益远大于付出的代价，这种实践才是正当化的。

2．辐射防护的最优化

最优化（optimization）就是在考虑到经济和社会因素的条件下，使任何照射保持在可以合理达到的最低水平，以最小的代价获取最大的利益。不要盲目追求无限地降低剂量。

3．个人剂量限值（individual dose limits）

是指放射性职业人员和公众所受的剂量应符合国家标准限值。个人剂量限值包括个人在一年内受到的内外照射剂量之和的值。

二、外照射防护三原则

1．时间防护

工作人员在辐射场停留的时间越长，受照射的剂量越大，反之，越小。因此，在保证任务完成的前提下应尽可能的缩短接触放射线的时间。粒子种植过程中应提高操作的技术水平和熟练程度，缩短手术中接触放射粒子的时间。

2．距离防护

工作人员离放射源越远，受照射的剂量越少。对点源（即所关心的那个位置与源的距离相当于辐射源尺寸的5倍以上）在周围空间所产生的剂量率与距离的平方呈反比，当距离增加一倍时，照射剂量为原来的1/4。在粒子种植术中，拿粒子源时用长柄夹具，在不影响工作的前提下，应尽可能使机体远离放射源，以降低机体受照剂量。

3．屏蔽防护

在操作放射源时，单靠时间防护、距离防护不能满足安全防护要求时，此时需要设置屏蔽防护，以阻止射线对人员照射。在粒子种植术中可酌情穿戴辐射防护用品，如防护衣，防护手套、防护眼镜等。

第四节　粒子植入过程中的辐射防护

一、术前准备

1．根据病情遵守正当化、最优化的原则，制定合理的治疗计划，包括粒子选择、植入方式、方法、粒子总活度等,确保取得最佳治疗效果的前提下植入最少的粒子。

2．术者能熟练的掌握粒子种植技能,尽量的缩短手术时间。

3．对患者及家属做好手术的知情工作和注意事项。

4．辐射防护用品:包括含有0.18~0.25mm铅当量的橡胶防护衣、围脖、手套、橡胶布、铅眼镜、长柄镊子等。

5．装废弃放射性粒子的小容器、放射性废物桶。

6．个人剂量计、γ测量仪等。

二、术中防护

1．术者佩带个人剂量计(左胸前防护衣内)、酌情穿戴防护用品。

2．操作放射性粒子"植入系统"时,用长柄镊子取放粒子仓,仓口朝下,准确而迅速放入粒子仓座,然后操作粒子枪按计划种植粒子。在整个种植过程中,尽可能的密闭的情况下植入,避免射线向外泄漏。

3．术中详细记录粒子数目,所用粒子数目物相符。

4．对废弃的粒子,应放进带盖小瓶(如青霉素小瓶)内,放入专用的放射性废物桶内。污物桶应有外防护层和放射性的警示标志,放置点应避开工作人员作业区和经常走动的地方。

5．医用放射性废弃物处理,遵照GBZ133-2002《医用放射性废弃物管理卫生防护标准》办理,不得乱扔乱放。

6．每次工作后,认真检查工作面是否有遗撒的粒子,有无粒子泄漏污染环境。必要时用γ测量仪进行测量。

7．如发现粒子破裂,放射性物质泄漏,首先控制污染范围不要扩大,小心地将破裂粒子放入带盖的小瓶内,被污染的敷料、手套等作放射性废物处理。手术器械被污染可用大量清水冲洗和清洁剂擦洗,冲洗后经测量污染水平仍较高则需要进一步除污染或封存。如放射性碘污染,加强通风,必要时手术者服碘化钾100mg,封闭甲状腺。

三、术后防护

1．向患者说明,如有粒子从体内掉出来,不得用手直接拿,用长柄镊子或其它工具拣起放入带盖瓶中,立即送交放疗科医护人员,不可随意丢放。

2．当粒子种植组织若距体表较浅、活度较大时,在对应体表覆盖0.18~0.25mm铅当量橡胶布屏蔽射线。如^{125}I可屏蔽约90%~99%的辐射剂量。以减少对人员照射。

3．病人回病房后住单人房间。如住多人房间时,病人床间距保持一米以上。

4．家属、陪住者等人尽量不要接近患者植入粒子部位,一般保持约1m距离。一般认为,植入粒子后,距离患者1m处γ辐射剂量率低于50μGy·h^{-1}时,即可解除隔离。

5．植入放射性粒子后不久死亡者,依据GBZ 120-2002《临床核医学卫生防护标准》中规定含放射性核素尸体的上限值处理,见表4。

表4 ■ 无需特殊防护即可处理的含放射性核素尸体的上限值（MBq）

放射性核素	死后防腐	掩埋	火化
^{131}I	10	400（10mCi）	400（10mCi）
^{125}I	40	400（10mCi）	4000（100mCi）
^{198}Au	10	400（10mCi）	100（3mCi）

如尸体内放射性粒子活度超过了上述限值，尸体需放置或将植入的粒子部分取出（作为放射性废物处理）。尸体的放射性活度在限值以下时再行处理。

四、以 ^{125}I 粒子种植治疗为例说明辐射安全性

1. ^{125}I 粒子源 常用的粒子活度约为 0.5mCi～0.6mCi/颗。源体积ø0.8mm×4.5mm，外壳壁厚 0.05mm 钛合金，密封焊接，表面无污染，密封性能好。

2. 每颗粒子源装在金属管内，称粒子仓。每仓装粒子10颗。粒子仓头部有螺纹线，可固定于装载平台上，放于消毒盒中消毒备用。

3. 植入系统 植入前准备工作就绪后，在B超或CT引导下种植粒子即可完成。粒子植入整个过程几乎是全封闭操作，射线泄漏很少。

4. 依据文献报道和我们的实际测量结果均表明，工作人员常规照操作的情况下，注意防护，对术者及患者周围的人（邻床患者、陪住者、护理人员等）受照剂量均远远低于国标的剂量限值。因此说，放射性粒子治疗的辐射是安全的。

第五节 放射工作人员的健康管理

一、健康管理的法律依据

1.《中华人民共和国职业病防治法》；明确劳动者依法享有职业卫生保护权利、建立健康监护制度。

2.《职业健康监护管理办法》（卫生部第23号令2002）；包括职业健康检查、职业健康监护档案管理等内容。职业健康检查包括上岗前、在岗期间、离岗时和应急健康体检和检查周期、检查内容等。

3.《放射工作人员健康标准》（GBZ98-2002）；规定健康检查项目、检查结果评价标准、不适应证、禁忌证等。

4.《放射诊疗管理规定》（卫生部第 24 号令 2006）等。

二、上岗前体检

拟定从事放射工作的人员，首先要进行上岗前体检，身体健康状况要达到《放射工作人员健康标准》。

三、上岗前培训

拟定从事放射工作的人员体检合格后，由所在单位负责向当地卫生行政部门申请《放射

工作人员证》，经过培训，考试合格，领取《放射工作人员证》方可从事放射工作。

四、上岗后要接受《职业健康监护》的监督

在岗期间定期健康体检、个人剂量的监测、离岗体检、职业健康档案的管理等。

第六节 放射性核素源的运输、贮存和保管

1．放射性物质的运输要遵守《放射性物质安全运输规程》（GB 11806-2004）要求

确保放射性物质不外泄、不扩散、不污染运输工具和周围环境。运输前需要向有关部门申请，经审查批准后，发给剂量检查证书，方可办理托运手续。市内放射性物质的运输必须用机动车专程运输，严禁随身携带放射性物品乘坐公共交通工具。

2．放射源应放在专门贮存放射源的仓库里，并设置醒目的"电离辐射"标志

源库应防盗、防水、防火和防高温。不能与易燃易爆物品放在一处，库内有良好通风和射线屏蔽装置。放射源应分隔存贮，便于取源。

3．建立严格保管制度

放射源应专人保管，建立使用登记制度，做到账物相符，并定期核查。发现问题及时上报有关部门，并及时处理。登记表可参考表5。

表5 ■ 放射性粒子源收支登记表

编号	日期	粒子名称	批号	进入		接收人签字	取出		领取人签字	现存粒子数	
				粒子数量	总活度mCi		粒子数量	总活度mCi		粒子数量	总活度Ci)

注：(1) 每种放射性粒子单独写一页　(2) 编号按进货先后次序编排

第七节 放射废物的处理

放射性废弃物（radioactive waste）按其物态可分为固体、液态和气载废物。简称"放射性三废"。近距离放射性粒子治疗中放射性废弃物主要为固体废物，即废弃的放射性粒子源。对大多为短半衰期放射性核素。可采用放置法处理，等待放射性核素自发地衰变。存放时废物桶在显著位置标上废物类型、核素种类、活度、存放日期等。一般把半衰期＜15d的归入短半衰期放射性核素，放置10个半衰期，放射性将降低于原有放射性的千分之一。例如 ^{198}Au 的 10 个半衰期是 27d，^{125}I 是 600d，^{103}Pd 是 170d。因此，对一些短半衰期的放射性核素，不论是固体或液体废物经放置后，放射性已降低到 37×10^3 Bq/kg（相当 1μCi/kg）

以下时，就可以当普遍垃圾处理。对于长半衰期放射性废固体废物，环保部门有统一的要求和管理，建有专门的放射性废物库，集中统一管理。各单位可按统一要求收存废物，定期由废物库统一运输处理。

（王文学）

参考文献

1. 电离辐射防护与辐射源安全基本标准（GB 18871-2002）
2. 放射性同位素与射线装置安全和防护条例（国务院令第 449 号 2005）
3. 职业健康监护管理办法（卫生部第 23 号令 2002）
4. 放射诊疗管理规定（卫生部第 24 号令 2006）
5. 临床核医学卫生防护标准（GBZ 120-2002）
6. 医用放射性废弃物管理卫生防护标准（GBZ 133-2002）
7. 强永刚、张林，主编. 医学影像辐射防护学. 广州：世界图书出版公司出版社. 2001
8. 马旺和、许运龙、山常起，等. ^{125}I 种子源治疗前后周围辐射剂量监测. 中华放射医学与防护杂志. 2003 23（1）：52-53
9. 张继勉. 放射性粒子组织间永久插植放射治疗的辐射防护研究. 中国辐射卫生，2006，15（4）：407-411
10. ^{125}I 粒子组织间植入源治疗周围辐射剂量测量（内部资料）

SECTION 3

第三篇

放射性粒子组织间近距离治疗前列腺癌临床应用

第 1 章

放射性粒子组织间近距离治疗前列腺癌的历史

前列腺癌是美国男性最常见的第二高发肿瘤。平均发病率每年增加8%。血液检查前列腺特异抗原（PSA）可以大大增加早期病人的比例。目前，大约有77%患者诊断时处于早期，而1975～1979年为57%。早期前列腺癌患者有许多治疗手段选择，包括观察等待、根治性手术和放疗（包括外放疗和近距离治疗）等。患者作出决定之前面临非常棘手的选择，因为所有治疗手段均不可避免的影响患者的生存质量。

第一节 前列腺癌早期近距离治疗

1901年Pierre Curie发明了能够埋入组织内带有包壳的核素。1909年Pasteau和Degrais在巴黎的镭放射生物实验室，利用导管将带有包壳的镭源置入到前列腺尿道，完成了第一例放射性核素近距离治疗前列腺癌。1915年Barringer医生在美国纽约纪念医院肿瘤中心完成了第一例镭针插植治疗前列腺癌。具体方法是利用4～6英寸长镭针，通过会阴部直接插入前列腺组织，手指放入直肠引导植入针。James Ewing医生对其治疗的患者进行随访，结果证明前列腺肿块明显缩小，部分病例完全消失。尽管前列腺癌对射线具有较好的反应，但是，通过这种技术却难以得到理想的肿瘤局部控制，因为控制肿瘤的剂量往往造成了直肠的严重损伤。因此，在其后的30年中，这一技术并没有得到广泛的开展，期间偶尔有过一些关于放疗技术改进的报道。

1931年，瑞典的Forssell提出了近距离治疗的术语。Quimby提出了剂量表格计算方法，而后曼彻思特的Paterson和Parker医生将这一计算法则进一步完善。1952年Flocks医生在美国Iowa州立大学开创了术中组织间注射胶体金溶液治疗前列腺癌，发表了500多例不能手术前列腺癌的治疗，并发症和死亡率均较低。

20世纪70年代，高能加速器的研制成功，前列腺癌外放疗变得十分普及。Bagshaw、del Regato和Bennett先后发表了外放疗治疗前列腺癌的结果，他们认为外放疗可实现高剂量均匀照射前列腺，达到治愈前列腺癌的目的。一时间外放疗成为当时局部前列腺癌的首选治疗。同期，Scardino和Carlton再次引入前列腺癌近距离治疗概念。

第二节 耻骨后开放放射性粒子植入治疗

20世纪70年代早期，美国纽约纪念医院的Whitmore医生开创了经耻骨后组织间碘-125粒子植入治疗前列腺癌的先河，形成了今天前列腺癌近距离治疗的基础（图1）。技术流程为：通过腹部中线开，清除两侧盆腔的淋巴结，根据触摸到的前列腺长度、宽度和进针深度来判定植入体积，再根据经验公式决定最佳粒子植入剂量、粒子数和植入针数，之后进行 ^{125}I 粒子植入治疗。植入针长15cm，口径为16，经耻骨后插入前列腺，直到进入直肠内前列腺指诊手指尖能够感觉到为止，保持针与针之间的平行排列，针间隔为0.5～1cm。利用一种特殊设计的自动装置将粒子以一定的间隔植入进去，之后撤出植入针。

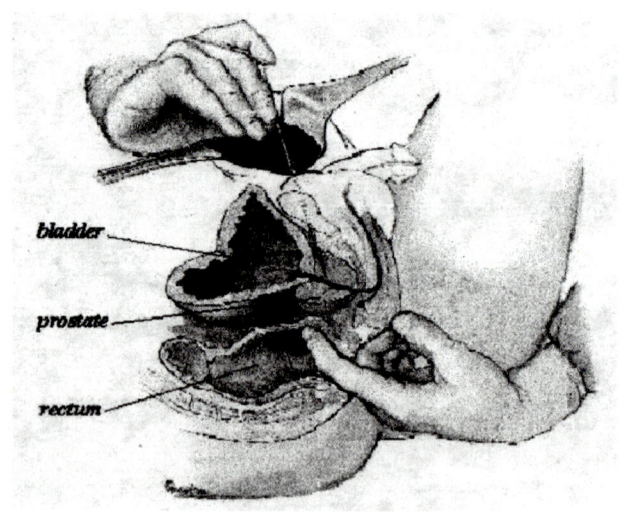

图1 耻骨后开放永久粒子植入治疗技术

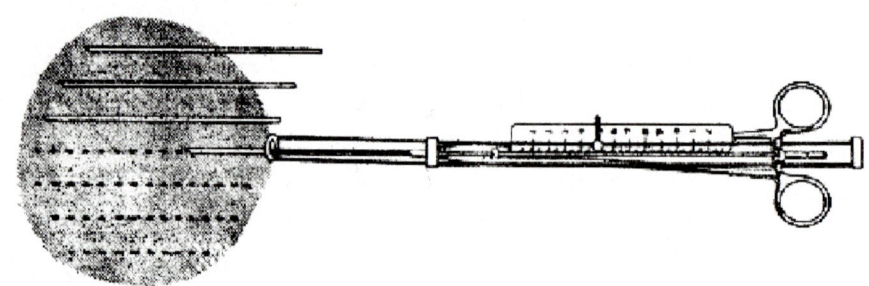

图2 早期放射性粒子植入治疗的植入器

放射形粒子植入治疗限局性的肿瘤较外放疗有如下优势：①剂量分布更适形于肿瘤的大小和形状；②随着核素的衰变，肿瘤照射时间延长，可以接受较高剂量照射，而周围正常组织损伤较小；③粒子植入治疗减少了患者和操作人员的接触时间。由于理论上的优势，在其后的15～20年间，耻骨后前列腺癌^{125}I粒子植入治疗配合盆腔淋巴结清扫术变得十分流行。

但是粒子植入治疗的也有其局限性：①患者需要住院；②一个标准的剖腹术前列腺位置会发生移动；③手术本身具有内在的引起并发症的危险；④整个植入手术仍具有一定的盲目性，粒子治疗剂量和植入针的插植是根据简单的触诊和肉眼大致的估计；⑤粒子均匀植入在技术上仍具有相当的难度，明显的低剂量区和高剂量区时有发生。由于没有精确的三维治疗前计划系统和图像处理技术，因此，合理评价粒子植入治疗的质量是不可能的。正如Blasko医生所言：评价耻骨后^{125}I粒子植入治疗的疗效，很明显由于术中计划、植入操作等技术上的困难和不适当的照射，加之缺少技术上可比性研究，限制了当时获得任何有意义的结论。

理论上讲，耻骨后开放粒子植入治疗可以通过以下4种方式改善疗效：①选择合适的核素：粒子治疗通常被用作单一治疗手段，但是也可以与外放疗结合。这些核素的优势是能量低、剂量仅局限在前列腺、易于操作、门诊治疗和患者易于接受。尽管^{125}I粒子适合高和中度分化癌的治疗，但是，大多数研究人员建议，对分化较差的肿瘤应使用^{103}Pd粒子治疗。②计算机计划系统的应用：根据经直肠超声（TURS）或CT扫描，利用治疗计划系统决定最佳剂量分布。无论那种方法，前列腺图像的层厚从底到顶均为0.5cm。根据图像扫描数据，大多数作者可以获得理想的剂量和粒子分布计划。③适应证选择：由于核素能量较低，建议他们实行单一治疗为低分期、高到中分化肿瘤和PSA小于10。这些肿瘤不可能有包膜外侵犯，超出核素能量范畴。随着分期、分级、PSA的增加，前列腺外侵的机会也增加，这时需要考虑配合外放疗。前列腺大于60g和TURP缺陷的患者不适于粒子植入治疗。④改善粒子植入手术技巧：粒子植入手术操作要轻柔，在超声指导下进行，保障粒子空间分布精确。

第三节　放射性粒子治疗前列腺癌的再度回归

20世纪60～70年代，粒子治疗伴随着新技术的进展再度显示其优势。新技术包括后装技术、核反应堆生产的核素取代了镭、计算机治疗计划系统的引入和固定定位系统的出现确保粒子治疗精度大大提高。60年代末期，^{125}I粒子在美国纪念医院肿瘤治疗中心研制成功，并应用到临床治疗B期和C期前列腺癌。不足之处是当时对低剂量核素的放射生物学特性和局部晚期前列腺癌的外侵几率缺乏了解。没有现代化的影像技术如骨扫描、CT、MRI和超声等判定前列腺癌是否有外侵和/或远处转移。

1970～1985年，在美国纪念医院有1013例前列腺癌患者接受了^{125}I粒子植入治疗和盆腔淋巴结清扫术。当时植入粒子数量和空间分布的计划具有相当的局限性，其根据是依靠平均尺寸系统的列解图法（nomogram），计算后得出匹配周边剂量（matched periperal dose，MPD）。MPD的定义为一个与数学椭圆体积相匹配的体积计算剂量。为了减少直肠的损伤，植入针在粒子植入之前退出1cm。这种开放的耻骨后粒子治疗操作非常烦琐，需要非常熟练的技术人员方能保证植入针插植的位置相对精确。无论是好的计划，还是不好的计划，对于一个没有经验的医生，MPD是一样的，低剂量区经常被忽略。

1970～1978年间，根据经验建立起的^{125}I粒子肿瘤最佳照射剂量是140～160Gy，对于3.0～4.0cm或更小的靶体积很容易达到这一剂量。而对于较大的靶体积，为了获得满意的MPD，需要提高植入粒子的活性。对于高分级肿瘤，初始剂量率为8～10cGy/h，总剂量为160Gy，方可达到理想疗效。

1978年7月，改进的盆腔淋巴结切除术取代了传统的盆腔淋巴结清扫术，在没有影响淋巴结分期的基础上，大大地降低了术后的并发症，所有的直肠和尿道并发症也自行消失，90%患者维系了性生活能力。B期和C期肿瘤，淋巴结阴性，MPD 140Gy粒子植入治疗后，15年总的局部无病生存率为60%，与根治术或外放疗的疗效相似。

20世纪80年代后期，粒子植入治疗出现了新的技术进展，如经直肠超声技术、经会阴模板指导系统、改进的图像分析技术和新的放射性核素等。Puthawala等首创了经会阴模板引导短暂铱针插植治疗。Martinez等提出外放疗与多点会阴部施源器结合治疗局部晚期前列腺癌见图3。1983年Holm等提出了超声引导下经会阴^{125}I粒子植入治疗前列腺癌。目前，这一方法的改进技术已广泛地应用于临床，指导永久和短暂粒子植入治疗如图4。

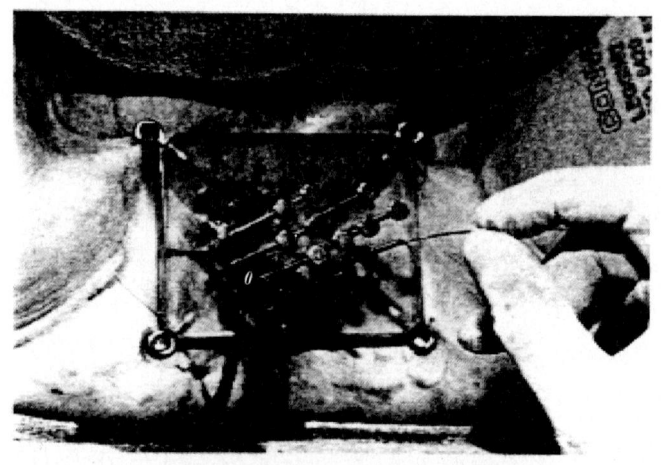

图3　经会阴模板引导下粒子植入

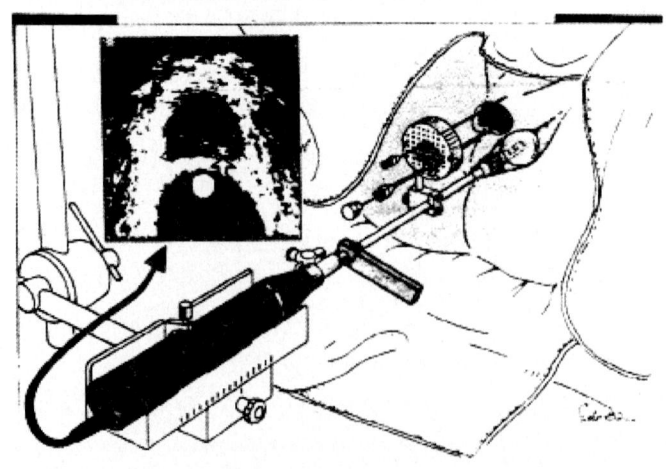

图4　超声引导经会阴放射性粒子植入

1987年Blasko和他的同事首次报道了经会阴超声引导^{125}I粒子治疗前列腺癌结果。由于粒子空间分布根据计算机计划系统决定，加之模板指导，使粒子分布较开放手术时代明显更趋合理。

1987年俄国研制开发出了初始剂量率更高（20～24cGy/h），半衰期17天的^{103}Pd。^{103}Pd初始剂量率为^{125}I的3倍，8周可以释放95%剂量，生物学上较^{125}I具有明显的优势。

1993年美国纪念医院首次提出前列腺癌放射性粒子治疗质量验证概念，并研制开发出软件，使粒子治疗时前列腺和尿道剂量计算更加精确。

20世纪90年代中期，适应证选择标准的提高、计算机治疗计划系统、术后剂量验证分析系统和新的放射性核素的出现，使这一技术得以进一步发展和完善见图5。

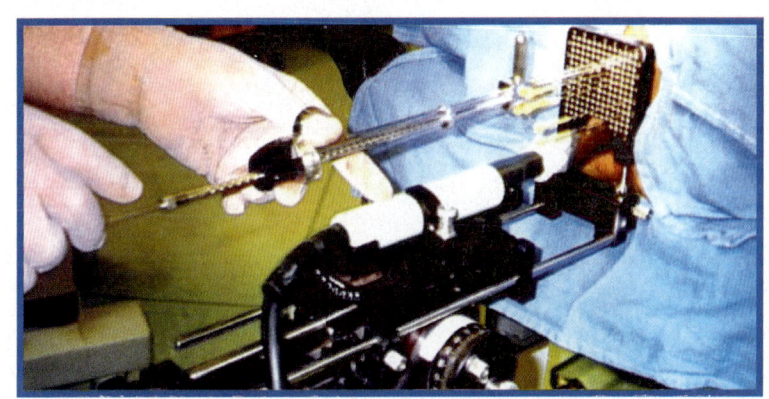

图5　超声引导经会阴穿刺永久粒子植入治疗技术

第四节　现代放射性粒子组织间近距离治疗前列腺癌

组织间近距离治疗包括短暂和永久植入治疗两种。短暂插植治疗是根据肿瘤情况预先计划，将导管或植入针插入肿瘤，之后利用假粒子源分析计算剂量，达到理想的剂量分布时，再通过后装机将放射性粒子源输送到指定部位进行照射，到达一定时间后，通过计算机控制将放射源退回到储存装置内。由于临床治疗时的特殊情况，导管的构型并不能完全遵循治疗计划。后装治疗可以纠正由于导管位置变化而造成的剂量偏差。短暂近距离治疗可以连续照射几天（低剂量率），也可以间隔照射，每次几分钟（高剂量率）。

永久粒子植入治疗是根据预先制定的计划，将放射性粒子直接植入到肿瘤体内。粒子针插入瘤体内，其目的是植入粒子，植入后针取出，而粒子永久留在人体内。粒子通过持续不断的释放射线，达到杀伤肿瘤细胞的目的，直到核素衰减终结。

短暂和永久粒子治疗技术已广泛应用于前列腺癌治疗。短暂治疗的追随者强调这一技术有剂量分布的优势。而永久粒子植入治疗的拥护者认为，虽然粒子的位置在植入后不能改变，但是，在治疗前计划阶段和手术实施阶段均可灵活地调整粒子的空间位置，达到最佳剂量分布。另外粒子治疗可在门诊进行，不需住院。表1比较了短暂和永久粒子治疗前列腺癌的各自特点。

表 1 ■ 短暂和永久粒子植入治疗前列腺癌

	短暂高剂量	短暂低剂量	永久
同位素	^{192}Ir	^{192}Ir	^{125}I,^{103}Pd
治疗前计划	是	是	是
施源器数目	单个	多个	单个
住院	必须	可能需要	不需要
剂量最佳	不易调整	针植入后可进行几何学调整	粒子位置可调整种植后不可调整
安全防护	主要问题	不主要	不主要
资料来源	T2b-T3	T2b-T3	T1c-T3
外放疗	必须	必须	早期不需要

一、粒子植入治疗患者选择标准

对于高分期和分化较差的早期前列腺癌，统计学研究发现近距离治疗后具有较高的局部复发率，B2期肿瘤^{125}I粒子治疗后有较高的并发症发生率。但是，有些报道认为，对于较高分期的前列腺癌，外放疗与粒子治疗具有相似的生存率。最近大量研究关于I、II期前列腺癌经会阴粒子植入治疗的报道。Stone等建议在向前列腺癌患者推荐粒子治疗是唯一治疗措施之前，应该进行更严格的分期，包括精囊穿刺和腹腔镜淋巴结切除术。但是随着新一代PET-CT和功能MRI的出现，这样的有创检查已经没有必要。

临床上局限期前列腺癌往往具有很多的预后变异因素。一般认为，患者预后较好的因素包括：低分期（T1c-T2a）、PSA小于10ng/ml、Gleason分级小于5和针吸证明病变为局限期。在前列腺癌根治术时代，分期、PSA和Gleason分级的意义已经得到很好的研究，而对于神经侵犯、双侧针吸阳性或针吸标本中广泛侵犯的临床意义尚缺乏应有的了解。

Bastacky等对302例B期前列腺癌患者进行了针吸活检与根治术诊断相关性研究，大多数患者Gleason分级小于7，结果针吸活检总的精确性只有49%，特异性为96%。如果侵犯范围为0.1mm以上，特异性高达99%。六点活检发现肿瘤位于前列腺底部时，神经血管束和精囊受侵危险性增高。这就对粒子治疗提出了新的课题，理由为：（1）增加前列腺底部的活检是否有增加并发症的危险；（2）如果以上危险存在，配合外放疗是否可以得到很好的解决。

已知肿瘤体积与最后的病理分期和淋巴结受累情况具有明显的相关关系。随着系统检查和超声引导六点活检（每叶三点）的增加，发现针吸活检的阳性数与预后有相关关系。≥4个针吸阳性的患者中，80%Gleason分级≥7。Ackerman等术后分析了107例临床B期的患者，结果1点针吸阳性的手术切缘阳性率为15%，多点阳性时，手术切缘阳性为47%。手术时发现有7例患者淋巴结阳性，4/7例中有5点针吸阳性。

Loch等检验了两侧针吸活检阳性的意义，65例患者中有一半患者双侧有广泛侵犯，其余的患者肿瘤主要位于一侧叶，偶尔在另一侧也可见到。双侧针吸活检阳性的患者，Gleason分级较高，可能预后较差。

Nori等研究发现，患者PSA小于10ng/ml（生物化学FFR定义为PSA小于1ng/ml，并且不升高），具有较好的预后。这一点同样适于PSA大于10ng/ml，Gleason分级≤5的患者。根据他们的经验，将前列腺癌的危险因素分为三组见表2。对于中等危险组患者，建议先行外放疗45Gy/25f，后进行粒子植入治疗，^{125}I粒子剂量为10Gy，^{103}Pd粒子剂量为8～9Gy。

表2 ■ 影响粒子植入治疗的临床病理因素

危险因素	好	中等	差
PSA（ng/ml）	≤10	10～20	>20
分期	T1-T2a	T1-T2c	T3，PSA<20 任何期别，PSA>20
Gleason	≤5，如果PSA>10	>5	±
外周神经侵犯	没有	±	±
双侧针吸阳性	没有	±	±
底部6点针吸	没有	±	±
治疗建议	单纯粒子	外放疗+粒子	建议进一步研究

二、核素的选择

1. ^{198}Au

^{198}Au是最早用于前列腺癌治疗的核素。半衰期较短，为2.7天，最大能量为1.2MV，临床应用的不利因素为操作人员需要特殊防护。由于这一原因，^{198}Au治疗前列腺癌没有得到普及。目前临床最常见的核素为^{125}I和^{103}Pd。

2. ^{125}I

^{125}I的半衰期为60天，光子能量为27kV。它的最大优势是不需要特殊防护。但是由于其能量低，穿透距离较短，可引起治疗体积内部分区域不能接受足量照射。因此，临床治疗时需要精确的植入粒子，确保剂量分布均匀。同时由于其初始剂量率较低，大约为8～10cGy/h。因此，对于分化较快的肿瘤，其疗效需要进一步探讨。

3. ^{103}Pd

^{103}Pd核素的半衰期为17天，光子能量为21kV，初始剂量率为20cGy/h。其治疗优势与^{125}I相似，临床应用时易于防护和剂量局限。不利方面是剂量衰减过快。

目前尚没有临床比较^{103}Pd与^{125}I治疗前列腺癌疗效的研究。然而，通过实验室鼠前列腺肿瘤模型研究发现，^{103}Pd治疗增殖快速的肿瘤疗效优于^{125}I，而在增殖较慢的肿瘤并没有显示同样的趋势。早期通过数学模型研究证明，对增殖较慢的肿瘤，^{125}I疗效优于^{103}Pd。肿瘤倍增时间小于10天者，^{103}Pd较^{125}I更具有优势，^{198}Au的疗效最差。

4. ^{169}Y

曾经有人建议利用^{169}Y取代^{125}I治疗前列腺癌。因为它的初始剂量率为12.5cGy/h，光子能量为93kV。与^{103}Pd和^{125}I相比，^{169}Y剂量分布更均匀，周围正常组织受量更少。但是，它的不利因素在300kV处有一个小的光子峰，这一点明显的影响了临床辐射防护的要求。由于^{169}Y的高度特殊的活性，人们希望将其研制成物理上非常小的、高度活性的粒子源，进而取代短暂治疗的^{192}Ir源。

5. ^{192}Ir

^{192}Ir 是平均能量为 400kV 的 γ 射线源，半衰期为 72 天。主要用于前列腺癌短暂插植治疗，包括低剂量率和高剂量率两种。^{192}Ir 的优势是可以通过调整植入针的位置来达到改进剂量分布的目的。最近有一些关于高剂量率^{192}Ir治疗前列腺癌的报道。然而，这一技术需要应用高剂量率放射源，患者本能不愿意接受。

三、放射生物学的认识

1986 年，低剂量率放射性核素^{125}I 粒子和^{103}Pd 粒子的出现使人们更加关注其放射生物学特性。高剂量率核素如^{192}Ir，可穿透较远的距离，因此为了获得理想的剂量分布，每个粒子的空间位置并不是最重要的。由于高能量核素穿透力强，周围正常组织不可避免接受过量照射，往往引起严重的并发症或限制了肿瘤接受有效的照射剂量。低能核素的能量仅局限在前列腺，因此，粒子的空间分布必须精确，避免由于穿透力弱而造成低剂量照射。

一个给定的核素，它的初始剂量主要取决于半衰期和总的处方剂量。剂量率是一个决定生物学效应的重要因素。一个固定剂量的杀伤效应随剂量率降低而下降。高剂量率对正常组织和肿瘤的损伤效应均较低剂量率大。由于正常组织耐受力的限制，高剂量率源通常给予较低的总剂量，避免并发症发生。细胞对射线的反应是由其自身内在的放射敏感性、细胞周期和氧合状态决定的。临床实际应用时，情况比较复杂，因为不同的细胞周期分布或组织结构，其上述特点都是不一样的。根据剂量率和肿瘤细胞周期选择放射源，对于控制肿瘤是十分重要的。

近来，永久和或短暂植入治疗前列腺癌呈上升趋势，对于早期前列腺癌，他们的优势已明显超出根治性手术和外放疗。

第五节　短暂插植粒子治疗

短暂插植治疗是根据预先计划的轮廓，将导管或针插入肿瘤，之后进行剂量分析。由于外放疗剂量的限制，短暂插植治疗主要用于局部剂量提升。^{192}Ir 是主要的核素。大多数研究描述了^{192}Ir 的使用方法。早期研究报道是通过开腹后插植，而不需要 CT 或 TRUP 指导，结果并发症发生率较高。近年来随着插植技术的改进和源强的提高，并发症的发病率明显下降。过去患者需开腹行淋巴切除，经会阴模板引导放置植入针，^{192}Ir 放在针内，再根据治疗计划调整针的位置，达到计划剂量后撤出针和^{192}Ir源。随着TRUS和高剂量率^{192}Ir后装设备的改进，允许应用接触短暂^{192}Ir插植治疗。尽管患者需要住院，但不再需要开腹，植入针留置时间缩短为2天。一般高剂量率后装机由计算机控制，可以保证操作人员避免照射。治疗在几分钟内完成，而不是几个小时。理论上讲，^{192}Ir 可以治疗更晚期肿瘤（T3），但是由于其剂量率高，穿透力强，往往不可避免地引起前列腺周围正常组织的损伤，尤其是直肠。有报道^{192}Ir 低剂量率近距离治疗联合外放疗治疗 B 和 C 期前列腺癌，结果75%～85%针吸活检阴性，但严重的并发症为 10%～20%。

目前大多数中心采用非手术方法，实施经会阴永久粒子植入治疗或短暂插植治疗前列腺癌。表 3 列举了外放疗与粒子治疗结合的参数，治疗结果变异很大，见表 4。两种方法均借助模板和直肠超声或计算机影像引导。两种方法都具有理论和实际应用价值，同时也有他们的不足之处。

表 3 ■ 外放疗与永久或短暂插植治疗研究的参数

作者	病例数	中位随访（月）	平均 Gleason 分级	核素	剂量（Gy）	外放疗剂量（Gy）	PSA 生物化学失败定义
Goad	76	27	—	^{198}Au	35	50	2 次 PSA 连续升高或单次升高 > 2ng/ml
Critz	363	60	—	^{125}I	80～160	45	最低点 > 0.5ng/ml 或升高 > 0.5ng/ml
Dattoli	73	24	4～9	^{103}Pd	80	41	随访 PSA > 1ng/ml
Stromberg	58	43	7	^{192}Ir	5.5～6.5×3	45.6	PSA > 1.5ng/ml 和 2 次升高
Ragde	45	119	6～7	^{125}I	120	45	PSA > 0.5ng/ml
Zeitlin	212	33	5～6	^{125}I/^{103}Pd	90～120	45	PSA > 0.5ng/ml
Mate	104	45	—	^{192}Ir	3.0～4.0×4	50.4	3 次 PSA 连续升高

治疗前血清 PSA ≤ 4 者，3～5 年生物化学控制率为 48%～100%，PSA 4～10 之间者，生物化学控制率为 55%～90%，PSA > 10 ≤ 20，生物化学控制率为 30%～89%，PSA > 20，生物化学控制率小于 10%～100%。

表 4 ■ 粒子治疗前 PSA 水平与治疗后生物化学控制率

作者	PSA (ng/ml)	< 4	> 4	4～10	≤ 10	> 10	< 15	10～20	< 20	> 20	20～30	> 30
Kaye	5yrs	100%	92%									
Stockes	2.5yrs	100%		86%				79%		42%		
Beter	5yrs	94%		70%				47%			38%	33%
Goad	3yrs	48%		55%		18%						
Stock	2yrs				83%			82%		58%		
Stock	4yrs					100%						
Wallner	4yrs	100%		79%				45%		38%		
Blasko	5yrs	98%		90%				89%		80%		
Critz	5yrs	93%		87%				72%		45%		
Dattoli	2.5yrs						90%					
Stromberg	3yrs			83%				85%		89%		
Sharkey	4yrs	90%		76%				50%		100%		
Zeitlin	5yrs								95%	72%		
Mate	5yrs								84%	50%		
D'Amico	5yrs			85%				30%		10%		
Ragde	10yrs				70%	60%						

由于治疗前判断预后因素标准的差异、随访时间的不同和对预后定义的区别，所以根据这些材料无法决定那种技术最佳。

第六节 放射性粒子治疗三维计划系统

短暂和永久粒子治疗的计划是相似的。基本步骤是：①根据诊断学方法（CT或超声）评估前列腺体积；②决定源的总活度、粒子治疗处方剂量和③决定粒子针和粒子在前列腺内的空间分布。

一、前列腺体积的测定

既往前列腺体积测定是在实施耻骨后粒子植入时，利用卡尺术中测量其平均尺寸。这种方法是在术中进行，缺乏理想的视野和空间。经会阴粒子治疗最好通过经直肠超声或CT来测量前列腺体积。

1.经直肠超声

所有患者都需要从前列腺底部到顶部以5mm间隔进行横断面扫描。之后勾画前列腺靶区轮廓，根据步进装置和连续的体积平均轮廓测定技术测定前列腺体积。

2.CT

也可以通过CT测定前列腺体积。以3～5mm间隔扫描，获得所有的前列腺的图像，体位要求与治疗计划时的位置一致。

超声的优势是前列腺边界显示清晰，操作简便，价格低廉和可以保证获得图像时的体位与手术时基本一致。但是有时超声探头可引起图像扭曲，这和探头的位置和探头水囊内水的多少有关。CT扫描图像提供了一个清晰的骨解剖结构，根据其与模板的关系，可以对进针的角度进行调整。TRUS与CT测定的前列腺体积有区别，CT往往过高估计前列腺体积，而TRUS测的体积与前列腺手术获得的体积接近。但是，获得理想的体积测定结果主要依靠操作者的技术和严格遵循近距离治疗原则，两种技术均可获得了理想的治疗疗效。

3.新的影像技术

直肠内螺旋MRI（endorectal coil MRI）：直肠内螺旋MRI能够清晰的显示前列腺轮廓，是一种非常有前途的扫描技术。目前还没有发现利用MRI做近距离治疗计划治疗前列腺癌的报道。理论上讲，直肠内螺旋MRI可以模拟直肠内超声探头的优势，清晰显示神经血管束、精囊和包膜外区域。人们希望直肠内螺旋MRI能够CT为基础显示前列腺、会阴关系的计划优势与术中随时提供计划、前列腺图像清晰锐利的超声优势结合起来。

二、计算粒子总活度

目前使用的软件是根据经典的剂量计算体系编辑的。美国纽约Memorial Sloan-Kettering Caner Cener 曾绘制过 ^{125}I 和 ^{103}Pd 粒子的列解图。列解图描述了匹配周缘剂量（matched peripheral dose，MPD）。首先求出前列腺三个轴向的尺寸，之后计算平均尺寸。粒子植入的总活度与尺寸的关系可根据数学公式求出。

$$粒子数 = \{[(长 + 宽 + 厚)/3] \times 5\} \div 每颗粒子活度。$$

^{125}I 粒子的 MPD 为 160Gy，^{103}Pd 粒子的 MPD 为 110Gy。很显然，靶体积和等剂量曲线体积彼此不能完全吻合。几个研究组建议，利用列解图精确计算总活度是不合适的，建议

增加20%～30%总活度。目前国外国内均已经研制成功计算机治疗计划系统，包括术中适时计划，可以很好的解决治疗精度问题。

三、决定粒子空间分布

CT扫描技术可以明确前列腺位置与模板位置的关系，指导进针方向和精细调整粒子植入位置。超声技术是通过手术过程中针的位置来均匀植入粒子，粒子间隔1cm。大多数研究者提出，应该降低中心区剂量来减少尿道的并发症。Stock等建议可以通过增加前列腺周边区域植入粒子数来达到这一目的，也就是我们通常所说的中间稀疏周遍密集的原则。Wallner提出尿道剂量应限制在400Gy以内，直肠剂量限制在100Gy以内。

四、三维粒子植入治疗计划系统

人们已经认识到，有时放射治疗和近距离治疗后的局部失败是由于不能确切的了解肿瘤的侵犯范围或由于肿瘤周围正常组织耐受性的限制，不能给予肿瘤致死剂量的照射。在过去10年当中，传统治疗计划的局限性在于：肿瘤和正常组织的边界只能是大约估计，治疗计划显示的等剂量曲线没有涵盖整个靶体积，治疗计划的评估和最优化只是建立在有限的几个等剂量平面的基础上，而不是完全的前列腺剂量－体积信息。近来诊断影像技术的进展，可以保证在三维空间上区分正常组织和肿瘤组织。三维治疗计划系统的基本特征是构成一个三维适形放疗的空间，正常结构以体积表示。在CT层面上，没有一点或一个轮廓的局限。根据治疗计划扫描的每一层厚度，一般要求10～20层或更多。将这些靶区的多层轴向扫描图像在三维空间上重新构建出整个前列腺和周围正常组织。靶区可由一个人定，也可由几个人共同制定。物理师能够在三维空间上看到靶体积或正常组织体积与等剂量表面覆盖情况。这一特征对于判定肿瘤靶体积和精确躲避周围关键结构是非常有帮助的，尤其是肿瘤与关键器官相邻较近时，如直肠和膀胱。此外，剂量－体积－直方图计算表明，靶体积和危险组织与器官的剂量均具有显示体积的功能。理论模型可以预测并发症，而剂量－体积－直方图可比较不同的治疗计划。

由于放射性核素释放的射线在较短的距离内迅速衰减，所以，粒子源在靶区内的分布十分关键。计算机技术的引入，保证了粒子治疗剂量在靶区内呈三维立体空间分布，这样就大大提高了粒子治疗的精度，使临床肿瘤放疗剂量自动计算变得简单易行。目前，单一放射源的剂量分布计算是根据数学模型创立的，计算机创立的等剂量曲线是根据CT、MRI或US图像提供的信息进行剂量计算和评估。

与耻骨后治疗相比，经会阴粒子植入治疗可使医生在治疗前即可计划出粒子的位置、活度和植入的粒子数。实现这一过程包括两步：（1）治疗前经会阴超声和CT扫描精确扫描获得前列腺的体积和轮廓；（2）根据获得的前列腺体积，通过计算机计算剂量分布。同时，可根据计算机显示的前列腺、膀胱颈、尿道和直肠所受剂量，对植入针和源进行调整（图7）。（3）求出剂量－体积直方图见图8。

五、放射性粒子植入治疗质量评估

为了评估粒子植入治疗的质量，大多数研究组根据盆腔前后和侧面平片来计算植入后剂

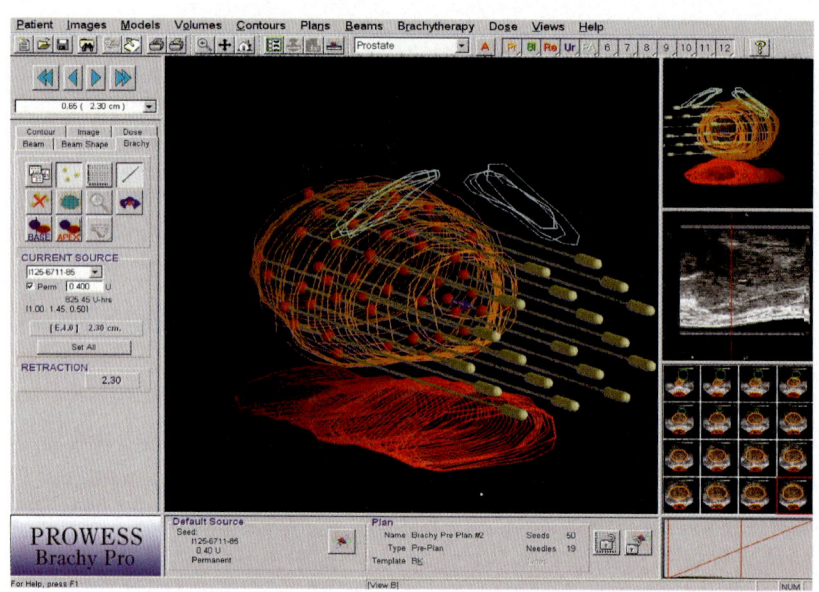

图6 计算机构建的三维图像，模板、针的位置、前列腺、耻骨弓和直肠

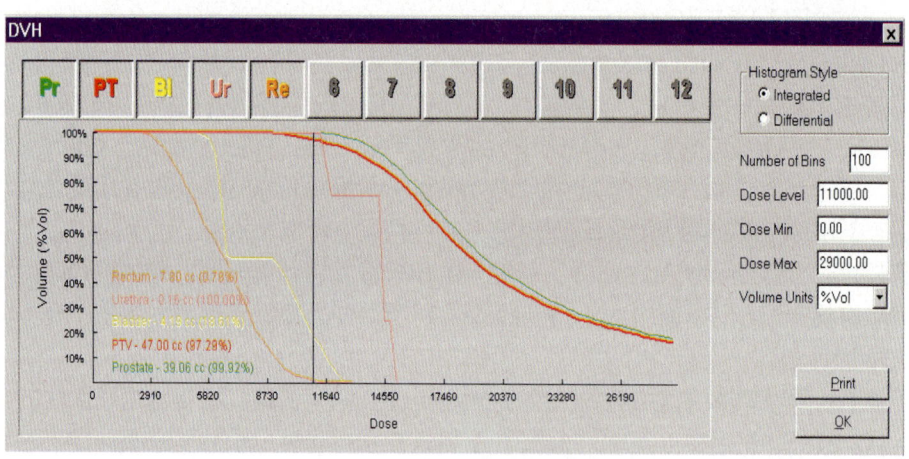

图7 剂量－体积直方图

量。28％是根据剂量－体积直方图（DVH）计算，21％根据最小周缘剂量（MiPD），14％根据CT扫描获取图像。近来，使用CT扫描进行粒子植入后剂量评估有明显上升趋势。CT扫描可以在每一个轴向切面上显示MPD分布和对植入质量进行最好的评估。如果治疗前计划是根据CT扫描获得的，那么治疗后最好也用CT扫描进行评估。

目前，关于粒子植入治疗质量和总剂量、预后的研究甚少。部分研究提示提高剂量或植入质量可以改善预后（表5）。

由于判定腺体接受剂量的限制（水肿消退时间无法确定），使得对以上结果的解释非常困难。目前有许多方式评估植入质量（如MiPD、MPD、DVH或CT），这样很容易对治疗结果产生误导和矛盾的评估。事实上，每一种植入技术的处方剂量、靶区实际获得剂量和肿瘤根除剂量之间的关系尚不清楚。同时，也没有照射剂量和体积与尿道和直肠并发症之间相关性的报道。

表 5 ■ 粒子植入治疗质量/剂量和预后

作者	核素	剂量 (Gy) 植入	剂量 (Gy) 外放疗	参数 植入	参数 预后	相关性
Vijverberg	^{125}I	160	40	植入质量根据低剂量百分比	针吸活检	质量高针吸活检阳性率低
Stock	$^{125}I/^{103}Pd$	160	—	D_{90} 值 120Gy	PSA	D_{90} 值 120Gy 或更高时，提高控制率
Zelefsky	^{125}I	140	—	MPD	DER/针吸/膀胱排除梗阻	MPD ≥ 140Gy 局部控制率提高
Critz	^{125}I	80	45	植入剂量	PSA ≤ 0.5ng/ml	剂量 ≥ 80Gy 时，获得最低点的可能性增高
Stock	^{125}I	160	—	D90 ≥ 140Gy	PSA	D_{90} ≥ 140Gy 时，PSA 控制率改善

D_{90}：90% 前列腺体积所受剂量

六、特殊考虑

治疗前图像可以显示大的腺体或多点不规则钙化。大的腺体有两个问题：（1）需要较高的粒子总活度，这给操作带来困难，而且可能增加尿道和直肠的并发症；（2）大的腺体可能扩展到耻骨弓前面。当治疗前的体积超过 50～60cm³ 时，建议新辅助激素治疗减少腺体体积和降低并发症。

耻骨弓的干扰可以通过术中超声探头角度的调整来克服，进针时略有倾斜。美国纪念医院的 Wallner 医生提出了改进技术，根据 CT 为基础的治疗前计划系统计划的进针角度，在手术时可通过 C- 臂调整前后和侧位与尿道的关系以克服耻骨弓的干扰。

腺体的钙化并不是粒子植入治疗的禁忌证。但是钙化可能影响超声图像，手术时应注意。

第七节　放射性粒子植入治疗技术

过去的十几年，许多新技术应用到前列腺癌粒子治疗，克服了耻骨后开放植入治疗的缺点。最重要的技术进步为 CT 和 MRI 扫描图像质量的改善和经直肠超声技术的应用。这些高质量的图像确保经会阴路径进针成为可能，避免了开腹手术和降低了手术并发症。

一、超声引导下粒子植入技术

超声引导下计划技术（ultrasound-guided planning techniques）包括在手术室内使用经直肠超声探头和根据超声图像植入粒子（图 8）。粒子可以是粒子链（rapid strand），或者是单个粒子，通过 Mick 枪植入粒子。

患者通常禁食，至少过夜，时间较长时，偶尔可口服清淡流食。治疗前需服灌肠剂。静

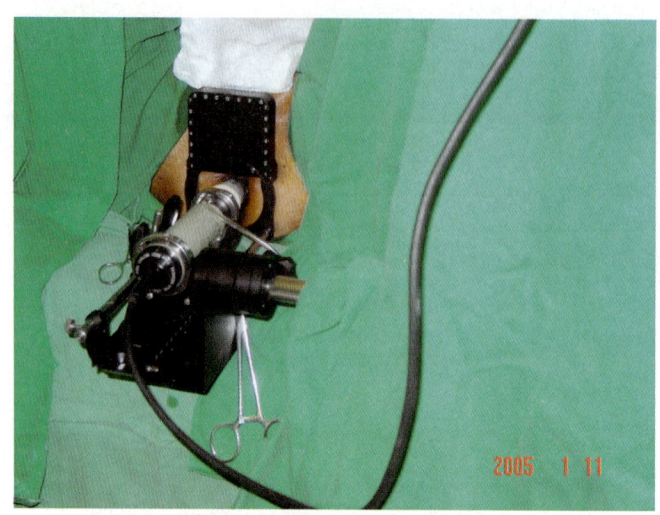

图8 超声引导下粒子植入

脉可给予广谱抗生素。如果没有禁忌证可行腰麻，也可行全身麻醉。患者取仰卧截石位，会阴部消毒。膀胱插管，Foley球囊注入造影剂。粒子植入时需使用特殊设计的17-或18-尺寸的针，21cm长。超声探头用特制的探头套包好，内部充水，排除空气，之后插入直肠，连接步进装置和固定装置，最后与手术台固定。模板与超声设备连接，固定在患者会阴部。小心固定阴囊，使之离开术野。调整超声探讨头以获取最佳的前列腺图像。一边计划，一边插植粒子针，根据超声判定插入针与前列腺的位置。大多数研究组建议使用固定针，一侧放置一个，避免进针时前列腺发生移位。之后粒子通过针内植入。需要注意的问题是超声探头引起的前列腺移位和扭转，因此一经固定，最好不要再移动。一些研究组建议在手术结束后使用膀胱镜移去不慎掉在膀胱或尿道内的粒子。

二、CT引导下放射性粒子植入治疗

美国纪念医院肿瘤中心Wallner医生利用CT为基础的引导方法，取代了超声探头。通过

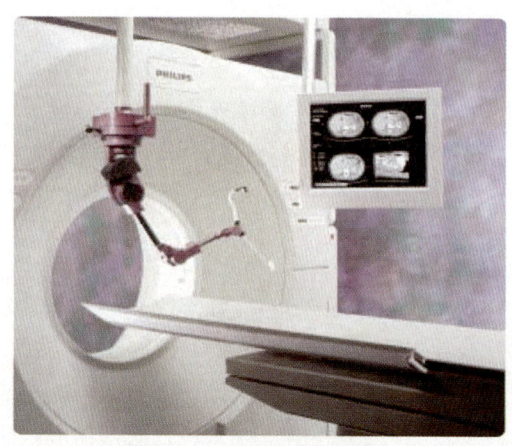

图9 CT引导下粒子植入

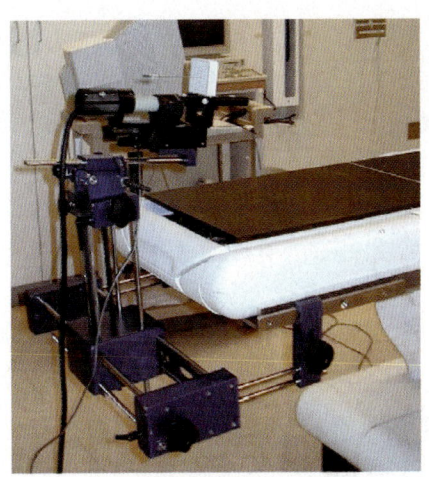

图 10　与 CT 床连接的粒子治疗固定系统

Foley 导管内注入造影剂显示尿道。根据尿道前、后和左右的图像来校正针的位置，而这些针的位置已经在治疗前根据模拟模板和造影剂导管的 CT 扫描图像得到计划。见图 9 和图 10。

第八节　前列腺癌粒子植入治疗临床结果

一、历史

耻骨后放射性粒子植入治疗前列腺癌作为一种有效的治疗手段，目前仍存在争议。几个中心比较了相同分期和相同分级前列腺癌 ^{125}I 粒子或外放疗，结果两种方法均显示了很好的疗效。但是好的生存率并不意味着这些治疗无懈可击。因为前列腺癌患者通常生存期较长，患者的分期较低，这样即使粒子植入剂量分布较差、外放疗剂量较低或病变超出了照射野或手术范围，患者仍可能存活较长的时间。因此，评价一种治疗手段的优劣应包括如下四个方面：（1）局部控制率；（2）疾病特异生存率；（3）治疗后针吸活检结果和（4）PSA 生物化学无进展生存率。耻骨后植入治疗，大多数结论来源于直肠指检定义的局部控制率，缺少疾病特异生存率和 PSA 结果。

一些中心有相对较长的耻骨后粒子植入治疗的随访结果。Hilaris 等发现对于那些适于手术的患者粒子治疗后 10 年生存率为 70%。这些患者病灶单一和淋巴结阴性，总的生存率与手术相当，同时与同时代外放疗情况相似。然而，随着肿瘤分期和分级的升高，耻骨后粒子治疗的局部控制率随之下降。徒手耻骨后开放插植治疗，剂量分布的均匀性很难保证。

如果粒子植入治疗的质量能够得到保证（MPD ≥ 140Gy），患者分期为 A 或 B 期，和组织学为中到高分化者，局部控制率与外放疗一样。这些结果大大的增加了粒子治疗的热情。现代粒子治疗就是建立在耻骨后时代的信息基础上。

二、现代永久粒子植入治疗结果

现代粒子治疗的进步受益于 CT 和 TRUS 引导下经会阴穿刺技术的出现。CT 和 TRUS

保证了粒子治疗剂量分布的相对均匀性，单纯^{125}I粒子治疗MPD为140Gy，^{103}Pd粒子为115Gy。随访时间大多数为10年，结果以PSA无进展生存率和局部控制率表示。在有些中心，粒子治疗后利用针吸活检进行局部控制率评估。针吸活检阳性结果的预后存在争议。因为放射损伤在细胞内蓄积，需要分裂一到二次后才发生死亡。针吸活检的时间对判定是否阳性具有很重要的意义，因为细胞死亡后需要1年的时间方能变得十分明显，12个月或少于12个月时，针吸活检的阳性结果往往具有偏差。因此，粒子治疗18～24个月后进行针吸活检比较合适。

利用PSA监视治疗后患者的病情是必要的，因为它可以发现早期失败。关于放疗后PSA指标，目前有许多不同的提法，有些作者认为PSA＜4.0为标准，有人认为PSA＜1.0为标准，其它认为没有PSA进展即为控制。哪种是最特异的，目前尚不能明确。

三、单纯永久粒子植入治疗结果

到目前为止，还没有粒子治疗前瞻性研究的报道。所有的报道都是单一研究的回顾性分析（表6）。有一些困难如随访时间不一致，观察指标不一样等，影响了结果的比较。将目前粒子治疗与历史上外放疗相比，粒子治疗疗效较好，因为大多数粒子治疗患者大多数为早期，而且单纯粒子治疗的适应证较传统外放疗更接近于手术标准。现在，患者PSA水平升高即可诊断，初治医生往往在患者出现症状之前，即推荐患者找泌尿科医生进行针吸活检。现代粒子治疗的局部控制率主要取决于诊断时的分期和随访时间。单纯粒子治疗的患者常常处于早期，因为单一治疗手段不可能用于怀疑有外侵的患者。人们也希望这些早期患者较粒子联合外放疗的晚期患者有更好的局部控制率。由于不同的治疗中心对局部控制的定义不同和随访时间的差异，所以结果也无法进行比较。大多数研究报道，基于剂量率的考虑，利用^{125}I粒子治疗低Gleason分级的肿瘤，^{103}Pd粒子治疗高Gleason分级肿瘤。^{103}Pd粒子治疗的肿瘤Gleason分级较高，预后较差。2～5年的局部控制率为83%～100%，略高于外放疗结果。

表6　单纯粒子植入治疗的研究

作者	病例数	核素	总剂量	针	粒子	剂量说明	粒子植入方法	植入质量评估
Stone	58	^{125}I/^{103}Pd	—	后装	单个	列解图	超声	DVH
Ragde	126	^{125}I	160	前装	单个	均匀	超声	CT
Blasko	197	^{125}I	160	前装	—	均匀	超声	CT
Wallner	20	^{125}I	160～180	后装	—	LSO	超声/CT	平片/MPD
Zelefsky	1078	^{125}I	140	后装	单个	列解图	耻骨后开放	MPD
Stock	134	^{125}I/^{103}Pd	160	后装	单个	周边	超声	DVH
Kaye	45	^{125}I	160	前装	—	—	超声	平片/MPD
Beyer	499	^{125}I	160	后装	—	—	超声	平片/CT
Stockes	142	^{125}I	160	前装	—	周边	超声	平片
Brosman	41	^{103}Pd	170	后装	单个	—	超声	平片/MiPD
Kumar	85	^{125}I	160～200	后装	链	—	CT	MiPD
Van'T Reit	23	^{125}I	160	前装	单个	均匀	超声	NVDH
Nag	32	^{103}Pd	120	后装	单个	列解图	CT/超声	MiPD/CT
Holm	—	^{125}I	—	前装	单个	—	超声	—
Prestidge	402	^{125}I/^{103}Pd	115～144	前装	单个/链	均匀	超声	—

第1章 放射性粒子组织间近距离治疗前列腺癌的历史

表6 ■ 单纯粒子植入治疗的研究（续）

Prestley	133	^{125}I	160	后装	—	—	超声	平片
Sharkey	434	^{103}Pd	115	后装	单个	周边	超声	—
Stock	134	^{125}I	160	后装	单个	周边	超声	DVH
D'Amico	66	^{103}Pd	115	后装	—	MiPD	—	平片/CT
Ragde	98	^{125}I	160	前装	单个	均匀	超声	CT
Wallner	92	^{125}I	140~160	后装	—	LSO/超声	CT/超声	平片/MPD/DVH

LSO：least squares optimization technique；NVDH: nature volume-dose histogram

根据治疗前PSA水平和生物化学控制率评价预后，结果如表7。早期前列腺癌永久粒子植入治疗疗效如表8。

表7 ■ 前列腺癌粒子植入治疗的参数

作者	病例数	中位随访（月）	平均Gleason分级	核素	剂量（Gy）	PSA生物化学失败定义
Kaye	45	26	—	^{125}I	160	>4ng/ml
Stokes	142	30	≤7	^{125}I	160	—
Beyer	489	35	5~6	^{125}I	160	>4ng/ml
Stock	83	18	5~6	^{125}I	120	达最低点后2次升高
	14	18	7	^{103}Pd	167	
Blasko	197	36	2~4	^{125}I	160	2次PSA连续升高或任何治疗后>4ng/ml
Wallner	96	36	5~7	^{125}I	140~160	随访时>1ng/ml
Ragde	98	119	5~6	^{125}I	160	>0.5ng/ml
D'Amico	66	41	5~6	^{103}Pd	115	PSA3次连续升高
Sharkey	434	28	5~6	^{103}Pd	115	PSA3次连续升高

表8 ■ T1和T2期前列腺癌粒子植入治疗结果

作者	病例数	开始PSA均值	平均随访（月）	核素	局部控制率%	无远处转移生存率%	PSA
Priestle	480	7.3	35	^{125}I	83	—	5年79%<4
Blasko	197	7.0	36	^{125}I	98	98%	5年93%P-F
Kaye	45	11.0	24	^{125}I	—	—	2年98%<4.0
Wallner	62	9.0	1	^{125}I	95%	95%	2年83%P-F
Blasko	97	8.6	37	^{103}Pd	100%	95%	4年86%<4.0
Grado	241	11.3	24	^{125}I/^{103}Pd	—	—	3年88%<4.0
Stock	97	—	18	^{125}I/^{103}Pd	—	—	2年76%P-F

P-F：无进展

治疗后针吸活检材料目前仅限于少数几个报道。如前文所述，针吸过早可能细胞处于损伤阶段，而无法确定是否为活细胞，因此是不明确活检。这些不明确活检通常在1年或更长的时间随访后变为阴性。大多数报道，针吸活检的阳性率在0～10%之间（表9）。

表9　早期前列腺癌粒子植入治疗针吸活检结果

作者	病例数	核素	阴性%	不确定%	阳性%
Blasko et al	53	^{103}Pd	87%	13%	0
Kaye et al	41	^{125}I	51%	32%	17%
Prestidge	201	^{125}I/^{103}Pd	80%	17%	3%
Blasko et al	57	XRT+^{102}Pd	78%	15%	7%
Kaye et al	20	XRT+^{125}I	67%	13%	20%
Stromberg	10	XRT+^{192}IrHDR	90%	—	10%

XRT：外放疗；HDR：高剂量率后装

四、外放疗加粒子植入治疗的结果

具有明显外侵危险的患者，单一治疗手段由于病变侵犯部位剂量偏低往往引起较高的局部复发率。粒子治疗之前给予外放疗可以杀灭微侵袭病灶。目前，这一治疗方案的结果已有报道，见表10。这些患者一般分期较高、分级较高和治疗前PSA水平较高。外放疗加粒子治疗具有较高的PSA无进展生存率和无病生存率。Blasko等报道随访5年局部控制率为97%，PSA小于1.0（表11）。针吸活检只有7～20%为阳性。以上结果提示，粒子治疗似乎优于单纯外放疗，尤其是那些PSA 10～20之间的患者。

表10　外放疗+粒子植入治疗或短暂植入治疗的研究报道

作者	病例数	核素	剂量（Gy）外放疗	剂量（Gy）粒子	针	粒子	剂量说明	粒子植入	质量评估
Iverson	33	^{125}I	47.4	160	前装	单个	Nom/UL	超声	平片/MiPD
Blasko	160	^{125}I	45	120	前装	链	UL	超声	CT
Blasko	160	^{103}Pd	45	90	前装	链	UL	超声	CT
Donnelly	170	^{192}Ir	45	35	后装	—	—	开腹	—
Vijverberg	52	^{125}I	40	160	前装	单个	Nom/UL	超声	平片/MiPD
Dattoli	73	^{103}Pd	41	80	后装	—	PL	超声	—
Critz	239	^{125}I	45	80	—	—	Nom/DF/CT	开腹	—/NiPD
D'Addessi	63	^{125}I	4	132	—	—	Nom	开腹	—
Goad	68	^{198}Au	40～50	35	—	单个	—	—	—
Carey	72	^{198}Au	40	30～35	—	—	—	开腹	CT
Gottesman	41	^{125}I	35～40	150	—	—	—	开腹	CT
Stromberg	58	^{192}Ir	45.6	5.5～6.5×3	后装	—	超声/RT	超声	DVH
Borghede	54	^{192}Ir	50	10×2	后装	—	DF	超声	DVH
Kaye	31	^{125}I	45	120	前装	—	—	超声	DVH
Zeitlin	212	^{125}I/^{103}Pd	45	90/120	后装	单个	UL	超声	CT
Eastham	136	^{198}Au	50	25～30	—	—	—	开腹	—

表 10 ■ 外放疗 + 粒子植入治疗或短暂植入治疗的研究报道（续）

| Ragde | 54 | ^{125}I | 45 | 120 | 前装 | 单个 | UL | 超声 | CT |
| Mate | 104 | ^{192}Ir | 50.4 | 3.0 ~ 4.0 × 4 | 后装 | – | 最佳 | 超声 | CT |

MiPD：最小周边剂量；Nom：列解图；UL：均匀植入；RT：术中；DF：不均匀植入

表 11 ■ 早期前列腺癌中等剂量外放疗 + 粒子植入治疗结果

作者	病例数	初始 PSA	分期	治疗	随访（月）	局部控制率	PSA 随访结果
Blasko	57	13.5	T1-T3	XRT+^{103}Pd	35	97%	5 年，64% < 1.0
Kaye	31	12.6	T1-T2	XRT+^{125}I	29	–	2 年，90% < 4.0
Mate	99	13.9	T1-T3	XRT+^{192}Ir	28	–	3 年，84% < 4.0
Stromberg	33	15.4	T2b-T3	XRT+^{192}Ir	13	–	1 年，92% < 4.0

Mate 和 Gottesman 等报道随访 3 年时，有 84% 患者 PSA 小于 4.0。Stromberg 的结果与以上的结论相似。短暂高剂量率 ^{192}Ir 插植治疗可用于外放疗之前，也可用在外放疗之后。

第九节　放射性粒子植入治疗的并发症

放射性粒子植入治疗后的急性并发症可持续到 12 个月。目前的材料显示，粒子治疗后几周到几个月，尿道阻塞和尿道刺激症状加重。恶心、尿频、尿急和排尿困难非常多见，但持续时间短暂。大多数症状为轻到中度，可以通过药物治疗有效缓解。粒子治疗永久并发症的发病率低于外科手术。粒子植入治疗的严重并发症包括直肠溃疡、瘘、尿道坏死和尿失禁。Wallner 等的临床研究没有发现尿失禁，有 10% 泌尿生殖系症状需要进行 TURP。2 年直肠溃疡实际发生率为 10%，后来的治疗下降到 2%。北京大学的报道也为 2%，并建议前列腺癌粒子治疗后最好避免直肠检查和治疗，如果需要最好到接受粒子治疗的医院的医生进行检查，避免应用一些器械检查。Priestly 和 Beyer 报道总的尿失禁危险为 1% ~ 6%。利用粒子均匀分布植入技术可以提高中心剂量。患者选择比较重要。Blasko 等报道 19% 患者发展为泌尿生殖系并发症，包括尿道溃疡、尿失禁、膀胱炎、尿道炎、尿道狭窄或出血。尿失禁和尿道表浅坏死与既往经尿道前列腺切除（TURP）有关，既往曾行 TURP 的患者，尿失禁几率为 12%，尿道炎的发病率为 0.4%。直肠炎的发病几率为 2% ~ 12%。既往无 TURP 的患者，粒子治疗后无尿失禁，只有 0.4% 发展成为尿道表浅坏死。阳痿的发生率并不明确，各中心报道也不一致，缺少治疗前的比较的资料（表 12）。在 Nori 等的研究中，主要为 Ⅰ ~ Ⅱ级排尿困难，Ⅲ级急性并发症只有 4%，晚期并发症为 2%。没有Ⅳ级并发症。胃肠道反应轻微，只有 1/46 例出现Ⅱ级急性并发症。2 例患者出现Ⅱ级晚期反应，包括直肠刺激和直肠炎。

前列腺体积是另一个影响并发症几率的因素。因为患者接受前列腺癌粒子植入治疗通常包括整个腺体，大体积需要较高活度，这样可导致并发症发生率升高。这只是理论上的推测，实际工作中并没有发现他们之间有明确的相关关系。

当外照射与粒子治疗联合时，直肠前壁受量较高，很幸运的是，直肠炎的发病率只有轻度升高。外放疗与粒子治疗联合时，应先行外放疗。有两篇报道认为先行粒子治疗后加外放疗，并发症发病率较高。Critz 等认为粒子植入治疗只有 80Gy，外放疗为 45Gy，1.5Gy/f，直肠炎发病率为 15%。Iverson 等提高分次剂量，总剂量为 47.4Gy，MPD 为 160Gy，结果并发症发病率为 42%。

表 12　粒子植入治疗早期前列腺癌的并发症

作者	治疗	尿失禁	阳痿	直肠炎	尿道梗阻	尿道炎
Priestly	^{125}I	1%	—	1%	—	4%
Blasko	^{125}I	TURP 17% Non-TURP 0%	年龄＞70，50% 年龄＜70，15%	2%	7%	7%
Wallner	^{125}I	0	19%	12%	0%	—
Blasko	XRT+^{125}I	TURP 13% Non-TURP 0%	年龄＞70，50% 年龄＜70，15%	6%	4%	4%
Kaye	^{125}I+XRT	TURP 11% Non-TURP 1%	25%	9%	5%	1%
Dattoli	XRT+^{103}Pd	1%	23%	—	7%	—
Mate	XRT+^{192}Ir	0	—	—	2%	—

前列腺癌粒子植入治疗的主要优势是保护性生活能力，大多数报道认为可达 80% 以上。外放疗联合粒子治疗可影响这一结果，为 70%。但这样的结果也明显高于手术或单纯外放疗。Johns Hopkins University 利用神经保护性手术治疗前列腺癌，性生活能力可达 68%，但这一技术只适于低危组（good risk）患者。这组患者若行单纯近距离治疗，有 80%～85% 可保留性生活能力。中危组患者不适合神经保护手术，需行外放疗加粒子治疗，70% 可保留性生活能力。外放疗配合粒子治疗可获得很好的剂量提升，并发症的发生率也不高。

第十节　美国前列腺癌粒子植入治疗的现状

由于前列腺癌经会阴粒子植入治疗疗效肯定、并发症少、费用低和门诊治疗等优点，1994 年到 1996 年接收这一手段治疗的患者增长了 3 倍达 11000 例。1995 年美国近距离治疗协会（American Brachytherapy Society，ABS）对全美前列腺癌近距离治疗现状进行了调查，结果如下。

一、患者选择标准

患者选择标准包括：Gleason 分级、PSA、分期和前列腺的大小，如表 13。

表 13　单纯前列腺癌粒子植入治疗标准

Gleason 分级	比例（%）
5	37
6	37
7	14
8	17
PSA（ng/ml）	
9	31
15	29
20	23
＞20	14

表 13　单纯前列腺癌粒子植入治疗标准（续）

Gleason 分级	比例 (%)
T－分期	
T1c	6
T2a	34
T2b	23
T2c	31
T3	6
腺体大小（cm^3）	
30	9
40	14
50	31
60	37
>60	9

94%患者在粒子治疗之前常规使用激素治疗，目的主要是减小前列腺体积（84%）和肿瘤体积（16%）。雄激素抑制治疗包括LHRH-拮抗剂/抗雄激素治疗（58%）和单纯LHRH-拮抗治疗（42%）。粒子治疗前中位激素治疗时间3个月（2～6个月）。35%患者粒子治疗后继续激素治疗1.9个月。有11%患者因TURP而绝对禁忌。54%为相当禁忌。34%在选择时并没有考虑TURP。32%患者粒子植入治疗是为了剂量提升，大多数患者治疗是根据PSA、分级和分期。外放疗剂量40～60Gy（评价45.3Gy），先于粒子治疗（86%），间隔21天。大多数患者治疗前给予抗生素（54%），治疗后占71%。

二、核素选择

核素选择根据Gleason分级占79%，55%根据PSA和分期。

同时使用^{125}I和^{103}Pd粒子剂量提升占60%，单独使用^{103}Pd粒子占23%，^{125}I粒子占17%。^{103}Pd粒子提升剂量为90Gy（50～115Gy），^{125}I粒子为120Gy（90～160Gy）。

三、人员要求

在调查的每一个研究所，平均有2个放射肿瘤医生（1～5）和3个泌尿科医生（0～15）实施粒子植入治疗。只有5个放射肿瘤医生没有参与泌尿科医生的工作。特殊训练的辅助人员包括：近距离治疗护士、技术员和超声医生，另外还需要物理师和剂量计算人员（表14）。治疗计划和源的搬运一般需要M.S水平的物理师，而超声体积研究通常由近距离治疗医生完成。

表 14　粒子植入治疗的辅助人员

近距离治疗护士	23%
近距离治疗技术员	31%
超声技术员	54%
治疗计划	
物理师 M.S	49%
剂量师	31%
物理师 Ph.D	29%

表 14 ■ 粒子植入治疗的辅助人员（续）

医生	20%
上源	
医生	49%
剂量师	34%
近距离治疗技术员	26%
其它	6%
超声	
放射肿瘤医生	54%
超声技术员	51%
泌尿医生	34%
放射医生	3%

表 15 列举了粒子治疗的特殊人员，这些人员一般要参加手术全过程。平均数量为 3.6 人（2～7）。

表 15 ■ 粒子植入治疗特殊人员

放射肿瘤医生	97%
泌尿医生	86%
超声技术员	51%
物理师	46%
剂量师	29%
近距离治疗技术员	26%
近距离治疗护士	14%
其它	14%

四、术中技术

粒子植入技术包括：Mick 施源器（60%）、前装针（46%）、粒子链（11%）或多种技术（17%）。大多数利用经直肠超声获得图像（85%）。大约一半物理师依靠轴向图像（45%），而另一半依靠轴向和纵向图像（55%）。有 14% 利用数字减影获取图像。1% 利用 CT。在那些利用 TRUS 获取图像患者中，有 62% 也使用数字减影作为术中获取图像手段。

有 83% 报道了由于表 16 列举的原因与治疗计划产生偏差。平均有 30% 患者超出治疗前计划的粒子数。

表 16 ■ 术中与治疗计划产生偏差产生的原因

骨干扰	50%
躲避尿道	43%
躲避直肠	37%
腺体大小、形状的改变	7%
躲避神经血管束	3%
术中发现	3%
肿瘤位置	3%

患者在手术室内的时间为 40 分到 3 小时（平均 1.5 小时）。实际操作过程 49 分钟（25 分到 2 小时）。粒子植入治疗一般在门诊实施，需要腰麻（66%）或硬膜外麻醉（71%）。平均术后观察时间 14.6 个小时。术后需要下导管的患者不多，平均 4.4%（0~15%）。术后 74% 患者需要膀胱镜检查膀胱内是否有粒子，31% 膀胱镜检的患者当中，平均发现 2 个粒子。

五、随访

80% 患者治疗后需要放射肿瘤医生和泌尿科医生进行随访，其它可由放疗医生（11%）或泌尿科医生单独随访（9%）。一般第一年随访间隔 3 个月（76%），第二年间隔 6 个月（56%），3~5 年 68%，5 年后每年 1 次（73%）。有 49% 患者粒子治疗后进行了针吸活检，大多数是由于 PSA 升高（65%），或临床要求（47%），和/或 DRE 发现异常（35%）。随访当中发现生物化学控制的定义差别很大，有的使用绝对 PSA、、PSA 斜率升高、连续 PSA 或两者联合（表 17）。

表 17 ■ 放射性粒子植入治疗后生物化学（PSA）失败的标准

	ng/ml	
绝对 PSA		41%
>1.0	5	
>1.5	2	
>3.0	1	
>4.0	1	
没提及	5	
连续升高		79%
2	7	
3	1	
没提及	19	
PSA 斜率升高		15%
联合标准		35%
2 标准	9	
3	3	

在美国放射性粒子植入治疗作为一种前列腺癌治疗手段普及推广非常迅猛。参加前列腺癌粒子植入治疗培训的放射肿瘤医生和泌尿科医生人数迅速增加。由于现有的信息资源，包括互联网，使得新诊断的患者能够很快了解到这一治疗手段。因此，放射肿瘤医生有责任、有义务熟练掌握这一技术，以满足日益增长的患者的需求。目前尚没有迹象显示这种日渐普及提高的技术，在不远的将来进入稳定平台增长时期。1986~1991 年这方面的文章只有 9 篇，但是过去 5 年增加到 46 篇。

六、展望

前列腺癌粒子治疗的优势在以下两个领域：①对于早期局限性患者，永久粒子治疗单一效价比高、门诊治疗低并发症，治愈率与外放疗或根治术相当；②对于晚期患者，粒子治疗适于中等剂量外放疗后剂量的提升。目前认为前列腺癌永久粒子植入治疗是唯一最有效治疗手段为时尚早,而且在哪期应用合适,需要进一步研究明确。同时未来的研究也包括改进影像技术和发现新的核素。

(王俊杰)

参考文献

1. Parker SL, Tong T, Bolden S, et al. Cancer statistics, 1997.CA J Clin, 1997, 47:5-27
2. Pasteau O, Degrais P:The radium treatment of cancer of the prostate.Arch Roentgen Ray, 1914, 28:396-410
3. Flocks RH, Kerr HD, Elkins HB, et al.Treatment of carcinoma of the prostate by interstitial radiation with radioactive gold(Au-198):a preliminary report.J Urol, 1952, 68:510-522
4. Whitmore WF Jr, Hilaris B, Grabstald H:Retropublic implantation of iodine-125 in the treatment of prostate cancer.J Urol, 1972, 108:918-920
5. Fuks Z, Leibel SA, Wallner KE, et al.The effect of local on metastatic dissemination in carcinoma of the prostate:long-term results in patients treated with 125-iodine implantation.Int J Radiat Oncol Biol Phys, 1991, 21:537-547
6. Charyulu KK.transperineal interstitial implantation of prostate cancer:a new method. Int J Radiat Oncol Biol Phys, 1980, 6:1261-1266
7. Holm HH, Juul N, Pedersen JF, et al.Transperineal 125-iodine seed implantation in prostate cancer guided by transrectal ultrasonography.J Urol, 1983, 130:283-286
8. Terris MK, Stamey TA.Determination of prostate volume by transrectal ultrasound.J urol, 1991, 145:984-987
9. Stock RG, Stone NN, Wesson MF, et al.A modified technique allowing interactive ultrasound-guided three-dinmensional transperineal prostate implantation. Int J Radiat Oncol Biol Phys, 1995, 32:219-225
10. Grimm PD, Blasko JC, Ragde H.Ultrasound-guided brachytherapy for transperineal implantation of iodine-125 and palladium-103 for treatment of early stage prostate cancer.Atlas Urol Clin North Am, 1992, 2:113-125
11. Osian AD, Nori D.Conformal brachytherapy of Carcinoma of the prostate.Endocuriether/Hypertherm Oncol, 1994, 10:15-24
12. Wallner K.Iodine-125 brachtherapy for early stage prostate cancer:new techniques may achieve bettert results.Oncology, 1991, 5:115-122
13. Wallner K, Roy J, Harrison L.Tumor control and morbidity following transperineal iodine 125 implantation for stage T1/T2 prostatic carcinoma. J Clin Oncol, 1996, 14:449-453
14. Blasko JC, Wallner K, Grimm PD, et al.Prostate specific antigen based disease control following ultrasound guided 125-iodine implantation for stage T1/T2 prostatic carcinoma.J Urol, 1995, 154:1096-1099

15. Anderson LL, Moni JV, Harrison LB, et al.A nomograph for permanent implants of palladium-103 seeds.Int J Radiat Oncol Biol Phys, 1993, 27:129-135
16. Roy JN, Wallner KE, Harrington PJ, et al.A Ct-based evaluation method for permanent implants:application to the prostate.Int J Radiat Oncol Biol Phys, 1993, 26:163-169
17. Yu Y, Waterman FW, Suntharalingam N, et al.Limitations of the minimum peripheral dose as a parameter for dose specification im permanent ^{125}I prostate implants.Int J Radiat Oncol Biol Phys, 1996, 34:717-725
18. Wallner K, Roy J, Harrison L, et al.Dosimetry guidelines to minimize urethral and rectal morbidity following transperineal I-125 brachtherapy.Int J Radiat Oncol Biol Phys, 1995, 32:465-471
19. Ling CC.Permanent implants using Au-198, Pd-103 and I-125:Radiobiological considerations based on the linear quadratic model.Int J Radiat Oncol Biol Phys, 1992, 23:81-87
20. Mortin JD, Peschel RE.Iodine-125 implants versus external beam therapy for stages A-2, B and C prostate cancer.Int J Radiat Oncol Biol Phys, 1988, 14:1153-1157
21. Bastacky SI, Walsh PC, Epstein JI.Relationship between perineural tumor invasion and radical prostatectomy capsular penetration in clinical stage B adenocarcinoma of the prostate.Am J Surg Path, 1993, 17:336-341
22. Peller PA, Young DC, Marmaduke DP, et al.Sextant prostate biopsies.A histopathological correlation with radical prostatectomy specimen.Cancer, 1995, 75:530-538
23. Ackerman DA, Barry JM, Wicklund RA, et al.Analysis of risk factors associated with prostate cancer extension to the surgical margin and pelvic node metastasis at radical prostatectomy. J Urol, 1993, 150:1845-1850
24. Kleinberg L, Wallner K, Roy J, et al.Treatment-related symptoms during the first year following transperineal 125-I prostate implantation.Int J Radiat Oncol Biol Phys, 1994, 28:985-990
25. Dattoli M, Wallner K, Sorace R, et al.103-Pd brachytherapy and external beal irradiation for clinically localized, high-risk prostatic carcinoma.Int J Radiat Oncol Biol Phys, 1996, 35:875-879

第 2 章

^{198}Au 粒子组织间近距离治疗前列腺癌

1952 年在美国的 Iowa 大学，Flock 和他的同事发明了注射放射性胶体金-198（^{198}Au）治疗 C 期前列腺癌。随后在美国 Baylor 大学医学院，Eugeme Carlton 医生提出了 ^{198}Au 粒子组织间永久植入治疗前列腺癌，同时配合盆腔淋巴结切除（PLND）的设想。临床应用发现，这种治疗经常出现前列腺体内粒子分布不均匀现象，而且患者需要接收外放疗。有些研究机构行 PLND，加放射性粒子植入治疗时，不再加外放疗。1977 年 ^{198}Au 粒子组织间植入治疗成为根治术后的辅助治疗。这时的粒子植入技术仍十分烦琐，PLND 只适用于高危患者。Holm 等发明超声引导施源器和组织间三维粒子植入技术，确保粒子在腺体内均匀分布成为可能。同时，计算机治疗计划系统的出现，可以计算剂量-体积，而不是只计算单一点剂量，这样粒子分布和整个腺体的剂量分布即可一目了然。

第一节　放射性核素

一、核素能量

常用核素的能量：① ^{198}Au 为 412keV；② ^{103}Pd 为 22keV 和 ③ ^{125}I 为 28keV。^{103}Pd 和 ^{125}I 粒子能量较低，穿透力较弱。^{125}I 粒子的半价层（HVL）厚度为 2cm，^{103}Pd 粒子为 1.6cm，^{198}Au 粒子为 7cm。^{103}Pd 和 ^{125}I 粒子植入治疗时必须彼此靠近，一般间隔 0.5～1cm，这样可以得到合理的剂量分布。而 ^{198}Au 粒子植入时，一般将其植入在前列腺的周边，所需要的粒子数也少于其它两种核素（40∶100），位置的精确度并不是最重要的（图1和图2）。^{198}Au 粒子的物理特征见表 1。

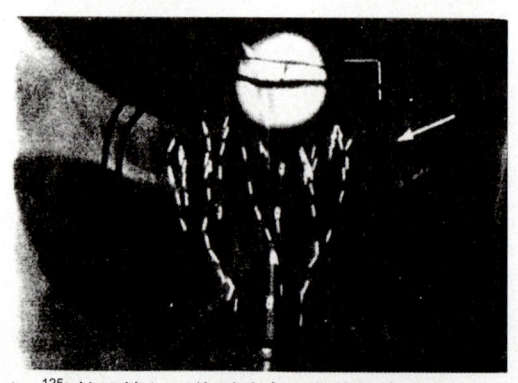

图 1　^{125}I 粒子植入。前列腺中心和外周均需要植入粒子

第 2 章 ^{198}Au 粒子组织间近距离治疗前列腺癌

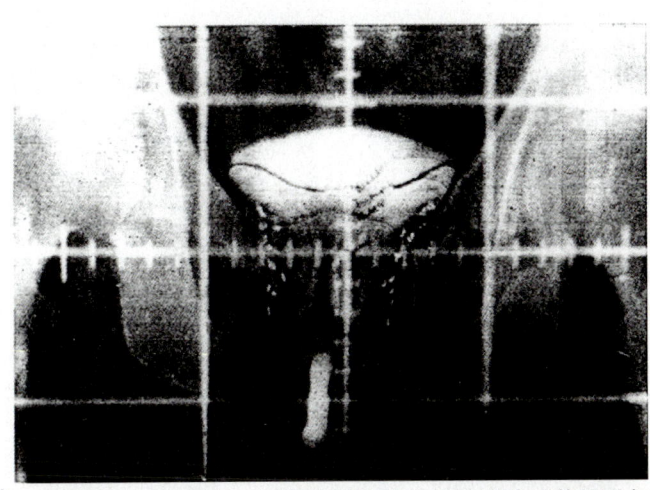

图 2　^{198}Au 粒子植入。粒子植入在前列腺外周即可保证整个腺体得到合理剂量分布

表 1　^{198}Au 粒子的物理学特征

半衰期	物理学	生物学	有效期
	2.7d	120d	2.6d
射线	β 和 γ		
射线能量（keV）			
	β：最大值 962		
	γ：412（95%）		
	距离 1mCi 点源 1 米处的剂量率为 0.23mR/h		

二、剂量差异性（dose anisotropy）

一个带有包鞘的放射性粒子随着自身的衰减，粒子内的剂量呈不均匀分布。随着能量的衰减，这种剂量的不均匀性增加。如果在剂量计算时包括了这种剂量的不均匀性，那么，就可以知晓每一个粒子的三维剂量分布特性（three-dimensional orientation）。由于^{198}Au粒子能量高，所以其不均匀性较 ^{125}I 和 ^{103}Pd 小。计算剂量时，可将 ^{198}Au 粒子看作点源。而 ^{125}I 和 ^{103}Pd 粒子的剂量不均匀性与点源剂量分布并不一致。

三、半衰期和剂量率

^{198}Au 半衰期为 17 天，^{125}I 为 60 天，^{103}Pd 为 17 天。永久植入时，经过 4 个半衰期的衰减，大约释放 94% 的能量。长半衰期的核素初始剂量率较低。当外放疗与粒子治疗结合时，剂量和剂量率的贡献是不一致的，这主要取决于同位素的半衰期（见表 2）。

表 2　剂量、初始剂量率和半衰期对剂量的影响

剂量和核素	初始剂量率	释放94%剂量
45Gy+120Gy ^{125}I	5.8cGy/h	240 天
45Gy+90Gy ^{103}Pd	15.3cGy/h	68 天
50Gy+20～25Gy ^{198}Au	21.4～27cGy/h	10.8 天

通常需要综合治疗时，^{103}Pd 和 ^{125}I 粒子植入是在外放疗之后进行，放射肿瘤医生并不希望同时得到粒子植入和外放疗剂量的贡献。然而，^{198}Au 粒子植入可先进行（因为在粒子植入后11天，即有94%剂量释放），这样可以弥补超出50Gy处方剂量后，粒子植入技术上的困难（图3）。

由于耻骨弓的干扰，尿道前部分前列腺植入粒子较困难。尿道前部和顶部经常出现冷点。这些冷点的发生率大约为16%，外放疗50Gy后可通过剂量提升来弥补（图3）。

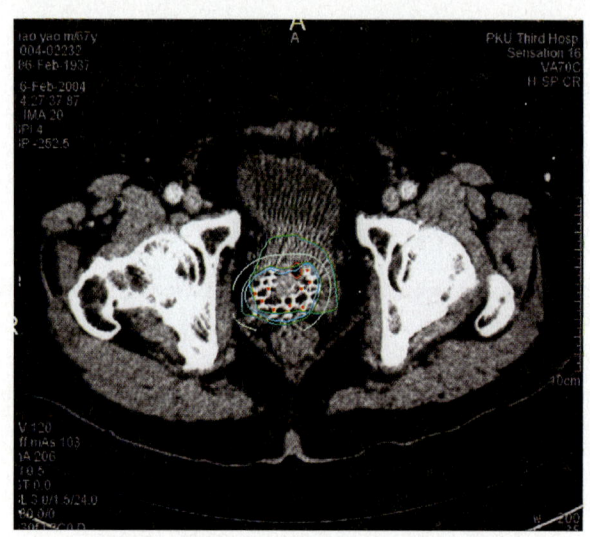

图3　耻骨弓干扰引起剂量分布不均匀

四、放射防护考虑

^{198}Au粒子的穿透力非常强（HVL为7cm），组织间穿透距离为4.5cm，这样就给放射肿瘤医生和护士的防护提出了难题（铅的HVL为2.5mm）。在^{125}I和^{103}Pd粒子植入治疗时，操作人员穿铅衣，治疗后患者即可出院。而使用^{198}Au粒子时，穿一个铅围裙是不够的，通常需要一个特制的铅围裙。而且患者治疗后必须住院3～4天，直到距离患者1米处放射性活度水平低于5毫雷姆/小时为止。

五、治疗计划

在超声引导粒子植入时代之前，治疗计划并不是计算腺体的大小或决定粒子的最佳位置，所有的剂量计算均为点剂量计算，腺体的体积剂量难以评估。

今天，使用^{103}Pd和^{125}I粒子治疗时，放射肿瘤医生可以在治疗前，通过超声决定粒子的理想空间位置（腺体的体积决定了粒子的强度和数量），植入之后，对整个腺体以5mm层厚进行CT扫描，计算剂量的冷点和热点。通常外放疗在粒子治疗之前已经完成，所以对于冷点没有办法弥补。

在Baylor大学医学院，临床治疗时努力保持源强和粒子数的恒定。大的腺体，一般种植40个^{198}Au粒子（每个粒子2mCi，共80mCi），彼此间隔1～2cm，剂量为20Gy（小的腺体，剂量为30Gy，减少外照射剂量）。由于^{198}Au粒子能量较高，粒子的精确植入并不重要。粒子种植后几天内行CT扫描和拍平片。前列腺体积可根据前后位和侧位X光片上勾勒出来。等剂量曲线可投射到胶片上，便于剂量计算。

六、放射性粒子植入技术

在超声出现之前，前列腺是根据PLND时触诊，之后植入粒子。有时，一侧前列腺没有植入上粒子如图4，这样大大地影响了前列腺的剂量分布。由于使用的是点剂量计算，所以没有体积-剂量评估。

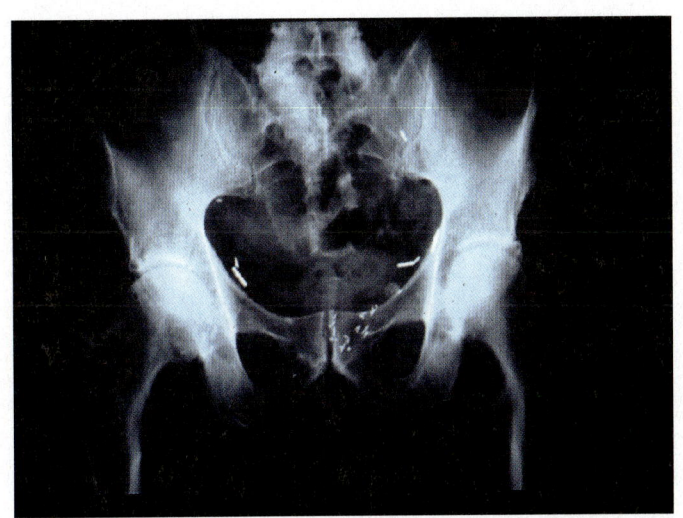

图4 前超声时代粒子植入治疗后的粒子分布

超声技术出现后，利用超声引导植入针插入前列腺。放射肿瘤医生根据^{103}Pd和^{125}I粒子治疗前计划决定那里放针。一个带有网格小孔的模板，上面刻有字母和数字，固定在会阴部位。手术时，针植入事先计划好的孔内，需要借助于矢状面和横切面超声引导协助。

Baylor系统没有植入针放置的计划。只有有模板和植入针，针倾斜4.5度可避免耻骨弓干扰，一般只需要矢状面影像指导针植入。8个针植入前列腺的两侧，每侧4个，针在通过前列腺时可观察到。针与尿道和直肠的关系也能看到。一般需要8根粒子植入针，这样射线的作用范围可完全涵盖整个腺体。

第二节　前超声时代^{198}Au粒子植入治疗前列腺癌的临床应用

一、病例材料

1965～1980年，在Baylor大学医学院510例前列腺癌患者接收粒子植入治疗。平均随访8.6年（2.5～17.1年）。^{198}Au粒子平均剂量为26Gy（5～60Gy），平均外照射剂量为43Gy（30～50Gy）。平均总剂量为69Gy（45～105Gy）。77%患者为A2/B期，23%C期，19%分化差，30%淋巴结阳性，10%酸性磷酸酶增高，所有患者都进行了PLND。

二、粒子植入技术和剂量计算

行PLND时，先触及前列腺，之后植入4～15个^{198}Au粒子。点剂量计算，没有评估是否剂量涵盖了整个腺体。随访是根据直肠指诊和患者主述。147 例患者接受了针吸活检。观察指标包括实际生存率和无进展生存率。

三、结果

表 3 比较了 5、10 和 15 年实际生存率与分期的关系。表 4 比较了 A2 和 B 期与 C 期的实际生存率。淋巴结阴性患者的 15 年实际生存率见表 5。

表 3　临床分期与实际生存率

临床分期	5 年生存率		10 年生存率（%）		15 年生存率（%）	
	病例数	（%）	病例数	（%）	病例数	（%）
A2	130	83	65	56	46	50
B1N	25	100	14	72	9	36
B1	140	88	70	58	56	32
B2	98	83	57	58	45	46
C1	117	74	73	34	69	17
总	510	83	280	53	223	25

表 4　临床分期与患者实际生存率

临床分期	5 年生存率		10 年生存率		15 年生存率	
	病例数	（%）	病例数	（%）	病例数	（%）
A2+B	393	86	207	59	155	28
C	117	74	73	34	69	17
所有分期	510	83	85	53	5	25

表 5　淋巴结阴性患者实际生存率

临床分期	病例数	5 年生存率（%）	10 年生存率（%）	15 年生存率（%）
A2+B	293	91	66	35
C	117	86	44	30

无进展生存率是一个评价局限性前列腺癌患者对治疗反应非常有意义的指标。无进展生存率或无复发生存率是指患者在每次随访时仍没有证据证明局部失败或远处转移的比例。淋巴结阴性患者无进展生存率如表 6。

表 6　358 例淋巴结阴性患者临床分期与无进展生存率

手术分期	5 年生存率		10 年生存率	15 年生存率	
	病例数	（%）	（%）	（%）	
A2	100	89	76	76	
B1N	23	87	56	56	
B1	107	81	61	54	
B2	63	78	53		
C1	65	61	34	26	

A2、B和C期淋巴结阴性患者无进展生存率见表7。当病变局限在前列腺和盆腔淋巴结阴性时，77%患者5年无疾病进展，55%10年无进展，50%15年无进展。

表7 ■ 淋巴结阴性患者临床分期与无进展生存率

临床分期	5年生存率		10年生存率		15年生存率	
	病例数	(%)	病例数	(%)	病例数	(%)
A2+B	243	77	111	55	91	50
C	53	64	34	38	31	28

盆腔淋巴结阴性与局部复发率的关系，见表8。淋巴结转移情况对复发具有重要影响，见表9。淋巴结阴性患者复发率为33%，而淋巴结阳性患者的复发率为87%。

表8 ■ 前列腺癌外放疗＋粒子治疗后局部复发率

测定指标	病例数	局部复发率（%）					
		A2	B1N	B1	B2	C	所有期别
针吸活检	108	28	13	15	29	46	26
异常检查	333	12	6	21	25	37	26
局部复发	358	14	35	23	18	48	23

表9 ■ 淋巴结转移情况与复发率

淋巴结状态	病例数	复发率（%）		
		局部＋远处	局部＋远处	局部＋远处
阴性	358	25	23	33
阳性	152	52	74	87
总	510	33	39	49

放疗后1～3年，147/510例患者进行了针吸活检，这些患者均没有证据证明局部复发或转移。针吸活检阳性比例随分期升高而增加，见表10。表11提示治疗后针吸活检对预后判定具有重要意义，针吸活检阳性有76%出现复发，而阴性患者只有34%。

表10 ■ 粒子治疗后针吸活检结果

临床分期	病例数	针吸阳性（%）
A2	23	35
B1N	9	11
B1	48	21
B2	27	33
C1	40	55
总分期	147	34

表 11　粒子治疗后针吸活检结果与预后的关系

针吸活检	病例数	复发率（%）		
		局部	远处	所有
阴性	97	19	29	34
阳性	50	60	56	76
总	147	33	38	48
P		< 0.00001	< 0.003	< 0.00001

对510例患者随访，57%存活，43%死亡，2.7%失访。最近一次随访时肿瘤状况见表12。淋巴结阴性患者，根据分期分析状况见表13。随着患者肿瘤分期增高，复发率也明显增加。

表 12　510 例患者最近一次随访结果

随访	病例数	患者（%）
无疾病证据	259	50.8
存活	194	75.0
死亡	65	25.0
复发	251	49.2
局部	55	22.0
局部和远处	113	45.0
远处	83	33.0

表 13　前列腺癌分期与预后关系

临床分期	病例数	淋巴结阳性	局部复发＋转移（%）	所有复发（%）
A2	130	22	25	32
B1N	25	8	36	40
B1	140	24	29	41
B2	98	37	25	56
C1	117	44	52	74
所有分期	510	30	33	49

第三节　近代 ^{198}Au 粒子组织间植入治疗进展

1992～1996年54例患者接受了 ^{198}Au 粒子植入治疗，之后给予外放疗。根据AJCC分期标准，T1期40.7%、T2期50.0%、T3期7.4%，1例患者没有分期。56%患者行PLND术，1例患者淋巴结阳性。53/54例患者治疗前有PSA，评价值为9.52。根据初始PSA进行分层：PSA > 0～4 占7.5%，PSA > 4～10 占60.4%，PSA > 10 占32.1%。治疗后所有患者进行PSA检查。根据Gleason分级进行病理分级，评均Gleason分级为5.8。平均年随访19.8个月（1～57个月）。粒子剂量平均为22Gy（15～30Gy），外放疗剂量为71Gy（59～85Gy）。可评价粒子数为33个（20～50个），平均活度80mCi（56～106mCi）。

一、超声引导下 ^{198}Au 粒子植入技术

患者取仰卧位，全身麻醉。模板以一定角度固定在会阴部位。利用超声矢状平面，将8根不锈钢针插入前列腺。4根放在左侧，4根放在右侧。数字减影校对针的位置。显影剂放在Foley球囊内，便于数字减影识别前列腺的前界。每根针内放入4颗粒子，共40颗粒子，每粒2mCi。几天后，行盆腔平片和CT扫描。在胶片上勾勒前列腺轮廓，计算剂量。

放射性粒子植入后第一年每3个月行一次DRE和PSA检查，之后每6个月检查一次。评价标准为治疗后PSA最低值和治疗后失败。治疗后最低值的定义为PSA≤0.1，治疗失败的定义为两次连续测量PSA升高，治疗后针吸活检阳性，治疗后需要激素治疗和治疗后需要手术。毒性反应标准见表14。

表14 ■ RTOG 毒性标准

Ⅰ级：	轻微症状，不需要治疗
Ⅱ级：	有症状，需要门诊治疗（不影响身体状况）
Ⅲ级：	症状影响患者身体状况，需要住院诊断或小手术
Ⅳ级：	需要手术治疗或延长住院时间
Ⅴ级：	致命的并发症

二、三维治疗计划

20世纪60年代，计算机治疗计划系统出现后，组织间粒子植入治疗的剂量学发生了显著的变化。计算机可保证医生很快、精确的计算出前剂量分布。但是，当时等剂量曲线尚不能很方便的与肿瘤位置或患者解剖相关联。70年代，CT出现后，显示剂量分布与肿瘤和正常组织的关系成为可能。在横断面上，可以很好的显示剂量与解剖结构的关系，但是完全提供三维等剂量曲线分布尚不可行。

近来，计算机图像处理技术的进步，可以在三维空间上显示肿瘤形状、周围解剖结构和等剂量曲线的分布。见图5。

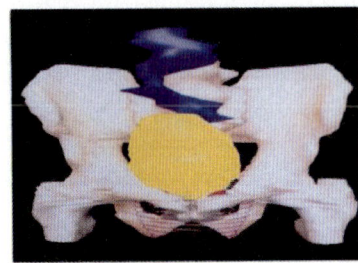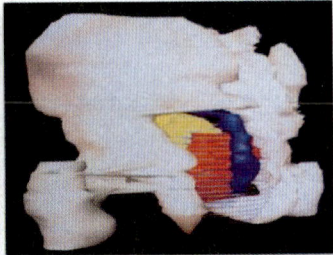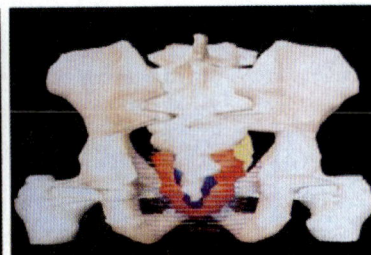

图5 计算机计划剂量曲线。A：冠状面。B：矢状面。

1. 剂量校正研究

体膜验证：利用不同大小和形状的体膜进行研究，其中一个体膜包有一个蜡制、直接为6cm的球，模拟前列腺。假金粒子源作为放射性标记物。CT扫描时层厚为3～5mm，图像转换到工作站进行三维重建。计算机自动勾画靶体积的表面外轮廓，在CT图像上显示的前列腺内模拟放置金粒子，图像三维重建。同时根据标准的剂量计划系统进行相似的重建。

为了检查重建的精确性,对重建体积和尺寸进行测量,同时与之比较。随后两个系统均可得到等剂量曲线,点剂量计算和剂量-体积直方图,这样将两者进行比较。

患者验证:体膜验证后,需要进行20例患者试验,通过超声引导下植入^{198}Au粒子。所有患者均为临床B和C期。患者全身麻醉,经直肠超声引导将针通过会阴部模板插植。粒子植入涵盖整个前列腺和精囊。通常需要30~40个粒子,总活度为150~200mCi。患者出院后,行盆腔平片检查,CT扫描,层厚为4mm。将这些图像转移到工作站,勾画盆腔骨骼、前列腺、精囊、膀胱和直肠的外轮廓,对以上解剖结构进行三维重建。在重建图像上,将放射性粒子种植到正确位置。根据CT决定X和Y轴,Z轴确立十分困难,因为CT图像上,粒子相互重叠。如果遇到这样的情况,需要平片决定Z轴粒子位置。粒子种植后,计算和显示三维等剂量曲线。

2. 临床分析

根据常规两维剂量计算方法进行了比较。主要差别之一是前列腺和直肠剂量有区别,一般明显低于三维治疗计划系统计算的剂量,见表15。

表15 ■ 不同器官接受的平均剂量

器官或外放疗	平均剂量 cGy+1	
	3D 计划	传统
前列腺	4939 ± 165	5906 ± 182
输精管	3597 ± 178	3575 ± 167
直肠	4100 ± 224	5146 ± 309
膀胱	4475 ± 200	3853 ± 207
推荐外放疗剂量	1925 ± 174	1144 ± 156

3. 结果

Baylor大学医学院治疗报道PSA 0~4患者治疗后可达最低点<1.0,PSA>4~10组82%达到最低值,PSA>10只有75%达到最低值。PSA>4~10组的6例没有达到最低值组随访少于12个月。结果见表16。

表16 ■ 前列腺癌联合放疗后的局部复发率

		局部复发率 %				
		临床分期				
	病例数	A2	B1N	B1	B2	C1
针吸阳性	108	28	13	15	29	46	26
正常	333	12	6	21	25	37	26
局部复发	358	14	35	23	18	48	23

54例患者有病理Gleason分级,Gleason分级1~3组,67%患者达到最低值,只有1例患者没有达到最低值。Gleason分级4~6组,76%达到最低值,有7例没有达到最低值。Gleason分级7组,73%达最低值,1例没有达到最低值。Gleason分级8~10组,100%达到最低值。

根据RTOG标准，治疗相关毒性53/54例。直肠炎50.9%，尿道炎39.5%，膀胱炎37.7%。没有Ⅲ～Ⅳ级急性毒性反应，晚期毒性反应48/54例。晚期直肠反应6.3%，持续性膀胱炎16.7%，没有持续性尿道炎。Ⅲ～Ⅳ级晚期毒性反应没有发生。不需要手术干预。20.8%没有治疗相关毒性反应，单一治疗相关毒性反应为41.5%，多发毒性37.7%。

第四节 小 结

Baylor大学医学院的经验反映了放射性近距离治疗前列腺癌的历史变迁。超声技术的应用大大地提高了^{198}Au粒子植入的精度。治疗后验证保证^{198}Au粒子植入在前列腺的周边，而不出现剂量学上的冷点。Baylor大学医学院一般使用40个粒子，每个粒子活度为2mCi，总活度为80 mCi，剂量为20～30Gy。模板矢状位，直接植入，并不需要事先计划。由于^{198}Au粒子能量较高，植入数量相对较少。

前超声时代进行的510例患者放射性粒子治疗后发现有如下规律：①淋巴结转移与分期相关；②淋巴结阳性患者放疗很难控制；③放疗后针吸活检阳性时提示疾病进展；④分期增高，活检阳性和疾病进展可能性更大；⑤^{198}Au粒子加外放疗与外放疗比较疗效相同。

根据现行的剂量计算标准衡量早期放射性粒子植入治疗，人们可以发现许多时候过高估计了剂量。植入剂量为5～10Gy，而累计剂量大约为60Gy。尽管粒子空间分布欠理想，但是疾病进展和生存率与其它治疗相似。

超声技术出现后，^{198}Au粒子植入空间分布更均匀。外放疗50 Gy，粒子治疗20 Gy，毒性反应可接受。大多数治疗后18个月内PSA没有达到＜1.0的患者为治疗失败。其中30例植入治疗后复发患者，再植入治疗毒性反应可以接受。复发时PSA＜5比＞5更容易控制。为了增加复发患者的局部控制率，治疗前需要激素阻断治疗。控制复发剂量一般20 Gy以上，与激素治疗具有协同作用。理论推测，前列腺癌剂量提升应通过粒子植入治疗来实现，因为粒子可以直接种植到靶区，靶区剂量高度适形。

（王俊杰）

参考文献

1. Flocks RH, Kerr HD, Elkins HB, et al. Treatment of carcinoma of the prostate by interstitial radiation with radioloactive gold(Au-198):a preliminary report. J Urol, 1952, 68:510-522
2. Guerriero WG, Carlton CE Jr, Hudgins PT. Combined interstitial and external radiotherapy in the definitive management of carcinoma of the prostate. Cancer, 1980, 45(7 Suppl):1922-1923
3. Whitmore WF Jr, Hilaris B, Sogani P, et al. Interstitial irradiation using I-125 seeds. Prog Clin Biol Res, 1987, 243B:177-195
4. Kuban DA, El-Mahdi AM, Schellhammer PF. I-125 interstitial implantation for prostate cancer. what have we learned 10 years later?Cancer, 1989, 63:2415-2420

5. Blasko JC, Ragde H, Schumacher D. Transperineal percutaneous iodine-125 implantation for prostate carcinoma using transrectal ultrasound and template guidance. Endocuriether/Hypertherm Oncol, 1987, 3:131-139

6. Blasko JC, Grimm PD, Ragde H. Brachytherapy and organ preservation in the management of carcinoma of the prostate. Semin Radiat Oncol, 1993, 3:240-249

7. Wallner K. Iodine-125 brachytherapy for early stage prostate cancer:new technique may better results. Oncology, 1991, 5:115-122. discussion, 122, 125-126

8. Wallner K. Brachytherapy for prostate cancer:ASTRO refresher course # 304. Thirty-eight annual meeting of the American Society for therapeutic radiology and oncology, 1996, 27-30. Los Angeles. Los Angeles, CA

9. Bagshaw MA. Radiation therapy for cancer of the prostate. In skinner DG, Lieskovshy G: "Diagnosis and management of genitourinary cancer". Philadelphia:WB Saunders, 1988: 425-445

10. Cox JD, Grignon DJ, Kaplan RS, et al. Consensus statement:guidelines for PSA following radiation therapy. Int J Radiat Oncol Biol Phys, 1997, 37:1035-1041

11. Carey PO, Lippert MC, Constable WC, et al. Combined gold seed implantation and external radiotherapy for stage B2 or C prostate cancer. J Urol, 1988, 139:989-994

12. Loening SA, Rosenberg SJ. percutaneous placement of radioactive gold seeds in localized prostate carcinoma. Urology, 1987, 24:250-253

13. Kutcher GJ, Fuks Z, Brenner H, et al. Three-dimensional photon treatment planning for carcinoma of the nasopharynx. Int J Radiat Oncol Biol Phys, 1991, 21:169-182

14. Coia L, Galvin J, Sontag M, et al. Three-dimensional photon treatment planning of the intact breast. Int J Radiat Oncol Biol Phys, 1991, 21:183-192

15. Avizonis VN, Hussey DH, Anderson KM, et al. Three-dimensional viewing of and dosimetric calculation in Au-198 implants of the prostate. Radiology, 1992, 184:275-279

第 3 章

放射性 ^{103}Pd 粒子组织间近距离治疗前列腺癌

前列腺癌组织间近距离放射治疗（prostate brachytherapy，PB）亦称放射性粒子植入治疗，已成为一种有效且便于接受的治疗方法，^{103}Pd 是继 ^{125}I 之后进入临床使用的新型放射性核素。

第一节　^{103}Pd 粒子永久植入治疗原理

经超声或 CT 引导将 ^{103}Pd 粒子植入肿瘤体内，通过核素连续释放低能量 γ 射线对肿瘤细胞进行杀伤，达到较彻底治疗肿瘤的目的。由于 ^{103}Pd 粒子剂量衰减迅速，对正常组织损伤较小，可以达到肿瘤局部剂量高而周围正常组织剂量低的特点。目前用于永久粒子植入近距离治粒子主要是 ^{125}I 和 ^{103}Pd。Peschel RE 等认为 ^{103}Pd 粒子半衰期更短（17 天），更适于治疗生长快、分化差和恶性程度高（Gleason 评分>6）的前列腺癌。

第二节　^{103}Pd 粒子植入的操作方法

前列腺癌粒子植入的标准术式是在直肠超声和模板引导下经会阴进行粒子植入。经会阴穿刺放射粒子永久植入近距离治疗（transperineal interstitial permanent brachytherapy，TIPB）所需设备包括：三维立体治疗计划系统、固定器、超声仪和粒子植入设备。

一、前列腺超声图像的采集

患者首先固定体位，留置导尿管并向膀胱内注入造影剂和安装调试固定器。经直肠超声从前列腺底部到顶部以0.5cm间隔进行横断面扫描，直到前列腺横断面的图像全部采集完毕为止，将采集的图像直接传送到计划系统。通过计算机软件完成治疗计划的制定。计算机可根据医生的要求，给出粒子在前列腺内的最佳剂量、每颗粒子的活度和空间分布，然后再通过剂量优化，使直肠及尿道的剂量限定在允许的范围内，减少并发症。

二、粒子植入

根据制定的治疗计划从会阴部进行前列腺穿刺。当确定穿刺针到达指定位置时，再通过粒子植入枪将放射性粒子植入到指定位置。术中可以通过 X 线透视了解和调整粒子分布的情况。当粒子全部植入后进行膀胱镜检查，将落入膀胱内的粒子取出。

三、术后剂量分布的评估方法及常用参数

美国近距离放疗学会(American Brachytherapy Society，ABS)建议对每例患者，粒子植入后4周进行剂量学评估，通常用CT进行评估。如果发现有低剂量区，应及时补充粒子；如果发现大范围的低剂量区，则可以考虑做外放疗。剂量体积直方图（Dose-volume Histogram，DVH）反映的是有多大体积的前列腺组织受到不少于相应剂量的照射。通过DVH可以得到下列重要参数：D90即90%的前列腺体积受到的最小剂量，它常用于衡量前列腺是否接受到足够的照射剂量。V100即实际受到100%最小外周剂量照射的前列腺体积百分比，V150和V200以此类推，常用于研究照射剂量和并发症的关系。

四、剂量

低危前列腺癌病人（临床分期T1~T2，PSA<10ng/ml，Gleason评分<7）单用TIPB的匹配周边剂量（matched peripheral dose，MPD）^{103}Pd粒子为115Gy。高危病人（临床分期T3，PSA>10ng/ml，Gleason评分>7）应使用外照射放疗（external beam radiotherapy，EBRT）和^{103}Pd粒子植入复合治疗，TIPB补充剂量^{103}Pd为80～90Gy。

第三节 ^{103}Pd粒子植入治疗的适应证

ABS推荐的放射性粒子近距离治疗前列腺癌的指征如下。

一、禁忌证

禁忌证包括：①预期患者生存期小于5年；②已行经尿道前列腺切除术（transurethral resection，prostate，TURP）且术后组织缺损较大；③因多种因素致使手术存在严重危险；④临床检查发现已有远处转移。

相对禁忌证包括：①出现手术并发症的危险性较高；②前列腺体积超过60cm^3；③前列腺中叶较大或明显突向膀胱，精囊活检阳性；④采用美国泌尿学会（American Urological Association，AUA）评分较高；⑤既往有盆腔放疗史、TURP史或多次盆腔手术史。

二、适应证

①单纯近距离治疗的适应证：临床分期为T1～T2a期，Gleason评分为2～6分，血PSA<10ng/L；②近距离治疗作为EBRT的补充治疗的适应证：临床分期为T2b、T2c，Gleason评分为8～10分，血PSA>20ng/L，周围神经受侵，多点活检病理结果为阳性，双侧活检病理结果为阳性，MRI检查明确有前列腺包膜外侵犯；③Gleason评分为7或血PSA为10～20ng/L则根据具体情况而定；④近距离治疗（包括作为外放疗的补充治疗）联合雄激素阻断治疗的适应证：术前前列腺体积>60cm^3，需使用雄激素阻断使前列腺缩小。

第四节 ^{103}Pd 粒子治疗疗效及其判定

大量研究表明，前列腺癌近距离治疗和前列腺癌根治术以及前列腺癌外放疗的疗效无明显区别。Sharkey 等报道 1707 例 T1 或 T2 期局限性前列腺癌病人采用 ^{103}Pd 粒子植入治疗或根治性耻骨后前列腺切除术(radical retropubic prostatectomy，RRPP)，^{103}Pd 粒子植入治疗和 RRPP 治疗病人的 5 年 PSA 无生化进展生存率（biochemical disease-free survival rate，bNED）分别为99%和97%，二者疗效无明显区别。对中高危前列腺癌病人，EBRT联合^{103}Pd 粒子植入治疗的效果明显。Ellis RT 等报道 66 例中高危前列腺癌病人经 ERBT 联合 ^{103}Pd 粒子植入治疗后的五年生存率为 93.1%，五年 bNED 为 89.3%。

疗效判定方法主要包括直肠指检，针吸活检，PSA 标准。近年来通常以 PSA 绝对值来评判疗效和随访复发，并将患者存活且 PSA 无进展定义为生物化学控制。一般认为 PSA 值小于 1.0ng/ml 是局部控制的重要预后因素，小于 0.5ng/ml 则与患者无病生存率的提高密切相关。Richard E 等报道 ^{103}Pd 粒子植入治疗低危前列腺癌病人的 5 年 bNED 为 92%，中危和高危病人的 5 年 bNED 为 74%。

第五节 ^{103}Pd 粒子植入治疗的并发症

TIPB治疗前列腺癌并发症主要有直肠损伤、尿道狭窄和性功能障碍，还可能发生急性尿道狭窄和前列腺炎等。这些并发症的发生与粒子植入的剂量和位置有直接关系。与^{125}I粒子相比，^{103}Pd 治疗引起的严重并发症比例更低，治疗后患者泌尿系统功能恢复快。Richard E 等研究单纯粒子植入治疗前列腺癌，^{103}Pd 粒子组并发症发生率为 4%，低于 ^{125}I 粒子组的 15%。

一、直肠损伤

TIPB后直肠并发症较为常见，而且有很多表现，急性并发症包括大便习惯改变（腹泻、便秘）、里急后重、出血等。晚期放射损伤包括直肠出血、溃疡、瘘、大便失禁和直肠坏死。PB后直肠出血为5%～10%。出血大多为轻度，且大多数自行缓解；PB后出现直肠溃疡和瘘的发病率<2%。PB 后直肠损伤需作造口术<1。直肠损伤一般出现在 PB 后 36 个月之内，罕见发生在 5 年或 5 年以上者。直肠剂量以受量至少 100% 处方剂量的直肠体积（R100）来衡量，植入 ^{103}Pd 粒子病人的 R100 值较 ^{125}I 粒子低，故 ^{103}Pd 粒子引起的直肠炎的倾向较小。直肠损伤有剂量—反应关系。Sherertz T 等报导 161 例病人接受不同剂量的近距离治疗加外放疗，一组病人 ^{103}Pd 粒子剂量为 90Gy，外放疗剂量为 44 Gy；另一组病人 ^{103}Pd 粒子剂量和外放疗剂量为分别为 115Gy 和 20 Gy，结果表明直肠出血与 R100 呈正相关。

二、尿道损伤

急性泌尿并发症：TIPB后最常见的急性泌尿症状有排尿困难、尿频、尿痛、血尿、尿失禁和尿潴留。Gejerman G 等分析了 50 例病人接受 90Gy^{103}Pd 粒子植入治疗后 21 天内的急性并发症，出现0级泌尿系统并发症32%，1级38%，2级30%。尿频、尿痛大多短期内表现明显，其后逐渐缓解。血尿常见于术后24小时内，可自行消失。PB后急性泌尿系统并发症的结论是：31%～65%的患者出现2～3级尿道并发症，大部分是2级；尿道狭窄的患者有1%～15%需要导管，一般不到一周；PB后1%～5%的患者需行TURP，其结果是尿失禁；前列腺体积较大时发生急性并发症机会增加；增加EBRT不会增加急性尿道并发症。

晚期泌尿并发症：文献报道晚期泌尿并发症较少见，而且与随访时间长短有关。TIPB后最多见的晚期并发症是尿失禁，其次为尿道狭窄。粒子植入后约有1%～45%尿失禁，尿失禁严重程度相差很大。尿道狭窄率0%～10%，大部分发生在球膜部，可用扩张处理。Merrick GS等随访130例近距离放疗的前列腺癌病人，[103]Pd粒子植入治疗病人的排尿困难症状恢复较[125]I粒子组快，而且不受补充外放疗和去势治疗的影响。[103]Pd粒子植入对治疗前有轻度泌尿系统梗阻症状的病人有益，尽管粒子植入后可能引起梗阻症状加重。

三、性功能障碍(erectile disfunction，ED)

前列腺癌各种治疗方法的性功能评价都存在较大困难，[103]Pd粒子植入治疗引起ED的发病率约为15%。明显性功能减弱是在TIPB后2～5年。除勃起障碍之外，性功能障碍还包括性欲减退和射精失调。TIPB后射精减少到没有为7%～45%，射精不适3%～11%，血精5%。前列腺癌粒子植入治疗的主要优势是保护性生活能力，明显高于手术或单纯外放疗。对低危组患者行单纯近距离治疗，有80%～85%可保留性生活能力。中危组患者行外放疗加粒子治疗，70%可保留性生活能力。外放疗配合粒子治疗可获得很好的剂量提升，并发症的发生率也不高。

四、[103]Pd粒子在体内迁移引起的并发症

粒子在植入术后可以迁移至其它器官，如肺，引起放射性肺栓塞。Merrick等报道早期前列腺癌病人行[103]Pd粒子植入后肺栓塞比率为22.2%（16/72）。可以设计将粒子连接组成粒子链，以降低肺栓塞的发病率。Meigooni AS等认为，较传统的TIPB而言，近来一种新的线形[103]Pd放射性胶体治疗前列腺癌的粒子迁移并发症较少。

第六节 放射安全性

[103]Pd粒子衰变过程中发射出的射线作用距离很短，单个粒子的放射剂量也很低。国际辐射防护委员会（International Commission on Radiological Protection，ICRP）认为[103]Pd粒子植入治疗继发性肿瘤发生率极低，由粒子植入治疗引起的医护人员及家属的放射接触剂量也远低于推荐标准1mSv/y。因此只要不是过于密切的接触（如怀抱婴儿），病人对周围人群是相当安全的。

第七节 结 语

[103]Pd粒子植入治疗前列腺癌具有操作简单、疗效可靠、并发症较少等优点，但目前仍

有许多问题需要进一步研究，比如更简单准确的粒子植入方法、更确切的病例选择标准、更有效的剂量测算等，相信随着研究的深入，这项技术将得到进一步完善。

（刘　峰　姜伟鹍）

参考文献

1. Peschel RE. Prostate implant therapy:iodine-125 versus palladium-103. Cancer J, 2005, 11 (5):383-384
2. Ellis WJ. Prostate brachytherapy. Cancer Met Rev, 2002, 21:125-129
3. Sharkey J, Cantor A, Solc Z, et al. 103Pd brachytherapy versus radical prostatectomy in patients with clinically localized prostate cancer: a 12-year experience from a single group practice. Brachytherapy, 2005, 4(1):34-44
4. Ellis RJ, Vertocnik A, Sodee B, et al. Combination conformal radiotherapy and radioimmunoguided transperineal ^{103}Pd implantation for patients with intermediate and unfavorable risk prostate adenocarcinoma. Brachytherapy, 2003, 2(4):215-222
5. Peschel RE, Colberg JW, Chen Z, et al. Iodine-125 versus palladium-103 implants for prostate cancer: clinical outcomes and complications. Cancer J, 2004, 10(3):170-174
6. Sherertz T, Wallner K, Merrick G, et al. Factors predictive of rectal bleeding after ^{103}Pd and supplemental beam radiation for prostate cancer. Brachytherapy, 2004, 3(3):130-135
7. Gejerman G, Mullokandov E, Saini AJ, et al. The effects of edema on urethral dose following palladium-103 prostate brachytherapy. Med Dosim. 2002, 27(3):221-225
8. Merrick GS, Butler WM, Wallner KE. et al. Dysuria after permanent prostate brachytherapy. Int J Radiat Oncol Biol Phys, 2003. 55(4):979-85
9. Barker J Jr, Wallner K, Merrick G. Gross hematuria after prostate brachytherapy. Urology. 2003, 61(2):408-411
10. Merrick GS, Butler WM, Wallner KE, et al. Brachytherapy related dysuria. BJU Int, 2005, 95(4):597-602
11. Wallner K, Merrick G, True L, et al. I-125 versus Pd-103 for low-risk prostate cancer: morbidity outcomes from a prospective randomized multicenter trial. Cancer J, 2002, 8(1): 67-73
12. Incrocci L, Slob AK, Levendag PC. Sexual (dys) function after radiotherapy for cancer: a review. Int J Radiat Oncol Biol Phys, 2002, 52:681-693
13. 王俊杰. 放射性粒子近距离治疗前列腺癌:临床篇. 国外医学·放射医学核医学分册, 2002, 26(3):101-104
14. Merrick GS, Butler WM, Dorsey AT, et al. Seed fixity in the prostate/periprostatic region following brachytherapy. Int Radiat Oncol Biol Phys, 2000, 46(1):215-220
15. Meigooni AS, Awan SB, Rachabatthula V, et al. Treatment planning consideration for prostateimplants with the new linear Radio Coil ^{103}Pd brachytherapy source. J Appl Clin Med Phys. 2005, 6(3):23-36
16. The International Commission on Radiological Protection. Radiation safety aspects of brachytherapy for prostate cancer using permanently implanted sources. A report of ICRP Publication 98. Ann ICRP. 2005, 35(3):3-50

第 4 章

超声引导放射性 ^{125}I 粒子近距离治疗前列腺癌

放射性粒子植入治疗早期前列腺癌已经成为了一种标准的治疗手段。利用模板引导，经会阴粒子植入已经取代了开腹粒子植入治疗前列腺癌。模板引导技术的优势包括：（1）粒子放置的位置高度精确；（2）前列腺靶区剂量分布高度适形；（3）能够将粒子均匀植入在前列腺周围，保证前列腺周边高剂量；（4）门诊治疗和（5）并发症发生率低。除了这些技术上的优势，早期研究结果提示PSA无进展生存率已经相当或超出外放疗和前列腺根治术。1985年开始美国西雅图肿瘤医院已经完成2000多例前列腺癌粒子植入治疗。本文描述和概括了与永久性粒子植入治疗相关的临床和技术要求。

第一节 粒子治疗的一般要求

一、多学科

超声引导植入粒子需要一个团队，包括放疗知识、医学物理计算、泌尿外科技术和护理。在粒子植入术的各个环节中，泌尿医师、放射肿瘤医师、医学物理师和护士，团结协作和不断的沟通是成功的关键。进行粒子植入治疗之前，所有成员均应该参加技术培训。

二、麻醉

粒子植入术需要腰麻或全身麻醉，应该在手术室内进行。大多数病例可在门诊手术室进行。我们建议还是在手术室治疗比较安全。

三、执业要求

在美国如果开展粒子治疗工作，一般要求医院具备核医学科和放射治疗科，同时对核医学科都有一定的放射性核素管理要求。

四、人员和设备

物理计划人员提供术前和术后剂量计算。超声设备应该配备经直肠植入治疗的软件和相关的辅助设备。建议使用高效和安全的粒子入针。高清晰度的CT扫描方便剂量计算。专业护理人员可大大的提高效率和节省治疗费用。

第二节　粒子治疗适应证

一、分期

T1a、T1Bb、T1c、T2a、T2b 和 T2c 患者均适于粒子植入治疗。T3 期很少进行单纯粒子植入治疗，因为肿瘤较大超出了植入的体积。

二、技术因素

从技术角度讲，既往行 TURP 和耻骨弓干扰的患者不适于粒子植入治疗。

三、既往TURP

经尿道大部分前列腺切除（TURP）术后，粒子植入具有丢失的危险、粒子空间分布不均和剂量分布不均衡。TURP的缺陷程度可在体积研究时确定。许多TURP没有缺陷的患者可进行粒子植入治疗。但是TURP前或后进行粒子植入治疗容易引起尿失禁。利用导尿管回避技术可降低这一危险。近期接受 TURP 后，粒子植入治疗需要大约推迟 60 天。

四、耻骨弓的干扰

前列腺重量 50～60gm 者最适合粒子植入治疗。大的腺体（>60 gm）往往超出耻骨前缘和侧缘，植入针进入困难，因此粒子植入治疗前应先行耻骨弓干扰程度的评估，如图1。如果前列腺体积较大，激素治疗几个月后，可使大的腺体减少到60 gm 以下。一般来讲，中等大小腺体（60～80 gm），需要 2～3 个月激素治疗，而大的腺体（80～100 gm）需要4～6月激素治疗，达到可接受粒子治疗的大小。继续服用激素直到粒子治疗。如果患者不喜欢、不适合激素治疗或对激素治疗无反应，可行手术去势或外放疗。

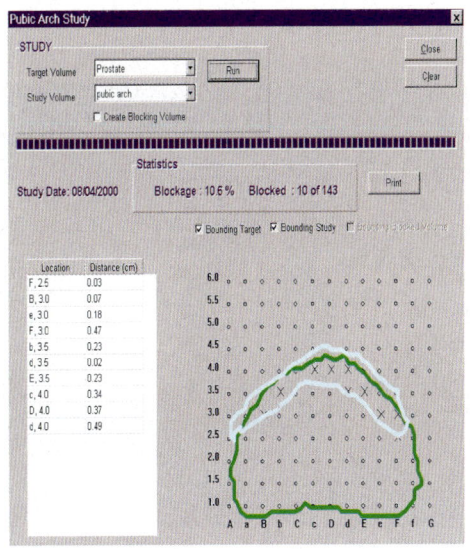

图 1　耻骨弓评估

前列腺体积小于40gm时，耻骨弓一般不影响粒子植入。如果患者身材矮小和/或小盆腔者，需要进一步明确耻骨弓与前列腺的关系。腺体在40～60gm的患者，需要进行前列腺与耻骨弓关系的CT研究，评估耻骨弓干扰的可能性与程度。在以上的研究中，前列腺的最宽部分需要放射科医师来勾勒出轮廓，将最宽处的轮廓覆盖最窄处耻骨弓。明显的耻骨弓干扰是指耻骨弓阻挡前列腺体积超出1/3，这样将妨碍前面和侧面进针的理想置入（图2）。耻骨弓较小程度干扰的处理技术将在手术技术中介绍。图3显示由于耻骨弓的干扰，导致粒子植入呈不均匀分布，靶区内剂量分布不均匀。一般来讲，前列腺的前面和侧面是不能出现低剂量区的。

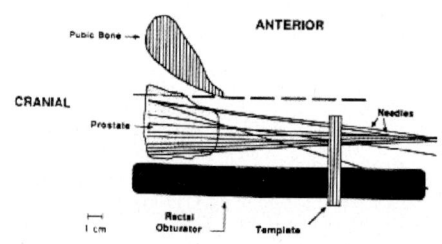

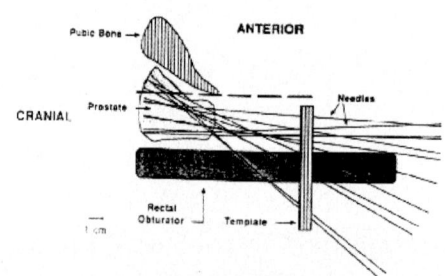

图2 耻骨弓干扰导致进针困难

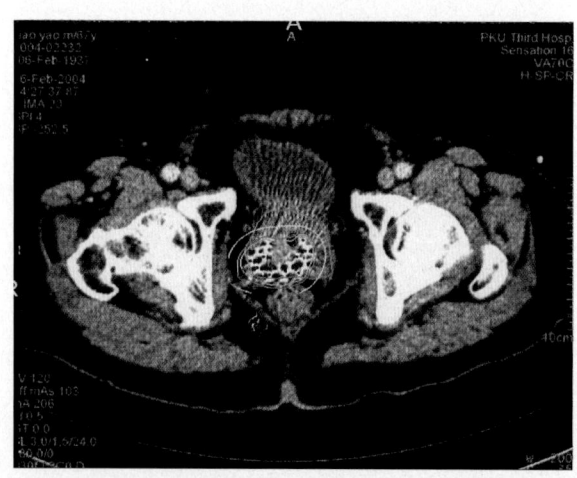

图3 耻骨弓的干扰导致粒子植入呈不均匀

第三节 粒子植入治疗

一、临床因素

单纯粒子植入治疗适于肿瘤局限期患者，包膜外侵的患者更适于外放疗与粒子植入的综合治疗。

评价肿瘤局限期因素包括：①分期；②分级；③PSA；④外膜侵犯和⑤多点针吸活检阳性。其中PSA、分级、外膜侵犯和多点针吸活检阳性并不影响分期，但可以影响是否配合外放疗。PSA>20的患者通常需要进行淋巴结活检。一般来讲，T1和T2，PSA<10和Gleason分级2~6的患者更适于单纯粒子植入治疗。T2b-T2c 或 PSA 大于 10 或 Gleason 分级 7~10的患者更适于综合治疗。T3 或 N+ 患者不适于粒子植入治疗，可行 ^{192}Ir 短暂插植治疗或适形外放疗。年龄并不是粒子治疗的禁忌证。

二、核素的选择

^{125}I 和 ^{103}Pd：目前粒子植入治疗常用的核素是 ^{125}I 和 ^{103}Pd。这些核素释放低能γ射线，可以保证前列腺受到高强度照射，而膀胱和直肠得到理想的保护。由于它们释放射线的能量较低，操作人员易于防护。^{125}I 和 ^{103}Pd 粒子的生产是通过钛合金包壳，大小与一粒米相当。

^{125}I 和 ^{103}Pd 粒子的主要差别是剂量率的不同。^{125}I 粒子释放低能光子（27keV），每小时剂量率为 8~10cGy，半衰期 60 天。^{103}Pd 粒子也释放低能光子（21keV），每小时剂量率为 20~24cGy，半衰期 17 天。Ling 等通过实验数学模型分析，^{125}I 粒子适于增殖缓慢的肿瘤治疗，如前列腺癌。^{103}Pd 粒子适于增殖速率较快的肿瘤治疗，如胰腺癌，但是临床研究并没有证实以上的分析和推论。目前，大多数医疗中心^{125}I粒子主要治疗分化较好到中等度分化的肿瘤（Gleason 分级 2~6），^{103}Pd 粒子治疗分化较差的肿瘤（Gleason 分级 7~10）。Gleason 分级 6~7 时，核素的选择似乎不明确。进一步的临床研究需要明确根据肿瘤分级如何选择核素。

三、治疗计划

1. **外照射**

外照射包括前列腺、前列腺外周组织、精囊和区域淋巴结，四野盒式照射技术，每天4野。上界在S_2，下界通过导尿管造影决定。侧野包括真骨盆外1~2cm，外上角加挡块。泌尿生殖器的隔膜通过泌尿系造影明确。侧野通过CT决定前列腺的边界。直肠后界通过钡灌肠定位。后界应该包括骶前淋巴结。每天 180cGy，总剂量 4500cGy。外放疗结束后 2~4 周粒子植入治疗。

2. **体积**

精确的治疗前剂量计算取决于精确的前列腺体积和形状测定。体积研究主要是根据经直肠超声从前列腺底部到顶部的扫描图像，一般使用 4~6MHz 的传感器和固定的步进装置。步进式扫描获取图像，超声模板软件覆盖前列腺扫描图像。

为了保证前列腺的对称性，患者取仰位，大腿与床成 90 度角。在探头插入直肠之前，步进装置与直肠成一致方向，并略向下成一定角度。探头插入直肠，之后与步进装置和固定装置连接，并保持固定。

当探头接近前列腺顶部时，需要放出超声球囊中的一部分水，这样可保证在手术时能够清晰的观察到模板的位置。勾画出每一层前列腺扫描图像的轮廓。拷贝下所有从底部到顶部的横切面图像，层厚5mm，传送到治疗计划系统。大多数超声均可自动地计算出前列腺的体积。推荐使用冠状面图像，以明确腺体的长度和辅助治疗计划的实施。同时建议进行从底部到顶部层厚 5mm 的扫描，直到图像全部采集完全为止。

3．确定靶体积

体积明确之后，放射肿瘤医生需要在每一层图像上画出靶体积。靶体积包括前列腺和周围确认能够得到事先计划好的最小周边剂量（mPD）照射的组织。尽管靶体积与前列腺实际体积大致接近，但是靶体积的形状较大。适当扩大一点在前列腺底部和顶部的植入体积，可以改善术后剂量分布。术前计划是这样的流程，术中计划可以适时进行见图 4。

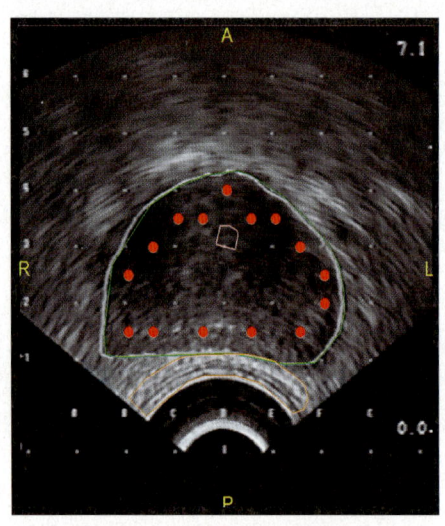

图 4　显示靶区勾画曲线

4．植入体积剂量计算

粒子植入的空间分布原则是根据 Quimby/Paterson Parker 原则基础上改进而成。大多数粒子植入的空间分布间距为1cm，但是由于前面和侧面解剖结构的限制，有时粒子间距为0.5cm。后界粒子植入一般要求避免直肠高剂量照射。改变粒子在腺体中心的分布，可以避免尿道受到高剂量照射。每个粒子的源强可根据列解图和计算机计算获得。一般 ^{125}I 粒子源强为 0.25～0.37mCi，^{103}Pd 粒子源强为 1.0～1.4mCi。计算机三维立体重建，可以保证前列腺和等剂量曲线初始计划得到校正和调整。临床物理师填写一张手术室计划单，上面详细列出所须粒子植入针数、每根针包含的粒子数和相应的模板位置，放射肿瘤医师进行检查，确定后订购粒子。术中计划可以与手术同步，适时进行，一次性完成，避免了两次计划与治疗之间的误差（图5～6）。

目前由于国内大医院普遍存在手术室紧张现状，术前单独提供手术床位进行前列腺体积研究的可行性不大，我们推荐可以通过术前盆腔 CT 取代术前体积研究，层厚同样 5mm。

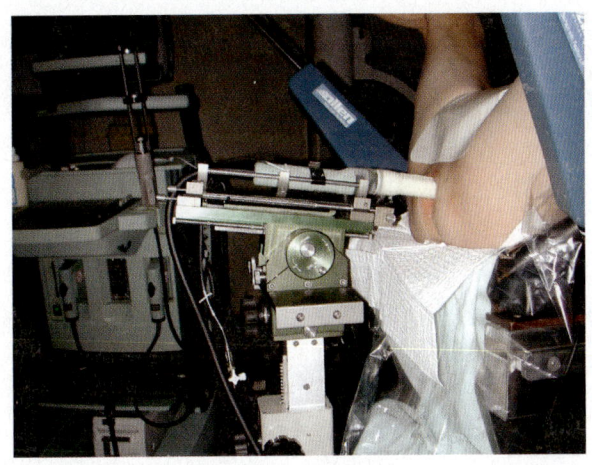

图 5　术前体积研究

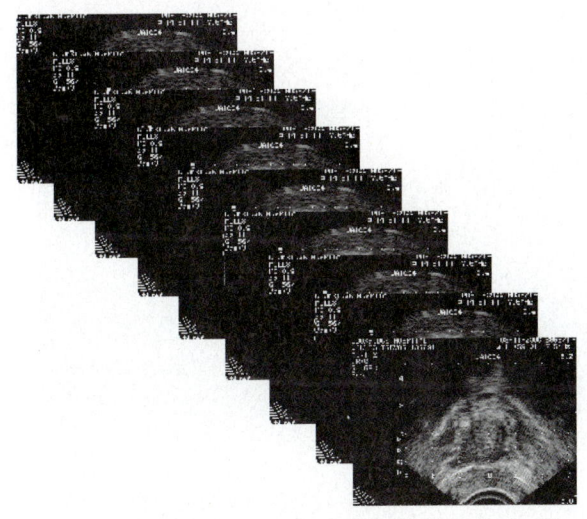

图 6　超声获取的前列腺逐层图像（5mm 层厚）

四、术前评估和准备

所有患者需要详细病史、身体全面检查、胸部 X 光片和血清 PSA。术前 1 天进行全血细胞计数、血小板计数和 UA 检测。术前 48 小时进流食，前 1 夜进枸橼酸镁，术前 2 小时进一杯水。术后继续服用复方新诺明，2 次/天或 ciproflaxin 250mg b.i.d，共 8 天。术后一般常规用药包括高特灵，或卡度雷和 Aleve。

第四节　技术操作流程

一、一般手术计划

对于初次手术，一般需要 2 个小时。实际医生操作时间 45～60 分钟，也可在门诊手术中心进行。手术台应包括一个标准的膀胱镜托盘、针吸钳子、滤器、尺子和持针器。

二、粒子和植入针的准备

前装操作之前是将21cm长，18G口径管心针消毒后放入一定的粒子，再根据预先计划好图谱将置入针放在持针盒内。核医学医师、护士和物理师人手一份植入粒子图谱。针的末端用石蜡密封避免粒子遗失，之后单个粒子间隔植入。^{125}I粒子也可以一种能吸收的、硬的分缝合材料形式得到（粒子链），这种粒子链植入时不必留有空隙，但是操作时要求更加精细。后装粒子植入是根据计划利用Mick枪逐排植入粒子仓内的粒子，克服了前装计数的烦琐和术前准备的麻烦。

三、患者准备

腰麻或全身麻醉，后取仰卧位。腿与床成90度角，与体积研究时体位相似。腿部用绷带固定。仔细检查确保患者盆腔和腿是否对称，充分暴露会阴。会阴部用消毒，不需被皮（我们还是建议被皮）。阴囊上提用橡皮膏固定在腹壁上。北京大学第三医院的经验是利用缝合线将睾丸固定在腹壁上（见图7）。

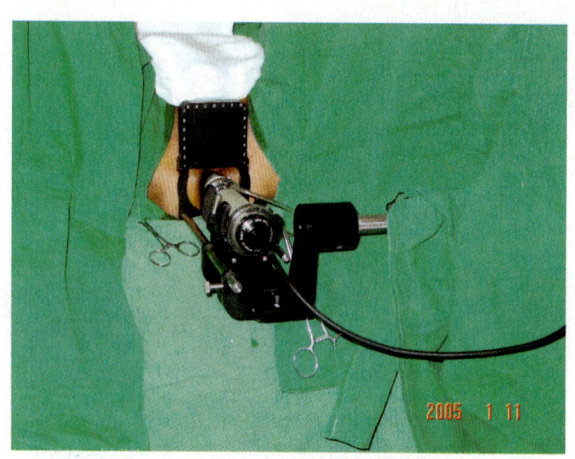

图7 患者截石体位

四、操作程序

1. 术前体积再确定

超声探头的定位与超声体积的研究是同一的。超声探头最先插入直肠，之后与步进器和固定器连接。固定器可以调解模板和软件图像的位置。中间一层图像是最常用的起始图像。调整探头的位置和模板软件，确保5mm横断面图像与术前体积研究时相匹配。调整固定器位置，直到得到最理想的图像。

2. 前列腺固定和固定针放置

通常使用前列腺固定针固定前列腺。固定针可以相应的插在前列腺的左右两叶（一般在c2或c2.5和d2或d2.5），以防止粒子植入过程中前列腺的左右移动。尽管这些针是固定的，但是针插入过程中由于轻度的转动，最后可引起粒子向侧位方向移动。如果操作过程中注意到有转动发生，那么调整针与朝向前列腺几何中心靶1～2mm可以弥补这一误差。

粒子植入之前，根据前列腺底部到顶部每一层图像，再次确定模板软件图像的位置。基线（0.0）是前列腺的最底部，一般由放射肿瘤医师和泌尿科医师仔细分析超声图像后确定。由于探头和图像处于基线位置，模板定位在外阴外2～3cm。

3．模板

模板是一个简单的、带有横列和竖列排列的网格，间隔5mm。竖列标有A到F，从左到右方向，每隔一行标有A到F大写字母。大写字母之间标有小写的a、b。同样从底到顶每间隔一列标有数字1～6，列之间有设计的0.5mm。所有的相应分布均展现在粒子植入治疗的计划单上。

4．确定针和粒子数

每根针置入之前，护士应进行清点，医生再重复一次。放射肿瘤医生正确计数针内的粒子数。正确的粒子数也可以通过测定针头到插入针头之间的距离得到校正。例如，如果粒子和间隔均为5mm长度，测量结果是4cm，那么针内有4个粒子。末端的石蜡封口可能增加1～5mm长度。测量粒子链时注意切断的方式和末端填塞物质的数量。使用术中计划时可以简略以上程序（见图8）。

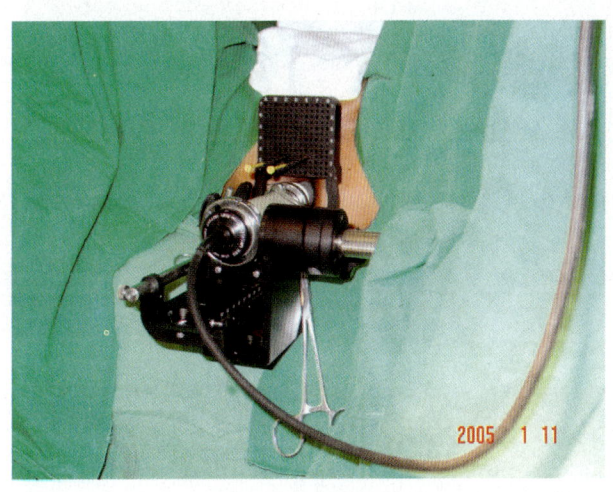

图8　插植固定针

5．针插植技术

针插植开始在最前端，这样可以避免前面植入的粒子对超声产生干扰。针头通过模板相应位置，当到达扫描线时，超声屏幕出现一个强的亮光回声或星星。如果一个针偏离靶点1～2mm以上，一般需要重新定位。插植针可能因为前列腺的密度、针的偏差特性和骨干扰而错过靶区。利用超声引导适时监控针的位置和深度，可以避免插入尿道。

套管针的倾斜可导致针偏离倾斜的方向。套管针的针头有标记可使操作者尚没有全部推针之前已经知道针偏离的方向。因此，只需退针2～5cm即可完成针的靶区定位，将倾斜的针转向指定的方向，再进针。如果轻度退针和再进针并没有成功，可通过手指轻度加压，使针朝向适当方位。从模板方面调整针的位置是很自然的事，而非无效。进针应该保持直线，并且只能通过会阴侧模板作为引导。

进针之后，靶位置和深度也已确定，可向前推进几个mm的标准距离。这一操作的目的在于推出针内的密封物质，同时定位出粒子在针尖内最远端的位置。根据粒子植入治疗技术的特点，各医院之间的测量点和设备略有差别，建议操作者建立自己的粒子远端位置的标准距离。注意的是单个粒子和粒子链需要不同的距离。后装粒子植入不需要这些过程。我们建议通过超声图像指引下进行，可以确保针的位置精确，同时也可以避免针插植到膀胱或尿道，而且这一技术较其它方法更加快速和便捷。粒子针应该一次性进针完成，其优点是可以避免再次插植时的位置发生移动、减少操作人员与射线接触时间见图9~12。

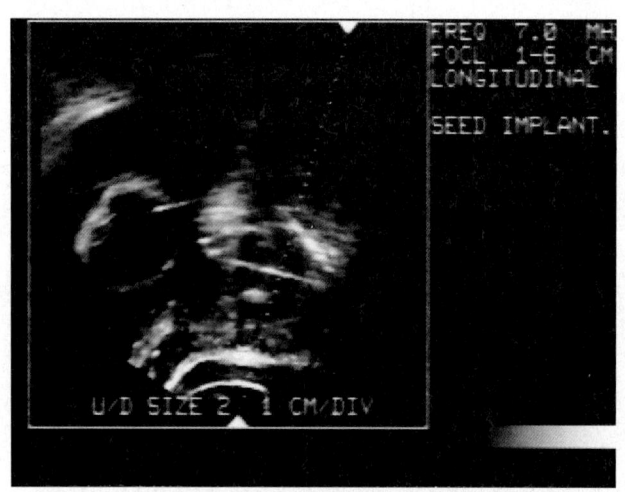

图9 超声纵断面显示粒子针的位置

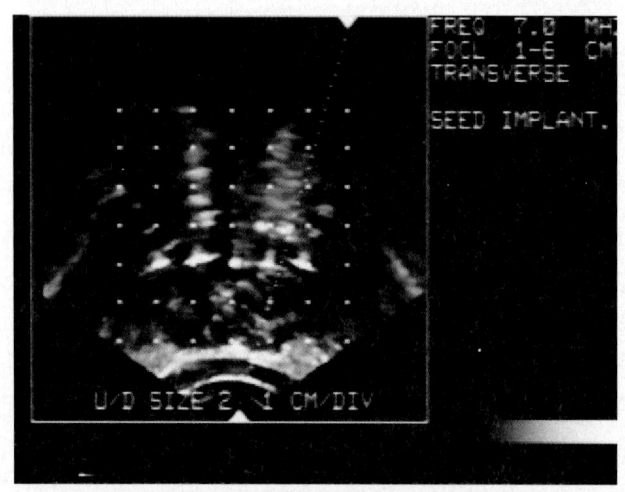

图10 超声横断面显示粒子针位置

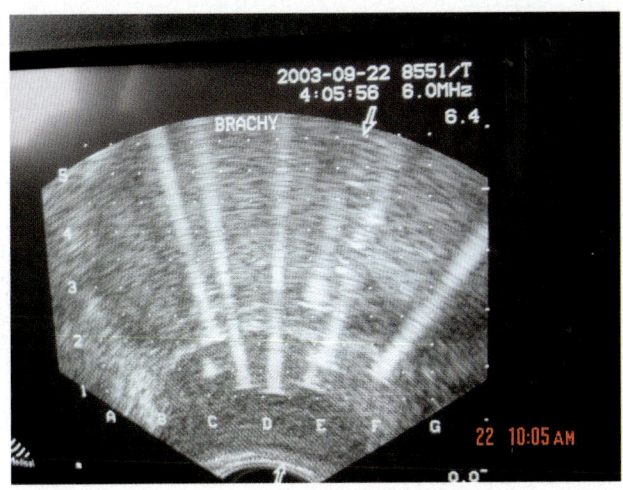

图 11　显示粒子针插植后情况

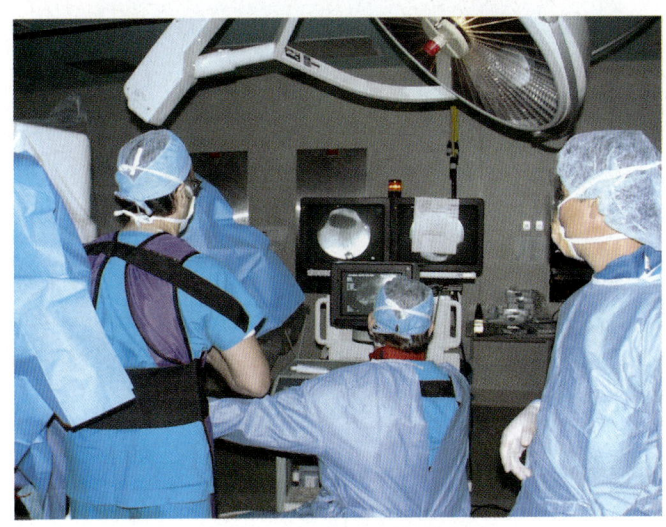

图 12　术中超声监测情况

粒子植入过程中，一个操作者保持套管针的位置不动，另一个操作者缓慢的退出针。接近末端时，将套管针和针一并拔出。这样可以避免近端的粒子丢失在会阴部。我们推荐一个医生植粒子，一个医生检测超声屏幕，最后计数粒子数目。

6．进针深度和前列腺的移动

进针到正确的位置是关键。进针时可以轻度引起前列腺向头侧移动，尤其是腺体密度较高时。为了保证针能够达到正确位置，针从前列腺头部到底部方向插入大约0.5～1cm，这样可以确保正确的穿透组织。退针时缓慢进行，直到针尖从超声图像上消失。之后再进针直到针尖再现。当手离开针时，针尖应继续在超声图像上显示。这一技术保证针完全进入靶体积，腺体恢复到正常的形状和第一粒粒子植入在正确位置。针尖的位置可以通过矢状位图像或荧光透视调整见图13～14。

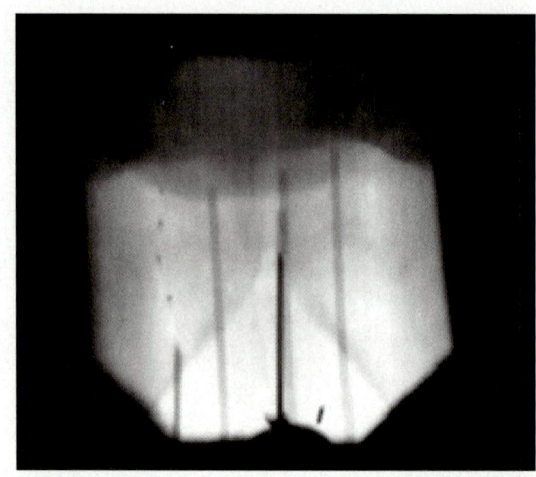

图 13　C-型臂显示针的位置

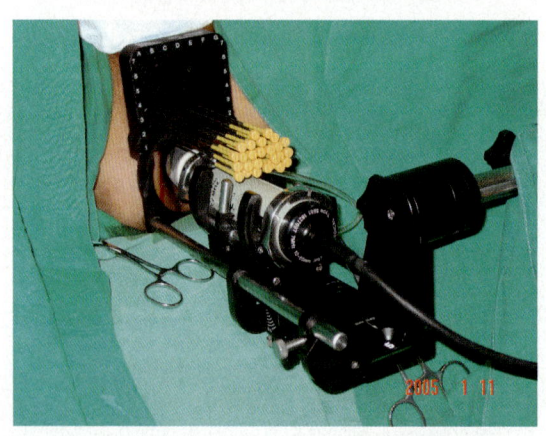

图 14　显示粒子针插植情况

7．进针深度的确定：

确保进针深度位于正确位置是实现粒子植入治疗质量保证的关键。根据超声图像决定最初进针到底线的深度。在底线处（0.0），建立一个参考深度，假定前列腺的位置或肿胀时没有变化，其它进入前列腺底部的针具有同样的深度。通过超声图像和测量再次确定参考点的深度。有时针尖在底线时的影像学表现很难识别。这时可根据相应的其它图像将针调整到靶位置。

注意：中心到膜板的距离是一个参考，并不是一个绝对不变的深度。植入过程中，需要进行适度的调整。

8．进针的深度而不是底部

美国西雅图前列腺研究所认为，由于前列腺或靶体积的形状是卵圆形，每一根针不需要插到底部。进针到指定深度而不是到底部是指从底部深度的后退距离。例如，植入单上1.0cm 的后推表示针尖放置在从头到底部 1.0cm 处。在插植之前，确定基底线（0.0），利用步进装置从头到基底线扫描，层厚 1.0cm。在后退线处，中心到模板的距离较参考深度在 0.0 处多 1cm。例如，如果参考中心到模板的距离是 7cm，针尖位于 0.0 基准线处，在

1 cm后退距离时，中心到模板距离应为8 cm。进针程序前文已经描述。根据图像观察到进针深度和连续的测量可增加操作者对进针准确性的信心。如果图像或测量上有误差，需要重新检查图像，针的位置和测量结果。我们认为如果通过术中超声和治疗计划保证，可以减少以上步骤。粒子植入从第一排开始，根据计划逐层植入。粒子植入方式为后退式植入，见图15。

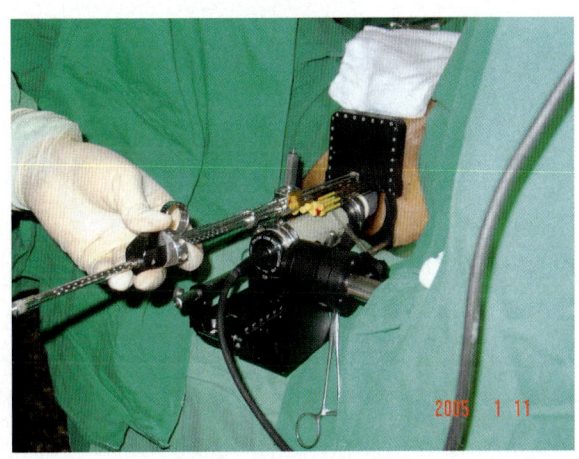

图15　前列腺粒子植入

9．耻骨弓的影响

耻骨弓可以干扰大多数前面和侧面的进针。如果这种干扰作用较小，可通过将针插入到最近的模板中间和侧位进针来克服。例如，如果针位于模板的B 4.0位置时遇到骨干扰，可将针向中间调整 0.5 cm，同时利用手指引导和或倾斜向侧位进针。这一技术经常成功的找到靶点。

10．利用成角技术克服骨结构干扰

偶尔通过调整进针方向也不能克服耻骨结构的干扰。如果遇到这种情况，将针收回到持针盒内，移去固定针，超声探头向下调整15～20度角。超声图像监视器上的模板软件图像与前列腺图像重合，同时要与体积研究时一致。既往受干扰的针按原计划继续实施。成角技术允许针与耻骨弓成一定角度，并且大多数情况下只适于前列腺体积较大时。成角技术插植后排针时有穿透直肠壁的危险。

11．植入后和确认粒子

术中，对每个层面的超声图像仔细研究以获得高质量的植入疗效。AP荧光扫描也可以帮助识别那些明显的冷点。AP荧光扫描只能在一维图像上从脚到头识别冷点。为了决定冷点的前后位置，通过C-臂确定超声探头。放射肿瘤医生可据此判定粒子数和位置，同时可发现多出的粒子。膀胱镜检查目的在于了解粒子是否丢失在膀胱内或滞留在尿道壁上，同时评估膀胱和尿道的病理变化。留置导尿管，麻醉过后取消。护士或物理师计数未用的粒子，检查房间并确认粒子数正确无误。

五、术后护理

过度出血或明显梗阻的患者，需要留置导尿管返家。第二天到医院取导尿管。尿袋中有粒子时回收，将粒子放入小的铅罐中交给放射防护部门处理。出院时放疗医生要再次向患

者解释注意事项。术后继续抗感染治疗1周，Aleve200mg 加 Hytrin2mg QHS 或 BID, 或卡度雷2～4mgQHS 可使大多数患者症状得到缓解。嘱咐患者需要服用这些药物较长时间。

第五节 放射防护

术后2个月嘱咐患者不要与孕妇或儿童长时间身体接触。2周后可恢复性生活。术后几周建议使用安全套，防止粒子进入阴道。

第六节 术后评估

术后由于患者体位、活动和操作过程的误差均可以导致粒子在前列腺内位置发生变化，结果导致粒子治疗后前列腺实际接受的剂量与术前或术中计划存在误差，因此，原则上讲，前列腺癌粒子植入术后应该进行质量评估。评估手段包括：平片、CT和MRI。其中平片只能从二维上显示剂量曲线变化，相对误差较大。CT和MRI精度远较平片要高，但是也存在价格昂贵的不足见图16～17。

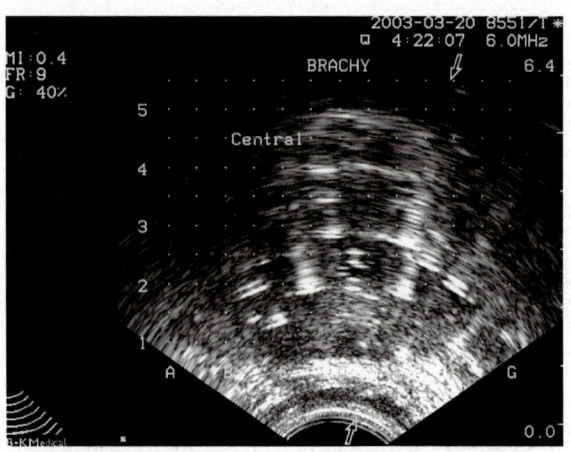

图16　超声显示粒子分布

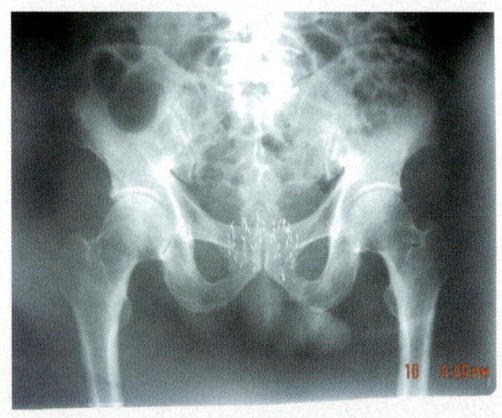

图17　X光片显示粒子分布

表 1　三种影像学技术进行粒子治疗质量评估的比较

	平片	CT	MRI
源的鉴别	++	+	-
源的位置	+	++	0
前列腺尺寸	--	+	++
关键结构	--	+	++
患者舒适度	+	+	-
花费	++	-	--

CT剂量学：根据CT评估粒子的位置。前列腺的5mm层厚扫描与超声体积研究相似。CT图像可能过高估计前列腺的体积，尤其大多数在前面和侧面。前列腺周围的静脉丛和周围脂肪有时与前列腺很难区别。利用术前体积研究时的图像与CT图像匹配，帮助每一层CT扫描图像上勾画出前列腺的轮廓。之后将CT图像传送给物理师，进行剂量计算。如果等效剂量曲线提示存在明显的低剂量区，那么需要外照射或增加粒子植入，但是，根据以往的经验，这种情况非常少见。

第七节　粒子植入治疗后随访

泌尿科医生和放疗科医生联合按预定好的时间要求随访患者，前2年每3个月一次。许多患者经历不同程度的尿道刺激征，需要对症处理。术前和术后应告诉患者这些症状可能持续几周到几个月。偶尔有患者尿潴留，需要导尿管引流。如果需要延长导尿管使用时间，推荐使用耻骨上导尿管。严重的梗阻需要经尿道切除术（TURP），但是如果可能需要尽可能避免。正如前文提到的，我们应避免行TURP，目的就是避免尿道坏死和尿失禁。随诊过程需要对症用药。每次随访时要进行体检和血清PSA检查。24个月后行超声引导下6点活检。建议一个训练有素的放射病理学家对标本进行观察分析。

（王俊杰）

第 5 章

CT 引导放射性粒子近距离治疗前列腺癌

当今是放射线治疗恶性肿瘤迅猛发展的时代，CT、MRI、PET以及影像融合技术的出现使肿瘤立体定向治疗成为可能。立体定向放射治疗的优势在于通过多野照射技术使肿瘤局部剂量更高，周围正常组织损伤更小。CT引导放射性粒子组织间近距离治疗前列腺癌就是近些年随着影像技术进步而发展起来的一种新的组织间治疗技术。它是以CT影像学为基础，借助模板定位实施完成。技术流程包括：术前CT扫描制定治疗计划，术中实时调整和验证进针角度和位置，术后CT扫描进行质量验证。利用这种技术可以使整个前列腺都能接受到理想的剂量分布，具有非常广阔的应用前景。

第一节 放射性粒子近距离治疗前列腺癌的技术演变

1914年法国科学家Pasteau首次报道使用镭囊，经尿道插入治疗前列腺癌，开创了组织间近距离治疗的先河。1917年Barringer采用经会阴、手指放入直肠作引导完成了第一例镭针插植治疗前列腺癌。1972年Whitmore首次报道通过耻骨后开放手术方式植入放射性^{125}I粒子治疗前列腺癌。长期随访结果显示，这种植入方式时常发生粒子分布不均匀，导致局部复发。1983年Holm等发明经直肠超声引导，通过会阴模板指导进行粒子植入，形成了今天放射性粒子近距离治疗前列腺癌的基础。尽管直肠超声引导可清楚地显示前列腺的大小和轮廓，植入粒子前可以调整针的位置，然而这种植入方式在某些病例中应用受到限制，因为前列腺前方部分被耻骨弓阻挡，超声对于鉴别骨盆的骨组织较差，影响了进针的角度和整个前列腺的剂量分布。由于大多数前列腺癌是多中心发生，为了确保肿瘤的控制，整个前列腺及边界应有足够的剂量照射。1991年Wallner等首先报道以CT为基础经会阴模板放射性粒子植入治疗前列腺癌，即WIPI(Wallner Interstitial Prostate Implanter)方式。随后，Koutyouvelis和Molley又相继报道了CT引导经坐骨直肠模板粒子植入治疗前列腺癌（CT-guided transischiorectal implantation of the prostate）。Adeeb等称之为CPSI (CT guided pararectal prostate seed implatation)治疗方法。随着图像分析技术、三维治疗计划系统、术中实时计划和术后分析验证系统的发展，使这一技术逐渐趋于完善。

第二节 CT 引导放射性粒子植入治疗技术

目前，CT引导放射性粒子植入治疗技术主要有两种方式：一是WIPI方式，即CT引导经会阴模板的粒子植入；二是 CPSI 方式，即 CT 引导经坐骨直肠模板的粒子植入。

一、WIPI 方式的设备及技术流程

1．WIPI 方式的设备

WIPI 设备包括一个可活动基底盘，基底盘上通过两个金属支架用翼形螺钉固定模板，通过模板能够插入17孔径的植入针，针的方向和角度可以任意调整，模板下方固定一个直肠充填器。基底盘可以纵向移动，模板能够调整与基底盘形成任何角度，当病人以截石位仰卧在基底盘上时，通过移动基底盘和模板的位置而不需要移动病人即可与CT扫描相适应。扩张器中注入造影剂，在行CT扫描计划时可以作为参照物，调整针的位置和方向。进行粒子植入时，扩张器可以移出，而放入直肠超声探测器。在用 Mick 施源器（Mick applicator）植入粒子前，可用直肠腔内超声验证植入针在前列腺中的位置。

2．术前计划

在行骨盆CT扫描前，将WIPI体架置于CT床上。病人仰卧截石位，插入Foley导尿管，球囊注入5ml造影剂，通过模板插入注入造影剂的直肠充填器作为参照线，调整WIPI基底盘与CT扫描相适应，以5mm层厚扫描，从膀胱颈水平一直扫到与肛门外括约肌水平。每一张平片中可以辨别直肠充填器、会阴模板、前列腺、Foley尿管及耻骨的关系。将这些图像输入三维治疗计划系统，重建前列腺体积并行粒子植入计划。通过计划系统可以根据耻骨、直肠、尿道的空隙，调整进针的方向和位置摆放粒子，并由此绘制等剂量曲线，满足整个腺体及腺体边界接受足够剂量照射（^{125}I 粒子为 160～180Gy，^{103}Pb 粒子为 120Gy）。如达不到要求，可以相应调整粒子的数量和位置。当设计剂量分布满意后，通过影像来决定经过模板植入针孔的位置及角度，从而完成粒子植入的术前计划。

3．植入过程

（1）术前准备　患者常规检查出凝血时间、尿液分析、心电图及胸部X线检查。术前常规肠道准备，包括24h前口服泻剂、流质饮食等，如果尿液检查正常，不必常规使用抗生素。粒子植入可在门诊进行。

（2）麻醉　脊髓麻醉或全麻。

（3）植入　植入时，病人的体位与术前CT扫描时的体位一致。根据术前计划插入直肠充填器，模板置于术前计划的位置，根据直肠、导尿管、耻骨的位置，经模板插入几根植入针并调整相应方向；移出直肠充填器，并放入直肠超声探头来证明植入针的位置是否正确；如果与术前计划一致，将剩余的植入针插入到前列腺体中，使用Mick施源器植入粒子，撤出植入针，用 C-型臂检验粒子的位置。

4．术后验证

植入结束后可以拍骨盆平片或CT片来验证粒子分布。X线平片可以显示粒子分布不规则，反映了根据前列腺形状，粒子植入针并非平行排列而植入粒子的。从CT截面上可以看到粒子排布与前列腺轮廓相吻合。将图像输入到验证系统，可以计算出前列腺体内的剂量分布以及周边匹配剂量。

二、CPSI 方法的植入过程

患者术前留置导尿管，硬膜外麻醉，俯卧位，躺于CT床上，骶尾部放置模板，模板与水平方向形成26度角。CT机架可调整，扫描时其截面与模板平面垂直，即CT扫描机架与垂直方向形成26度角。这样的角度可以使植入针能够更方便的从坐骨直肠间隙插入到前列腺中。摆好体位后，行骨盆CT扫描，层厚5mm，从前列腺顶部到底部，可以看到模板的角度与前列腺的位置关系。将这些图像输入到粒子植入计划软件，计算植入粒子的数目、位置。然后将植入针以10mm间距平行插入，针的位置通过CT扫描验证，术中可以实时调整针的位置及方向。剂量分布满意后，植入粒子或粒子链。撤出植入针，病人再进行CT扫描，术后剂量计算和验证。术后大约观察30分钟、病人完全恢复后回家。

第三节　CT 引导放射性粒子植入治疗前列腺癌的特点

CT引导放射性粒子组织间近距离治疗前列腺癌是随着影像技术、三维治疗计划系统的发展和术后验证系统的完善而出现的一种新的粒子植入技术。是用现代科学技术与古老前列腺癌治疗方法相结合的完美体现。与以往的植入技术相比具有如下特点：①CT扫描图像提供了一个清晰的解剖结构，可提供尿道、前列腺、直肠和骨盆的关系。②CT图像可以直接输入三维计划系统进行重建，并根据模板与其它结构的位置，调整进针的角度。③不受前列腺大小的限制，避免了植入时骨的干扰。允许前列腺体内及整个边界有充分的剂量分布，可用于精囊受侵及粒子植入复发的病人，扩大了粒子植入的适应证。④术中可以即时优化计划，调整粒子的数量、位置。⑤术中和术前患者体位一致，保证了术前计划的实施。⑥术后即刻行CT扫描并行粒子剂量验证，可以及时得到粒子植入后的信息，如周边匹配剂量、是否有冷点、是否需要加外放疗等。

尽管CT引导放射性粒子植入治疗前列腺癌有诸多优点，然而，这种技术对设备要求较高，如CT、特殊设计的模板，而且治疗过程相对烦琐、费时等。因此，到目前为止，粒子植入治疗前列腺癌的技术主要由B超获取图像，约占85%，只有1%左右利用CT。

第四节　CT 引导放射性粒子植入治疗前列腺癌的临床结果

CT引导放射性粒子植入治疗前列腺癌是一种新的粒子植入技术。迄今为止，还没有大宗临床治疗结果，且随访时间短，无法与其它植入方式比较。尽管大多数报道近期疗效较好，但远期疗效还需进一步观察和探讨。

1988～1990年Wallner K等首先报道了20例以CT为基础经会阴模板^{125}I粒子植入治疗前列腺癌的临床结果，A期2例，B期18例，平均植入^{125}I粒子68颗（54～100），平均^{125}I粒子活度0.6mCi（0.5～0.82mCi），术前平均PSA 4，1～13ng/ml（4.1～43.7ng/ml）。13个病人随访3～24个月，粒子植入后3～9个月，11/13例PSA降至正常水平。肿瘤消退情况：3例在2月内完全消失，10例在6个月内完全消失。没有病人出现局部复发和远处转移。早期植入的病人有2例出现直肠溃疡，考虑为前列腺后方植入粒子过多所致。相应调整治疗计划后，以后的病人未再发生，并与耻骨后及B超引导植入方式相比较，最大优势在于整个前列腺剂量分布更均匀，避免了前列腺内的冷点，不受耻骨弓干扰，近期效果令人满意。

同期 Arterberv VE 等报道 CT 引导经会阴 ^{125}I 粒子植入治疗前列腺癌的短期疗效。21 例病人，平均植入 ^{125}I 粒子 75 颗，平均活度 0.62mCi。17 个病人随访，时间 6 个月，76% 病例 PSA 降至正常，82%（14/17）病人肿瘤完全消失，短期观察，肿瘤反应令人鼓舞。

1998 年 koutyouvelis PG 报道了 CT 引导下经坐骨直肠模板粒子植入治疗前列腺癌的临床结果。130 例治疗的病人，临床分期包括 A、B、C 期，中位年龄 71 岁，平均 PSA 为 16.25ng/ml（0.9～143 ng/ml），平均前列腺体积 65 cm^3（30～156 cm^3），其中 20% 病人有经尿道前列腺手术的病史。^{103}Pb 粒子处方剂量为 120Gy，^{125}I 粒子处方剂量为 160 Gy。以 10mm 间距植粒子，随访 6～24 个月，其中 95% 病人 PSA 降至 2 ng/ml 以下。除少数病人出现短暂的尿道炎、直肠炎外，无其它并发症及放射性损伤。因此他们认为，这种植入方法不受前列腺大小限制，不受耻骨弓干扰，而且适合于经尿道前列腺切除失败的病人，术中实时调整和优化植入针的位置。早期临床和生化指标结果提示，这种植入方法有广泛的应用前景。

随后，他们又对一组观察时间较长、也是目前为止病例数最多的一组病人进行了报道。301 例前列腺癌病人在 CT 引导下，经坐骨直肠模板行粒子植入治疗。随访 1～5 年，其中 90% 病人的 PSA<2 ng/ml，83% 的病人 PSA<1 ng/ml。有 4 例病人粒子植入后，12 个月行尿道前列腺手术；3 例发生直肠溃疡，持续数月，保守治疗痊愈。

CT 引导经坐骨直肠模板粒子植入治疗前列腺癌，在临床上不仅适合于任何大小的前列腺，而且对精囊受侵及粒子植入失败的病人也进行了研究。koutyouvelis PG 等对 43 例精囊受侵（$T_3cN_0M_0$）的病人，CT 引导经坐骨直肠模板粒子植入治疗。43 例病人中 PSA<10ng/ml，14 例；10～20 ng/ml，11 例；>20 ng/ml，18 例。GS 分级≤6，8 例；=7，24 例；≥8，11 例。34 例获随访时间 12～56 个月，结果 79% 病人 PSA<1 ng/ml。因此认为，此种植入技术可以使前列腺、精囊得到充分剂量分布，而不论 GS 分级，临床和生化指标结果令人鼓舞。随后他们又对 31 例粒子植入治疗前列腺癌局部复发和残留的病人进行二次植入治疗，所有病人都在 CT 引导下行前列腺及精囊活检，其中 20 例病人前列腺局部复发，11 例精囊受侵（初次治疗时无精囊受侵），初次治疗时，26 例 ^{103}Pb 粒子植入处方剂量为 120 Gy。5 例 ^{125}I 粒子植入处方剂量为 144Gy。二次植入全部是在 CT 引导下，经坐骨直肠模板行粒子植入。其中 24 例 ^{125}I 粒子链植入，剂量为 100～144Gy。7 例行 ^{103}Pb 粒子植入，剂量为 100～120Gy。再治疗时间：11 例在初次治疗后 12～24 个月，20 例在 15～87 个月，中位随访时间 30 个月。结果 87% 的病人生化指标得到控制。因此他们认为，CT 引导经坐骨直肠再植入技术可以治疗粒子植入后复发或肿瘤残留的病人。

Adeeb NE 等对 218 例病人行 CT 引导下经坐骨直肠粒子植入治疗前列腺癌，并进行了单纯粒子植入、粒子植入加外照射及粒子植入加外照射加激素治疗的分组比较。152 例病人随访超过 8 个月。结果单纯粒子植入组有 85% 的病人 PSA 降至正常水平以下，粒子植入加外照射组为 79%，粒子植入加外照射加激素组为 88%。全部病例无严重并发症如粒子迁移及严重的膀胱及直肠症状，因此认为此种植入方法安全可靠。

CT 引导放射性粒子植入治疗前列腺癌，粒子植入多选择 ^{125}I 粒子和 ^{103}Pb 粒子，哪种粒子是最适合的植入核素目前尚无定论。理论上讲，^{125}I 粒子适合于增值较慢的肿瘤；而 ^{103}Pb

粒子治疗增值快速的肿瘤疗效较好。由于CT引导下粒子的排布和周边匹配剂量可以达到相当的满意程度，因此对粒子的选择可以进行更多的临床资料验证。

CT引导放射性粒子植入治疗前列腺癌是否需要加外放疗？什么情况下加外放疗，各自的剂量如何？以及是否需要新辅助激素治疗等目前尚没有进一步的临床研究。

第五节 CT引导放射性粒子植入治疗前列腺癌的并发症

一、直肠相关并发症

包括直肠炎、直肠溃疡和直肠出血是CT引导粒子植入治疗前列腺癌常见并发症，多因前列腺后方粒子排布过多所致。Wallner等报道治疗20例病人，2例出现直肠溃疡。其它作者也相继报道了直肠溃疡的发生。直肠溃疡一般要持续数月，经保守治疗多能痊愈。直肠炎时有发生，一般较轻微，无需特殊处理即能自愈。直肠出血未见有报道。

二、泌尿系统并发症

尿道炎、排尿困难、尿潴留多为暂时性，经对症治疗症状可消失，严重并发症如尿失禁等较少出现。

三、前列腺直肠瘘

少见。大多数与多次经直肠前列腺穿刺活检有密切相关。是较严重的并发症，经保守治疗后瘘不能愈合者，多需要手术治疗。

四、其它与粒子植入相关并发症少见。

第六节 展 望

组织间近距离治疗前列腺癌已经有近百年的历史，随着对疾病认识的不断深入和影像技术的进步，植入方式也在不断发展和完善。从手指引导到B超引导，再发展到CT引导粒子植入，充分体现了科学技术对这一古老治疗方式的巨大推动作用。CT引导粒子植入技术才刚刚起步，尽管与其它植入方式相比较有明显优势，然而就此下结论还为时过早，许多方面还有待于进一步完善，临床治疗效果及长期并发症还需要更深入研究。

一、与其它影像技术融合

可提高对肿瘤的诊断符合率以及肿瘤和正常组织的分界，如CT与PET融合。大多数前列腺癌为多中心发生，因此，对肿瘤侵犯范围的诊断影响了治疗效果。据报道，以往粒子植入失败的原因之一就是对肿瘤组织遗漏而使照射剂量不足所致。

二、CT设备的不断完善

目前，CT引导的粒子植入技术需要有特殊的CT设备，且操作相对复杂、费用高，在某种程度上限制了这种技术的发展。今后在CT设备上的更新和改造将会加速这种技术的普及。

三、临床适应证的选择

CT引导的粒子植入技术最初用来治疗那些前列腺体积较大，且受耻骨弓干扰的病例，随后对分期较晚包括精囊受侵以及粒子植入复发的病人也显示出了良好的临床治疗效果和生化控制率。相信在今后临床应用上将会不断扩大其适应证。

四、与其它治疗手段相结合提高疗效

CT引导的粒子植入尽管有其独特的优势，但也只是肿瘤综合治疗的手段之一。要提高前列腺癌的局部控制率和生存率，如何选择好适应证？何时与外放疗相配合？什么情况下加用激素治疗？这些都是在今后需要探讨的课题。

（张福君　王济东）

参考文献

1. Hevezi JM. Emerging technology in cancer treatment: radiotherapy modalities. Oncology, 2003, 17(10):1445-1456
2. Pasteau O, Degrais P. The radium treatment of cancer of the prostate. Arch Roentgen ray, 1914, 28:396-410
3. Barringer BS. Radium in the treatment of carcinoma of the bladder and prostate. JAMA, 1917, 68:1227
4. Holm HH, Juul N, Pedersen JF, et al. Transperineal 125iodine seed implantation in prostatic cancer guided by transrectal ultrasonography. J Urol, 1983, 130:283-286
5. Wallner K, Chiu-Tsao ST, Roy J, et al. A new device to stabilize templates for transperineal I-125 implants. Int J Radiat Oncol Biol Phys, 1991, 20(5):1075-1077
6. Wallner K, Chiu-Tsao ST, Roy J, et al. An improved method for computerized tomography-planned transperineal 125iodine prostate implants. J Urol, 1991, 146:90-95
7. Koutrouvelis PG. Three-dimensional stereotactic posterior ischiorectal space computerized tomography guided brachytherapy of prostate cancer: a preliminary report. J Urol, 1998, 159(1):142-145
8. Nori D, Moni J. Current issues in techniques of prostate brachytherapy. Semin Surg Oncol, 1997, 13(6):444-453
9. Molloy JA, Williams MB. Treatment planning considerations and quality assurance for CT-guided transischiorectal implantation of the prostate Med Phys, 1999, 26(9):1943-1951
10. Adeeb NE, Christodoulides JC, Derosas JF, et al. CT guided pararectal seed implant for localized prostate cancer: a preliminary report. J Med, 2002, 33(1-4):63-71
11. Roy JN, Wallner KE, Chiu-Tsao ST, et al. CT-based optimized planning for transperineal

prostate implant with customized template. Int J Radiat Oncol Biol Phys, 1991, 21(2):483-489
12. Arterbery VE, Wallner K, Roy J, et al. Short-term morbidity from CT-planned transperineal I-125 prostate implants. Int J Radiat Oncol Biol Phys, 1993, 25(4):661-667
13. Koutrouvelis P, Lailas N, Katz S, et al. High- and low-risk prostate cancer treated with 3D CT-guided brachytherapy: 1-to 5-year follow-up. J Endourol, 2000, 14(4):357-366
14. Koutrouvelis P, Lailas N, Hendricks F, et al. Three-dimensional computed tomography-guided monotherapeutic pararectal brachytherapy of prostate cancer with seminal vesicle invasion. Radiother Oncol, 2001, 60(1):31-35
15. Koutrouvelis P, Hendricks F, Lailas N, et al. Salvage reimplantation in patient with local recurrent prostate carcinoma after brachytherapy with three dimensional computed tomography-guided permanent pararectal implant. Technol Cancer Res Treat, 2003, 2(4):339-344
16. Theodorescu D, Gillenwater JY, Koutrouvelis PG. Prostatourethral-rectal fistula after prostate brachytherapy. Cancer. 2000, 89(10):2085-2091

第 6 章

MRI 引导放射性粒子近距离治疗前列腺癌

第一节 概述

目前前列腺癌是美国男性最常见的肿瘤，是第二位的致死病因。我国前列腺癌的发病率也在逐年上升，严重威胁人们的健康。临床局限且有潜在治愈可能的前列腺癌的自然病史很长。常规治疗而产生的副作用可能存在较长的时间。因此，使治疗达到永久性消除肿瘤的目的，同时并发症又可接受，这样才能使病人在治疗结束后有较好的生活质量。为了实现这一目标，人们致力于研究用微创手术替代根治性前列腺癌切除术（RP）作为临床局限性前列腺癌病人的治愈性治疗手段。

放射性粒子组织间近距离治疗是通过将放射性粒子暂时性或永久性地插植到病灶部位而进行的放射性治疗。单个放射源周围剂量分布以大约 $1/r^2$ 的梯度递减，其中 r 指到放射源中心的距离。近距离治疗通过放置足量的放射源到肿瘤可能侵犯的范围内，这样处方剂量到整个肿瘤区域而在此体积之外剂量迅速下降。因此，剂量锐减效应既可保证前列腺组织内的高剂量，又可使正常的邻近组织（直肠和神经血管束）和前列腺组织（如尿道）保持可接受剂量。目前在美国，前列腺近距离治疗通常是采用经直肠超声（TRUS）引导植入放射性粒子，当然这种方法也有可能使放射源分布不均匀。在早期试验中，由于放射源放置不合要求，会产生一系列的并发症，包括阳痿、直肠前列腺瘘、直肠出血、结肠造瘘、表层尿道坏死和尿失禁。随着现代技术的进步，这些副作用已经很少发生。为了进一步完善TRUS引导下的前列腺近距离治疗所取得的进步，临床肿瘤学家已经设计并使用了实时MRI技术和实时剂量体积直方图分析程序。采用这种技术，可以在术中选择适当的放射源粒子强度、粒子数目和导针数目，用实时MRI技术在数秒钟内就能保证植入的准确性。因此，从理论上讲，这种技术是能够使前列腺组织和正常的邻近组织得到最优化的剂量分布，从而确保既能控制癌症，又能提高生活质量。

尽管使用TRUS前列腺近距离治疗技术还在继续，但是还是缺乏长期随访资料。所以，MRI等其它影像方式引导下粒子植入等近距离治疗技术在既能增加癌症控制率又减少胃肠道、泌尿生殖系统和性功能损伤方面取得的进展，对越来越多的选择近距离治疗作为唯一治疗手段的前列腺癌病人来说有极为重要的意义。

第二节 病例选择

一、适应证

1. T1cNxM0期前列腺癌、前列腺特异性抗原（PSA）<10ng/ml、前列腺活检Gleason分

级积分不超过3+4分、1.5T直肠内线圈MR扫描诊断为T2期的病人。在前列腺癌病人群体中，以直肠内MRI扫描为证据的T2期患者比T3期患者的PSA预后更加有利。

2．对活检标本中阳性标本数大于50%者、PSA > 10 ~ 13ng/ml或MRI显示前列腺尖部或腺体中部有包膜外浸润者的病人，则先对前列腺和精囊进行45Gy外射线放疗（RT），4 ~ 6周后接受近距离治疗。

3．曾行经腹会阴直肠前列腺癌切除术后复发的病人。

二、禁忌证

1．治疗前，所有患者接受膀胱镜检查以评价尿道和膀胱粘膜完整性和检查膀胱颈。膀胱颈缩短、尿道狭窄以及膀胱癌或尿道癌浸入肌层者都不适于做MRI引导下前列腺近距离治疗，有膀胱出口梗阻综合征的病例须作尿动力学研究以确定梗阻原因，进行适当的内科或外科治疗之后再进行放射粒子植入治疗。

2．一切有心脏病史者在植入治疗前都应该做心脏运动试验，如发现心肌缺血，那么必须明确和纠正心脏缺血的原因。心肌缺血纠正后6个月，如果心脏运动试验提示心肌缺血改善，那么病人可考虑接受MRI引导的前列腺近距离治疗。

3．日小便频率少于每2小时一次或／和夜尿超过4次而药物治疗不能控制者

4．曾行经尿道前列腺切除术复发的病人。

第三节　MRI引导下前列腺癌的放射性粒子植入治疗

一、术前内科处理

患者使用α-肾上腺素受体α-1a亚型的选择性抑制剂（坦索罗新[Tamsulosin]）松弛尿道周围平滑肌来减少尿流阻力。这种药物在治疗前一周使用，每次0.4mg，晚饭后30分钟口服，治疗后一周改服0.8mg。术前一天口服地塞米松4mg，术中静脉使用4mg，术后一天口服两次，每次4mg，这种药物用来减少因为放射损伤和导管植入等机械干扰而导致的前列腺水肿。同时使用H_2受体阻断剂和地塞米松用来保护胃肠粘膜。术前两天、术中和术后1周预防性使用抗生素，每12小时口服一次环丙沙星500mg，或每天口服一次左氟沙星500mg。治疗前每8小时一次口服非那吡啶(pyridium)200mg，连续1周。

二、治疗计划

前列腺近距离治疗使用放射源^{125}I、MRI相容的会阴模板、外周植入技术和一个0.5T术中MRI单元(通用电气医学系统、密尔沃基、威斯康星州)。标准的常规MRI系统包括单个的长圆柱形磁块以及类似形状的圆柱形成像线圈。这种新的干预磁块由两个短的圆柱形磁块并包绕成像线圈，两部分之间有56cm宽的间隙使病人在成像时自由进入。因此，MRI相容的非磁铁导管插入会阴可与病人成像时同时进行。在56cm的间隙内是一个直径30cm的成像空间，在其内部可以获得与常规的0.5T磁铁同样质量的成像。除了"开放"配置外，这个系统与常规的MRI系统相同。术前病人摆放截石位，使用弹力袜和泡沫塑料垫来防止静

脉淤血和褥疮。给患者施行全身麻醉和使用神经肌肉阻滞剂，插入Foley导尿管并夹住，将MRI相容模板固定到MRI床上，紧靠患者会阴，将直径3cm的直肠扩张器通过模板置入直肠，使用MRI相容性螺丝固定在模板上。直肠扩张器的中心腔道放入红色橡皮管以使肠内气体排出。

在0.5T磁场内使用MRI骨盆线圈以5mm的间距获得轴状、冠状和矢状位成像。获得的图像包括通过前列腺的轴状T1加权和快速自旋回波(FSE)序列，FSE参数是TR 5000／TE off 100，回波链长8，视场20cm×20cm，层厚5mm，层间距1mm，矩阵是192外带两个信号均值。T1加权成像有相似的视场、层厚、间隔和矩阵，但TR是500，TE是20。也在冠状位和矢状位上获得FSE图像。

选择前列腺外周带（PZ）作为临床靶体积（CTV），MR影像医生在矢状位每一个层面上用轮廓线显示出直肠前壁和前列腺尿道部，如图1所示。根据CTV和邻近正常组织的体积、所需要的最小外围剂量和以前报道的正常组织耐受量，计算出放射性核素负荷量。制订预计划的一般指导原则是，向PZ带提供至少约150%的处方剂量，向PZ带内MRI明确的肿瘤部位提供更高的剂量，过渡带（TZ）给予处方剂量的100%，没有必要提供全剂量到前列腺中叶。这样设计旨在向尿道周围的任何治疗点提供最大放疗剂量，而尿道和直肠前壁的放射量则保持在所报告的耐受剂量以下（分别是400Gy和100Gy），放疗剂量在前列腺PZ带内逐步上升。

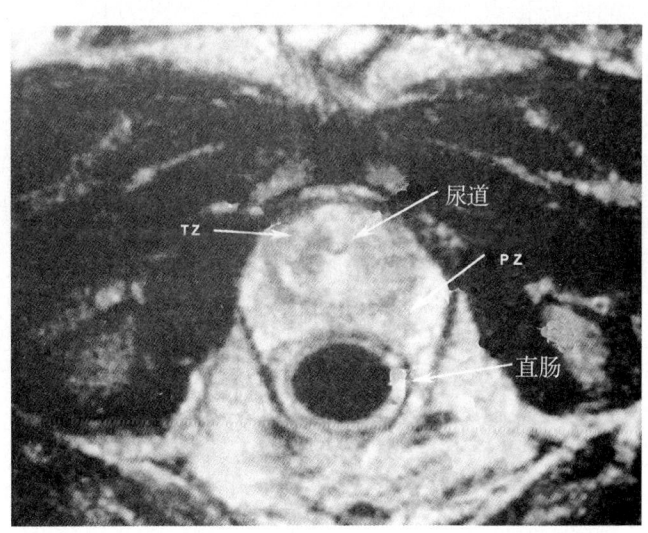

图1 经过前列腺中间腺体的轴位MRI图像显示前列腺尿道、直肠和前列腺的PZ区和TZ区。

三、粒子植入

当肿瘤放疗医生复习并确认了预计划后，每根针就要从会阴模板上设计好的部位植入到预先计划的深度，然后装载放射源。在针插入过程中要在冠状、矢状和轴状位上适时监测其位置，并与基于最优治疗计划的理想位置相比较。在放射源投入之前应该考虑到前列腺的移动、水肿或针偏离以便作相应的调整，这个过程中所有的针要重复进行。在每个针插入后都应根据放射源的实际位置计算CTV、直肠前壁和前列腺尿道部所接受的累积剂量体积直方

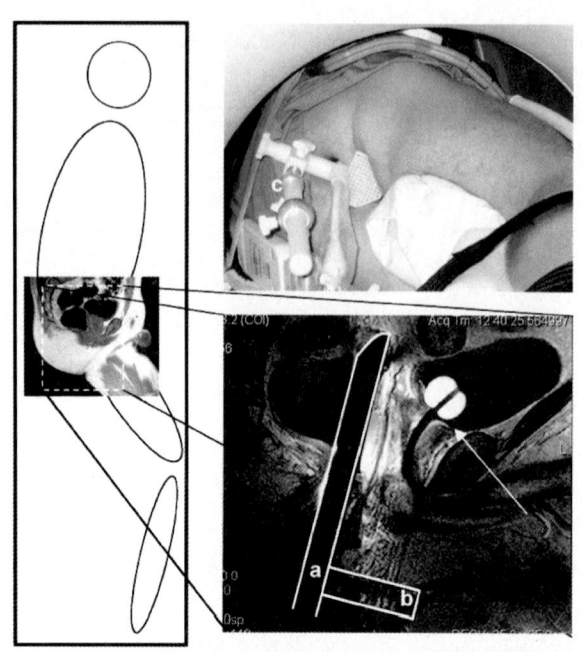

图 2　前列腺 MRI 矢状位实时显示。可见植入粒子呈黑色点，
植入针定位显示良好。

图，术中如有必要允许调整。所有的放射源插入后进行总剂量测量，如果有因导管偏离而不能在术中纠正所产生的不合理低剂量区域，应该增加额外的放射源。根据最终的放射源定位，在术中实时进行CTV、直肠前壁和前列腺尿道部的剂量容积直方图分析。根据美国物理学家协会医学放射治疗委员会工作组所制订的指南，计算单一植入放射治疗和外照射后植入放射治疗的处方剂量。

使用实时MRI引导技术见图2。行剂量容积直方图分析，在治疗研究对象中2TV获得最小外周剂量的百分比是89%～100%（中位数98%），只有1%在植入结束时低于97%的覆盖量。基于先前描述尿道能耐受400Gy的估计量，没有患者在尿道的任何点超过耐受量，而所有患者至少在直肠前壁有一个点超过报告的100Gy的耐受量。然而，28%～92%(中位数64%)的直肠前壁容积仍维持在直肠的耐受剂量范围之内见图3。

手术完成后，不必进行膀胱镜检查来评价膀胱颈的完整性和检查膀胱内是否存在^{125}I粒子，因为MRI引导系统已经确保放射粒子没有进入膀胱腔和尿道腔内。治疗结束后病人被送入恢复室，6～8小时后拔除Foley气囊导尿管。如果排空试验不成功，那么重新插入气囊导尿管，病人出院。术后1～5天(平均3天)病人就可以重新回到工作岗位。

四、术后指导

术后1周要巡视所有患者，重新插入Foley气囊导尿管的病人术后1周都要作排空试验，如果仍不成功，那么告诉病人自己怎样进行间歇的导尿，每周随访一次，直到排空试验成功。告诉所有患者1周之内不要射精，术后1个月性交过程中使用保险套，这样保护措施可以避免因疏忽而造成含有放射源的精液射入患者性伴侣体中。其它涉及放射源暴露的指南应该基于日益增加的证据，即放射对家庭成员和其它私人亲密关系的暴露是很小的。因此，术后两天,我们要求 13 岁以下的孩子和孕期妇女在患者 0.3m 范围内不要超过 30 分钟,2 天后限制消除。治疗之前和治疗之后 3 个月、1 年、2 年、3 年收集生活质量调查资料,此调查表由 Talcott 及其同事制订,调查表不设病人身份信息。调查表以匿名形式向病人询问胃肠道、泌尿生殖道和性功能等情况。

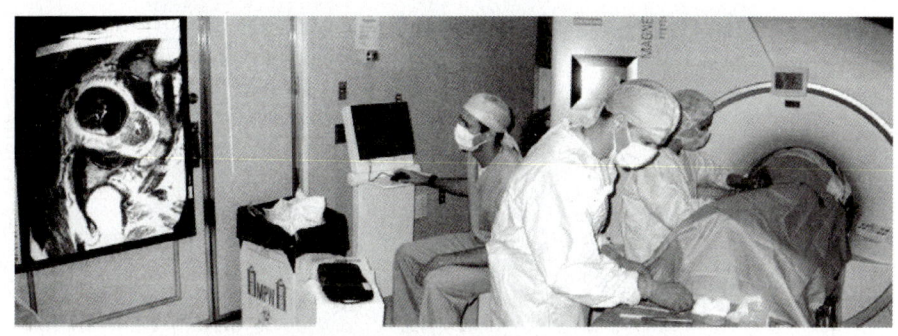

图 3 术中适时计划指导粒子植入

五、术后剂量测量评价

过去采用盆腔正位片剂量测量法评价种植质量。不幸的是,盆腔正位片剂量测量法并不能评价放射源和前列腺的相对位置关系,因此,术后正位片剂量测量报告的种植质量高并不一定就真正的高。见图 4 和表 1。

表 1 ■ 通过 MRI 和 CT 扫描计算的平均体积 - 剂量差异

核素	处方剂量(%)		
	50%	100%	150%
^{125}I	+3.5cc	+1.75cc	+1.7cc
^{103}Pd	+2.03cc	+0.79cc	+0.46cc

现代粒子治疗术后植入质量评价方法是以 CT 为基础的剂量测量法。尽管 CT 测量法也不是没有问题,但这种测量法能够显示前列腺每个横断面的放射源情况,利用计算机治疗计划软件就可以画出剂量体积直方图(DHV)和等剂量曲线。CT 扫描剂量测量法的问题主要是放射源伪影,难以区别前列腺包膜和前列腺周围血管结构,由此可能导致 CT 扫描所估计的前列腺体积往往大于 MRI 测量的体积。术后 CT 扫描准确确定前列腺边缘是一项挑战。为了克服测量前列腺轮廓时结果不一致和医生的偏差,有些中心采用术前计划在扫描片上(放大一定倍数)勾画出前列腺的轮廓。Prestidge 等都记录到,粒子植入后前列腺体积肿胀,可比治疗前体积增大 41%,随时间推移的序列 CT 扫描可以显示前列腺持续缩小。当前列腺肿胀时粒子间的相互距离增大,前列腺缩小时粒子间的距离缩小,这样就会影响术后剂量测量的等剂量曲线。如果在治疗前的计划中边缘较小或者没有边缘,则前列腺的肿胀缩小会影响术后的 DHV。因此,即使是术后 CT 扫描能准确勾画出前列腺轮廓,各医院所给出的 DHV 也是不同的,因术后 CT 扫描的时间不同,这也使得比较不同中心的种植质量变得分厂复杂。但总体来说,术后进行剂量测量为评价种植质量提供了重要的反馈信息,如果有明显的剂量不足区域,可通过补充 BERT、HDR 或再次粒子植入等措施解决。

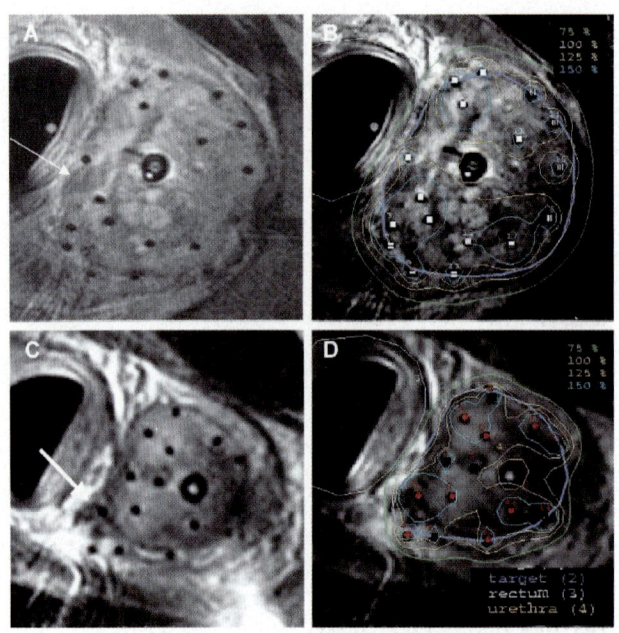

图 4 术后扫描显示粒子分布和剂量分布情况

第四节 并发症

一、急性尿潴留

有4%的患者发生术后急性尿潴留，与TZ的体积有关。前列腺体积<45cm³、45～60cm³ 和>60cm³ 的患者其急性尿潴留的发生率分别为2%(2/114)、3%(1/38)和34%(10/32)。此时标准方法是用α阻滞剂来治疗。

二、皮肤损伤

术后第一天小范围会阴皮肤损伤发生率为15%，而术后1周所有患者都恢复正常。

三、尿道感染

0.5%的患者在抗生素治疗结束1周后发生尿道感染，口服抗生素后治愈。

四、泌尿系统和性功能症状

使用Talcott及同事设计的生活质量调查表可以发现，与同时期进行的TRUS引导下的近距离治疗病人相比，按照PSA水平、Gleason分级、临床T分期配对，在性功能、尿道梗阻或刺激性症状方面，MRI引导下的近距离治疗对病人更有利。MRI引导的近距离治疗与TRUS引导下治疗相比，其尿频、尿急和尿瘘发生率减少（$P=0.06$），有更多的患者能够维持阴茎勃起（$P=0.02$），但MRI引导组的中位年龄（62岁）低于TRUS引导组（69岁）。

五、放射性大肠损伤

大肠功能紊乱在MRI引导下的近距离治疗比TRUS更常见（$P=0.01$），如果考虑到PZ

区剂量增加到处方剂量的150%，这个结果并不出乎意料。众所周知，即使是在有经验的治疗中心，TRUS引导下的近距离治疗对前列腺的覆盖范围也只有85%～95%，这意味着5%～15%的前列腺没有获得足够剂量，也许这可以解释TRUS引导技术的直肠损伤率较低。大多数放射性直肠炎可引起直肠出血，需作相应处理，均得到结肠镜检查确诊。使用可的松灌肠剂治疗，每晚15分钟，共3周，然后隔晚15分钟，共1周，19%（6/32）病例可纠正；或经从直肠内注入Argon血浆凝固酶，81%（26/32）患者可纠正。在MRI引导的植入治疗或使用Argon血浆凝血酶治疗直肠出血的过程中，没有证据显示有直肠损伤，如肠瘘形成或由于肛门括约肌损伤而引起大便失禁等。迄今亦未发现有尿道狭窄和尿失禁。然而，在术后1年，前列腺体积≤60cm^{3}和>60cm^{3}的病人分别有2%和67%的患者需要继续使用α肾上腺素阻断剂来控制与排空有关的综合征。

第五节 预 后

在学术界尤其是泌尿科文献中，关于如何定义近距离治疗后失败，一直存在很大争议。大多数近距离治疗报告采用的是美国放射治疗学和肿瘤学学会（ASTRO）所定义的生化失败概念。这个定义要求在种植后连续三次PSA升高才能称为生化失败，但有人批评这个定义低估了生化失败率。

在近距离治疗后，患者的PSA水平下降缓慢，用^{103}Pd组织间植入治疗后，PSA下降的半衰期为90天，而根治性前列腺癌切除术后PSA下降的半衰期只有3.8天。

每年有5%～10%的病人死于其它疾病而没有前列腺癌复发的临床或生化证据。如果近距离治疗的治愈率是100%，用PSA小于1.0ng/ml或0.5ng/ml作为复发标准，则其5年和10年的无生化指标复发生存率（BRFS）也不会是100%，因为有病人PSA还没有降到最低值就已经死于其它疾病，尽管他们的PSA还在继续下降，但还没有降到低于1.0ng/ml或5ng/ml的水平。因此，根据PSA的特定值来定义近距离治疗的BRFS是不恰当的。ASTRO的无进展BRFS使用PSA连续三次（西雅图前列腺癌研究所改良了ASTRO的定义，用两次而不是三次PSA升高即可确诊生化失败）作为生化失败的界线值，是更合理的。不过，围绕BRFS定义的差别，放射肿瘤学界和泌尿科学界还会展开争论。

Anthony V的研究中，184个病例平均随访32个月（3～64个月），有6例患者PSA复发，PSA复发系指三次连续的PSA增加，每次检查相隔3个月，连续检查的目的是尽量减少因PSA反跳现象而引起混淆。使用Cox回归模型分析PSA复发的原因，评价术前：PSA水平（>4～10ng/ml比≤4ng/ml）、活检Gleason分级（3+4比≤3+3）和活检阳性标本数百分率（≥50%比<50%）对PSA复发的影响，以预测术后PSA升高的原因。发现只有活检阳性标本数百分率≥50%才有显著性意义（P=0.07），该发现类似于使用RP或体外RT照射治疗患者的情况。

通过单纯进行前列腺近距离治疗后，在活检阳性标本数百分率<50%和≥50%组，其4年无PSA复发生存率（PSA结果）分别为97%和84%。活检阳性标本数百分率≥50%或PSA>10～13ng/ml或MRI提示前列腺尖部或中部有包膜外侵犯的低风险组患者，使用外照射联合近距离放疗后，其4年无PSA复发率为100%，显著高于单独用近距离放疗的活检阳性标本数百分率≥50%的低风险组患者（100%比84%，P=0.03）。但是，当和单独近距离放疗的活检阳性标本数百分率<50%的低风险组患者比较时，其4年无PSA复率无显著差异（100%比97%，P=0.47）。这些结果提示，这些活检阳性标本数百分率＞50%或PSA＞10～13ng/ml或MRI提示前列腺癌基底部或尖部包膜外侵犯的低风险患者，有必要补充进行外射线放疗以取得最好的结果。但这些研究结果有待于长期随访资料。

第六节 小 结

适时MRI引导技术已经用于将放射^{125}I粒子源永久植入前列腺。这种技术使用适时交互剂量计算法，几乎能覆盖前列腺PZ带内至少97%有范围，同时也考虑到前列腺尿道部和直肠前壁大部分的耐受剂量。根据病人的报告，使用这种技术时尿道损伤和勃起功能障碍明显低于TRUS引导技术。尽管直肠毒性前者比后者要高，但所有的直肠出血是可纠正的。活检阳性标本数百分率≥50%是预测单独使用近距离放疗后PSA复发的预后因素，现在已经作为近距离放疗的排除标准。发现有这种情况的低风险病人须同时使用外射线放疗加近距离放疗。虽然MRI引导下粒子植入治疗前列腺癌的4年PSA结果是令人鼓舞的，但有必要通过长期随访来评价这种结果在这些选择病人中的疗效。

（张福君　庄洪卿）

参考文献

1. Jemal A, Thomas A, Murray T, Thum M. Cancer statistics 2002. CA Cancer J Cliin, 2002, 52:23-47
2. Ragde H, Baslp J, Grimm P, et al. Inertstitial iodine-125 radiation without adjuvant therpy in the treatment of clinically localized prostate carcinoma. Cancer, 1997, 80：442-453
3. Bice WS Jr, Prestidge BR, Grimm PD, et al. Centralized multiinstitutional postimplant analysis for interstitial prostate brachytherapy Int J Radiat Oncol Biol Phys, 1998, 41:921-927
4. Amico A, Cormack R, Tempany C, et al. Real time magnetic resonance image guded interstitial brachytherapy in the treatment of select patients with clinically localized prostate cancer. Int J Radiat Biol Phys, 1998, 42：507-516
5. Ragde H, Korb LJ, Elgamal A, et, al. Modem prostate brachytherapy. Prostate specific antigen results in 219 patients with up to 12 years of observed follow up. Cancer, 2000, 89：135-141
6. Gleason D, Histologic grading and staging of prostatic carcinoma, in Urologic Pathology (Tannenbaum M, ed.). Philadelphia, Lea & Febiger, 1977, 23：171-187
7. Cancer, Manualfor Staging Cancer, 4th edition. Philadelphia, JP Lippincott, 1997
8. Amico V, Whittington R. Malkowicz K, et al. Endorectal magnetic resonance imaging as a predictor of biochemical outcome following radical prostatectomy for men with clinically localized prostate cancer. J Urol, 2000, 164：759-763

9. Lee AK, Schultz D, Renshaw AA, Richie JP, D'Amico AV. Optimizing patient selection for prostate monotherapy. Int J Radiat Oncol Biol Phys, 2001, 49: 673-677
10. Amico A, Cormack R, Tempany C. MRI-guided diagnosis and treatment of prostate cancer. N Eng, J Med, 2001, 344: 776-777
11. Jole S. Image guided procedures and the operating room of the future. Radiology, 1997, 204:601-612
12. Wallner K. Roy J. Harrison L. Dosimetry guidelines to minimize urethral and rectal morbidity following transperineal I-l25 prostate brachythera. Int J Radiat Oncol Biof Phys, 1995, 32: 465-471
13. Cormack R, Tempany C, Amico V. A clinical method for real-time dosimetric guidance of transperineal I-125 prostate implant using IMRI imaging. Int J Radiat Oncol Biol Jphys, 2000. 46: 210-217
14. Nath R, Anderson L, Luxton G, et, al. Dosimetry of interstitial brachytherapy sources: recommendations of the AAPM Radiation Therapy Committee Task Group NO. 43. Med Phys, 1995, 22: 209-234
15. Talcott J, Reiker P, Propert K, et al. Patient reported impotence and incontinence after nerve-sparing radical prostatectomy. J Natl Cancer Inst, 1997, 89: 1117-1123
16. Thomas M, Cormack R. Tempany C. et al. Identifying the predictors of acute urinary retention following magnetic-resonance image guided prostate brachytherapy. Int J Radiat Oncol Biol Phys, 2000, 47: 905-908
17. Amling C, Bergstealh E, Blue M, et, al. Defining prostate specific antigen progression after radixal prostatectomy: what is the most appropriate cut point? J Urol 2001, 165: 1146-1151
18. Blaslp J, Grimm P, Sylvester J, et al. Brachytherapy for prostate carcinoma. Int J Radiat Oncol Biol Phys 2000, 46: 839-850
19. Oesterling J, Chan D, Epstein J, et al. Prostate specific antigen in the preoperative and postoperative evaluation of localized prostatic cancer teeated with radical prostatectomy. J Rrol, 1988, 139:766-772
20. Amico A, Schultz D, Silver B. et al. The clinical utility of the percent of positive prostate biopsies in predicting biochemical outcome following external beam radiation therapy for patients with clinically localized prostate cancer. Int J Radiat Oncol Biol Phys, 2001, 49: 679-684
21. Das P, Chen M, Valentine K, et, al Using the magnitude of PSA bounce after MRI-guided prostate brachytherapy to distinguish recurrence, benign precipitating factors, and idiopathic bounce. Int J Radiat Oncol Biol Phys, 2002, 54: 698-702
22. Tanaka O, Hayashi S, Matsuo M, et, al. Comparison of MRI-based and CT/MRI fusion-based postimplant dosimetric analysis of prostate brachytherapy. Int J Radiat Oncol Biol Phys, 2006, 66: 597-602
23. Reynier C, Troccaz J, Fourneret P, et, al. MRI/TRUS data fusion for prostate brachytherapy - Preliminary results. Med Phys, 2004, 31 (6): 1568-1575

第 7 章

放射性 ^{125}I 和 ^{103}Pd 粒子植入治疗前列腺癌的比较

在前列腺癌的各种治疗方法中，粒子植入放射治疗逐渐成为早期前列腺癌的主要治疗手段之一。粒子植入治疗的疗效也得到肯定，Merrick GS 等对 202 例早期前列腺癌病人单用 ^{125}I 粒子或 ^{103}Pd 粒子植入治疗的 8 年无进展生存率分别达到 93.3% 和 97.4%。粒子植入治疗常用的核素为 ^{125}I 粒子和 ^{103}Pd 粒子，二者在前列腺癌治疗过程和结果中有差异。

第一节 ^{125}I 粒子和 ^{103}Pd 粒子的物理学特点比较

^{125}I 粒子的半衰期是 60.2 天，有低能的特点（平均能量为 27.4keV），易于防护和保存；初始剂量率为 7.7cGy/h。释放 94% 能量需 240 天。^{103}Pd 粒子与 ^{125}I 粒子大小都为 0.8mm，^{103}Pd 粒子发出光子能量较低（21keV），初始剂量率（18～20cGy/h）较 ^{125}I 粒子高，半衰期为 17 天，68 天可释放 94% 的剂量。

第二节 前列腺癌 ^{125}I 和 ^{103}Pd 粒子植入的区别

一、核素的选择比例

在核素选择中，根据 Gleason 分级占 79%，根据 PSA 和分期占 55%。同时使用 ^{125}I 粒子和 ^{103}Pd 粒子剂量提升占 60%，单独使用 ^{125}I 粒子和 ^{103}Pd 粒子分别占 23% 和 17%。

二、治疗剂量的不同

用 ^{125}I 粒子或 ^{103}Pd 粒子时，处方剂量不同但二者折合的相对生物效应（RBE）相等。前列腺癌的处方剂量 RBF=120Gy 时，^{125}I 粒子和 ^{103}Pd 粒子的处方剂量分别为 145Gy 和 115Gy。对于低危前列腺癌病人（临床分期 T1-T2、PSA<10、Gleaso<7），单用经会阴穿刺放射粒子近距离治疗（TIPB）的最小周缘剂量（mPD）^{125}I 粒子为 160Gy，^{103}Pd 粒子为 115Gy。对高危病人（临床分期 T3、PSA>10、Gleaso>7）应使用外照射和 ^{125}I 粒子或 ^{103}Pd 粒子近距离放疗复合治疗，联合治疗时 ^{103}Pd 粒子的剂量为 80～90Gy，^{125}I 粒子的剂量为 100～110 Gy。二者的尿道剂量不同，尿道不能接受 250% 的处方剂量。以 TG-43 为基础，^{125}I 粒子剂量为 288～360Gy，^{103}Pd 粒子为 230～287Gy。

第三节 ^{125}I 粒子和 ^{103}Pd 粒子对肿瘤作用的差异

基础研究表明 ^{103}Pd 粒子更适于治疗生长快、Tpot<10 天、分化差、恶性程度高（Gleason 评分>6）的前列腺癌；而 ^{125}I 粒子适合治疗增殖慢、Tpot>10 天、分化较好、恶性程度低（Gleason 评分 2~6）的前列腺癌。以下机制可能影响 ^{103}Pd 粒子和 ^{125}I 粒子对肿瘤作用的差异。

一、^{125}I 和 ^{103}Pd 的物理学差异

^{125}I 粒子不适合治疗晚期前列腺癌，因为 ^{125}I 粒子释放能量低，同时粒子植入可能不均一，导致腺体有的地方所受照射偏低，而不能杀死癌细胞，而且 ^{125}I 粒子的剂量率低。^{103}Pd 粒子的半衰期短，初始剂量高，适合治疗增殖快的肿瘤。

二、粒子植入治疗对细胞增殖的影响

不同人肿瘤细胞的细胞周期是 0.6~9.0 天，假定粒子剂量率一定，进入细胞周期的分数是 15%，那么在超过 14 天的 ^{125}I 短暂植入（TI）中，细胞增殖对细胞存活分数没有任何影响。另一方面，^{125}I 粒子在永久植入（PI）后的最初 33d，剂量为 80cGy，结果对于细胞周期小于 4d 的存活分数显示了明显的增加作用。因此，^{125}I 粒子 PI 并不适于生长迅速的肿瘤。分化差的前列腺癌细胞有较短的细胞周期或细胞群体中有较高的增殖比例，因此分化差的肿瘤不能很好地被 ^{125}I 粒子植入治疗控制。

三、线性二次模型、肿瘤倍增时间与粒子的放射生物学效应

根据线性二次方程，可以估计生物效应剂量（BED）、细胞存活分数、有效治疗时间和对不同肿瘤潜在倍增时间（Tp）的放射无效剂量。效应时间（Teff）、BED 和相应的存活分数都对 Tp 非常敏感，因为粒子半衰期不同，所以 ^{125}I 粒子植入后 Tp 的变化可引起 Teff 的大幅度改变；而 ^{103}Pd 粒子的 Teff 随 Tp 变化的幅度较小。当粒子植入后照射时间超过 Teff 时，多余照射是无效应的，故 ^{125}I 粒子的无效剂量较 ^{103}Pd 大。半衰期越长，Teff 和相应的存活分数变异越大。^{125}I 粒子和 ^{103}Pd 粒子植入的放射生物学效应随 Tp 的增加而提高，但当 Tp 值低于一定的阈值后，^{103}Pd 粒子是更有效的。

Tp 和粒子的半衰期对存活分数的影响明显。当 ^{125}I 粒子的 Tp 从 5d 增加到 30d 时，存活分数下降约 9 个对数级；而 ^{103}Pd 粒子下降 3~4 个对数级。这样对于较大 Tp 值的 ^{125}I 和 ^{103}Pd 粒子植入，可以获得大幅度的细胞杀伤效应。^{125}I 粒子植入的变异较大，这两种核素的差异引起了生存曲线的偏差，提示对于 Tp 小于 10d 的肿瘤 ^{103}Pd 粒子植入更有效，而具有高 Tp 值的肿瘤 ^{125}I 粒子植入非常有效。

线性二次方程提供了 ^{125}I 粒子和 ^{103}Pd 粒子放射生物学效应的比较模型。对于生长快速的肿瘤（Tp<5d），^{103}Pd 粒子可产生较高程度的细胞杀伤效应，而对于生长较慢的肿瘤（Tp=15d）^{125}I 粒子和 ^{103}Pd 粒子的效应相似。因为虽然 ^{125}I 粒子对细胞再生的延迟的作用更明显，但局限期前列腺癌的肿瘤倍增时间非常缓慢，所以 ^{125}I 粒子的治疗优势就不明显了，这也部分解释了 ^{125}I 粒子和 ^{103}Pd 粒子的临床治疗结果没有明显差异。

第四节 ^{103}Pd 粒子和 ^{125}I 粒子植入治疗前列腺癌效果的比较

目前认为^{125}I粒子和^{103}Pd粒子治疗各期前列腺癌的临床效果相似。放射粒子植入内放疗可显著提高前列腺靶体积的局部剂量，也可实现肿瘤的三维适形内放疗，对周围脏器损伤小。经会阴穿刺、恢复快、无严重的并发症。Richard E 等报道 272 例前列腺癌患者^{103}Pd粒子或^{125}I粒子植入治疗，在预后较好的病人中（临床分期 T1c 或 T2，PSA<10，Gleason 评分<7），^{125}I粒子和^{103}Pd粒子治疗组的 5 年 bNED 生存率（biochemical disease-free survival rate）都为 92%。在预后中等或较差的病例中（临床分期 T3，PSA>10，Gleason 评分>7），^{125}I粒子和^{103}Pd粒子治疗组的 5 年 bNED 生存率分别为 72% 和 74%，二者无显著统计学差异。Wallner K 等在 2003 年报道了^{125}I粒子和^{103}Pd粒子治疗早期前列腺癌，二者治疗后的 bNED 生存率相似。

第五节 ^{103}Pd 粒子和 ^{125}I 粒子植入治疗的并发症比较

放射性粒子近距离治疗前列腺癌引起的并发症主要有三类：直肠损伤，尿道损伤和性功能障碍。常见的并发症包括术后持续几周到几个月的尿频、排尿困难、尿道和会阴不适。大多数症状为轻到中度，严重的并发症包括尿道坏死、直肠溃疡、尿道直肠瘘和尿失禁等。耶鲁医学院研究组（YMSG）对^{125}I粒子和^{103}Pd粒子植入治疗引起的并发症总结如下：①^{125}I粒子治疗前列腺癌的总的并发症比率较^{103}Pd粒子高。而且经^{103}Pd粒子植入治疗的患者其泌尿系统功能恢复较^{125}I粒子组快。②用^{125}I和^{103}Pd治疗引起的主要和严重并发症比例均低。王俊杰等对 30 例中晚期前列腺癌病人（临床分期 C～D 期，Gleason 评分平均 8.1 分，PSA 平均 60.2 ng/ml）采用前列腺放射粒子植入内放疗结合内分泌治疗后，无 1 例 3 级以上严重并发症。

Chen 等粒子植入联合外照射治疗前列腺癌研究显示，^{125}I粒子组较^{103}Pd粒子组病人泌尿系统并发症的比例高。^{125}I粒子组和^{103}Pd粒子组的美国泌尿学标准协会评分（AUA scores）平均值分别为 9 ± 4 和 6 ± 5（$P<0.01$）。D_{90} 为 90% 尿道受到的最小放射剂量，^{125}I粒子植入后的 D_{90} 值较^{103}Pd粒子高。Locke J 等认为粒子类型（^{125}I粒子或^{103}Pd粒子）、是否用 EBRT 都与尿道狭窄无关。Niehaus A 等报道 976 例早期前列腺癌，采用^{125}I粒子或^{103}Pd粒子植入治疗，结果显示粒子种类对国际前列腺症状评分（IPSS）、是否需要导尿管和粒子植入后手术干预的必要性都没有直接影响。对两种粒子引起性功能障碍比率尚无结果。

直肠剂量以受量至少为 100% 处方剂量的直肠体积（R100）来衡量，相对于植入^{103}Pd粒子的病人，^{125}I粒子植入者有发生直肠炎的倾向，反映了^{125}I粒子植入治疗病人的 R100 值较高，因为^{125}I粒子在直肠与前列腺界面的剂量减少速度较^{103}Pd粒子慢。Herstein A 等认为通过适当调整粒子植入治疗方案可能降低^{125}I粒子引起直肠炎的发生率，当 R100<1cm^3 时，^{125}I粒子和^{103}Pd粒子引起的直肠并发症的比例都只有 2%，但由于 58% 的测试病人不符合这项放射量测定要求，故不能完全肯定这个结论。

^{125}I粒子和^{103}Pd粒子在体内迁移可引起并发症。粒子在植入术后可以迁移至其它器官，

如肺，可引起放射性肺栓塞。Merrick等报道了早期前列腺癌的治疗结果，^{103}Pd粒子植入后肺栓塞比率为22.2%（16/72），^{125}I粒子植入肺栓塞患者比率为21.4%（18/84）。可以设计将粒子连接组成粒子链，以降低肺栓塞的发生率。Tapen等对比了单个粒子植入和粒子链与单个粒子并用时肺栓塞率的差异。结果显示粒子链可明显地降低粒子肺栓塞的发病率，粒子肺栓塞的发生与植入粒子的种类无关。

Herstein A等对随机分组的早期前列腺癌病人植入^{125}I粒子或^{103}Pd粒子，并对所有病人进行至少两年的随访。两组病人在粒子植入后第1个月至第6个月，^{125}I粒子组的平均AUA评分从14.8降至12.0，^{103}Pd粒子组从18.6降至9.9，$P = 0.04$。^{103}Pd粒子植入治疗病人在植入后的第一个月中有较重的放射性前列腺炎，但其放射相关症状较植入^{125}I粒子的病人恢复快，这与^{103}Pd粒子的较短半衰期相符。Merrick GS等对130例植入^{125}I粒子或^{103}Pd粒子的前列腺癌病人的随访研究显示，经^{103}Pd粒子植入治疗病人排尿困难症状恢复较^{125}I粒子组快，且不受补充放射治疗和去势治疗的影响。治疗前有轻度泌尿系统梗阻症状的病人最有可能从选择短半衰期的^{103}Pd粒子植入治疗中受益，尽管在^{103}Pd粒子植入后很可能引起梗阻症状加重。

Richard E等报道单纯粒子植入治疗的前列腺癌病例中，^{125}I粒子组发生并发症的比率为15%，较^{103}Pd粒子组高（4%）。^{125}I粒子组中的2级和3～4级并发症的发生率分别为8%和7%，而^{103}Pd粒子组分别是3%和1%。^{125}I粒子植入治疗病人的三年无长期并发症的比例为82%，而^{103}Pd粒子组为100%（$P<0.01$），结果有统计学意义，表明^{125}I粒子的并发症发生率较^{103}Pd粒子高。Richard E等对^{125}I粒子并发症比率较^{103}Pd粒子高的原因进行了分析：① ^{125}I粒子和^{103}Pd粒子对正常组织的预期放射生物学效应不同。② 由于^{125}I（1992～1998年）早于^{103}Pd时期（1996年后），^{125}I治疗病人的随访资料较^{103}Pd多，^{103}Pd时期的粒子植入技术较以前也有很大进展，故^{125}I治疗资料显示较高的并发症发生率。③ 在^{125}I时代，X线平片被用于粒子植入后的放射量测定，但后来所有^{103}Pd粒子植入后的放射剂量测定都改用CT扫描，这使^{125}I粒子和^{103}Pd粒子的放射剂量测定无法作比较。另外，激素治疗可以通过减小前列腺的体积来间接减少并发症，因此是否应用激素治疗对^{125}I粒子和^{103}Pd粒子植入的比较也有影响。

第六节 结 语

目前粒子植入治疗前列腺癌技术已日趋成熟，但粒子植入技术仍可通过努力取得更大进步，包括更好地对局部肿瘤进行控制和减少粒子植入引起的长期并发症等。在对^{125}I粒子和^{103}Pd粒子的研究取得进展的同时，又引出了许多新的问题，^{125}I粒子和^{103}Pd粒子的剂量率效应和放射生物学原理仍未完全阐明，需要更详尽地比较^{125}I粒子和^{103}Pd粒子植入治疗前列腺癌的临床结果。

（刘　峰　廖安燕）

参考文献

1. Merrick GS, Butler WM, Wallner KE, et al. Monotherapeutic brachytherapy for clinically organ-confined prostate cancer. W V Med J. 2005, 101(4):168-171
2. Dicker AP, Lin CC, Leeper DB, et al. Isotope selection for permanent prostate implants? An evaluation of ^{103}Pd versus ^{125}I based on radiobiological effectiveness and dosimetry. Semin Urol Oncol. 2000, 18(2):152-159
3. 黄毅, 王俊杰, 冉维强, 等. 前列腺^{125}I射粒子植入结合去势治疗C期前列腺癌(附10例报告). 肿瘤防治研究.2004, 31(12):770-772
4. Peschel RE, Colberg JW, Chen Z, et al. Iodine 125 versus palladium 103 implants for prostate cancer: clinical outcomes and complications. Cancer J. 2004, 10(3):170-174
5. Wallner K, Merrick G, True L, et al. ^{125}I versus ^{103}Pd for low-risk prostate cancer: preliminary PSA outcomes from a prospective randomized multicenter trial.Int J Radiat Oncol Biol Phys. 2003, 57(5):1297-1303
6. Nag S, Ellis RJ, Merrick GS, et al. American Brachytherapy Society recommendations for reporting morbidity after prostate brachytherapy. Int J Radiat Oncol Biol Phys. 2002, 54(2):462-470
7. Peschel RE. Prostate implant therapy: iodine-125 versus palladium-103. Cancer J. 2005, 11(5):383-384
8. 黄毅, 马潞林, 王俊杰, 等. ^{125}I放射粒子植入结合雄激素全阻断治疗中晚期前列腺癌. 中国老年学杂志. 2005,25(3):267-268
9. Chen CT, Waterman FM, Valicenti RK, et al. Dosimetric analysis of urinary morbidity following prostate brachytherapy (^{125}I vs. ^{103}Pd) combined with external beam radiation therapy. Int J Cancer. 2001, 96 (1):83-88
10. Locke J, Ellis W, Wallner K, et al. Risk factors for acute urinary retention requiring temporary intermittent catheterization after prostate brachytherapy: a prospective study. Int J Radiat Oncol Biol Phys. 2002,52(3):712-719
11. Niehaus A, Merrick GS, Butler WM, et al. The influence of isotope and prostate volume on urinary morbidity after prostate brachytherapy. Int J Radiat Oncol Biol Phys. 2006, 64(1):136-143
12. Herstein A, Wallner K, Merrick G, et al. I-125 versus Pd-103 for low-risk prostate cancer: long-term morbidity outcomes from a prospective randomized multicenter controlled trial. Cancer J. 2005, 11(5):385-389
13. Merrick GS, Butler WM, Dorsey AT, et al. Seed fixity in the prostate/periprostatic region following brachytherapy. Int Radiat Oncol Biol Phys. 2000, 46(1):215-220
14. Merrick GS, Butler WM, Wallner KE, et al. Brachytherapy-related dysuria. BJU Int. 2005, 95(4):597-602
15. Wallner K, Merrick G, True L, et al. I-125 versus Pd-103 for low-risk prostate cancer: morbidity outcomes from a prospective randomized multicenter trial. Cancer J. 2002, 8(1):67-73

第 8 章

前列腺癌放射性粒子植入近距离治疗的并发症

经会阴穿刺放射性粒子植入近距离治疗（TIPB）早期前列腺癌，以求保存前列腺及其功能，已经开展近30年。近10年来发展迅速。早期前列腺癌采用粒子植入治疗，优于根治手术，已经逐渐被泌尿外科及放射治疗科所接受，尽管仍有争议但临床应用日趋广泛。据美国放射肿瘤学会估计，因为放射治疗优于根治切除手术，明显降低并发症，2000年早期前列腺癌只有5%用放射性粒子植入治疗，但2005年将上升到35%；同期的外科前列腺根治切除术将从35%降至5%。因此，熟练掌握放射性粒子植入治疗前列腺癌的技术，特别是注意预防放射性粒子植入的并发症，已成为十分迫切的任务。

放射性粒子植入前列腺引起的并发症主要有3个：直肠损伤、尿道狭窄和性功能障碍。还可能发生急性尿道狭窄和前列腺炎。这些并发症的发生与粒子植入的剂量、位置有直接关系。治疗前谨慎计划、治疗后进行剂量测定评估都可避免并发症的发生。

第一节 前列腺癌粒子植入近距离治疗并发症的报告要求

前列腺癌粒子植入近距离治疗后，应当进行治疗后计划（postplan），目的是对植入的质量进行评估。植入后的质量评估包括两个内容：植入的粒子位置的重建和剂量测量。在质量评估的基础上，对前列腺近距离治疗的并发症进行规范化的报告，2001年5月美国近距离治疗协会（ABS）推荐并发症报告应包括以下几项内容：①前列腺癌近距离治疗后的生存质量（QOL）的测定；②评估近距离治疗后的泌尿功能；③评估近距离治疗后的直肠功能；④评估近距离治疗后的性功能。ABS认为下列标准可作为评估的参考：①第1标准：一致同意以有力的文献为基础，推荐正确；②第2标准：没有太大争论的临床证据与经验；③第3标准：资料很少，或有很大争论。

ABS推荐前列腺近距离治疗并发症报告标准见表1。

表1　前列腺癌近距离治疗的毒性报告表

患者姓名	随访日期	植入后时间
泌尿功能		
排尿困难	有	无
全血尿	有	无
尿潴留	有	无

表 1 ■ 前列腺癌近距离治疗的毒性报告表（续）

患者姓名	随访日期	植入后时间
尿失禁	有	无
用α-阻滞剂	有	无
用解痛药	有	无
用泌尿系止痛药	有	无
肠功能		
使用直肠类固醇药物	有	无
使用激光或福尔马林	有	无
使用止痛药	有	无
性功能		
性欲减退	有	无
血精	有	无
缺乏性高潮	有	无
高潮强度降低	有	无
射精减少	有	无
使用勃起工具	有	无
使用抑制男性激素药物	有	无

第二节　前列腺癌近距离治疗之后与健康相关的生存质量评估

前列腺植入近距离治疗之后，与健康相关的生存质量（HRQOL）评估，能如实反映患者粒子植入后患者的生存质量（QOL）。前列腺癌有多种治疗方法，而且控制率极相似，因而产生的焦点是各种治疗方法的 HRQOL。

前列腺癌治疗后的生存率很容易计算，但HRQOL的测定却相当困难，其报告的基础应当是WHO关于健康的基本概念，以及患者在治疗后的功能情况。HRQOL检测方法中，包括许多心理试验理论法则，很多临床检验方法不被人熟知，难以掌握。现在普遍使用的HRQOL调查表，包括由患者本人如实填写和由放射肿瘤与泌尿医生进行评分。现在常用于前列腺癌HRQOL评估的表，有治疗前列腺癌的功能评估（FACT-P）；前列腺癌的综合调查表（EPIC）；EORTC 的前列腺癌模拟生存质量核心 30 问（QLQ-30）。

ABS 推荐用已经验证过的 HRQOL 调查表，对比治疗前基础和随访时的肠、尿道、性功能。同时报告保险生存率和并发症粗发病率。但至今仍无专门用于前列腺癌近距离治疗的调查表。

Lee 等报告前瞻性评估 HRQOL 及粒子植入（PIB）后 1 年的 HRQOL 改变。用 ^{125}I 粒子植入治疗 31 例 TIC-T2b 前列腺癌，FACT-P (functinal assessment of cancer therapygeneral) 在 T0（治疗前）、T1（治疗后1个月）、T3（3个月）、T6（6个月）、T12（12个月）时分别为 140.5（标准差13.5）、132.7（15.3）、137.2（17.4）、140.1（16.0）和142.4（15.3）。交叉时间综合检测，FACT-P累积记分在统计学的差别有意义（$P<0.0012$）。PIB后1个月，HRQOL明显降低，3个月后HRQOL恢复到接近基础水平。同样统计IPSS（国际前列腺症状记分标准）在治疗后比治疗前也有明显差异（$P<0.0001$），治疗后1个月，IPSS增幅最大，持续3～6个月，1年后恢复到基础水平。

Krupski等报告，因为前列腺癌组织内近距离治疗的病例日益增多，使用粒子植入(BTM)

的患者生存质量与前列腺根治切除术（RP）后的生存质量需要进行对比，以评估粒子植入对患者长期生存的影响。作者采用 Functional Assessment of Cancer Therapy Scale (FACT-G)、American Urological Association (AUA)及International Prostate Symptom Score (IPSS)作为评估记录标准。作者分析 128 例 Tlc-T3 的前列腺癌患者，27 例 RP，70 例 BTM，41 例在 ^{103}Pd 的 BTM 后再予外照射（BTC）。结果，BTC 组患者 FACT-G 最差，单 BTM 和 RP 的 FACT-G 计分相似；RP 患者 IPSS 最低。PR 和 BTM 组的 QOL、性功能、泌尿和直肠副作用随时间进展有改善；但 BTC 组患者却随时间进展，症状更恶化。

第三节　前列腺癌近距离治疗后的质量评估

前列腺癌放射性粒子植入后出现的直肠、泌尿和性功能方面的各种副作用，都与植入粒子的质量密切相关。许多文献就前列腺粒子植入近距离治疗的质量评估进行分析，对粒子植入的准确性及其剂量分布的特点与临床出现毒副作用关系进行比较，试图说明出现副作用的原因，预示出现副作用的因素，以及预防毒副作用的方法。Stone 等报告粒子植入前列腺术中剂量测定与术后 1 个月 CT 检查的剂量测定进行比较，术前前列腺体积平均 39.8cm^3，植入后的体积为 41.5cm^3（$P<0.001$），1 个月后 CT 检查体积为 43.6cm^3（$P<0.001$）。术中前列腺 D_{90} 的体积与 CT 检查 D_{90} 体积相差 3.4%（95% 可信限 2.5% ~ 6.6%，$P = 0.034$）；30% 尿道接受平均剂量为处方剂量的 120%，而 CT 检查则为 138%，平均差 18%（95% 可信限 13% ~ 24%，$P<0.001$）。

用 CT 和 MRI 融合进行前列腺粒子植入后的剂量测量可能更加准确，McLlaughlim 等观察 28 例前列腺 ^{125}I 粒子植入，用 CT / MRT 融合评估 d_0 及 d_{14} 天靶体积的 D_{90} V_{100} 及 4cm^3 直肠体积的变化。结果 28 例中有 27 例 d_0 和 d_{14} 天之间 D_{90} 出现改变，但前列腺体积改变和 D_{90} 变化之间没有关系，有 23 例直肠剂量增加（$R^2 = 0.01$）。

ABS 推荐全部作粒子植入的前列腺癌患者均应进行植入后剂量分析，在粒子植入术后 1 个月进行 CT 检查，与手术后即刻得到的影像进行比较。粒子植入后立即进行超声检查，中轴位置上每 5mm 一个层面，记录针和粒子的位置，输入到 TPS 中，计算植入的剂量。1 个月后再作 CT 检查，画出 50%、80%、90%、100%、150%、200% 的处方剂量曲线。并作出前列腺及其周围正常组织的剂量－体积直方图（DVH）。除报告前列腺 D_{90} 的剂量（前列腺 90% 体积的处方剂量）。还应报告 D_{80}、D_{100} 及 V_{80}、V_{90}、V_{100}、V_{150}、V_{200}（接受 80%、90%、100%、150%、200% 处方剂量前列腺体积百分数），而且必需报告直肠、尿道剂量。此外，还可用微分 DVH（DDVH），表示接受一定的处方剂量的前列腺体积，用半峰高宽度值（FWHM）作为判定剂量是否均匀的标准。FWHM 较大说明剂量分布均匀性差，FWHM 较小，说明剂量分布均匀性较好。

粒子植入后会引起前列腺水肿，直接影响剂量测定。VanGellekon 等通过植入后水肿的生物效应剂量（BED）研究认为，^{125}I 植入后 25 天是最佳粒子重建和评估剂量分布的时间。植入后第 1 天可能低估 43% 的 BED。拖长评估时间，BED 过高评估 22%。这些剂量会影响研究并发症的发生。

Tosssky 等连续观察 20 例前列腺癌植入 ^{125}I 的病例，发现前列腺发生植入后水肿最大是第一天，用经直肠超声检测，前列腺体积增大中位值 31%（范围 0.93 ~ 1.72，$P<0.01$），

且随时间推移，体积缩小。D_8 时比基础值增加 21%（$P = 0.013$）；D_{30} 大 5%（$P<0.001$）。D_{30} 时，仍有 3 例前列腺体积大于基础值。水肿值取决于移行带体积（$P<0.016$）及计划前的前列腺体积（$P<0.003$）。V_{100} 的中位值在 D1 是 93.6%（86.0%～98.2%），D_{30} 为 96.3%（85.7%～99.5%）。显示 V_{100} 在 D_1 时小，中位值为 0.67%。D_1 时，$V_{100}<93\%$ 仅 2.77%。说明尽管植入后有水肿，但 $V_{100}>93\%$，D_1～30 天内前列腺均有较好的剂量覆盖。

为减少尿道、直肠并发症，文献报告应及时解决尿道、直肠剂量优化。Lee 等报告在粒子植入术中多次动态优化（IDDO）的方法，即在植入 1/2 粒子后检查粒子剂量分布，进而行第 2、3、4 次优化，可避免热点和冷点出现，严格限制尿道及直肠所受剂量在 100%～120% 处方剂量之间。

Wust 等用调查问卷方式分析 174 例局部前列腺癌 ^{125}I 粒子植入后的 QOL，并分析尿道、直肠、性功能的长期毒副作用。问卷返回率 85%。结果单粒子植入治疗 140 例，14% 插导尿管，其中 8% 有明显尿道梗阻。但长期毒性上升到 30%（10 个月时），之后毒性减退。直肠长期毒性<5%。相反，勃起功能随着时间增加而恶化，中度勃起损伤<30%，分析原因，前列腺 $D_{50}>240Gy$；直肠高剂量（>145Gy）造成直肠毒性增加。作者结论是用适时计划（real-time planning process）减少 D_{50}，减少 D_{50}，减少植入针数和粒子数，减少每个粒子活性，从 0.7mci 降至 0.6mCi 为宜。

第四节　直肠损伤

TIPB 后的直肠并发症较为常见，而且有很多表现，急性并发症包括肠习惯改变（腹泻、便秘）、里急后重、出血等。晚期放射损伤包括直肠出血、溃疡、瘘、大便失禁和直肠坏死。综合文献报告，最多见的是轻度自限性直肠炎，发病率 1%～7%，植入后予以外照射（EBRT）直肠炎发病率 9%～17%。粒子植入后直肠并发症列于表 2。直肠损伤一般出现在 TIPB 后的 36 个月之内，罕见在 TIPB 后 5 年或 5 年以上。晚期并发症大多数是直肠出血，一般是鲜红、无疼痛，伴肠蠕动增加。目前记录与评定直肠并发症用 RTOG/EORTC 晚期放射并发症记录方案量化。

表 2　粒子植入治疗前列腺癌的直肠并发症

作者	例数	直肠并发症	直肠溃疡	最长持续时间（月）
Hu 等	109	19% 出血	6.0%	28
Gelblum 等	825	17%	0.5%	23
Kleinberg 等	31	31% 出血	16.0%	18
Nag 等	32	19%	N.S	N.S
Wallner 等	92	5% 溃疡	5%	22
Stone 等	109	5%1、2 级	N.S	N.S
Kang 等	134	39% 全部	1.0%	12
Sunder 等	212	10% 出血	0	
Zelefsky 等	248	9% 出血	0.4%	
Merrick 等	45	9% 出血	0	
Benoit 等	2124	N.S	1%	
Gelblum 等	685	6.5% 出血	0.4%	

N.S 未报告　　　　　（引自 Kang 及 Lee 等）

第8章 前列腺癌放射性粒子植入近距离治疗的并发症

Kleinberg报告，25%的患者在TIPB后2个月内有肠习惯改变，全部为2级。较重的直肠症状，在12个月内缓解。该作者报告直肠出血31%，溃疡16%。纪念医院直肠2级出血率19%，但有3例直肠-尿道瘘，1例作了结肠造口术。1991年以后技术改进，直肠出血率9%。

1997年Seattle的医生报告126例患者，中位随访69个月，无3、4级并发症。Gelblum报告825例的粒子植入并发症，2级直肠毒性6.6%，出现症状高峰为TIPB后8个月。其中4例（6.5%）出现直肠溃疡。增加EBRT使直肠毒性稍有升高。

Snyder报告10.3%出现2级直肠炎。大部分直肠炎是在TIPB后第2年，第3年后无并发症发生。Benoit报告2124例粒子植入，2.2%有放射性直肠炎，1.8%出现瘘，1.1%直肠溃疡，因为放射损伤需作造瘘术0.3%（7例）。

Kang等报告Duke大学医学中心1997～1999年收治134例行TIPB治疗的患者。58例单用TIPB，76例用外照射（EBRT）45Gy后，TIPB补充剂量。单用TIPB治疗的最小周缘剂量(mPD)，^{125}I为160Gy（Report of the American Association of Physicists in Medicine Task Group NO.43 TG43之前），^{103}Pd为115Gy。TIPB补量^{125}I和^{103}Pd分别为120Gy和90Gy。源的位置保证尿道剂量<400Gy。中位随访11个月（1～34个月），39%的患者出现胃肠毒性，1级22%（30/134），2级13%（17/134），3级1.5%（2/134）。患者症状持续的中位时间是6个月。EBRT + TIPB组症状持续时间要大于单用TIPB组，分别为8.6个月和5.1个月（$P = 0.03$）。2例3级毒性12个月仍有严重直肠痉挛和出血。作者单变量分析结果证明，EBRT、较高临床分期、白人均伴有较高并发症发病率。直肠粘膜表面90mm^{2}和15mm^{2}受到100%和120%（PD）处方剂量，并发症发病率为16%。

Merrick等总结1996年1月～10月收治的45例TIPB治疗前列腺癌T1及T2患者，植入^{125}I或^{103}Pd粒子，mPD分别为160Gy及115Gy；若先予EBRT 45Gy后植入粒子补充剂量分别为120Gy和90Gy。观察平均前直肠粘膜剂量是mPD的82.5% ± 14.1%，平均最大剂量是120% ± 35%，直肠接受的剂量与受照射长度和面积（范围）有关（$r^2 = 0.82 - 0.93$，剂量范围0.5～1.2mPD）。本组只有4例出现轻度、自限性直肠炎。作者结论认为，植入粒子使前直肠粘膜点平均剂量大约在PD的85%。平均最大到120%mPD，直肠粘膜接受100%和120%mPD的长度大约分别是10mm和5mm，此时轻度、自限性直肠炎发病率大约为9%，无直肠溃疡及瘘形成。作者还报告219例植入粒子的并发症，19.2%（40/208）小肠功能变坏，且与外照射有关（$P=0.034$）。

Waterman等报告^{125}I前列腺粒子植入后晚期直肠并发症的发病概率，作者认为晚期直肠2级（出血、溃疡）并发症，与直肠表面接受≥100Gy的面积百分比有关。直肠接受100Gy、150Gy和200Gy剂量的直肠表面在30%、20%和10%以下时，只有<5%的晚期并发症发生。限制直肠晚期并发症在1%、3%和5%以下时，直肠最高剂量应在<200Gy、250Gy和300Gy以下。Waterman等还报告晚期直肠2级以上并发症（出血、溃疡）是直肠最大剂量的函数，晚期直肠并发症与直肠最大剂量及直肠边界剂量的宽度之间有关。作者统计15例^{125}I粒子的直肠受照射体积19～78cm^3。

总之TIPB后直肠并发症中的出血一般较轻，大多数可自行缓解，发病率5%～10%。

大约20%的病人直肠功能变坏。TIPB后直肠溃疡和瘘的发病率<2%。因直肠损伤需作造瘘术的<1%。直肠损伤与剂量有关，与选用哪种同位素无关。有作者认为与直肠受高剂量照射体积无关。

第五节　尿道损伤

粒子植入后泌尿系统的毒性应当用NCI发表的常见泌尿毒性标准量化进行记录。

表3　NCI常见泌尿系统毒性标准量化记录

副作用	记分				
	0	1	2	3	4
排尿困难	无	症状轻不需干涉	症状需治疗	治疗后症状仍不缓解	—
全血尿	无	仅镜下	间歇全血尿但未凝结	持续全血尿有凝块，可能需导尿或输血	开放手术，或坏死或膀胱有深溃疡
尿潴留	正常	尿迟或滴下但无明显残留尿在术后立即出现尿潴留	尿迟需用药，或偶然导尿（<4次/周）或术后立即留置导尿，但<6周	需频繁导尿（>4次/周）或留置导尿超过6周或需泌尿医师干预（TURP耻骨上插管、尿道切开术）	膀胱破裂
尿失禁	无	因咳嗽、喷嚏引起	自发、有些可控制	不能控制（没有瘘）	—

一、急性泌尿并发症

TIPB后最常见的急性泌尿症状有排尿困难，夜尿增多，尿频，尿急，尿失禁，血尿和尿潴留。因为有些患者出现泌尿系统并发症轻度、短暂，一般不做强调。较早的TIPB泌尿并发症报告是1994年，症状为夜尿和排尿困难。80%的患者在TIPB后2个月出现夜尿症，12个月减少到45%。48%的患者2个月后出现排尿困难，12个月后减至20%，1例（3%）因严重排尿困难，用耻骨上导尿17个月。

Terk等报告TIPB±EBRT治疗250例患者，尿道狭窄并发症发病率为5.6%，其中14例延长导尿管使用时间，6例进行TURP以缓解梗阻。作者观察到治疗前患者国际前列腺症状记录标准（IPSS）超过10，37%有泌尿道狭窄的危险。

Gelblum报告600例TIPB患者，植入后60天内，泌尿2~3级并发症发病率43%，6个月后降至16%。IPSS7以下，因为前列腺体积在35cc以下，很少急性并发症发生。增加EBRT或使用哪一种同位素，不影响急性泌尿并发症发生。因症状持续，28例（4.7%）行TURP，其中5例（17%）出现紧张性尿失禁。

Merrick报告170例TIPB后11.8%立即取出导尿管，只1例放置5天。IPSS记分在2周时达到高峰，但6周内恢复到治疗前的基础水平。85%的患者在6个月时仍用α-阻滞剂。2例（1.2%）因泌尿系统症状时间延长，需作TURP。

Brown报告87例TIPB治疗的患者，5例（6%）在术后24小时出现急性尿道狭窄(AUR)。2、3级尿路并发症43%，最常见的是尿频及夜尿症。术后12个月，6例（6.9%）有2、3级并发症。2例患者需耻骨上导尿4个月和15个月。

第8章 前列腺癌放射性粒子植入近距离治疗的并发症

Kang 报告 Duke 大学 139 例 TIPB 的结果，用 Quimby 布源植入方法，而非周缘密集方法，无疑使尿道剂量增加，65% 的患者出现 2、3 级毒性。14% 术后用导尿管 1 周以上。不同的同位素并发症无区别，3 级急性毒性明显伴有前列腺较大的体积，且随粒子植入数目增加而增加，25% 的患者延长了导尿管使用时间。

Benoit 收集 1991 年前治疗的 2124 例患者的泌尿系统并发症，176 例（8.3%）进行了缓解尿道梗阻的手术，以 TURP 手术最多。

文献一致意见是较大的前列腺体积和治疗前有较高的 IPSS 记分，都会伴有急性泌尿系并发症增加。需要认真研究粒子植入后测量围绕尿道的剂量（D_{90}、V_{150}）。Merrick 等认为前列腺中心（尿道）剂量平均低于 115%PD，就可减少与避免急性泌尿并发症。Kiteleye 用 IPSS 记分说明尿道剂量与急性泌尿并发症之间的关系。此外，正确的布源可以减少并发症。

表4　■TIPB 后急性泌尿并发症

作者	例数	核素	2级%/3级%	尿道狭窄%	影响因素
Gelblum	600	I/Pd	41/3	NS	靶体积、IPSS>7
Zelefsky	248	I	55/3	3	NS
Merrick	170	I/Pd	NS	11.8	IPSS
Brown	87	I	37/6	5.6	粒子数和总活性
Stokes	142	I	23/8	NS	低活性粒子
Lee	91	I/Pd	NS	12	靶体积、导针数
Storey	206	I	NS	11.2	NS
Kang	139	I/Pd	45/20	14.3	靶体积、粒子数
Thomas	50	I		24h 12%	
Lee	91	I/Pd		24h 至 11 天 12%	
Wang	33	I/Pd		1月 15%	
Terk	251	I/Pd		48h 6%	
Gelblum	693	I/Pd		6 个月 3%	
Wagner	46	Pd 均等分布		"术后" 15%	
Merrick	170	I/Pd		5 天 12%，晚期需 TURP	
Kang	170	I/Pd 校正 Quimby		需导管 2 天 65%，7 天以上 20%，12 个月以上需导管 10%	

表5　■植入前前列腺大小与狭窄导尿天数比较

狭窄天数	例数	平均大小	标准差	平均标准误差	P 值
0 天	27	40.35	12.55	2.42	
1～30	8	47.96	15.91	5.63	
>30	15	59.34	13.70	3.55	
0 比 1～30					0.16
1～30 比 >30					0.09
0 比 >30					<0.0001

Locke报道62例TIPB治疗的前瞻结果，治疗后1周尿道狭窄34%（21/63），1个月29%，3个月18%，6个月10%。术前尿流率和排空后残余尿都与尿道狭窄无关。阻滞剂内分泌治疗、粒子类型（^{103}Pd或^{125}I）、是否用EBRT，都与狭窄无关。植入后体积与狭窄有关，提示狭窄的危险和时间。同时，较大的前列腺（>36g）和较高的AUA记分（>10分）有较高的狭窄危险。急性尿道狭窄发生率（表4）以及与植入前的前列腺大小与狭窄的关系（表5）列于下。

TIPB后急性泌尿系统并发症文献报道列入表4。TIPB后急性2～3级泌尿并发症大约为31%～65%，大部分为2级。尿道狭窄需要用导管的患者大约为1%～15%，一般不到一周。TIPB后大约1%～5%的患者需行TURP，其结果是尿失禁。选择哪种核素，是否用EBRT，都不影响急性泌尿并发症。IPSS记分较高，较大的靶体积，使急性泌尿并发症增加。

Sacco等报告用泼尼松龙预防急性尿道狭窄，用药可使尿道狭窄从18.8%降至8.2%。用内分泌治疗的患者更容易出现尿道狭窄。泼尼松龙可以减少粒子植入后的水肿。

二、晚期泌尿并发症

文献报道晚期泌尿并发症较少见，而且与随访时间长短有关。TIPB后最多见的晚期并发症是尿失禁，但老年人尿失禁发病率本身就可达到30%，其次为尿道狭窄。

Ragde等报告随访7年，尿失禁发病率为5.1%，且出现尿失禁的患者都作过TURP。在这篇文献中，未作过TURP的男性就没有尿失禁。14.4%出现尿道狭窄。Beyer报告489例TIPB治疗后中位随访35个月，结果14例（3%）在术后需作TURP。全组7例出现尿失禁，其中4例以前作过TURP。Storey报告206例TIPB，10.2%因尿失禁需用尿垫。Zelefsky报告尿道狭窄9%，出现症状的中位时间是18个月。Kays报告76例TIPB+EBRT，中位随访26.3月，尿失禁率12.9%。Benoit报告1991年前TIPB治疗的2000余例，140例（6.6%）出现尿失禁，4例（0.2%）需作人工尿道括约肌成形术。Talcott TIPB治疗的患者45%有不同程度的尿失禁，有16%需用尿垫。以前5年之内作过TURP的患者，有较多的患者发生尿失禁。

Seattle首先观察到TURP和TIPB增加尿失禁的危险，而且提出作过TURP的患者，是TIPB相对禁忌证。在TIPB后行TURP，导致尿失禁的危险增加。有尿道狭窄梗阻的患者，行TURP后不能解决尿失禁。Bueci等报IPSS记分较高、患糖尿病、术前未用类固醇药、植入后有广泛水肿，都是独立预后因子，植入后梗阻危险增加，并使用导尿管时间延长。植入后水肿半寿期4～25天，平均9.3天。

总之，TIPB后晚期并发症尿失禁大约为1%～45%，尿失禁的严重程度较重。尿道狭窄为0～10%。选用哪种同位素或增加EBRT都不会增加晚期泌尿并发症。

为减少泌尿系统并发症，Merrick等总结资料后得出结论，必须详细分析粒子植入后的剂量，才能减少和避免发生泌尿并发症。作者认为尿道膜部的剂量对并发症影响较大。有并发症与无并发症组相比，前列腺最小mPD分别为97.6%±20.8%与81.0%±19.8%（$P=0.031$）；前列腺顶部20mm处mPD分别为57.6%±23.8%与31.5%±13.9%。75%及50%的mPD在顶部以外范围，两组分别是16.6±5.3mm和11.9±4.5mm（$P=0.010$），及19.0±3.2mm和16.0±3.4mm（$P=0.021$）。前列腺尿道剂量并不预示合并症，但前列腺内的高剂量区大小和范围与并发症相关。作者报告全部并发症发生在尿道膜部，预示因子还包括平均膜部剂量，及距前列腺顶部20mm长的范围剂量。为明确剂量测定，需测定与报告下列数据：距前列腺顶部100%、75%、50%mPD的距离（mm）。V_{100}、V_{150}、V_{200}（%ETV）D_{90}（%mPD）。平均前列腺尿道剂量（%mPD）。最大前列腺尿道剂量（%mPD）。膜部尿道顶部剂量（%mPD）及膜部尿道20mm剂量（mPD）。平均与最大膜部尿道剂量（mPD）。到最大剂量，到100%、75%、50%mPD的距离（mm）。

第六节 性功能障碍

前列腺癌的各种治疗方法治疗后的性功能评价都存在着较大的困难。首先是评估性功能障碍（ED）的方法不够科学精确，多数是靠患者主诉决定。其次，性功能的定义含糊不清，许多老年人随年龄增加会产生ED，治疗前列腺癌可能使其加重。Stock等将勃起功能分为0－3级，0=无勃起；1=能有勃起，但不能穿入阴道；2=勃起后有穿入阴道的能力，但不够理想；3=正常的勃起功能。Merrick等根据勃起情况作出国际勃起功能指数表，医师通过电话询问或患者向医师报告自己的勃起状态。另外还有一些作者定出观察指标，均以勃起后是否能满足穿入阴道为指标。文献报告，前列腺根治切除术，因为伤及前列腺周围的神经血管束，有可能使ED发病率高达48%～97%，多数报告在80%以上。外照射放疗，包括适形放疗，ED发病率6%～85%，大组病例研究在30%～40%之间。文献报告TIPB后ED发病率列于表6。

表6 TIPB后ED发病率

作者	年	核素	例数	PB前性功能正常例数（%）	PB mPD Gy（范围）	EBRT 总量Gy	ED发病率%（例数）
Whitmore	1972	I	26	15(58)	80～160	—	13（2/15）
Carlton	1976	Au	109	na	25～35	40～50	25(23/109)
Halaris	1976	I	112	na	na	—	0
Fowler	1979	I	116	109(94)	na	—	7(8/109)
Herr	1979	I	51	41(80)	na	—	2(1/41)
Shipley	1980	I	30	64(63)	160	10	11(2/19)
Ross	1982	I	57	na	100	40	50(29/57)
Flanigan	1983	I	25	23(88)	na	10	26(6/23)
Schellhammer	1983	I	90	na	160	—	25
Kwong	1984	I	65	45(64)	160～180	—	13(6/45)
Bosch	1986	Ir	43	31(73)	30	40	61(19/31)
Delaney	1986	I	64	34(53)	160	10	29(10/34)
Syed	1992	Ir	200	100(50)	30～35	30～40	25
Arterbery	1993	I	21	18(86)	160	—	6(1/18)
Blasko	1993	I,Pd	469	na	160/115	45	<70
Stromberg	1993	Ir	57	46(80)	30～35	36	57(26/46)
Kleinberg	1994	I	31	18(58)	140～160	—	6(1/18)

表6 ■ TIPB后ED发病率(续)

作者	年	核素	例数	PB前性功能正常例数（%）	PB mPD Gy（范围）	EBRT 总量Gy	ED发病率%（例数）
Wallner	1994	I	62	38(61)	160	—	19(7/38)
Kaye	1995	I	72	44(61)	120~160	45	25(11/44)
Martinez	1995	Ir	59	na	15~19	46	38
Stone	1995	I,Pd	58	12(21)	na	—	8(1/12)
Chaikin	1996	I,Pd	37	27(73)	na	—	45(12/27)
Stock	1996	I,Pd	97	64(66)	160/115	—	21(13/64)
Stock	1996	I,Pd	89	65(73)	160/115	—	6(4/65)
Arterbery	1997	I,Pd	51	35(69)	na	—	13(4/35)
Kowtrourelis	1998	I,Pd	130	na	160/120	—	5
Joly	1998	Ir	71	na	15	40~45	89
Sharkey	1998	Pd	434	na	na	—	15
Zelefsky	1999	I	145	128(88)	140~160	—	21(28/132)
Kestin	2000	Ir	161	na	6~10	46	29(47/161)
Sanchez	2000	I,Pd	114	81(71)	115	—	51(41/81)
Sharkey	2000	Pd	299	na	na	—	15
Zelefsky	2000	I	248	221(89)	140~160	—	29(64/221)

na=data not available

TIPB治疗的前列腺癌患者，一般选择病期较早，行为状态较好，平均年龄较低的患者，因此ED发病率不能代表真正ED发病率。放射性粒子的活性植入后迅速下降，给予神经血管束的剂量相对较低。20世纪70年代的ED发病率0~25%，TIPB+EBRT时，ED发病率上升。80年代ED发病率为8%~61%，原因是联合EBRT。90年代，^{103}Pd用于临床，经直肠超声指引，3-DTPS的使用，使ED发病率降至2%~51%，仍然是因为联合EBRT，提高了ED发病率。用^{125}I和^{103}Pd引起的ED分别为6%~21%和15%，二组没有统计学差异。但也有文献认为^{103}Pd比^{125}I引起明显ED。文献认为发生ED重要的是时间，不用EBRT，12个月时ED2%~8%，36个月时19%。还有文献认为TIPB+EBRT后，因勃起疼痛和不适，出现"暂时性ED"。还有21%的TIPB患者，因为阴茎神经敏感性降低，而且勃起增强。除阳痿之外，性功能障碍还包括性欲减退和射精失调。TIPB后射精减少到缺乏为7%~45%，射精不适3%~11%，血精5%。

明显性功能减弱是在TIPB后2~5年，Mount Sinai最近报告，6年性功能保存率59%，但70%的患者勃起功能有某种程度减退。纽约纪念医院报告，TIPB后5年，57%的患者仍有性功能。Stock等认为TIPB后勃起功能的改变与TIPB前的勃起功能强弱有很大关系。Thosman认为D90超过160Gy很可能出现ED。单变量分析认为，使用雄激素抑制剂也会伴有ED的危险增加。Merrick认为阴茎根部的放射剂量对ED的影响最大，阴茎根部50Gy以下时，治疗后可保持较好的性功能。2006年美国ASTRO年会发表关于粒子与调强放疗副作用比较。见表7。

第8章 前列腺癌放射性粒子植入近距离治疗的并发症

表7 ^{125}I粒子与调强放疗的比较

	^{125}I	IMRT	
急性副反应			
GI			
Ⅱ	7/158(4.4%)	18/216(8.3%)	$P=0.14$
Ⅲ	0	0	
GU			
Ⅱ	19/158(12.0%)	20/216(9.3%)	$P=0.38$
Ⅲ	11/158(7%)	0	
晚期（4年实际危险）			
GI			
Ⅱ	6.8%	5.4%	$P=0.16$
Ⅲ	0	0	
GU			
Ⅱ	34.0%	7.2%	$P<0.001$
Ⅲ	4.1%	0.5%	$P=0.11$
尿道狭窄	11/158 (7.0%)	0	

第七节 结 语

TIPB治疗早期前列腺癌，逐渐形成规范，提高治愈率的同时，应避免发生与治疗相关的并发症。放射性粒子植入治疗前列腺癌的主要并发症是直肠、尿道急性与晚期损伤，勃起功能障碍。并发症发病与正常脏器受照射的体积及受到的放射剂量有关。为避免发生相邻脏器的放射损伤，文献详细讨论了记录并发症的标准，发生并发症的几率、影响因素及防治方法。ABS规定了并发症报告的相关内容。近年来TIPB治疗前列腺癌后的HRQOL，受到普遍重视，且成为对患者QOL的总评价标准，包括放射损伤对HRQOL的影响。TIPB治疗前列腺癌的结论中必须包括并发症的记录与报告。

（申文江）

参考文献

1. Yu Y, Anderson LL, Li Z, et al. Permanent prostate seed implant brachytherapy: report of the American Association of Physicists in Medicine Task Group NO.64. Med Phys. 1999, 26: 2054-2076
2. Lee WR, Prestidge B. Prostate brachytherapy. Part I: Results, Dosimetric Considerations, Morbidity and quality of life. 43rd Annual Meeting of the ASTRO. 2001, San Francisco. CA (disc)
3. Nay S, Beyer D, Friedland J, et al. Americal Brachytherapy Society(ABS) recommenda-

tions for transperineal permanent brachytherapy of prostate cancer. Int J Radiat Oncol Biol Phys. 1999，44:789-799
4. Hakenberg OW，Wirth MP，Hermann T，et al. Recommendations for the treatment of localized prostate cancer by permanent interstitial brachytherapy. Urol Int. 2003，70:15-20
5. Armpilia CI，Dale RG，Coles IP，et al. The Determination of radiobiologically optimized half -live for radionuclides used in permanent brachytherapy Implants . Int J Radiat Oncol Biol Phys. 2003，55:378-385
6. Morton GC. Early Prostate Cancer. Curr Probl Cancer. 2000，24:5-51
7. Nag S，Ellis RJ，Marrick GS，et al. American Brachytherapy Society recommendations for reporting morbidity after prostate brachytherapy. Int J Radiat Oncol Biol Phys. 2002，54：462-470
8. Lee WR，Mcquellon RP，Harris-Henderson K，et al. A Preliminary analysis interstitial brachtherapy (PIB)for clinically localized prostate cancer. Int J Radiat Oncol Biol Phys. 2000, 46：77-81
9. Nag S，Bice W，DeWyngaert K，et al, The American Brachytherapy Society recommendation for permanent prostate brachytherapy postimplant dosimetric analysis. Int J Rediat Oncol Biol Phys. 2000，46：221-230
10. Van Gellekom MPR，Moeklans MA，Kel HB，et al. Biologically effective dose for permanent prostate brachytherapy taking in to accountpostimplant edema. Int J Radiat Oncol Biol Phys. 2001，53：422-433
11. Merrick G S，Batler WM，Dorsey A T，et al. Prostatic conformal brachytherapy：^{125}I/^{103}Pd postoperative dosimetric analysis. Radiat Oncol Invest. 1997，5：305-313
12. Jones S，Wallner K，Merrick G，et al. Clinical correlates of high intraprostatic brachytherapy dose volumes. Int J Radiat Oncol Biol Phys. 2002，53：328-333
13. Lee E K，Zaider M. Introoperative dynamic dose optimization in permanent prostate implants. Int J Radiat Oncol Biol Phys. 2003，56：854-861
14. Lee W，Wuu C-S. Brody R. et al. Factors predicting for postimplantation urinary retention after permanent prostate brachytherapy. Int J Radiat Oncol Biol Phys. 2000，48：1457-1460
15. Bueci J，Morris WJ，Keyes M，et al. Predictive factors of urinary retention following prostate brachytherapy. Int J Radiat Oncol Bid Phys. 2002，53：91-98
16. Locke J，Ellis W，Wallner K，et al. Risk factors for acute urinary retention requiring temporary intermittent catheterization after prostate brachytherapy：a prospective study. Int J Radiat Oncol Biol Phys，2002，52：712-719
17. Stone N W，HongS，Lo Y-e，et al. Comparison of infraoperative dosimetric implant representation with post implant dosimetry in patients receiving prostate brachytherapy. Barchytherapy. 2003，2：17-25
18. Kang SK，Chou RH，Dodge RK，et al. Gastrointestinal toxicity of transperineal interstitial prostate brachytherapy. Int J Radiat Oncol Biol Phys. 2002，53：99-103

19. Merrick GS, Butler WM, Dorsey AT, et al. Rectal dosimetric analysis following prostate btachytherapy. Int J Radiat Oncol Biol phys. 1999, 43: 1021-1027
20. Merrick GS, Butler WM, Dorsey AT, et al. Rectal function following Prostate brachytherapy. Int J Radiat Oncol Biol phys. 2000, 48: 667-674
21. Waterman F M, Dicker A P. Probability of late rectal morbidity in ^{125}I prostate brachytherapy. Int J Radiat Oncol Biol Phys. 2003, 55: 342-353
22. Merrick GS, Butler WM, Lief JH, Dorsey AT. Temporal resolution of urinary morbidity following prostate brachytherapy. Int J Radiat Oncol Biol Phys. 2000; 47: 121-128
23. Brown D, Colonias A, Miller R, et al. Urinary morbidity with a modified peripheral loading technique of transperineal(125)I prostate implantation. Int J Radiat Oncol Biol Phys. 2000; 47: 353-60.
24. Kang SK, Chou RH, Dodge RK, et al. Acute urinaty toxicity following transperineal prostate brachytherapy using a modified Quimby loading method. Int J Radiat Oncol Biol Phys. 2001; 50: 937-45.
25. Benoit RM, Naslund MJ, Complications after prostate brachytherapy in the Medicate population. Urology. 2000; 55: 91-6
26. Kaplan ID, Holupka EJ. Treatment of prostate cancer: brachytherapy. In Devita, Hellman S, Rosenberg SA. Progress in Oncology. Janes & Bartlett Publishers. 2001, London. P. 335-346
27. Wang H, Wallner K, Satlief S, et al. Transperineal brachytherapy in patients with large prostate glands. Int J Cancer (Radiat Oncol Inveat). 2000, 90: 199-205
28. Merrick GS, Butler WM, Tollenaar BG, et al. The Dosimetry of prostate brachytherapy-induced urethral strictures. Int J Radiat Oncol Biol Phys. 2002, 52: 461-468
29. Sacco DE, Daller M, Groeela JA, et al. Carticosteroid use after prostate brachytherapy reduced the risk of acute urinaty retention. BUJ Inter. 2003, 91: 345-349
30. Ragde H, Blasko JC, Grimm PD, et al. Interstitial iodine-125 radiation without adjuvant therapy in the treatment of clinically localized prostate carcinoma(see comments). Cancer. 1997, 80: 442-53
31. Incrocci L, Slob AK, Levendag PC. Sexual (dys) function after radiotherapy for cancer: a review: Int J Radiation Oncology Bid Phys. 2002, 52: 681-693
32. Merrick GS, Wallner K, Butler WM, et al. A Comparison of radiation dose to the bulb of the penis in men with and without prostate brachytherapy-induced erectile dysfuction. Int J Radiat Oncol Biol Phys. 2001, 50:597-604

第 9 章

放射性粒子组织间近距离治疗的丢失和迁移

在前列腺癌放射性粒子植入术后的验证和患者的随访中发现，绝大部分放射性粒子植入体内后永久停留在植入的靶区内，随着时间的推移其放射性活度逐渐衰减直至消失。但是，由于不同的原因，少数粒子在植入后很短时间内，会离开原来种植的部位被排出体外，或者在体内迁移到其它组织或器官，这一现象称为粒子的丢失（seeds loss）或者迁移（seeds migration）。近年来，尽管前列腺癌放射性粒子植入技术有了不断进步和发展，但是粒子的丢失和迁移对靶区剂量分布的影响和对迁移的组织和器官可能产生的潜在的损伤一直都是值得关注的问题。

第一节　前列腺癌放射性粒子植入后的丢失

前列腺癌放射性粒子植入术后需要验证植入的粒子是否按照治疗计划的设计，尽数在靶区内准确排布，是否达到预先设定的剂量要求。术后的影像学检查是验证的重要依据。据文献报道，粒子植入术后拍摄的盆腔或肾 - 输尿管 - 膀胱 X 线片和盆腔 CT 片上，粒子缺失的现象屡见不鲜。

一、放射性粒子植入术中的丢失

在手术中发生粒子丢失的现象发现。1988 年 Sommerkamp 等报道进行 ^{125}I 粒子植入后，在手术中清点粒子数目时，发现有 54% 的患者有粒子丢失的情况。手术操作中每个患者平均丢失粒子数目为 1（0～4），相当于植入粒子数的 2.6%（0～13.3%）（表1）。早期前列腺癌放射性粒子植入治疗设定的靶区范围包括前列腺和前列腺周围的区域。按照手术操作程序，最后种植的粒子常常在前列腺囊的表浅部位，这些粒子很容易在使用外科手术负压吸引装置时被移动。同时个别粒子被错误地植入前列腺周围脂肪组织里的情况也偶有发生。在种植手术中，有时甚至可以通过 X 线透视看到，被错误植入前列腺周围静脉丛里的粒子的移动。由于粒子的体积非常小，操作不熟练的术者有可能将粒子遗留在植入针内或掉在手术野内，在拔出植入针时也有可能将粒子随针带出，而后丢弃在污物桶内。这些都是发生植入术中粒子丢失可能的原因。

为防止粒子在手术中的丢失，除了提高和改进操作技术外，每次手术完成后，要在手术范围内，用剂量计数器仔细查找，以确定没有遗失的粒子。

二、放射性粒子植入术后的丢失

除了在植入手术中发现粒子丢失外，更多丢失的粒子是在术后发现的。Sommerkamp等报道，1组52例早期前列腺癌患者放射性粒子植入术后发现，有90%发生了粒子的丢失。平均每个患者丢失数目为1.8个（0~8），相当于植入粒子总数的5.4%（0~21.8%）。术中和术后累计粒子缺失的比率平均为8%。

当植入的粒子在组织中稳定性较差时很容易离开原来植入的位置。植入前列腺的粒子可以经尿道、直肠途径丢失或在局部移位。由于许多粒子定位在尿道附近，所以通常在植入术后的短时间内就可以在排泄的尿里发现大多数丢失的粒子。Nag等报道了32例前列腺癌患者在^{103}Pd粒子植入术后，有9%（3/32例）的患者在尿里发现丢失的粒子。为了及时发现丢失的粒子，西方国家的一些前列腺癌治疗中心，在放射性粒子植入手术后，常规马上由泌尿外科医生用膀胱镜检查是否有进入尿道和膀胱内的粒子，并将所见到的粒子用镊子取出。芝加哥前列腺癌治疗中心的Stutz等报道了对一组1794例患者丢失粒子情况的研究结果。这些患者完成膀胱镜检查后，还要在观察室内留观1.5~2小时，在此期间排尿以及离开医院后7天的尿液都要进行粒子过滤，并将发现的粒子送回治疗中心。在观察中发现，有29.7%的患者在尿道里找到了粒子。其中90%（943/1044）的粒子是经膀胱镜检查发现的。有2%的患者在离院后7天的过滤尿液中发现了粒子。Stutz等认为，前列腺癌放射性粒子植入术后粒子经尿道的丢失是很常见的事件，尤其是接受过经尿道前列腺切除的患者。所以推荐术后常规做膀胱镜检查。由于患者在离院后过滤尿液中发现的粒子丢失率很低，所以不再要求患者离院后做尿液的过滤。Prestidge等曾对近距离治疗医生进行了询问调查，在回答调查的医生中，有75%在植入术后做膀胱镜检查，以便找回在膀胱里的粒子。但是，目前美国近距离学会还没有要求医生在前列腺癌放射性粒子植入手术后必须做膀胱镜检查。

表1　^{125}I植入后平均丢失粒子数

例数	52
平均粒子数	34
平均肿瘤剂量	256 Gy
术中丢失	1（0~4）个粒子 =2.6%（0~13.3）
术后丢失	2（0~8）个粒子 =5.4%（0~21.8）
总计丢失	3个粒子（=植入总数的8%）

前列腺癌放射性粒子植入术后，偶然会发生粒子经直肠的丢失。在病变晚期，当有直肠壁的溃疡或瘘管形成时，可以将位于直肠壁附近的粒子经直肠排出。

术后粒子丢失多数发生在术后几天内。由于医生和患者双方面的原因，随诊有一定的间隔期，而且随诊时，不一定正好是粒子丢失的时间，所以医生很难准确记录粒子丢失的时间。

第二节　前列腺癌放射性粒子植入后的迁移

放射性粒子植入后在体内迁移到其它组织或器官的现象被称为粒子的迁移。粒子的迁移是早期前列腺癌放射性粒子植入术后的常见副作用。粒子迁移最多见于肺，可能与粒子在肺内的对比密度相对清晰，容易发现有关。近年来也有一些关于粒子迁移到心脏、静脉丛的报道，由于医生并不常规要求患者拍摄腹平片，所以还不清楚是否有粒子腹部迁移发生。

一、放射性粒子植入后的肺迁移

1991年Steinfeld等做了第一个关于早期前列腺癌^{125}I粒子植入后，粒子迁移到肺，发生肺栓塞的报道。Steinfeld等在术后的常规随访中，发现患者的胸部X线片上有^{125}I粒子的影像。图1显示1例患者随访的正位胸片，在左肺上叶的外侧可以清楚地看到5个粒子被周围组织纤维化包裹。由于患者没有任何临床症状，所以医生并不知道肺栓塞发生的确切时间。

Steinfeld等的报道发表后，引起了更多医生对粒子肺栓塞的关注，随后陆续发表了许多相关的报道。粒子肺栓塞的部位大部分在肺的周边。栓塞的粒子可以是单个或多个，粒子数从1～5粒不等，但多为单个粒子。Chauveinc等统计发现77%的肺栓塞为单个粒子。粒子栓塞可发生在单侧肺，也可同时发生在双侧肺，但多数发生在单侧肺。Nag等认为粒子的迁移多发生在植入后的第1个月，尤其是植入后的第1天。

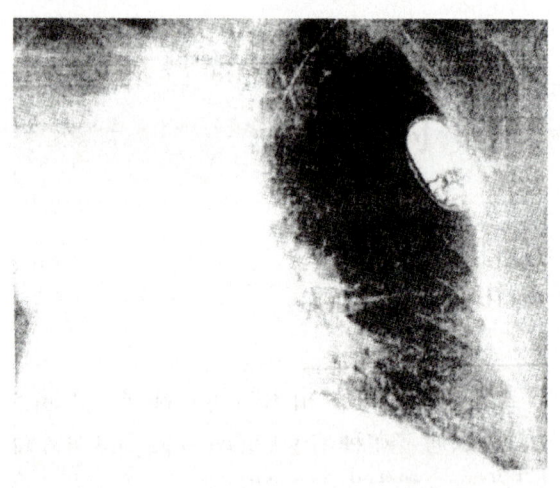

图1　1例前列腺癌患者经会阴途径行^{125}I粒子植入手术后，随访时在左肺发现5个被包裹的粒子

由于多种不确定因素（如随访时间、植入技术、核素类型、植入粒子数、游离粒子和粒子链的使用等）的存在，不同作者报道的粒子栓塞率差别很大。表2综合了一些关于粒子种植术后，发生肺栓塞的文献资料。

Nag等107例前列腺癌患者行放射性粒子植入治疗的报道中，发生肺栓塞患者的比率为17.8%（19/107），肺栓塞的粒子比率为0.30%(32/10612)。在19例发生肺栓塞的患者中，有8例在手术当天拍摄的胸片上没有发现粒子迁移的影像，这8例患者的粒子肺栓塞是在术后27～40天的胸片上发现的。其余10例患者是在植入术后1～97天的第1次胸片上发现肺内的粒子，最后1例是在植入术后127天以后发现的。Merrick等认为，植入术后粒子肺栓塞的发生不是很快出现的。大部分的肺栓塞大约发生在粒子植入后的14～28天内，因此，仅在粒子植入后少于14天内拍摄胸片，就有可能遗漏发生肺栓塞的患者。

Merrick等报道了175例前列腺癌患者行放射性粒子植入术，其中有156例有随访的正侧位胸片可进行分析。患者的肺栓塞率为21.8%（34/156），粒子肺栓塞率为0.22%（53/23805）。Merrick等统计了175例患者植入术后随访的397张盆腔X线片，计算出局部粒子的丢失率为2%，而同时的胸片显示肺栓塞率为0.22%，由此认为盆腔丢失的粒子中，大约10%迁移到肺，引起肺栓塞。

Tapen等报道289例早期前列腺癌患者，在粒子植入后，随访的X线胸片显示有17例发生肺栓塞，患者的肺栓塞率为5.9%（17/289）。Tapen等报道的结果明显好于其它组，分析其原因可能主要有两个方面，其一是Tapen在植入术中部分的使用了粒子链，粒子的稳定性好，其二是因为Tapen组在种植术后的随访中，只拍了正位胸片，而没有拍摄侧位片。根据临床资料统计，如果没有侧位片，可能有10%～15%的肺栓塞患者漏诊。这是因为发生于右下叶中基底段和左下叶中基底段的粒子栓塞，在正位片上不能清楚地显示。所以同时拍摄正位和侧位胸片，可以更准确的了解粒子肺栓塞的情况。

Chauveinc等报道170例前列腺癌患者，放射性粒子植入术后，有27例发生粒子肺栓塞，患者的肺栓塞率为16%。Chauveinc等发现植入的粒子数与迁移的粒子数有明显的相关性（P=0.04），植入的粒子数越多，迁移的粒子数也就越多。前列腺周围植入的粒子数与肺迁移的粒子数有明显的关系（P=0.02），前列腺周围植入的粒子数越多，粒子肺迁移的发生比率越高。

表2　粒子的肺栓塞

作者	核素	肺栓塞例数（%）	粒子栓塞率（%）
Tapen 等	^{125}I（粒子链）	1/143 (0.7)	
	^{125}I	1/10 (10.0)	
	^{103}Pd	15/136 (11.0)	
		总计 17/289 (5.9)	
Grimm 等	^{125}I /^{103}Pd	39/221 (17.6)	
Nag 等	^{103}Pd	19/107 (17.8)	32/10612 (0.30)
Nag 等	^{103}Pd	6/30 (20.0)	7/3312 (0.22)
Merrick 等	^{125}I	18/84 (21.4)	24/13467 (0.18)
	^{103}Pd	16/72 (22.2)	29/10338 (0.28)
		总计 34/156 (21.8)	53/23805 (0.22)
Older 等	^{103}Pd	32/110 (29.0)	
Ankem 等	^{125}I	6/14 (42.8)	9/1176 (0.76)
	^{103}Pd	15/44 (34.1)	25/3579 (0.69)
		总计 21/58 (36.2)	34/4755 (0.71)
Chauveinc 等	^{125}I	27/170 (15.9)	32/12 179 (0.26)
Spadinger 等	^{125}I	21/52 (40)	(0.79)
	^{125}I（粒子链）	10/74 (14)	(0.18)
Kunos 等	^{125}I /^{103}Pd	43/120 (36)	68/12432 (0.55)
Eshleman 等	^{125}I /^{103}Pd	55/100 (55.0)	119/12135 (0.98)

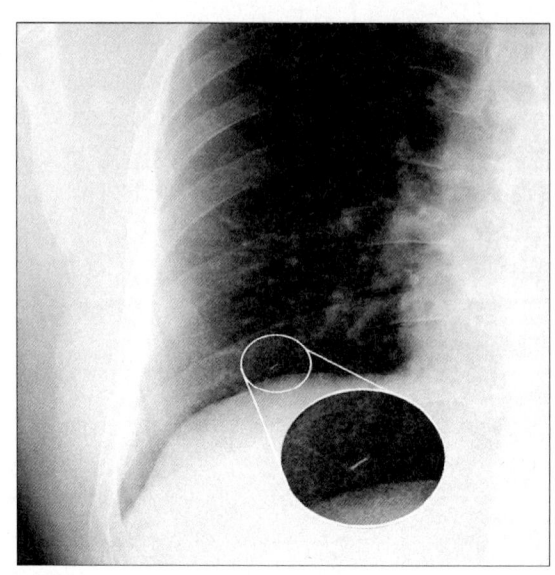

图2 粒子肺栓塞胸部 X 线片

目前放射性粒子的肺栓塞是通过植入术后随访的胸部 X 线片进行检查的。由放射诊断医生在胸片上寻找射线透不过的异物。这种检测方法的准确性差，容易出现假阴性或假阳性。而利用低能高敏感性伽马闪烁测量仪检测迁移到肺的粒子，可以大大提高检出的准确性。Blair 等报道 77 例前列腺癌患者接受了 ^{125}I 粒子的近距离治疗后，用胸片和粒子迁移检测仪双盲检查。与粒子迁移检测仪的检查结果相比，而胸片检查有 2 例的假阴性和 4 例的假阳性。单个粒子在胸片上有时不易发现，如图 2 所示。粒子迁移检测仪的使用，可以提高检出率。

二、放射性粒子植入后的心脏迁移

Davis 等报道在尸检时发现迁移到右心室的 ^{125}I 粒子。1 例有冠状动脉疾病和心肌梗死病史的老年患者因前列腺癌接受了 ^{125}I 粒子的近距离治疗。植入术后 2 个月，在随访的胸片上发现右上肺有 1 枚粒子，右心室的部位有 2 枚粒子。于植入术后 9 个月，患者死于急性心律失常。尸检证实在右心室的 2 枚粒子，1 枚游离在右心室腔内，另 1 颗粘附在右心室壁上，其外面有薄层纤维膜包裹（图 3）。邻近粒子的心内膜在肉眼和显微镜下检查都没有发现损伤的表现。患者的死亡被认为与粒子的心脏迁移无关。Davis 等报道了另 1 例间歇性胸痛的患者，在冠状动脉血管造影时发现冠状动脉内的 ^{103}Pd 粒子。

粒子的心脏迁移少有报道，实际的发生率不清楚。常规的术后胸片难以发现迁移到心脏的粒子。近年使用的粒子迁移检测仪具有比较高的灵敏度，可以帮助发现胸片未能发现的粒子。Blair 等报道利用粒子迁移检测仪，在 1 例患者的随访时，发现在心脏区域的粒子。患者在前列腺癌 ^{125}I 粒子植入术后 30 天，用粒子迁移检测仪检查胸部时，在胸部中心偏下的区域检测仪显示出放射性强度，在屏气时，检测仪读数随着心率变化。在当天复查的正侧位胸片上未能发现粒子样的异物，胸部透视在心脏区域发现 1 个粒子样的异物，与心脏收缩同步,以2cm的幅度摆动,不能确定是在心室还是在冠状动脉内(图4)。肾-尿道-膀胱平片核对粒子数后确定有1粒缺失。患者没有心脏系统的症状。

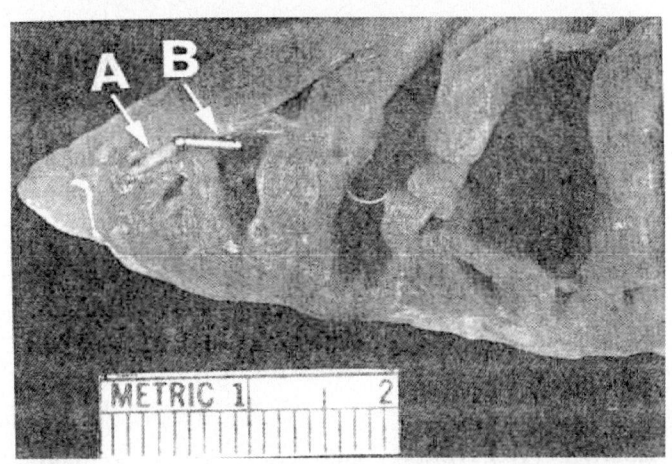

图3 患者前列腺癌粒子种植手术后9个月死于急性心律失常,尸检右室横断面可见2个^{125}I粒子

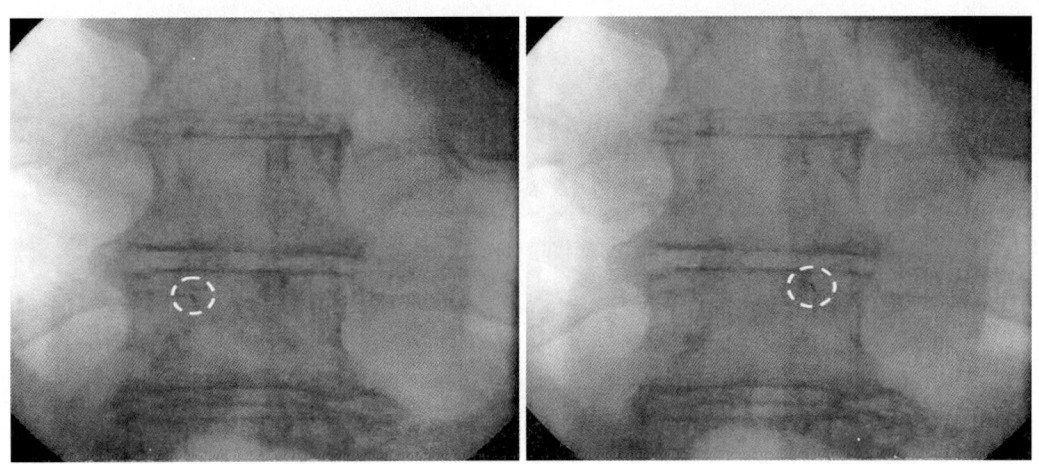

图4 在胸部同一区域的透视确认的^{125}I粒子,随着心脏的收缩移动,两幅画面的拍摄前后相差0.5秒

三、放射性粒子植入后的静脉丛迁移

前列腺癌放射性粒子植入后粒子静脉丛的迁移罕有报道。Nakano等报道一组40例的前列腺癌患者,在粒子植入术后,有10例发生了粒子迁移,其中2例发生在椎静脉丛。图5为患者常规随访的盆腔X线片,在骶骨前面发现2枚粒子(箭头)。由于粒子与骶骨重叠,粒子的影像不能清楚地显现。在盆腔CT的软组织窗(图6A),粒子和骨组织的CT值相同,仍然不易识别,而在骨组织窗(图5)则比较容易分辨出迁移到骶骨椎管内静脉丛中的粒子(箭头)。

351

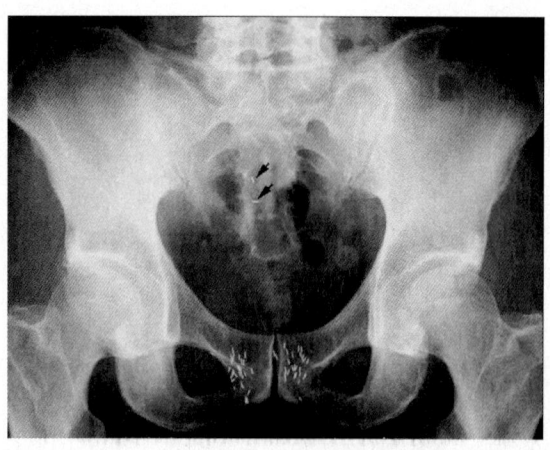

图5 盆腔X线片显示2枚粒子迁移到盆腔区域与骶骨重叠（箭头）

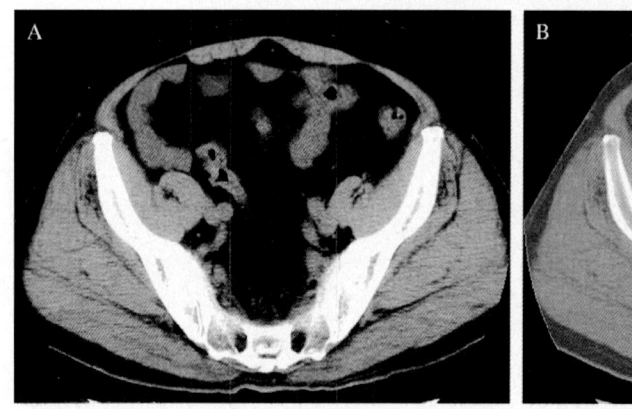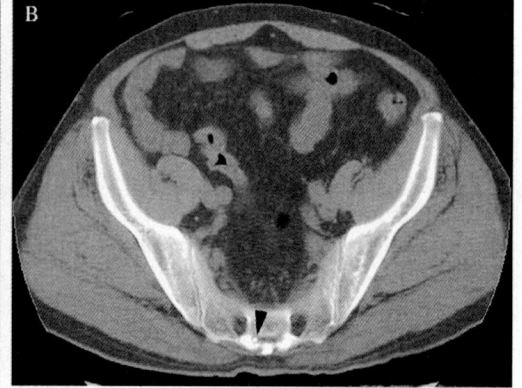

图6 A盆腔CT软组织窗不易识别粒子，B盆腔CT的骨组织窗可以分辨出迁移到骶骨椎管内静脉丛内的粒子（箭头）

四、放射性粒子迁移的机制

关于放射性粒子植入治疗早期前列腺癌引起粒子肺栓塞的机制，目前尚不十分清楚。在粒子植入的过程中，为了确保前列腺受到足够剂量的照射，一些粒子经常要被种植在前列腺周边和靠近前列腺包膜周围的区域。前列腺的前和侧面被丰富的静脉丛包围，所以从理论上推测，粒子可能进入这些静脉丛，从而被引流到髂静脉，然后进入下腔静脉，最后进入右心，再到人体的其它部位，例如肺。这一过程与肿瘤细胞的经血行播散十分类似。粒子的迁移是发生在手术中还是手术后还没有得到考证。

多普勒超声发现在前列腺的中心区域有大血管存在。当粒子偶然植入内径大于粒子直径的静脉时，血液的动力会推动粒子沿着静脉血循环流动。如果没有异常的动静脉短路，粒子可能会进入心脏或继续行进到肺。到目前为止，报道最多的是前列腺癌粒子植入后的肺迁移。

除此以外，还有一些因素被认为与粒子移动有关，如粒子的外形和结构。粒子源为包有钛合金外壳的圆柱体，大小为（4~4.5）mm×0.8mm。不同制造商生产的粒子的主要区别在于尾端的设计和其相应的焊接技术，使粒子尾端凹陷或凸起。有些作者认为粒子尾端的形状与其迁移有关。但是，对于不同厂家产品的研究并没有提示这些粒子在迁移上的差别。目前临床使用最多的是 ^{125}I 和 ^{103}Pb 粒子。Merrick 等认为与 ^{103}Pb 粒子的杯状尾端相比，^{125}I 粒子的圆形尾端是易于迁移的原因。目前，有一些关于 ^{125}I 和 ^{103}Pb 粒子植入后肺栓塞率比较的临床报道，但结果不尽相同。另外，植入技术也与粒子的丢失和迁移有关，如植入针的入径、尿道周围和前列腺包膜外粒子的多少等等。

第三节 放射性粒子植入后的丢失和迁移对靶区剂量分布的影响

在放射性粒子种植前，根据B超和/或CT获得的靶器官的图像，进行模拟粒子种植的空间分布，以决定种植粒子的数目和活度，选择最佳靶区及周围重要器官的剂量分布。在粒子植入后，靶区以及邻近重要结构最终是否能获得最佳剂量分布，除去植入粒子位置的准确性以外，另一个重要条件就是粒子在局部稳定的保留。Merrick 等对早期前列腺癌粒子植入后，前列腺和前列腺周围区域 ^{125}I 和 ^{103}Pd 粒子的稳定性做了比较详细的报道。如表3显示，粒子植入后的第1天，^{125}I 和 ^{103}Pd 的稳定率分别为 99.5% 和 99.0%；第60天，分别为 99.0% 和 98.4%；第180天，分别为 98.8% 和 98.1%。在 365 天时，仍然能达到 98.1% 和 97.6%。

表3 ■粒子前列腺植入后的稳定性

植入后时间	核素	病人数	平均稳定率	P 值
1 天	^{125}I	95	99.5%	
	^{103}Pd	79	99.0%	0.001
7 天	^{125}I	70	99.4%	
	^{103}Pd	63	98.7%	<0.001
60 天	^{125}I	54	99.0%	
	^{103}Pd	45	98.4%	0.025
180 天	^{125}I	35	98.8%	
	^{103}Pd	28	98.1%	0.538
365 天	^{125}I	16	98.1%	
	^{103}Pd	11	97.6%	0.417

粒子的丢失对靶区的剂量分布会产生一定程度的影响，这种影响对治疗效果是否有负面作用，由于临床结果不同,各家众说不一。有作者认为，^{103}Pd 粒子的半衰期是 17 天，^{125}I 粒子的半衰期是 60 天。在不足 60 天内，^{103}Pd 粒子将发射出 90% 的射线，^{125}I 粒子完成这一过程需要 180 天。在 180 天之内，粒子的稳定性可达到 98% 以上。所以局部控制失败与粒子缺失对于剂量分布的影响无关。

Spadinger 等报道患者肺栓塞发生率游离粒子组为 40%，粒子链组为 14%（$P<0.003$）；种植粒子的平均栓塞率游离粒子组为 0.79%，粒子链组 0.18%（$P=0.003$）。游离粒子组 V_{100}=90.5%，D_{90}=153.2Gy，粒子链组 V_{100}=91.5%，D_{90}=1531.6Gy，两组整个前列腺的 V_{100} 和 D_{90} 没有明显的差别（分别为 $P=0.43$，$P=0.65$）。但是两组的 V_{150} 和 V_{200} 有显著差异（$P \leqslant$

0.003），粒子链组（V_{150}=59.9%，V_{200}=28.3%）高于游离粒子组（V_{150}=52.5%，V_{200}=22.8%）。两组的适形指数也有差别（$P<0.05$）。Spadinger等认为虽然观察到两组术后的剂量分布有一些统计学上的差别，但是这些差别都是比较细微的。

  Muzio等认为粒子的缺失会影响靶区剂量的覆盖，应根据术后计划有选择地进行粒子的补种。Muzio等报道1例前列腺癌患者超声引导下，植入 ^{103}Pd 粒子109枚。计划的最小剂量为135Gy。术后当天的盆腔X线片显示只有95枚粒子。在术后3周的胸部CT上可以看到 ^{103}Pd 粒子的肺栓塞。利用盆腔MRI进行的术后计划评估显示，前列腺前部有一个低剂量区(图7A)。在低剂量区进行活检发现了癌细胞，因此在第1次种植后2个月又补种了29枚 ^{103}Pd 粒子，达到参考剂量135Gy（图7B）。术后随访24个月，患者的PSA值降至正常范围。

  为了尽可能降低粒子丢失对疗效带来的影响，美国华盛顿大学采用的办法是，使用数目尽可能多的，但低活性度的粒子，从而降低了在治疗靶区内，任何一点对单个粒子在剂量上的依赖，使单个粒子的丢失对整体剂量和剂量分布的影响很小。以往有些作者使用活性度高而数量相对较少的粒子，发生粒子丢失后，对整体剂量和剂量分布的影响就相对较大。Tapen等报道在进行前列腺癌的近距离治疗时，不仅使用低活度数量多的粒子，而且在手术室常规准备额外的粒子，以便当超声或荧光镜检查发现粒子缺失时进行及时补救。一组290例前列腺癌患者植入术后剂量验证表明，没有1例患者因粒子丢失或迁移而造成局部剂量不均匀或整体剂量不足而需要补充粒子。

  放射性粒子植入后的移动可能会造成靶区剂量不足和剂量分布不够均匀，是否影响疗效还需要长期的临床观察。

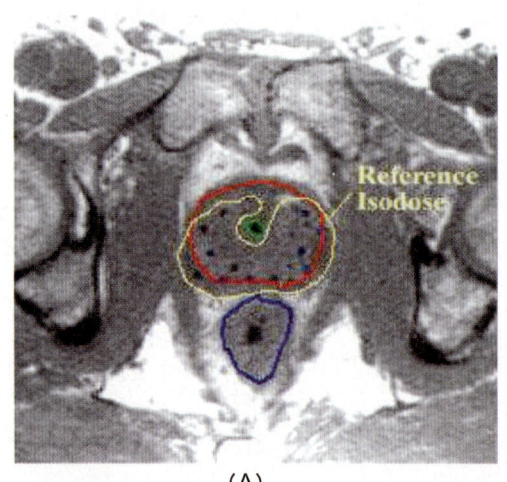
(A)

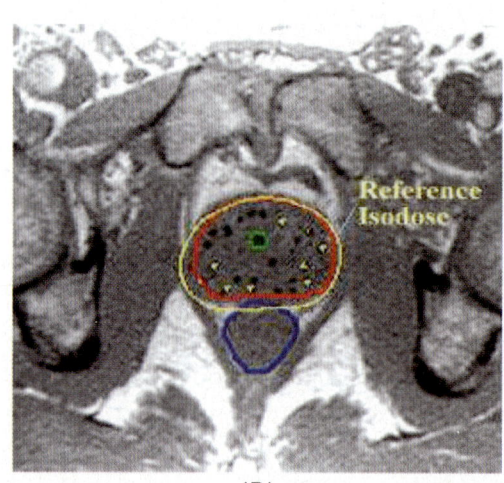
(B)

图7 前列腺MRI影像提示植入术后包囊下区有剂量冷点（A）。补种粒子后，前列腺的前部得到最佳的剂量分布的覆盖（B）

第四节 放射性粒子植入后的迁移对正常组织器官的损伤

作为异物和放射性物质,粒子的迁移对所到组织和器官会造成哪些损伤和毒性作用是临床医生极为关心的问题。

一、放射性粒子肺栓塞的临床表现

放射性粒子肺栓塞的准确时间并不知道,但是在粒子种植术中以及种植术后对患者的常规随访中,都没有与放射性粒子肺栓塞有关的临床症状发生。例如,肺栓塞可有急性肺部症状和体征,出现胸痛、咳嗽以及呼吸困难。

Steinfeld 等曾经报道 1 例患者的肺内发现 5 个粒子,但临床观察没有表现出任何毒性反应。Tapen 等对粒子肺栓塞的患者随访 2 年,没有发现与肺栓塞有关的症状出现。Nag 等在对粒子肺栓塞患者 1 年的观察中,重复拍摄胸部 X 光片,发现粒子始终停留在原来的位置上,没有进一步的移动,而且,也没有新的粒子迁移到肺。由于肺栓塞的粒子数量很少,一般来说不会表现出急性放射性损伤。虽然,目前临床常规随访没有观察到粒子肺栓塞后的并发症或后遗症,但是对粒子肺栓塞晚期反应的评价还需要长期的随访,尤其是对发现粒子肺栓塞的患者,应特别重视肺部的症状。

由粒子肺栓塞后引发肺癌,将可能是较严重的后果。患者偶有可能因霍奇金病、乳腺癌接受过胸部的外照射,或者在工作环境中长期接受低剂量的放射线照射,这些因素都会增加患肺癌的危险性。由于因放射线引发肺癌的因素很多,例如,放射的剂量、剂量率、射线的质量、照射的体积,以及人体本身的状况,如基因突变、免疫功能变化等等,所以放射性粒子栓塞致癌的危险很难预测。到目前为止,还没有关于继发于粒子栓塞的肺癌病例报道。

对于栓塞在肺内的粒子,虽然可以做开胸手术或用胸腔镜取出以解除后患,但是进行外科手术所需要承担的风险让人望而生畏。所以,到目前为止,还没有患者要求取出栓塞在肺内的粒子。

二、放射性粒子肺栓塞的放射物理学研究

作为放射性物质,栓塞在肺的放射性粒子会对肺组织产生什么样的放射性损伤目前还未见报道。用于近距离治疗的放射性粒子的能量和穿透力都很有限。^{125}I 和 ^{103}Pd 粒子的平均能量分别为 28keV 和 21 keV,单个粒子对肺有明显照射剂量的体积大约只有 1cc,即使是多个粒子的栓塞,照射体积也很小,在如此小的体积内不可能发生可测量出的肺功能变化。表 4 是根据 AAPM TG-43 的剂量计算方法,计算放射性活度 0.34mCi 的 ^{125}I 粒子沿横向半径各点的剂量。

表 4　各向异性的单个 ^{125}I 粒子剂量计算

源距 (cm)	水中 (Gy)	肺组织 (Gy)	照射体积 (cc)
0.5	31.68	30.73	0.5
1.0	7.78	7.86	4.2
2.0	1.63	1.94	33.5
3.0	0.56	0.82	113.1
4.0	0.23	0.43	268.1
5.0	0.1	0.25	523.6

三、放射性粒子肺栓塞的组织病理学研究

Older 等报道，1例因双侧吸入性肺炎，继发呼吸功能衰竭去世的患者，在去世前不足4个月的时间曾因前列腺癌接受过 ^{125}I 粒子植入治疗。尸检时用 Geiger 计数器扫描，计数器提示肺部有射线发射。肺的冠状切片看到左上肺有1枚粒子。肺的肉眼大体标本和组织学切片检查显示，粒子周围没有纤维化改变，邻近的动脉壁轻微增厚伴内皮细胞的反应。组织病理学的检查表明，单个 ^{125}I 粒子对肺组织在分子水平上没有明显的影响。

第五节 减少放射性粒子丢失和迁移的措施

放射性粒子丢失到体外会对周围环境造成污染。粒子的迁移对所到器官或组织产生的长期的、潜在的影响，因此，要尽量减少粒子的丢失和迁移。当发现有粒子丢失和迁移时，应尽可能采取措施，降低其对人体的伤害和对环境的污染。

一、提高植入技术

早期报道的病例放射性粒子丢失和迁移率较后期高，说明随着植入技术的改进和提高使粒子的丢失和迁移得到改善。近距离治疗医生要经过专业的培训，熟练操作植入器。尿道周围稀疏种植，以减少粒子的丢失。最后一个粒子种植完成后，在超声监视下，将植入针震动后，缓慢撤出，注意不要将粒子带出。

要充分利用影像技术。在放置植入针前，用超声进行轴位和矢状位扫描，对前列腺进行仔细的检查，以确定静脉丛的位置。用超声实时监控粒子释放过程，准确地将粒子植入前列腺内，保证粒子与前列腺周围正常组织（尿道、膀胱颈、尿生殖膈、直肠壁、静脉）之间有一个安全的距离。

二、粒子链的使用

在粒子植入的过程中，尽可能减少造成粒子移动的因素。由于单个粒子易于移动，为此，有人设计将粒子连接起来的，使粒子间相互牵制，以保证粒子植入后的稳定。文献报道游离粒子的肺栓塞率为11%～55%，而部分使用或全部使用粒子链的肺栓塞率为0～25%。1986年 Kumar 等报道了使用 ^{125}I 粒子链（linked seeds）治疗前列腺癌的临床结果，随后又有更多的作者做了这方面的报道。1995年 Tapen 等通过对289例早期前列腺癌患者的临床资料做了回顾性的总结，对游离粒子(free seed)与粒子链的肺栓塞发生率进行了比较。将289例患者分为3组，136例患者使用游离 ^{103}Pd 粒子，10例患者使用游离 ^{125}I 粒子，143例采用 ^{125}I 粒子链和游离粒子并用。粒子链排列在前列腺囊和前列腺周围的区域，因为在这些地方粒子容易发生迁移。在靠近尿道的中心区域平均种植8～10枚游离粒子，中心部分腺体质地均匀，粒子可以获得较好的分布。游离粒子若误植入到尿道粘膜下，利用膀胱镜能很容易地取出，如果粒子链被误植入到尿道粘膜下，就需要将整个粒子链取出，会对患者造成较大创伤并改变局部的放射剂量。结果在17例患者的肺内发现20枚放射性粒子。^{125}I 粒子链组患者的肺栓塞率为0.7%，而游离 ^{103}Pd 粒子组与 ^{125}I 粒子组的肺栓塞率分别为11%和10%，游离粒子组与粒子链组比较差异显著（表5）。2004年 Al-Qaisieh 等报道238例早期前列

癌患者，^{125}I 粒子链植入治疗后，没有 1 例发生肺栓塞。很显然，使用粒子链可明显地降低粒子肺栓塞的发病率。

表 5 ■ 放射性粒子肺栓塞率

	肺栓塞例数/患者例数	栓塞率 %	P 值
核素			
^{103}Pb（游离粒子）	15/136	11	n/a
^{125}I（游离粒子）	1/10	10	
^{125}I（粒子链）	1/143	0.7	
总计	17/289	5.9	
粒子			
游离粒子	16/146	11	0.0002
粒子链	1/143	0.7	

有作者提出虽然粒子链减低了早期的粒子迁移，但是当连接粒子间的线绳被吸收后，粒子是否会发生晚期的迁移。连接粒子的线绳是可吸收材料，粒子链植入后线绳可以保留 40 天，大约在 60～90 天中分解。如果假设在线绳被吸收前，粒子周围已有组织纤维化形成，粒子移动的可能性就大大地减低了。因此，需要对放射性粒子植入后的患者进行长期的随访。

三、及时发现丢失的粒子

粒子植入后马上做膀胱镜检查，及时发现并取出进入尿道和膀胱的粒子。以避免对环境的污染。

（朱京丽）

参考文献

1. Sommerkamp H，Rupprecht M，Wannenmacher. M. Seed loss in interstitial radiotherapy of prostatic carcinoma with I-125. Int J Radiat Oncol Biol Phys，1988，14：389-392
2. Nag S，Scaperoth DD，Badalament R. Transperineal palladium 103 prostate brachytherapy: analysis of morbidity and seed migration. Urology，1995，45：87-92
3. Stutz M，Petrikas J，Raslowsky M，et al. Seed loss through the urinary tract after prostate brachytherapy: examining the role of cystoscopy and urine straining post implant. Med Phys，2003，30：2695-2698
4. Prestidge BR，Prete JJ，Buchholz TA，et al. A survey of current clinical practice of permanent prostate brachytherapy in United States. Int J Radiat Oncol Biol Phys，1998，40：4611-4465
5. Steinfeld AD，Donahue BR，Plaine L. Pulmonary embolization of iodine-125 seeds following prostate implantation. Urology, 1991, 37:149-150
6. Chauveinc L，Osseili A，Flam T，et al. Iodin 125 seed migration after prostate brachytherapy:

a study of 170 patients. Cancer Radiother, 2004, 8: 211-216
7. Nag S, Vivekanandam S, Martinez-Monge R. Pulmonary embolization of permanently implanted radioactive palladium-103 seeds for carcinoma of the prostate. Int J Radiat Oncol Biol Phys, 1997, 39: 667-670
8. Merrick GS, Butler WM, Dorsey AT, et al. Seed fixity in the prostate/periprostatic region following brachtherapy. Int J Radiat Oncol Biol Phys, 2000, 46: 215-220
9. Tapen EM, Blasko JC, Grimm PD, et al. Reduction of radioactive seed embolization to the lung following prostate brachtherapy. Int J Radiat Oncol Biol Phys, 1998, 42: 1063-1067
10. Grimm PD, Blasko J, Ragde H, et al. Migration of iodine-125 and palladium-103 seeds to lung after transperineal brachtherapy for prostate cancer. Endocurie/Hypertherm Oncol, 1993, 9: 50
11. Older RL, Synder B, Krupdki TL, et al. Radioactive implant migration in patients treated for localized prostate cancer with interstitial brachytherapy. J Urol, 2001, 165: 1590-1592
12. Ankem MK, DeCarvalho V, Harangozo AM, et al. Implications of radioactive seed migration to the lungs after prostate brachytherapy. Urology, 2002, 59: 555-559
13. Spadinger I, Hilts M, Keyes M, et al. Prostate brachytherapy postimplant dosimetry: A comparison of suture-embedded and loose sees implants. Brachytherapy, 2006, 5: 165-173
14. Kunos CA, Resnick MI, Kinsella TJ, et al. Migration of implanted free radioactive seeds for adenocarcinoma of the prostate using a Mick applicator. Brachytherapy, 2004, 3: 71-77
15. Eshleman JS, Davis BJ, Pisanskv TM, et al. Radioactive seed migration to the chest after transperineal interstitial prostate brachytherapy: Extraprostatic seed placement correlates with migration. Int J Radiat Oncol Biol Phys, 2004, 59: 419-425
16. Chen QS, Blair HF. Accurate and efficient detection of pulmonary seed embolization in prostate iodine-125 permanent brachytherapy with a collimated gamma scintillation survey meter. Med Phys, 2003, 30: 785-790
17. Blair HF, Porter A, Chen QS. In vivo detection of an ^{125}I seed located in the intercardiac region after prostate permanent brachytherapy. Int J Radiat Oncol Biol Phys, 2004, 58: 888-891
18. Davis BJ, Bresnahan JF, Stafford SL, et al. Prostate brachytherapy seed migration to a coronary artery found during angiography. J Urol, 2002, 168: 1103
19. Davis BJ, Pfeoifer EA, Wilson TM, et al, Prostate brachytherapy seed migration to the right ventricle found at autopsy follow acute cardic dysrhythmia. J Urol, 2000, 164: 1661
20. Nakano M, Uno H, Gotoh T, et al: Migration of prostate brachytherapy seeds to the vertebral venous plexus. Brachytherapy, 2006, 5: 127-130
21. Di Muzio N, Longobardi B, Losa A, et al. Seed migration in prostate brachytherapy: a re-implant case report. Br J Radiol, 2003, 76: 913-915
22. Kumar PP, Good RR. Vieryl carrier for I-125 seeds: Percutaneous transperineal insertion. Radiology, 1986, 159: 276
23. Al-Qaisieh B, Carey B, Ash D, et al. The use of linked seeds eliminates lung embolization following permanent seed implantation for prostate cancer. Int J Radiat Oncol Biol Phys, 2004, 59: 397-399
24. Stone NN, Stock RG. Reduction of pulmonary migration of permanent interstitial sources in patients undergoing prostate brachytherapy. Urology, 2005, 66: 119-123

附录 1

^{125}I 放射性密封源结构简介和质量控制

第一节 碘[^{125}I]粒子源结构简介

碘[^{125}I]粒子源的结构，一般有内核和外包壳两部分组成。

一、碘[^{125}I]粒子源内核结构

1．**内核形状和材质**

内核形状为球、丝（柱、棒）状。材料为高原子序数金属（银、钨、钯等），陶瓷，离子交换树脂，镀有银的玻璃球等。

2．^{125}I 在内核的分布

大体分为两种类型：一种是将^{125}I浸吸在内核内部（体积分布），另一种是将^{125}I镀覆（吸附）在内核表面（面分布）。

^{125}I的附着牢固度和分布均匀性是粒子源质量的重要因素，即同一批生产的内核，要求在每粒内核上的^{125}I牢固的均匀分布，且每粒间所含^{125}I活度达到很小的偏差。

3．内核材料应具有标识作用，即在X线照射下能显示出粒子源的位置。

4．比较现有几种内核形状和材质，早期采用浸吸型低原子序数内核及用金球作为标识体的内核结构，它在X线照射下仅显示一个几何点，不能给出籽源在组织内的真实方位，不利于精确计算剂量分布。另外，该结构的内核易位移，且制备工艺复杂，易出错；尔后改进的用银丝作为内核的结构，具有三个优点：一是^{125}I容易牢固的沿轴向均匀的镀覆（吸附）在银丝表面；二是银丝占据籽源内腔大部分空间，位移小，在X线照射下能精确显示籽源实际位置及方向；三是银丝既是^{125}I的载体又是标识体，结构简单，制备工艺方便，不易出错。银丝尺寸的选择应满足以下要求：一是在X线照射下清晰显示籽源图像；二是银丝对^{125}I放射性的吸收尽可能少，三是易于皮下注射永久植入并保证组织内较少移动。经初步计算，较佳的银丝尺寸为直径0.5mm，长度3mm，并依此组成尺寸合适的籽源。

二、外包壳材料

1．**材质**

钛特点之一，具有机械强度高、对射线吸收较小、化学稳定性好、抗腐蚀性强，冷热稳定性好。作为外包壳材料，制成的粒子源可达到国家食品药品监督管理局（国药监安[2002]196号关于加强治疗用放射性密封粒子源管理工作通知）中对安全性的要求，即粒子源应能承受GB4075-83—"密封放射源分级"标准中规定：温度5级（600℃，-40℃）试验；压力

3级（25kPa，2.0MPa）试验；冲击2级（50g重锤1m自由落体冲击）试验。

钛特点之二，无毒无害，且其密度与人的骨骼相近，易为人体所容纳，有良好的生物相容性。因此，钛是最理想的籽源外包壳材料。

2．钛管制作

制作中应精确控制钛管的外径、内径、壁厚和长度等尺寸，特别是两端切口的平整性、切口与管体垂直度、管径圆度等加工精度，以确保成品尺寸精度和两端焊封后质量。

钛管壁厚范围可在0.025～0.127mm之间选择，对^{125}I的X射线，每0.01mm吸收2.5%左右，一般选择0.05～0.06mm为宜，它既能满足使用中对机械强度（牢固性）要求，又不使对^{125}I发射的X线吸收过大。

3．钛管两端密封

目前国内外采用激光、等离子和闪光电阻焊封等方法。焊封成品质量，必须具有良好的密封性，焊封区呈半圆（弧）状与钛管体平滑相连，表面无裂痕、毛刺、气泡（孔），确保内核的^{125}I核素不外泄。

4．钛管表面粗化处理

通过机械、化学腐蚀等手段，对钛管表面或内外表面进行粗化处理，形成锯齿螺纹状，以增加超声波与籽源表面反射，增强粒子源与人体组织间摩擦力，达到能清晰观察到籽源位置和防止籽源在体内位移。其粗化结构应不使籽源在注射针中造成"卡壳"现象。

第二节 碘[^{125}I]粒子源质量控制

粒子源用于植入治疗，必须确保使用安全有效。为此，生产中对每一环节均需进行质量控制，重点应抓好以下环节。

一、精确测定每一粒子源的放射性活度

根据病灶大小、组织性质、形状及所需治疗剂量，植入活度正确、分布均匀、数量一定的籽源，才能得到预期的治疗效果。由于^{125}I射线能量低，周围介质对其吸收严重，在测量粒子源活度时，应注意周围吸收减弱活度的因素。例如：1mm厚水层可吸收2%～3%的活度，1.5～2.0cm厚的软组织可使活度降低一半，0.025mm厚铅皮可使活度降低一半。因此，在标定剂量活度用的仪器（一般用放射性活度计）时，必须用国家一级标准碘[^{125}I]密封粒子源在特定几何条件下确定该活度计的标定系数。此后在测量未知活度的粒子源时，几何条件必须完全一致，否则得不到正确结果。例如：用同一粒子源在活度计测量位置中心竖直放置或水平放置，其活度值相差3%～5%。供使用的碘[^{125}I]粒子源活度其精确度应保证在95%～105%范围内。

二、粒子源包壳钛管材质应符合植入人体的要求控制钛管尺寸的加工精度与焊封质量

由于籽源植入人体内将长期与组织共存，根据我国"外科植入物用钛及钛合金加工材"（GB/T13810-1997）规定，钛管材质应符合TA1、TA2牌号化学成分要求。严格控制钛管尺寸、加工精度和焊封质量，以确保成品的尺寸精度和牢固密封以防止粒子源在注射针内产生"卡壳"现象。

三、粒子源密封应符合密封源检验要求

碘[125I]粒子源属于密封型固态辐射源，使用时应保证其内含的放射性核素不泄漏，以免产生放射性污染，特别对于体内治疗用密封籽源，更应强调其密封性。检验粒子源密封性的方法，根据我国"密封放射源分级"（GB4075-83 ≈ ISO 2919-1980）规定，有湿式擦拭法、干式擦拭法、浸泡法、煮沸浸泡法等多种方法，其中以"煮沸浸泡法"更为可靠，其方法是：表面去污后的待测籽源浸没于纯净水煮沸10分钟，冷却后倒出全部溶液，再注入纯化水煮沸10分钟，冷却后倒出溶液，如此重复三次，测三次溶液中放射性总活度应小于185Bq。

四、放射性^{125}I核素纯度要求达到一定指标

碘[125I]粒子源作为植入体内近距离治疗用低能辐射源，其特点是^{125}I射线射程短，在合理布置下辐射仅对病灶组织起作用，而对邻近正常组织辐射损伤少，避免了体外放射治疗时大量损伤正常组织的缺点，因而放射治疗产生的副作用大大降低。但是，若碘[125I]粒子源含有较高的杂质放射性核素，它一方面将使治疗用剂量不正确，影响疗效；另一方面杂质核素中的高能γ射线损伤病灶周围的正常组织。对于碘[125I]粒子源，其杂质核素主要是^{126}I。目前国内上市的碘[125I]粒子源，其含^{126}I含量控制在<0.5%是适用的。

五、粒子源定型前必须进行安全性能检测

为确保出厂成品粒子源达到安全可靠，定型前必须按GB4075-83 ≈ ISO 2919-1980"密封放射源分级"中温度5级、压力3级、冲击2级要求，进行安全性试验。

1. 温度5级试验

被检样品，在40min内温度从室温升至600℃，保持60min，取出后立即投入室温水中，取出，用煮沸浸泡法进行密封性能检验应合格。

被检样品置于-40℃冷库内，保持20min，取出，用煮沸浸泡法进行密封性能检验应合格。

2. 压力3级试验

被检样品置于绝对压力25kPa，保持5min，取出，转入高压釜，加压至2.0MPa，保持5min，取出，用煮沸浸泡法进行密封性能检验应合格。

3. 冲击2级试验

被检样品置于钢砧上，重量50g的平底重锤从1m高处垂直自由落下，用煮沸浸泡法进行密封性能检验应合格。

上述三项试验全部合格的密封性籽源才能作为定型产品销售，但当生产工艺有较大改变，特别当包壳材料、焊接方法有变更时，三项安全试验必须重做。

第三节 碘[125I]粒子源介绍

一、粒子源结构、基本特性和规格

1. 结构

附录 1 ^{125}I 放射性密封源结构简介和质量控制

外包壳材料钛管外径 0.8mm，长度 4.5mm，壁厚 0.05mm，内核材料银丝尺寸 φ0.5mm × 3mm，银丝表层镀有碘[^{125}I]同位素。银丝可作为 X 射线标识体，植入人体后，在 X 射线照射下可显示籽源在体内的位置。

2. ^{125}I 物理特性

半衰期：$T_{1/2}$ = 59.6 天。

主要发射光子能量是：27.4keV 和 31.4keV X 射线；35.5keV γ 射线，属低能辐射。

铅半值层：0.025mm。

细胞组织半值层：20mm。

3. 规格

单粒粒子源表现活度范围：10.4～37MBq（0.28～1.0mCi），对应于横轴 1/2，垂直方向距离 1m 处空气比释动能率范围 0.38～1.27μGy/hr。

产品规格按表观活度范围共分 14 级，有效期按表观活度大小，为 1～4 个月不等。如用户有特殊用途，也提供更大或更小活度的粒子源。

二、质量状况

表 1　碘[^{125}I]植入治疗密封粒子源质量指标及检测结果

检验项目	标准规定	检测结果
外观性状	密封无孔，两端点焊接光滑，无凹凸不平	合格
包壳材料化学成分	应符合"外科植入物用钛及钛合金加工材" GB/T13810-1997 的 4.3 中（TA1）化学成分的要求	合格
尺寸大小	外径 0.80 ± 0.02mm，长度 4.5 ± 0.2mm，壁厚 0.050～0.055mm	合格
核素鉴别	碘[^{125}I]核素含量应大于 99.5%	合格
放射性核纯度	含 γ 放射性杂质活度不大于 0.5%	合格
表观放射性活度	实测值与标称值在 95.0%～105.0% 内	合格
表面污染及泄漏试验	不超过 185Bq	合格
空气比释动能率	实测值与标称值之差不超过 ± 5%	合格
外包装辐射水平	不超过 5μGy/h	合格

表 2　碘[^{125}I]植入治疗密封粒子源安全性能试验及结果

检验项目	标准规定	检测结果
高温试验	GB4075-83 中的 5 级要求	外观无形状变化，表面污染水平合格
低温试验	GB4075-83 中的 5 级要求	外观无形状变化，表面污染水平合格
压力试验	GB4075-83 中的 3 级要求	外观无形状变化，表面污染水平合格
冲击试验	GB4075-83 中的 2 级要求	压扁，无破裂，表面污染水平合格

三、本产品特点

1. 经中国计量科学研究院检定，宁波君安药业公司使用的由井型电离室组成的活度计，其长期工作稳定性好，并用该研究院提供的碘[^{125}I]标准粒子源校刻，最终达到指标：用该活度计测量待测碘[^{125}I]粒子源的表观活度其误差率约为±2%，保证了提供的碘[^{125}I]粒子源活度是高精确的。

2．采用^{125}I镀覆内核表面的先进工艺，获得理想的附着牢固度和放射性活度的均匀分布。每一批生产的粒子源放射性活度平均值与最大值、最小值的偏差≤5%，即一批生产可获得同一等级活度的产品在籽源出厂时再次逐个测量其活度，保证提供同一批籽源时，每粒间活度偏差≤5%。

3．采用GB/T 13810-1997（eqvISO5832-2 1993）"外科植入物用钛及钛合金加工材"规定牌号为TAI钛材质，精确控制钛管尺寸和两端切口等加工精度，利用微束等离子弧焊接技术（已申请专利），确保产品获得标准外形尺寸和优良焊封质量，即焊封区呈半圆（弧）状与钛管体平滑相连，表面无裂痕、毛刺、气泡（孔），既保证了籽源的密封性，又可避免使用时籽源在注射器内发生"卡壳"现象。

4．实施放射性药品的GMP管理，整套生产工艺先进成熟，产品质量稳定可靠。

（张红志）

附录 2

放射性粒子组织间近距离治疗前列腺癌问答

1. 患者进行永久粒子植入治疗的根据是什么：PSA、Gleason分级或其它指标？

除有些患者如大的腺体、解剖结构的变异或TURP后由于技术上的问题影响了理想的植入外，大多数前列腺癌患者适于永久粒子植入治疗。一般来讲，PSA < 10 和 Gleason 分级小于6者适于单纯粒子植入治疗。问题关键是哪些患者需要配合外放疗。目前，医生大多根据Partin原则判定患者是否需要联合治疗。有肿瘤外侵危险的患者，往往在粒子治疗之前需要给予短程的外放疗（5 周）。

2. 为什么有的患者除粒子治疗外还需要配合外放疗？

肿瘤局限在前列腺，可行单纯粒子治疗即可达到较理想的疗效。患者PSA＜10和Gleason分级小于6者适于单纯粒子植入治疗。然而有的患者肿瘤外侵的危险性较大，因此需要联合治疗。Partin 原则包括 PSA、分级和分期，可帮助医生判断哪些患者需要外放疗。

3. 患者咨询粒子治疗时需要提供哪些临床检查？

患者应该提供病理报告和所有化验结果（PSA、骨扫描和CT）。如果诊断成立，一般应进行超声体积研究。根据体积决定前列腺的大小和形状。偶尔需要CT扫描帮助判定是否会遇到粒子治疗的技术问题。

4. CT扫描的目的是什么？

前列腺体积测定之后，决定能否进行粒子治疗的关键是评估耻骨弓的位置和形状。如果耻骨弓很窄，形状如倒 V 形或拱形，那么精确进针将非常困难或不可能。如果患者前列腺体积较小，一般不需要进行CT扫描。对那些腺体较大和耻骨弓干扰的患者，激素治疗缩小腺体，再行粒子治疗。

5. 选择核素 ^{103}Pd 或 ^{125}I 粒子的标准是什么？

Gleason分级是选择核素的主要决定因素。低到中级（2～6）选择^{125}I粒子，高级（7～10）选择^{103}Pd粒子。Gleason 分级 5～7 者，两种核素均可。临床需要进一步大样本研究证明哪种核素更好。

6. 请简单描述一下粒子治疗的过程？

首先是体积研究。通过超声获得前列腺图像，之后将这些图像转送到计算机构建三维立体模型。通过这一模型可以决定粒子精确的空间分布。再经过操作组成员仔细的研究得到一个能够正确反映植入针和粒子分布的前列腺构图。将这一图谱带入手术室，并根据此图进行操作。多准备一些粒子，手术时随时调整。

7. 粒子治疗手术需要多长时间和麻醉的类型？

一般粒子植入的手术操作时间为 1 个小时，腰部麻醉。选择腰麻主要考虑患者可以耐受，术后迅速苏醒，腿部30～60分钟即可恢复感觉和运动。由于患者在手术过程中希望保持清醒，所以，他们可以通过监视器观察到手术的操作过程。麻药选择主要是短效的。

8．手术后患者有什么感觉？

如所有的治疗一样，患者的反应也是千差万别。手术可引起阴囊下轻度损伤，红肿。大多数患者只需要极少量的止痛药物。大多数患者术后感觉疲劳，需要放松。如果患者感觉尚可，可进行正常的活动（走路和饮食）。

9．患者术后为何需要行 CT 扫描和胸 X 光拍片？

前列腺CT扫描是为了确定粒子的空间分布。同时CT扫描可以提供术后的剂量分布情况和评估粒子治疗的质量。

偶尔在前列腺周围的大静脉内可发现一个单个粒子。这个粒子可在静脉内移行，最后到肺。粒子进入肺后不会引起任何副作用或对人体产生任何毒性反应。胸 X 光拍片目的是确定肺内是否有粒子。

10．粒子植入术前、后需要服用哪些药物？

术前通常给患者一些 α 阻断剂（Cardura 或Hytrin）。这些药物的作用是松弛前列腺内的平滑肌，改善排尿。由于这些药物作用需要几天达到适当剂量，因此应在手术前几天给药。

手术后患者需要继续服用卡度雷几周，如果需要可延长时间。另外，患者需要抗炎和抗感染治疗，如 Aleve。Aleve 可降低前列腺的肿胀和改善排尿。

11．简述粒子治疗的历史

1978 年 Gottesman 医生在美国 Swedish Medical Center 首创经会阴永久粒子植入治疗术。1989年Gottesman 和Mate医生共同实施了短暂 HDR 插植治疗。1986年Grimm、Haakon Ragde 和 John Blasko 医生进一步发展了经会阴永久性粒子植入治疗前列腺癌。1997 年 Grimm、Sylvester 和 Seattle Prostate Institute 的泌尿科医生在 Swedish Medical Center 开展了经会阴永久粒子植入治疗，目前这一组人员无论技术实力，还是设备，均为世界一流。

12．简单描述一下钯和碘粒子的区别

碘-125粒子和钯-103粒子外形相识，长度0.45cm，植入方式也一样。两种粒子均释放低能射线。它们的主要区别在于剂量率不同。钯-103粒子2个月内释放出90%的能量，而碘-125粒子释放90%能量需要6个月的时间。两种核素均有各自的优势，没有证据证明哪种粒子更好。

13．粒子治疗需要的剂量是多少？

这主要取决于粒子单纯植入还是合并外放疗。

单纯植入	碘粒子	160Gray
	钯粒子	115Gray
外放疗＋植入	碘粒子	120Gray
4500cGy	钯粒子	90Gray

目前许多中心采用新的碘剂量计算原则（TG43）。这并不意味着照射剂量的改变或粒子强度的改变。例如，处方剂量改为 144Gy，而不再是 160Gy。患者不必担心新的技术使它们得到较少剂量照射。与传统公式相比，剂量是一样的。

附录2 放射性粒子组织间近距离治疗前列腺癌问答

14．请解释一下粒子的半衰期

半衰期是指粒子能量失去一半时所需要的时间。例如碘-125，它的半衰期是60天，那么意味着60天后其能量降低到初始时的一半。6个月后其能量是其初始能量的10%，一年后能量完全消失。

钯-103的半衰期为17天。2个月后释放出90%能量，6个月后将释放出全部能量。钯释放能量较快，但这并不意味着它更好或更强。

15．粒子植入治疗是如何杀伤肿瘤细胞的？是否有些前列腺肿瘤细胞不受影响？粒子植入治疗是如何影响正常细胞的？

射线杀伤肿瘤主要是通过影响细胞内的靶结构。这些靶结构就是DNA或RNA。肿瘤细胞经射线作用后并不立即死亡，相反，细胞继续分裂。射线对DNA或RNA的作用阻止了肿瘤细胞继续分裂，进而导致死亡。由于前列腺癌细胞分化较慢，粒子治疗后几个月肿瘤细胞仍不死亡。这就是为什么治疗后需要相当长的时间PSA才能降低到较低水平。由于细胞在分化时对射线最敏感，因此我们希望细胞在这一时相受到射线照射。这也就是为什么^{125}I粒子适于增殖较慢肿瘤治疗，而增殖较快肿瘤适于^{103}Pd粒子治疗。

射线同时也可引起正常前列腺细胞死亡。这可解释为什么术后有些患者PSA可持续几年时间。正常细胞死亡可导致前列腺产生前列腺液减少。射精量的有无反映了肿瘤是否治愈。

16．为什么射线完全作用后正常细胞还能再增殖？

我们认为射线作用前列腺后，一部分正常细胞可以再增殖，但是对于大多数细胞而言，再增殖可能是非常缓慢的。正常前列腺细胞再增殖可导致一部分患者治疗后PSA升高。

17．患有前列腺增生的患者是否粒子治疗后消失或治疗后又复发

目前关于这方面的研究尚没有报道。射线作用前列腺后可引起前列腺体积缩小，通常患者泌尿功能与粒子治疗之前相似。换言之，粒子治疗不能用于治疗前列腺增生。

18．粒子治疗是否会影响前列腺

粒子治疗后所有患者会发生炎症反应，粒子能量消失后症状可缓解。粒子治疗前有前列腺炎的患者，并没有发现有很高的并发症发病率。这虽不意味着粒子治疗后前列腺炎症状消失，但是可以看出粒子治疗并没有明显恶化炎症的可能。我们对这部分患者仍须注意。这是一个需要进一步研究的领域。

19．TURP对粒子治疗的影响

一部分TURP患者影响了高质量的粒子治疗。另外，TURP患者6年后尿失禁的并发症高达40%。因此，对这些患者进行粒子治疗时，经常需要改变粒子种植的模式。因为尚需一定的时间来观察这些结论，我们建议既往行TURP的患者因尿失禁的危险性高，可进行其它替代疗法。

粒子治疗后行TURP的患者也具有尿失禁的危险。我们应努力避免粒子治疗的患者行TURP。如果粒子治疗后需要行TURP，最好有懂得这一并发症的医生实施TURP。

20．粒子治疗后随访什么？

我们有一个简单随访计划。6~8周时检查PSA，之后每3个月检查PSA和DRE，直到2年。2年后建议每6个月复查一次。5年后每6个月检查一次，身体检查至少每年一次。

检查应在泌尿科与放疗医生之间交替进行。

21．粒子治疗对性功能的影响？

粒子治疗对性功能的影响可以是即刻的，也可以是迟发的。西雅图前列腺研究所资料表明，粒子治疗前大约25%有性生活能力患者治疗后阳痿，另外25%经历不同程度的性生活能力下降。目前我们尚不能预测哪些人、何时发生。

22．粒子治疗是否可引起长期或短期尿失禁？

粒子治疗或粒子治疗联合外放疗后长期尿失禁的几率很低，一般小于1%。短期内部分患者有尿急和轻度的滴尿。粒子能量消失后这些症状可自行缓解。

23．请解释为什么夜间尿失禁和排尿困难较白天严重？

许多男性都有夜间排尿与白天不同的感觉，夜间排尿常常尿速慢或初始排出困难，目前尚不清楚原由。活动后可缓解。粒子治疗或外放疗后这些症状可恶化。α阻断剂(Cardura和Hytrin)可缓解这些症状。粒子能量消失后这些症状可消失。

24．医生对以上症状有何办法？

α阻断剂(Cardura和Hytrin)经常有很大帮助。但是合理剂量却较困难。其它措施包括：来回踱步、洗热水澡或淋浴，服用Aleve或其它抗炎药物。

25．你是否认为患者白天和夜间可继续服用饮料或在夜间减少或停止服用饮料？

粒子治疗后饮用液体饮料的好处在于它稀释和综合了尿的PH值，中性或酸性尿具有刺激性。大量饮水意味着排尿增多，可增加尿频和起床。一般来讲，我们并不赞成多饮水。水果汁、咖啡均可以引起酸性尿，应尽可能少饮。

26．患者正常情况下可接受多少外放疗？是否你推荐使用外放疗或三维适形放疗？

外放疗一般给予45Gy，所有的治疗都是三维。开始时照射野应包括：前列腺、精囊和淋巴结。标准的照射野为四野盒式放疗。因为我们治疗包括了前列腺周围的区域，因此不推荐多于四野的适形放疗。三维适形放疗只照射前列腺，通过多野和挡块来保护直肠和膀胱，通常45 Gy外放疗后，前列腺局部剂量提升。由于外放疗联和粒子治疗使剂量得到提升，故三维适形放疗一般不必要。

27．外放疗或适形放疗的副作用是什么？

两种治疗的副作用是相似的。照射前列腺区域可影响膀胱和直肠。典型的症状包括：尿频、尿急、尿速慢、排尿刺激、直肠疼痛、轻度腹泻或便频和疲劳。这些症状通常在治疗后短期内可完全自行缓解。

28．有些中心在粒子治疗后给予外放疗，外放疗之前或之后加粒子治疗，这是为什么？

大多数前列腺癌患者不需要外放疗。有些中心在外放疗之后进行粒子治疗，而有些中心在外放疗之前进行粒子治疗，他们认为这样可以强化治疗。事实上，强化治疗是不必要的，而且增加了治疗费用。另外，强化治疗可增加并发症。如果需要强化治疗，可通过增加粒子治疗强度来实施。粒子治疗前加外放疗，其目的是给予前列腺及周围区域一个安全和有效的剂量，尤其是靠近膀胱和直肠区域。我们认为治疗这些区域是非常必要的。许多检查手段（CT、尿道造影和直肠钡透）可以很容易鉴别这些区域。由于粒子治疗前给予放疗而没有并发症，因此这一方法较受欢迎。

29．射线作用前列腺后体积缩小的得失

附录2 放射性粒子组织间近距离治疗前列腺癌问答

外放疗和粒子治疗可以引起前列腺体积缩小，这既不好也不坏。如前文所述，我们主要关心的是对排尿功能的影响。

大多数患者治疗后体积可恢复到治疗前的水平，因此不考虑体积的改变。

30．什么情况下粒子治疗前需要激素阻断治疗？

联合使用激素或有时称为完全激素阻断治疗有增加的趋势。对于大的腺体，为了减小体积和达到理想的粒子治疗目的，往往需要配合激素治疗。

许多研究提示，在外放疗之前或同时配合激素治疗有明显好处，加之又没有什么副作用，所以激素联合粒子治疗较受推崇。许多患者单独粒子治疗疗效非常好，所以也有人认为激素治疗不可能带来更多的收益。

31．粒子治疗前激素治疗的周期是多长？

没有什么经验可帮助决定合适的激素治疗方案。西雅图的推荐方案是粒子治疗前外放疗和激素治疗2个月，直到手术当天，手术当天停用。粒子治疗后再继续激素治疗。目前需要研究的是哪种联合方案更好。

32．激素治疗对肿瘤细胞有什么作用？

完全激素阻断（CHB）可引起肿瘤细胞明显的死亡。同时也可降低正常细胞的数量。令人遗憾的是它不可能杀死所有的肿瘤细胞。因为射线杀伤了大量的肿瘤细胞，因此，小部分细胞需要杀伤时，CHB是一种非常有吸引力的辅助治疗，尤其对那些巨块形肿瘤或高度外侵的肿瘤。CHB并发症发病率相对较低，周期较短。

33．粒子治疗后对PSA有什么影响？

粒子治疗后短期内PSA可有一过性升高。这可能是由于粒子治疗所致外伤的缘故。一般来讲，粒子治疗后1年后，PSA逐渐下降。有时也可以看到PSA回生，之后再下降。一般这种情况发生在粒子治疗后12～24个月。目前尚不清楚为什么PSA有这样反跳现象。

34．粒子治疗后PSA水平多少为正常？

大多数文章报道PSA小于1.0的患者预后较好。但是，有许多患者PSA大于1.0。推测PSA上升到这一水平是由于正常前列腺细胞再增殖的缘故，与BPH能够提高PSA水平方式相似。一个稳定的PSA水平可能更重要。

35．粒子治疗后何时检测PSA？何时重复？

我们推荐每次复查时，均应进行PSA检查。粒子治疗后头2年，每3个月检查1次。之后每6个月检查1次。如果PSA升高，我们建议每月检查1次，目的是3～4次后建立一个趋势。不能根据一次结果判定或下结论。

如果PSA持续升高，最重要的事情是判断是否为肿瘤引起。如果怀疑肿瘤复发，下一步要做的就是判断肿瘤位于前列腺内还是位于前列腺外。一般需要骨扫描和针吸活检。

36．粒子治疗后需要活检吗？

粒子治疗后针吸活检的价值一直存在着争议。主要是由于缺少有经验的病理学家解释针吸活检结果和针吸活检操作引起患者不适。也有报道认为针吸活检较PSA判断预后更有价值。

照射可引起前列腺癌细胞表现异常。这一点在2年内针吸活检时可观察到。一个没有经验的病理学家可能将针吸结果解释为癌，一个有经验的病理学家可能解释为严重的损伤和即将死亡的细胞。很明显对肿瘤的解释存在很大的分歧。患者针吸活检阴性和PSA水平正常往往具有非常好的无病生存。如果作针吸活检，最好在2年时。2年以内作针吸活检没有任何价值。

37．粒子治疗后何时容易排出？

如果粒子排出，大多数发生在头几次排尿或性高潮时，这以后几乎没有。

38．粒子治疗后尿中带血和血块的可能因素是什么？

粒子治疗后可即刻引起尿中带血或血块，24小时内可自行缓解。偶尔时间略有延长或治疗后不定时发生。如果血尿持续，需要记录。

39．粒子治疗前或后推荐Kegel锻炼吗？

Kegel锻炼是锻炼尿道外括约肌，尿道外括约肌的功能是控制排尿。这条肌肉可自然性损伤或减弱，也可因粒子治疗而引起。Kegel锻炼可增加这一肌肉的强度和增加控制排尿能力。

40．如果患者CHB和粒子治疗前性功能正常，那么粒子治疗之后在短期和长期恢复性功能的可能性有多少？

一项调查表明，20%～25%患者粒子治疗前性功能正常者阳痿。另外20%～25%患者粒子治疗后勃起时硬度和持久性下降，但仍能射精。即使不能射精的患者也能达到高潮。

41．哪一部分年龄组患者粒子治疗后或尿失禁？

70岁以上患者丧失性生活能力的几率较高。这可能也是自然年龄发展的结果。但是我们并没有发现年龄与尿失禁发生有相关关系。

42．什么学科医生可实施粒子治疗手术？

粒子治疗通常在门诊进行，医生包括泌尿专家、放疗专家和物理师。一般使用腰麻，偶尔需要全身麻醉。有些中心在他们的手术室内实施。门诊和住院均可行。

43．粒子治疗有何副作用？何时发生？持续多长时间？

粒子治疗后有1%患者出现尿失禁。20%～25%患者阳痿，另外25%患者部分阳痿。

粒子植入后2～3天，一部分患者腹股沟区有轻度不适，止痛治疗后可缓解。粒子植入后几天可出现血尿和血精，这是正常现象，2～3天后可自行消失。骶骨和会阴部可肿胀或青肿。

射线的副作用经常在粒子植入后1～2周出现。主要症状是尿频、尿急、尿线细或轻度疼痛。症状可持续2～6周。对症治疗可缓解。偶尔需要放置导管。

44．粒子治疗与其它治疗手段比较有何优势？

粒子治疗与传统的手术和外放疗比较，具有较低的阳痿和尿失禁发生率。大多数患者粒子治疗只需一次、非手术、微创。患者可在1～3天后恢复正常生活和工作，疼痛轻微或没有。手术治疗患者需要住院3～5天，出院后需要几周的时间恢复。外放疗需要7～8周的时间，患者每天往返一次，非常不便。

粒子治疗可在门诊进行，相对减少花费。在美国，根治性手术需要＄18～25.000，而粒子治疗大约＄12～20.000。

45．何种患者最适合粒子治疗？

粒子治疗是早期前列腺癌患者的一种替代疗法。单纯粒子治疗适于局限性前列腺癌患者。外放疗联合粒子治疗适于肿瘤有外侵危险的患者。粒子治疗对那些身体状况较差，无法手术的患者也是一种非常有吸引力的选择。

46．粒子治疗对前列腺周围正常组织有何影响？

由于粒子治疗是精确的点植入，对周围组织几乎没有什么影响，因此，并发症几率也较低。粒子治疗所用的放射线核素衰变周期为几个月时间。

47．粒子治疗后对性伙伴是否有影响？

没有。粒子释放低能射线，对性伙伴没有影响。患者可很快恢复性生活。偶尔粒子可进入尿道，但是绝不可能进入精液。为了这个原因，我们推荐使用安全套。最初几次高潮期可有轻微疼痛或精液中有血。

48．粒子治疗后患者有放射性吗？

没有。尽管粒子具有放射性，但是患者没有。因为放射性粒子的能量非常低，植入又非常精确，几乎所有的能量均被前列腺吸收。应该提醒患者在粒子治疗后2个月应避免与儿童和孕妇接触。

49．粒子治疗与传统治疗相比疗效如何？

根据Grimm、Sylvester、Blasko和Ragde的报道，早期前列腺癌患者经^{125}I和^{103}Pd粒子治疗后，7年无癌成功率为92%。PSA小于1的患者为84%。与根治性手术和外放疗比较，粒子治疗并发症非常低。

50．粒子治疗后有疼痛吗？

粒子治疗后，部分患者骶骨下疼痛，而手术治疗后几乎所有患者都有。因此粒子治疗后一般需要服用1周的抗生素。偶尔患者在治疗后几个月或数年发生尿道感染或前列腺炎，需要抗感染治疗。

51．粒子治疗是否有感染机会？如果有如何处理？

一般来讲，粒子治疗没有严重的感染。然而由于是手术操作，必然有感染机会。因此患者粒子治疗后一般需要口服抗生素1周。偶尔粒子治疗后几个月或数年患者出现尿道感染或前列腺炎，需要抗感染治疗。

52．何时患者能恢复正常生活？粒子治疗后多长时间可以进行锻炼？

粒子植入针可以引起前列腺周围血管的损伤。因此，粒子治疗后任何可能对前列腺产生压力的锻炼或活动均应避免。我们建议粒子治疗后3～4天患者不要搬较重的物体或激烈的活动。激烈运动可引起膀胱出血。尽管对身体没有明显影响，但是我们还是请求患者出血停止后再进行锻炼。

对前列腺产生压力的运动如骑车、骑马和骑摩托均应避免，至少应6个月。由于前列腺受到反复多次的震动可引起肿胀和损伤。

53．粒子治疗后需要多长时间可进行性生活？

过去我们建议患者需要术后2周才能恢复性生活。目前，我们发现患者可在治疗后的任何时间进行性生活。过去我们担心粒子进入精液，也曾建议患者在最初性生活时需要带安全套。实际上临床并没有发现这样的情况。偶尔有血精或高潮时轻度疼痛的患者，我们建议最初几次性生活时可以手淫。粒子治疗后任何时间可进行性生活，精液没有放射性。如果精液中带血对性伙伴也没有任何影响。粒子进入阴道的几率几乎没有，因其衰变很快，没有危险。

54. 是否需要增加营养以改善前列腺的功能？

许多患者提出增加营养或服用中药可改善排尿功能或降低PSA水平。很不幸的是，目前尚没有这方面的研究结果支持这一说法。大多数营养品和草药虽然没有副作用，但是我们也不推荐。

55. 粒子治疗患者需要与孕妇和儿童隔离多长时间？

钯-103和碘-125都有少量的射线。但是目前尚没有有害作用的报道。粒子衰变很快。紧密的和长时间的接触一般应在2个月后。患者2个月内可以正常接触，如简短的拥抱、一起进餐和一起乘飞机等。如果接触需要较长的时间（几个小时以上），可以保持4～6尺的距离。

（刘江平　王俊杰）

附录 3

放射性粒子植入治疗肿瘤临床指南

第一节 永久性放射性粒子植入近距离治疗专业术语对照

一、简称

粒子植入 seed implantation
永久植入 permanent implantation
粒子 seed
碘-125 ^{125}I
近距离治疗 brachytherapy
低剂量率 Low dose rate
高剂量率 High dose rate
组织间 interstitial
靶区 target
实时计划 real time plan
靶体积比 target volume ratio,TVR
治疗计划系统 treatment planning system，TPS
经直肠超声 Transrectal ultrasound,TRUS
D_{90} 和 D_{100} 覆盖 90% 和 100% 靶体积时的剂量。
V_{90} 和 V_{150} 被处方剂量 90% 和 150% 覆盖的靶体积百分比
匹配周边剂量 matched peripheral dose,MPD
剂量-体积直方图 dose-volume histogram，DVH
适形指数 Conformation index，CI
戈瑞 吸收计量单位，Gy。1Gy=100cGy
居里 放射性活度单位（Ci），1Ci = 100mCi
贝可勒尔 国际放射性活度单位（Bq）
前计划 Preplan
后计划 postplan
平均外周剂量 mean peripheral dose
最小周边剂量 minimum peripheral dose,MPD
处方剂量 prescribed dose，PD
V_{200}、V_{150}、V_{100}、V_{80} 和 V_{50}：被 200%、150%、100%、80% 和 50% 处方剂量覆盖的靶

体积百分比
  危险器官 organs at risk,OAR
  巨检肿瘤靶体积 gross tumor volume,GTV
  临床靶体积 clinical target volume,CTV
  计划靶体积 planning target volume,PTV
  KPS karnofsky performance stat us。一般状况的计分标准，百分制
  ECOG：一般状况的计分标准，5 分制

二、肿瘤治疗疗效评价

  完全缓解 complete response
  部分缓解 partial response
  稳定 stable of disease
  进展 progressive disease
  肿瘤进展时间 time to progression,TTP
  中位肿瘤进展时间 median time progression
  治疗失败时间 time to failure,TTF
  局部控制率 local control
  生存期 survival
  中位生存期 median survival
  总生存率 overall survival
  生活质量 Quality of life,QOL

第二节 永久性放射性粒子植入近距离治疗总则

1．适应证
（1）临床诊断为恶性实体肿瘤患者。
（2）直径 6cm 以下的实体病灶。
（3）局部进展期肿瘤粒子植入需结合外照射等综合治疗措施。
（4）局部进展难以用局部治疗方法控制，或有远位转移但局部病灶引发严重症状者，为达到姑息治疗目的，也可行粒子植入治疗。
（5）术中肉眼或镜下残留。
  目前国内粒子植入治疗较为多用的癌症包括：前列腺癌、脑肿瘤、肺癌、头颈部肿瘤、胰腺癌、肝癌、肾及肾上腺肿瘤等。眶内肿瘤（恶性黑色素瘤、视网膜母细胞瘤等）。软组织肿瘤。
2．禁忌证
（1）恶液质，一般情况差，不能耐受粒子治疗者。
（2）空腔脏器为禁忌证。
（3）淋巴引流区不做预防植入。

(4) 严重糖尿病。

3．操作方法

(1) 术前计划

植入前,用影像学方法(CT、MRI、超声等)或术中确定靶区,在治疗计划系统上进行治疗计划设计,制定治疗前计划,确定植入导针数、导针位置、粒子数及位置、选择粒子种类及单个粒子活度,计算靶区总活度,预期靶区剂量分布,包括肿瘤及正常组织的剂量分布。

(2) 图像引导

①在模板、超声、CT等引导下进行粒子植入,根据剂量分布要求,选用均匀分布或周缘密集、中心稀疏布源方法进行植入操作。

②推荐使用笔式植入器,后退式植入粒子,间距1～1.5cm。

(3) 质量验证

植入粒子时,用TPS进行剂量优化,优化剂量要求:

①正确勾画实际肿瘤靶区。

②重建核算植入针及粒子数。

③计算靶区放射性总活度。

④调整粒子位置,纠正不均匀度,保护靶区相邻的重要器官。

(4) 粒子植入后,必须进行质量评估,包括2项内容:粒子及剂量重建。

①植入后30天内行CT检查,（建议层厚:头部3mm,胸腹部5mm）尽快拍照靶区正、侧位X线片,确认植入的粒子数目。必须记录植入术与质量评估间隔时间。

②植入后根据粒子植入部位,根据CT检查结果,用TPS计算靶区及相邻正常组织的剂量分布,根据评价结果必要时补充治疗。

③评估参数

处方剂量的靶体积（V）百分比,常用V_{200}、V_{150}、V_{100}、V_{80}和V_{50}等;靶区达到处方剂量的百分数(D),常用D_{100}、D_{90}和D_{80},靶体积比（TVR）,理想的TVR=1。

④评估方法

等剂量曲线,最主要的是90%、100%、150%、PD处方剂量线;剂量体积直方图（DVH）;粒子植入的数量及位置,重要器官的剂量分布。

(5) 评估参考指标

靶区剂量D_{90}>匹配周缘剂量(MPD,即PD),提示植入质量很好。

平均外周剂量（mean peripheral dose, MPD）应为PD。

适形指数（Conformation index）PD的靶体积与全部靶体积之比;植入粒子剂量的不均匀度< PD20%;显示DVH测量相邻结构正常组织的剂量。

根据质量评估结果,必要时补充其它治疗。

第三节　永久性放射性粒子植入近距离治疗各论

1．头颈部肿瘤

(1) 适应证

① 头颈部肿瘤术后复发；② 头颈部肿瘤放疗后复发；③ 头颈部淋巴结转移癌，数目<3个；④ 肿瘤表面无破溃、直径<7cm；⑤ 因内科禁忌证无法实施手术或外照射者。

(2) 推荐粒子治疗剂量

① 既往曾行放射治疗 MPD为80～90Gy；② 单纯粒子治疗 MPD为90～120Gy。

(3) 粒子治疗活度 ^{125}I粒子为0.5～0.7mCi。

(4) 注意事项

① 粒子植入治疗需要借助彩色超声或CT引导；② 粒子植入治疗的进针点应远离肿瘤边界1.5cm以上；③ 粒子植入肿瘤内应距离皮肤1cm以上；④ 既往外照射100Gy以上者慎用；⑤ 推荐实施术后质量验证，术后48小时内完成；⑥ 应根据肿瘤的病理学类型、分期和患者身体一般状况决定是否联合外照射或化疗；⑦ 局部浸润麻醉。

2．胸部肿瘤

(1) 适应证

① 非小细胞肺癌

Ⅰ．非手术适应证患者；Ⅱ．直径<7cm。

② 小细胞肺癌 对放化疗效果不明显的小细胞肺癌可试用；③ 肺转移癌：

Ⅰ．单侧病灶数目<3个。Ⅱ．如为双侧病灶，每侧病灶数目<3个，且应分次治疗。

(2) 粒子活度 ^{125}I粒子0.5～0.7mCi。

(3) 推荐粒子剂量

① 联合外照射酌情减量；② 单纯粒子治疗 MPD：90～110Gy。

(4) 治疗原则

① CT扫描探测肿瘤大小，确定进针方向；② CT引导下插植粒子针，间距1～1.5cm，边界以影像学边界外放1～1.5cm。粒子针一次性插植完成。建议使用模板；③ 粒子植入后即刻验证；④ 补充外照射；⑤ 根据肿瘤分期决定是否联合化疗。

3．腹部肿瘤

(1) 胰腺癌

适应证

① 局部晚期无法手术切除者；② 肿瘤直径<7cm；③ 肿瘤没有浸润大的血管和器官。

粒子活度：0.4～0.5mCi。

推荐粒子剂量：90～110Gy。

外放疗剂量：45～50Gy。

治疗原则

① 开腹暴露肿瘤，不推荐B超或CT引导下经皮穿刺植入；② 术中明确病理；③ 术中超声探察肿瘤大小、与血管关系；④ 超声指导插植粒子针，间距1～1.5cm，边界0.5～1.0cm；⑤ 检查粒子针是否误入血管或胰管；⑥ 粒子植入后即刻探察，粒子分布不均匀时补充粒子；⑦ 术后联合外照射+化疗；⑧ 与十二指肠、受侵血管及腔静脉应距离0.5～1.0cm。

(2) 肝门胆管癌

适应证

① 局部晚期无法手术切除者；② 肿瘤直径＜7cm；③ 没有侵犯大血管。

粒子活度：0.5～0.7mCi。

推荐粒子剂量：90～110Gy。

治疗原则

① 开腹暴露肿瘤；② 术中明确病理；③ 术中超声探察肿瘤大小、与血管关系，指导插植粒子针；④ 避开距离周围重要器官1cm以上；⑤ 粒子植入后即刻探察，粒子分布不均匀时补充粒子；⑥ 术后联合外照射＋化疗。

(3) 肝癌

适应证

① 局部晚期无法手术切除者；② 肿瘤直径＜7cm；③ 没有侵犯大血管；④ 术中残留。

粒子活度：0.5～0.7mCi。

推荐粒子剂量：90～120Gy。

治疗原则

① 术中超声探察肿瘤大小、与血管关系，指导插植粒子针；② 避开距离周围重要器官1cm以上；③ 粒子植入后即刻探察，粒子分布不均匀时补充粒子；④ 术后联合外照射＋化疗。

(4) 肝转移癌

适应证

① 肿瘤数目＜3个；② 单个病灶直径＜5cm；③ 没有肝外转移；④ 术中肉眼或镜下残存。

粒子活度：0.5～0.7mCi。

推荐粒子剂量：90～110Gy。

治疗原则

① CT或超声引导下进行；② 边界以影像学边界为准；③ 间距1～1.5cm；④ 术中残留时可采用平面插植。

4．盆腔复发肿瘤其它

(1) 宫颈癌术后或放疗后复发

适应证

① 盆腔肿瘤术后复发；② 直径＜7cm；③ 因手术禁忌证无法实施再次手术；④ 外照射后复发。

推荐粒子治疗剂量

① 既往曾行放射治疗：^{125}I粒子MPD为90～110Gy。

② 单纯粒子治疗：^{125}I粒子MPD为110～130Gy。

粒子活度：^{125}I粒子为0.5～0.7mCi。

注意事项

① 粒子植入治疗需要借助CT引导或术中超声引导下实施；② 粒子植入治疗的边界为肿瘤影像学边界外放1.5cm；③ 既往外照射100Gy以上者慎重；④ 推荐术后即刻质量验证；

⑤硬膜外麻醉。

(2) 直肠癌术后复发

适应证

① 盆腔肿瘤术后复发；② 直径＜7cm；③ 因手术禁忌证无法实施再次手术；④ 外照射后复发。

推荐粒子治疗剂量

① 既往曾行放射治疗：^{125}I 粒子 MPD 为 90～110Gy。

② 单纯粒子治疗：^{125}I 粒子 MPD 为＜120Gy。

粒子治疗活度：^{125}I 粒子为 0.5～0.7mCi。

注意事项

① 粒子植入治疗需要借助 CT 引导或术中超声引导下实施；② 粒子植入治疗的边界为肿瘤影像学边界外放1.5cm；③ 既往外照射100Gy以上者慎重；④ 推荐术后即刻质量验证；⑤ 硬膜外麻醉。

5．锥旁或锥体转移癌

(1) 适应证

① 术后放疗后复发；② 因手术禁忌证无法实施再次手术；③ 外照射后复发。

(2) 推荐粒子治疗剂量

① 既往曾行放射治疗：^{125}I 粒子 MPD 为 90～110Gy。

② 单纯粒子治疗：^{125}I 粒子 MPD 为 110～120Gy。

(3) 粒子治疗活度：^{125}I 粒子为 0.5～0.7mCi。

(4) 注意事项

① 粒子植入治疗需要借助 CT 引导下实施；② 原发肿瘤粒子植入治疗的边界为肿瘤影像学边界外放1.5cm；③ 转移肿瘤边界以影像学边界为准；④ 既往外照射者慎重；⑤ 推荐术后即刻质量验证；⑥ 局部浸润麻醉。

6．前列腺癌

适应证

(1) 单纯粒子治疗

① T1～T2a；② Gleason 分级 2～6；③ PSA ≤ 10ng/ml。

(2) 粒子治疗加外照射

① T2b～T2c；② Gleason 分级 7～10；③ PSA＞10ng/ml；④ 周围神经受侵；⑤ 多点活检阳性；⑥ 双侧活检阳性；⑦ MRI 示前列腺包膜外侵。

多数学者建议先行外照射再行近距离治疗以减少放疗并发症。

(3) Gleason 分级为 7 或 PSA 10～20ng/ml，根据具体情况决定是否加外照射。

(4) 近距离治疗联合外放疗的适应证：前列腺体积＞60ml，可行新辅助内分泌治疗或外放疗使前列腺体积缩小。

禁忌证

(1) 绝对禁忌证

① 预计生存期小于5年；② TURP后缺陷严重或预后不佳；③ 一般状况差；④ 有远处转移。

（2）相对禁忌证

① 腺体大于60ml；② 中叶突出；③ 既往TURP史；④ 严重糖尿病；⑤ 恶液质；⑥ 多次盆腔放疗和手术史。

操作方法及程序

（1）仪器和设备

① 前列腺固定架、模板、步进器；② 超声或CT；③ 治疗计划系统，可实现术前及术中图像实时传送；④ 植入器和粒子植入针。

（2）术前准备

① 根据超声或CT扫描制定预计划，扫描层厚要求3~5mm，根据计划订购粒子。
② 匹配周边剂量：单纯粒子植入治疗，^{125}I为145Gy，^{103}Pd为110Gy。配合外放疗，^{125}I为115Gy；^{103}Pd为90Gy；外照射40~45Gy。
③ 每颗粒子活度：^{125}I 0.3mCi~0.4mCi为宜；^{103}Pd 1.2mCi~1.8mCi。

（3）患者准备

① 术前患者或家属签署放射性粒子永久植入治疗知情同意书；② 术前肠道准备。

（4）手术操作方法及程序

① 体位固定和留置导尿管，患者体位为截石位；② 安装固定架，模板和步行器；③ 将直肠探头与超声或CT连接，获取图像，层厚5mm。由前列腺顶到底部；④ 术中适时计划；⑤ 固定前列腺 插植粒子植入针，固定前列腺；⑥ 插植粒子植入针 根据治疗计划插植粒子植入针；⑦ 植入粒子 根据计划后退式植入粒子；⑧ 术后探测是否有粒子丢失；⑨ 清点手术器械，结束手术；⑩ 术后30天内行盆腔平片或CT扫描进行质量评估。

注意事项

（1）术前全面检查，与相关科室共同讨论，决定治疗方案。

（2）治疗时，物理师负责治疗计划设计及辐射安全与防护，放射肿瘤医师负责计划认定，泌尿科负责手术。

（3）必须充分术前肠道准备。

（4）患者麻醉可以全身麻醉或硬膜外麻醉。

（5）必须准确摆放患者体位。

（6）必须进行术后验证。

（7）术后15天内注意观察尿液，确认是否有粒子排出。

（8）术后15天内应避免性交。

（9）术后2个月内不要与孕妇或儿童紧密接触。

并发症

（1）会阴部肿胀。

（2）泌尿系症状：排尿困难、尿急、尿频、血尿和尿潴留等。

（3）直肠症状：排便疼痛、直肠出血和里急后重等。

(4) 性功能障碍。
(5) 粒子迁移到其它器官引起的并发症。

(江　萍)

附表 I 物理剂量单位转换

由居里转换为贝克			
μCi	kBq	μCi	MBq
mCi	MBq	mCi	GBq
Ci	GBq	Ci	TBq
0.1	3.7	30	1.11
0.2	7.4	40	1.48
0.25	9.25	50	1.85
0.3	11.1	60	2.22
0.4	14.8	70	2.59
0.5	18.5	80	2.96
1	37	90	3.33
2	74	100	3.70
2.5	92.5	125	4.62
3	111	150	5.55
4	148	200	7.4
5	185	250	9.25
6	222	300	11.1
7	259	400	14.8
8	296	500	18.5
9	333	600	22.2
10	370	700	25.9
12	444	750	27.75
15	555	800	29.6
20	740	900	33.3
25	925	1000	37.0

由拉德转换为戈瑞
1 拉德/毫居 =0.27 毫戈瑞/MBq
1 毫拉德(mrad)=10 微戈瑞（μGy）
1 拉德 =10 毫戈瑞(mGy)
1 拉德 =1 厘戈瑞(cGy)

由雷姆转换为希沃特
1 毫雷姆(mrem)=10 微希沃特(μSv)
1 雷姆 =10 毫希沃特(mSv)
1 雷姆 =1 厘希沃特(cSv)

（廖安燕）

附表2　　北京大学第三医院放射性粒子治疗知情同意书

姓名：　　　　　性别：　　　　　年龄：　　　　　　　住院号：
科室：　　　　　病房：　　　　　床位：　　　　　　　手术日期：
临床诊断：
手术名称：
手术目的：

放射性粒子植入术中及术后可能出现的情况：
1. 全身反应：发热，乏力。
2. 局部症状：感染、出血，皮肤色素沉着、粘膜炎，局部组织刺激及破溃、疼痛。
3. 需行腰骶部麻醉，可能出现麻醉意外。
4. 心脑血管以外，严重者可危及生命。
5. 经B超引导下穿刺种植，可能伤及邻近大血管、神经、重要脏器或骨骼，或因躲避以上组织而导致粒子种植后分布不满意。
6. 肿瘤邻近大血管时，粒子植入后瘤体退缩过程中可能撕裂血管致大出血。
7. 粒子植入后移位其它器官可引起相应器官栓塞，如可经尿道排出，可能影响治疗效果，如移位至心、脑、肺等重要脏器栓塞，甚至危及生命。
8. 放射性粒子治疗属局部治疗，可能出现肿瘤控制欠佳或疗效不理想以致全身治疗失败。
9. 种植后可能出现尿路刺激（尿频、尿急、尿痛）、膀胱炎、血尿、尿道狭窄、性功能下降、肾衰竭等，亦有可能出现直肠刺激症状，如排便次数增多，肛门坠胀感等。
10. 放射性粒子、一次性穿刺针价格昂贵。预计此次手术自费金额约　　元（以上金额为术前计划评估结果，根据术中情况可能对植入粒子及穿刺针使用数量进行调整）。
11. 其它。

目前对于病人的病情及治疗的必要性已经了解，对于可能发生的反应及并发症能够理解，同意手术，并同意承担自费部分的医疗费用。

主管医生：　　　　　　　　　　　　　　　　　　谈话医师：

患者本人或委托家属意见及签字：

　　　　　　　　　　　　　　　　　　　　　　　　　　年　　月　　日

附表 3　放射性粒子治疗计划

剂量体积直方图

姓名：	章某		
病历号：	4427600	部位：	前列腺
医师：		剂量测定员：	
医院：		日期：	2007-4-27

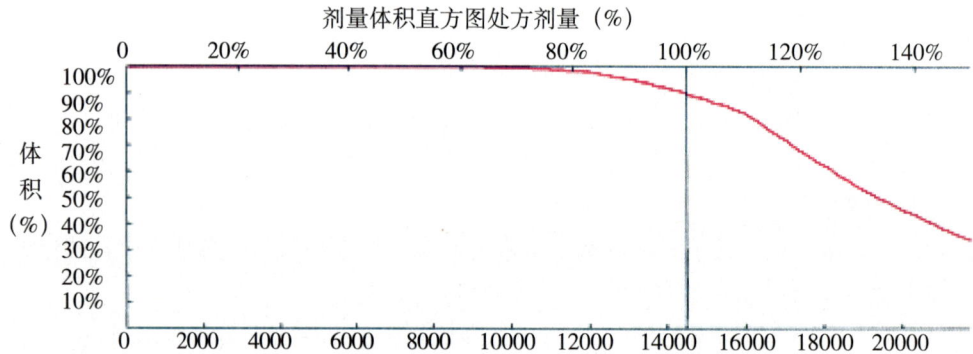

剂量体积处方剂量：　14500.0cGy　　　　同位素：　　1125-Syncor
剂量标准：　　　　　14500.0cGy　　　　活度：　　　0.350mCi

Volume Name	Volume Total(cc)	Dose Level (cc)	Volume (%)	V_{150} (cc)	(%)	V_{100} (cc)	(%)	V_{90} (cc)	(%)
tumor	32.0	28.6	89.4	10.8	33.6	28.6	89.4	30.4	94.9

Volume Name	D_{100} (cGy)	D_{90} (cGy)	D_{80} (cGy)	Min Dose	Max Dose	Mean Dose	Median Dose	Medal Dose
tumor	7800.0	14339.5	16159.5	7779.0	96083.7	18774.4	19350.0	21750.0

验证者：　　　　　　　　　　　　　　操作者：

附表3 放射性粒子治疗计划

章某
病历号：   4427600
医师：   物理师：
医院：   日期：   2007-4-27
处方剂量：   14500cGy
核素：   I125-Syncor   模板：   B&K
活度：   0.350mCi   粒子数：   69
厂商：   Syncor   植入针数：   41

Needle Number	Hole Location	Retraction (cm)	Number Seeds
☐ 1	C4.5	2.45	1
○ 2	c4.5	1.75	2 (2)
☐ 3	D4.5	2.10	2 (1)
☐ 4	d4.5	1.75	2 (2)
☐ 5	E4.5	2.45	1
☐ 6	B4.0	2.45	1
☐ 7	b4.0	1.75	3
☐ 8	c4.0	0.35	4
☐ 9	D4.0	1.40	1
○ 10	d4.0	1.05	2 (3)
☐ 11	e4.0	1.75	4 (2)
☐ 12	a3.5	2.45	1
☐ 13	B3.5	2.10	1
☐ 14	C3.5	1.05	1
○ 15	D3.5	0.35	2 (4)
☐ 16	d3.5	3.15	1
☐ 17	F3.5	1.75	3
☐ 18	a3.0	2.80	1
☐ 19	B3.0	2.80	1
☐ 20	b3.0	1.75	1
☐ 21	c3.0	0.35	1
☐ 22	d3.0	0.35	2
☐ 23	E3.0	1.05	1
☐ 24	F3.0	2.80	1
☐ 25	a2.5	2.10	2
☐ 26	b2.5	1.05	1
☐ 27	C2.5	2.45	2
○ 28	c2.5	0.35	2 (3)
○ 29	D2.5	1.05	2 (2)
☐ 30	E2.5	2.45	2 (1)
○ 31	F2.5	1.75	2 (2)
☐ 32	f2.5	2.10	1
☐ 33	a2.0	2.45	1
☐ 34	b2.0	1.75	2
☐ 35	C2.0	1.05	3

☐ Indicates Overlapping Seeds
○ Indicates Special Loading
☐ Indicates Single Seed Needle

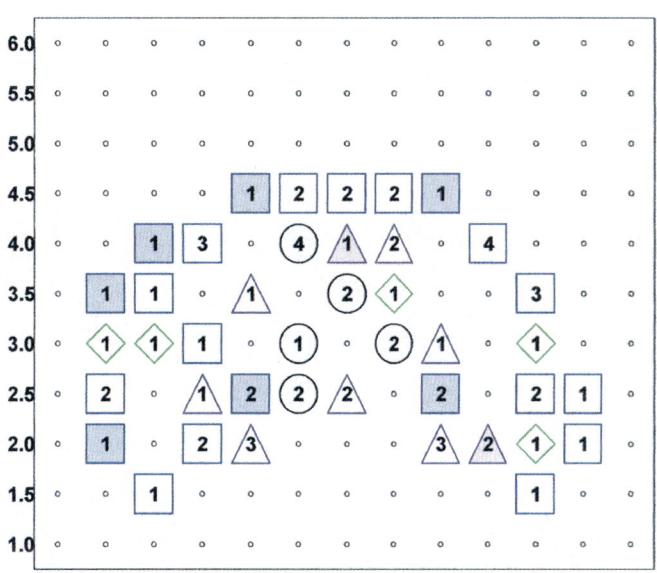

Number of Needles	Seeds per Needle
21	1
14	2
4	3
2	4

Ordered	
Seeds Ordered	
Needles Ordered	
Seeds Implanted	
Needles Used	
Rapid Strand	
Total Activity	

验证者：   操作者：

附表3 放射性粒子治疗计划

章某
病历号： 4427600
医师：
医院：
处方剂量： 14500cGy
核素： I125-Syncor
活度： 0.350mCi
厂商： Syncor

物理师：
日期： 2007-4-27
模板： B&K
粒子数： 69
植入针数： 41

I125-Syncor 719.944 mCi-hrs
Spacer —

Needle Number	Hole Location	Retraction (cm)	Number Seeds
☐ 33	a2.0	2.45	1
☐ 34	b2.0	1.75	2
☐ 35	C2.0	1.05	3
☐ 36	E2.0	1.05	3
○ 37	e2.0	1.40	2 (2)
☐ 38	F2.0	2.80	1
☐ 39	f2.0	2.10	1
☐ 40	B1.5	2.10	1
☐ 41	F1.5	2.10	1

☐ Indicates Overlapping Seeds
○ Indicates Special Loading
☐ Indicates Single Seed Needle

验证者：　　　　　　　　　　　　　　　　操作者：

附表3 放射性粒子治疗计划

章某
病历号：   4427600
医师：   物理师：
医院：   日期：   2007-4-27
处方剂量：   14500cGy
核素：   I125-Syncor   模板：   B&K
活度：   0.350mCi   粒子数：   69
厂商：   Syncor   植入针数：   41

I125-Syncor   719.944 mCi-hrs
Spacer   --

Needle Number	Hole Location	Retraction (cm)	Number Seeds
1	C4.5	2.45	1
2	c4.5	1.75	2 (2)
3	D4.5	2.10	2 (1)
4	d4.5	1.75	2 (2)
5	E4.5	2.45	1
6	B4.0	2.45	1
7	b4.0	1.75	3
8	c4.0	0.35	4
9	D4.0	1.40	1
10	d4.0	1.05	2 (3)
11	e4.0	1.75	4 (2)
12	a3.5	2.45	1
13	B3.5	2.10	1
14	C3.5	1.05	1
15	D3.5	0.35	2 (4)
16	d3.5	3.15	1
17	F3.5	1.75	3
18	a3.0	2.80	1
19	B3.0	2.80	1
20	b3.0	1.75	1
21	c3.0	0.35	1
22	d3.0	0.35	2
23	E3.0	1.05	1
24	F3.0	2.80	1
25	a2.5	2.10	2
26	b2.5	1.05	1
27	C2.5	2.45	2
28	c2.5	0.35	2 (3)
29	D2.5	1.05	2 (2)
30	E2.5	2.45	2 (1)
31	F2.5	1.75	2 (2)
32	f2.5	2.10	1

■ Indicates Overlapping Seeds
○ Indicates Special Loading
□ Indicates Single Seed Needle

验证者：   操作者：

附表3 放射性粒子治疗计划

章某
病历号： 4427600
医师：　　　　　　　　　　　　　　物理师：
医院：　　　　　　　　　　　　　　日期： 2007-4-27
处方剂量： 14500cGy
核素： I125-Syncor　　　　　　　模板： B&K
活度： 0.350mCi　　　　　　　　粒子数： 69
厂商： Syncor　　　　　　　　　 植入针数： 41

Needle Number	Hole Location	Retraction (cm)	Number Seeds
36	E2.0	1.05	3
37	e2.0	1.40	2 (2)
38	F2.0	2.80	1
39	f2.0	2.10	1
40	B1.5	2.10	1
41	F1.5	2.10	1

□ Indicates Overlapping Seeds
○ Indicates Special Loading
☐ Indicates Single Seed Needle

Number of Needles	Seeds per Needle
21	1
14	2
4	3
2	4

验证者：　　　　　　　　　　　　　操作者：

附表3 放射性粒子治疗计划

章某
病历号： 4427600
医师： 物理师：
医院： 日期： 2007-4-27
处方剂量： 14500cGy
核素： I125-Syncor 模板： B&K
活度： 0.350mCi 粒子数： 69
厂商： Syncor 植入针数： 41

#	Name	Activity	Activity-hrs	X	Y	Z
1	I125-Syncor	0.350 mCi	719.94 mCi-hrs	1.91	-0.88	-0.17
2	I125-Syncor	0.350 mCi	719.94 mCi-hrs	1.91	-0.88	0.83
3	I125-Syncor-D	0.350 mCi	719.94 mCi-hrs	1.41	-0.88	1.83
4	I125-Syncor	0.350 mCi	719.94 mCi-hrs	0.41	-0.88	2.33
5	I125-Syncor	0.350 mCi	719.94 mCi-hrs	-0.59	-0.88	2.33
6	I125-Syncor	0.350 mCi	719.94 mCi-hrs	-2.59	-0.88	0.83
7	I125-Syncor	0.350 mCi	719.94 mCi-hrs	-1.59	-0.88	1.83
8	I125-Syncor	0.350 mCi	719.94 mCi-hrs	-2.09	-0.88	0.83
9	I125-Syncor	0.350 mCi	719.94 mCi-hrs	-1.09	-0.88	0.33
10	I125-Syncor-D	0.350 mCi	719.94 mCi-hrs	0.91	-0.88	0.33
11	I125-Syncor	0.350 mCi	719.94 mCi-hrs	1.91	-0.53	0.33
12	I125-Syncor	0.350 mCi	719.94 mCi-hrs	1.91	-0.53	1.33
13	I125-Syncor	0.350 mCi	719.94 mCi-hrs	1.41	-0.53	1.83
14	I125-Syncor-D	0.350 mCi	719.94 mCi-hrs	-0.09	-0.53	2.33
15	I125-Syncor	0.350 mCi	719.94 mCi-hrs	-1.09	-0.53	2.33
16	I125-Syncor	0.350 mCi	719.94 mCi-hrs	-2.59	-0.53	1.33
17	I125-Syncor-D	0.350 mCi	719.94 mCi-hrs	-1.09	-0.53	0.33
18	I125-Syncor	0.350 mCi	719.94 mCi-hrs	-2.09	-0.53	1.83
19	I125-Syncor	0.350 mCi	719.94 mCi-hrs	0.91	-0.53	0.33
20	I125-Syncor	0.350 mCi	719.94 mCi-hrs	1.41	-0.53	-0.17
21	I125-Syncor-D	0.350 mCi	719.94 mCi-hrs	1.91	-0.18	1.33
22	I125-Syncor-D	0.350 mCi	719.94 mCi-hrs	1.41	-0.18	1.83
23	I125-Syncor	0.350 mCi	719.94 mCi-hrs	-0.09	-0.18	2.33
24	I125-Syncor	0.350 mCi	719.94 mCi-hrs	-0.59	-0.18	0.33
25	I125-Syncor-D	0.350 mCi	719.94 mCi-hrs	-1.59	-0.18	1.83
26	I125-Syncor-D	0.350 mCi	719.94 mCi-hrs	-1.59	-0.18	-0.17
27	I125-Syncor	0.350 mCi	719.94 mCi-hrs	2.41	-0.18	-0.17
28	I125-Syncor	0.350 mCi	719.94 mCi-hrs	-2.59	-0.18	0.33
29	I125-Syncor	0.350 mCi	719.94 mCi-hrs	1.91	0.17	0.33
30	I125-Syncor	0.350 mCi	719.94 mCi-hrs	1.91	0.17	1.33
31	I125-Syncor	0.350 mCi	719.94 mCi-hrs	1.41	0.17	1.83
32	I125-Syncor	0.350 mCi	719.94 mCi-hrs	0.41	0.17	2.33
33	I125-Syncor	0.350 mCi	719.94 mCi-hrs	-0.59	0.17	2.33
34	I125-Syncor	0.350 mCi	719.94 mCi-hrs	-1.59	0.17	1.83
35	I125-Syncor	0.350 mCi	719.94 mCi-hrs	-1.59	0.17	0.83
36	I125-Syncor	0.350 mCi	719.94 mCi-hrs	-1.59	0.17	-0.17
37	I125-Syncor	0.350 mCi	719.94 mCi-hrs	0.91	0.17	-0.17
38	I125-Syncor	0.350 mCi	719.94 mCi-hrs	0.91	0.87	-0.17
39	I125-Syncor	0.350 mCi	719.94 mCi-hrs	0.91	0.87	0.83

验证者： 操作者：

附表3 　放射性粒子治疗计划

章某
病历号：　　　　4427600
医师：　　　　　　　　　　　物理师：
医院：　　　　　　　　　　　日期：　　　　　2007-4-27
处方剂量：　　　14500cGy
核素：　　　　　I125-Syncor　　模板：　　　　　B&K
活度：　　　　　0.350mCi　　　粒子数：　　　　69
厂商：　　　　　Syncor　　　　 植入针数：　　　41

#	Name	Activity	Activity-hrs	X	Y	Z
40	I125-Syncor	0.350 mCi	719.94 mCi-hrs	0.41	0.87	1.83
41	I125-Syncor-D	0.350 mCi	719.94 mCi-hrs	-0.59	0.87	1.83
42	I125-Syncor	0.350 mCi	719.94 mCi-hrs	-1.09	0.87	1.33
43	I125-Syncor	0.350 mCi	719.94 mCi-hrs	-1.59	0.87	0.33
44	I125-Syncor	0.350 mCi	719.94 mCi-hrs	-0.09	0.87	0.33
45	I125-Syncor	0.350 mCi	719.94 mCi-hrs	0.41	1.57	0.83
46	I125-Syncor	0.350 mCi	719.94 mCi-hrs	-0.09	1.57	1.33
47	I125-Syncor	0.350 mCi	719.94 mCi-hrs	-0.59	1.57	1.83
48	I125-Syncor	0.350 mCi	719.94 mCi-hrs	-0.59	1.57	0.33
49	I125-Syncor	0.350 mCi	719.94 mCi-hrs	1.91	-0.18	-0.67
50	I125-Syncor	0.350 mCi	719.94 mCi-hrs	2.41	-0.18	0.33
51	I125-Syncor	0.350 mCi	719.94 mCi-hrs	-2.09	-0.18	1.33
52	I125-Syncor	0.350 mCi	719.94 mCi-hrs	-0.09	-0.53	0.33
53	I125-Syncor-D	0.350 mCi	719.94 mCi-hrs	-2.59	-0.53	0.33
54	I125-Syncor	0.350 mCi	719.94 mCi-hrs	-2.59	-0.53	-0.17
55	I125-Syncor	0.350 mCi	719.94 mCi-hrs	0.91	-0.53	2.33
56	I125-Syncor	0.350 mCi	719.94 mCi-hrs	0.41	-1.23	1.83
57	I125-Syncor	0.350 mCi	719.94 mCi-hrs	-0.59	-1.23	1.83
58	I125-Syncor-D	0.350 mCi	719.94 mCi-hrs	-0.59	1.22	1.83
59	I125-Syncor	0.350 mCi	719.94 mCi-hrs	0.41	-1.23	1.33
60	I125-Syncor	0.350 mCi	719.94 mCi-hrs	-1.09	0.17	-0.17
61	I125-Syncor	0.350 mCi	719.94 mCi-hrs	-2.09	-0.18	-0.67
62	I125-Syncor	0.350 mCi	719.94 mCi-hrs	-0.09	-1.23	1.33
63	I125-Syncor	0.350 mCi	719.94 mCi-hrs	0.41	1.22	0.83
64	I125-Syncor	0.350 mCi	719.94 mCi-hrs	1.41	0.52	-0.17
65	I125-Syncor	0.350 mCi	719.94 mCi-hrs	-0.09	0.52	1.83
66	I125-Syncor	0.350 mCi	719.94 mCi-hrs	-1.09	0.52	-0.17
67	I125-Syncor	0.350 mCi	719.94 mCi-hrs	-0.59	1.57	0.83
68	I125-Syncor	0.350 mCi	719.94 mCi-hrs	-1.09	0.87	-0.17
69	I125-Syncor	0.350 mCi	719.94 mCi-hrs	0.91	-0.18	-0.17

验证者：　　　　　　　　　　　　　　　　操作者：

（孟　娜）

附表 4　放射损伤分级标准

使用离子型放射治疗，预期在取得对肿瘤细胞的杀伤效应的同时，能起到保护正常组织的作用。显然，从放射治疗的早期开始，放射对正常组织的效应就有明显的差别，虽然已有一些对正常组织晚期反应的早期评价，但是，晚期反应通常是不能由急性反应预测的；只有在近几年，对晚期损伤的缓慢性和进行性发展的严重性才有了全面的阐述。如今，人们对急性和晚期放射反应的病理生理机制有了更好的理解，但是，还需要对其它治疗方式与放射治疗的相互作用进行不断的监测，从而认识和减轻不适当的并发症。

Stone的工作是认为不能预测晚期放射反应的一个经典的例子，它来自快中子照射，患者的急性反应为中度，可以耐受，但是晚期并发症如此显著，以至于人们在将近300年的时间内，对寻求使用快中子治疗失去兴趣。

晚期损伤分级标准的发展是由重新对快中子治疗感兴趣的物理师和放射肿瘤治疗协作组(RTOG)人员共同努力的结果。在19世纪70年代末期，中子/粒子委员会是RTOG的几个治疗委员会的成员之一，这个委员会认识到Stone的结果，在Lawrence Davis的领导下，与RTOG人员共同工作，以对由快中子放射治疗引起的可能的晚期反应建立标准和分级。来自欧洲癌症研究治疗组织(EORTC)的调查人员，由爱丁堡总医院的William Duncan领导，希望对参加联合研究者有一个共同的毒性标准。

RTOG的7929号文件，是用重粒子治疗患者的国际注册登记，开始于1980年，在参加粒子研究的年度国际会议上，就尝试控制不同观察者之间对正常组织反应分级的偏差，以及探讨报道毒性的一致性，但无出版物记录这些努力。第一个使用晚期损伤分级标准来进行的前瞻性研究是RTOG 8001号文件，研究使用快中子治疗来源于唾液腺的恶性肿瘤。

虽然RTOG对从1981年进入所有研究的患者开始使用这些标准报告毒性反应(开始于RTOG8115号文件)，但是该标准于1988年才成为文件发行的一部分，当时开始运用统计方法，提供根据时间调整的晚期反应的估计率，其合理性由Cox描述，与类似于估计局部控制和生存的方法一样，现在它已成为代表晚期反应累积可能性的标准。

作为晚期反应分级标准的补充，急性放射损伤分级标准于1985年出现，美国国立癌症研究所于1990年公布了标准的毒性反应标准，但未考虑晚期反应。作为乳腺癌保守治疗标准的一部分，RTOG／EORTC毒性标准的简写版本由Winchester和Cox在1992年出版。

现行的RTOG急性放射损伤分级标准见表1，RTOG／EORTC晚期放射损伤分级标准见表2。在两个表中，0指无放射反应，5指放射反应导致死亡，反应的严重性分1~4级。在多数RTOG出版物中，3、4、5级毒性反应合并在一起报道为"主要"毒性反应，"主要"或4、5级毒性的累积可能性表现为有明确时间间隔如1年、2年等的危险估计。通常，这种可能性以图表示，来显现随时间不断增加的趋势。

晚期放射损伤标准与其它治疗方式的损伤标准有根本的不同，需要长期的观察来评价单纯放射治疗反应或与手术切除、细胞毒药物和激素联合治疗的反应。

正常组织放射晚期反应可随时间而增加，相信干预能减轻这些反应的危险性或严重性，

附表4　放射损伤分级标准

对反应的严重性需要有早期的预示因素和更为量化的手段。

表1　RTOG急性放射损伤分级标准

器官组织	0	1级	2级	3级	4级
皮肤	无变化	滤泡样暗色红斑/脱发/干性脱皮/出汗减少	触痛性或鲜色红斑,片状湿性脱皮/中度水肿	皮肤皱折以外部位的融合的湿性脱皮,凹陷性水肿	溃疡,出血,坏死
粘膜	无变化	充血/可有轻度疼痛,无需止痛药	片状粘膜炎,或有炎性血清血液分泌物,或有中度疼痛,需止痛药	融合的纤维性粘膜炎/可伴重度疼痛,需麻醉药	溃疡,出血,坏死
眼	无变化	轻度粘膜炎,有或无巩膜出血/泪液增多	轻度粘膜炎伴或不伴角膜炎,需激素和(或)抗生素治疗/干眼,需用人工泪液/虹膜炎,畏光	严重角膜炎伴角膜溃疡/视敏度或视野有客观性的减退/急性青光眼/全眼球炎	失明(同侧或对侧)
耳	无变化	轻度外耳炎伴红斑、瘙痒,继发干性脱皮,无需用药,听力图与疗前比无变化	中度外耳炎,需外用药物治疗/浆液性中耳炎/仅测试时出现听觉减退	重度外耳炎,伴溢液或湿性脱皮/有症状的听觉减退/耳鸣,与药物无关	耳聋
唾液腺	无变化	轻度口干/唾液稍稠/可有味觉的轻度变化如金属味/这些变化不会引起进食行为的改变,如进食时需水量增加	轻度到完全口干/唾液变稠变粘/味觉发生明显改变	-	急性唾液腺坏死
咽和食管	无变化	轻度吞咽困难或吞咽疼痛/需麻醉性止痛药/需进流食	持续声嘶但能发声/牵涉性耳痛,咽喉痛,片状纤维性渗出或轻度喉水肿,无需麻醉剂/咳嗽,需镇咳药	讲话声音低微,咽喉痛或牵涉性耳痛,需麻醉剂/融合的纤维性渗出,明显的喉水肿	明显的呼吸困难,喘鸣或咯血,气管切开或需要插管
上消化道	无变化	厌食伴体重比疗前下降≤5%/恶心,无需止吐药/腹部不适,无需抗副交感神经药或止痛药	厌食伴体重比疗前下降≤5%/恶心和(或)呕吐,需要止吐药/腹部不适,需止痛药	厌食伴体重比疗前下降≥5%或需鼻胃管或肠胃外支持。恶心和(或)呕吐需插管或肠胃外支持/腹痛,用药后仍较重/呕血或黑粪/腹部膨胀,(平片示肠管扩张)	肠梗阻,亚急性或急性梗阻,胃肠道出血需输血/腹痛需置管减压或肠扭转
下消化道包括盆腔	无变化	大便次数增多或大便习惯改变,无需用药/直肠不适,无需止痛治疗	腹泻,需用抗副交感神经药(如止吐宁)/粘液分泌增多,无需卫生垫/直肠或腹部疼痛,需止痛药	腹泻,需肠胃外支持/重度粘液或血性分泌物增多,需卫生垫/腹部膨胀(平片示肠管扩张)	急性或亚急性肠梗阻,瘘或穿孔;胃肠道出血需输血;腹痛或里急后重,需置管减压,或肠扭转

表1 ■ RTOG 急性放射损伤分级标准（续）

器官组织	0	1级	2级	3级	4级
肺	无变化	轻度干咳或劳累时呼吸困难	持续咳嗽需麻醉性止咳药/稍活动即呼吸困难，但休息时无呼吸困难	重度咳嗽，对麻醉性止咳药无效，或休息时呼吸困难/临床或影像有急性放射性肺炎的证据/间断吸氧或可能需类固醇治疗	严重呼吸功能不全/持续吸氧或辅助通气治疗
生殖泌尿道	无变化	排尿频率或夜尿为疗前的2倍/排尿困难、尿急，无需用药	排尿困难或夜尿少于每小时1次，排尿困难、尿急、膀胱痉挛，需局部用麻醉剂(如非那吡啶)	尿频伴尿急和夜尿，每小时1次或更频/排尿困难、盆腔痛或膀胱痉挛，定时、频繁地予麻醉剂/肉眼血尿伴或不伴血块	血尿需输血/急性膀胱梗阻，非继发淤血块、溃疡或坏死
心脏	无变化	无症状但有客观的心电图变化证据；或心包异常，无其它心脏病的证据	有症状，伴心电图改变和影像学上充血性心力衰竭的表现，或心包疾病/无需特殊治疗	充血性心力衰竭，心绞痛，心包疾病，对治疗有效	充血性心力衰竭，心绞痛，心包疾病，心律失常，对非手术治疗无效
中枢神经系统	无变化	功能完全正常（如能工作），有轻微的神经体征，无需用药	出现神经体征，家庭照顾可能需护士帮助/包括类固醇的用药/可能需抗癫痫的药物	有神经体征，需住院治疗	严重的神经损害，包括瘫痪、昏迷或癫痫发作，即使用药仍每周>3次/需住院治疗
血液学 白细胞(×1000)	≥4.0	3.0 - <4.0	2.0 - <3.0	1.0 - <2.0	<1.0
血小板(×1000)	>100	75 - <50	50 - <75	25 - <50	<25 或自发性出血
中性粒细胞(×1000)	≥1.9	1.5 - <1.9	1.0 - <1.5	0.5 - <1.0	<0.5 或有败血症
血红蛋白(GM%)	>11	11-9.5	<9.5-7.5	<7.5-5.0	-
血沉(%)	≥32	28 - <32	<28	需输浓红细胞	-

附表4 放射损伤分级标准

表2 RTOG/EORTC 晚期放射损伤分级方案

器官组织	0	1级	2级	3级	4级	5级
皮肤	无	轻度萎缩,色素沉着,些许脱发	片状萎缩,中度毛细血管扩张,完全脱发	明显萎缩,显著的毛细血管扩张	溃疡	直接死于放射晚期反应
皮下组织	无	轻度硬化(纤维化)和皮下脂肪减少	中度纤维化,但无症状;轻度野挛缩<10% 线性减少	重度硬化和皮下组织减少;野挛缩>10% 线性单位	坏死	
粘膜	无	轻度萎缩和干燥	中度萎缩和毛细血管扩张,无粘液	重度萎缩伴完全干燥,重度毛细血管扩张	溃疡	
唾液腺	无	轻度口干,对刺激有反应	中度口干,对刺激反应差	完全口干,对刺激无反应	纤维化	
脊髓	无	轻度L'Hermitte综合征	重度L'Hermitte综合征	在或低于治疗脊髓水平有客观的神经体征	同侧,对侧象限性瘫痪	
脑	无	轻度头痛,轻度嗜睡	中度头痛,中度嗜睡	重度头痛,严重中枢神经功能失调(行动能力部分丧失或运动障碍)	癫痫发作或瘫痪,昏迷	
眼	无	无症状的白内障,轻微角膜溃疡或角膜炎	有症状的白内障,中度角膜溃疡,轻微视网膜病或青光眼	严重角膜炎,严重视网膜病或视网膜剥脱	全眼球炎、失明	
喉	无	声音嘶哑,轻度喉水肿	中度喉水肿,软骨炎	重度水肿,重度软骨炎	坏死	
肺	无	无症状或轻微症状(干咳);轻微影像学表现	中度有症状的纤维化或肺炎(重度咳嗽);低热,影像学片样改变	重度有症状的纤维化或肺炎;影像学致密性改变	严重呼吸功能不全/持续吸氧;辅助通气	
心脏	无	无症状或轻微症状;一过性T波倒置和ST改变窦性心动过速>110(静息时)	轻微劳累时心绞痛;轻度心包炎;心脏大小正常;持续不正常T波和ST改变,QRS低	严重心绞痛;心包积液;缩窄性心包炎;中度心力衰竭;心脏扩大;心电图正常	心包填塞/严重心力衰竭/重度缩窄性心包炎	
食管	无	轻度纤维化;轻度吞咽固体食物困难;无	不能正常进固体食物;进半固体食物,可	严重纤维化,只能进流食;可有吞咽疼痛;	坏死/穿孔,瘘	

表2 RTOG/EORTC 晚期放射损伤分级方案（续）

器官组织	0	1级	2级	3级	4级	5级
		吞咽疼痛	能有扩张指征	需扩张		
小肠/大肠	无	轻度腹泻，轻度痉挛，轻度直肠分泌物增多或出血	中度腹泻和肠绞痛，大便>5次/日，多量直肠粘液或间断出血	梗阻或出血，需手术	坏死/穿孔，瘘	
肝	无	轻度无力；恶心，消化不良；轻度肝功能不正常	中度症状；肝功能检测有些不正常；血清白蛋白正常	肝功能不全；肝功能检测不正常；低白蛋白，水肿或腹水	坏死/肝昏迷或肝性脑病	
肾	无	一过性白蛋白尿，无高血压，轻度肾功能损害，尿素25～35mg%，肌酐1.5～2.0mg%，肌酐清除率>75%	持续中度蛋白尿(++)；中度高血压；无相关贫血；中度肾功能损害，尿素>36～60mg%，肌酐清除率50%～74%	重度蛋白尿；重度高血压；持续贫血(<10g%)；重度肾功能衰竭，尿素>60mg%，肌酐>4.0mg%，肌酐清除率<50%	恶性高血压，尿毒症昏迷，尿素>100%	
膀胱	无	轻度上皮萎缩；轻度毛细血管扩张（镜下血尿）	中度尿频，广泛毛细血管扩张，间断性肉眼血尿	重度尿频和排尿困难，重度广泛毛细血管扩张(常伴瘀斑)，频繁血尿，膀胱容量减少(<150ml)	坏死/膀胱挛缩(容量<100ml)，重度出血性膀胱炎	
骨	无	无症状，无生长停滞；骨密度降低	中度疼痛或触痛；生长停滞；不规则骨硬化	重度疼痛或触痛；骨生长完全停滞；致密骨硬化	坏死自发性骨折	
关节	无	轻度关节强直，轻度运动受限	中度关节强直，间断性或中度关节疼痛，中度运动受限	重度关节强直，疼痛伴严重运动受限	坏死/完全固定	

（王 皓）